Gesundheit, Ernährung & Lebensstil

Krankheiten vorbeugen, Gesundheit erhalten und so ein längeres gesundes Leben generieren

von
Manfred Seewald

Titel: Gesundheit, Ernährung & Lebensstil
Subtitel: Krankheiten vorbeugen, Gesundheit erhalten und so ein längeres gesundes Leben generieren

Erste Originalausgabe, 6. Februar 2018
Neu überarbeitete Ausgaben: Juni 2019, November 2024

Wichtiger HINWEIS und Haftungsausschluss:

Die in diesem Buch vorgestellten Maßnahmen oder Ratschläge sind nicht für alle Person gleich anwendbar oder geeignet, da die individuellen Auswirkungen von Person zu Person variieren und auch mit Gesundheitsrisiken verbunden sein können, daher gelten diese, so wie sie hier beschrieben sind, oder in irgendeiner ähnlichen Form nicht als medizinische Empfehlung zur Nachahmung.

Bevor Sie irgendeine der hier vorgestellten Maßnahmen, Produkte oder Kuren (Diäten, Entgiftung, Fasten u.ä.) anwenden, fragen Sie in jedem Fall bezüglich der Durchführung vorher Ihren Arzt, Therapeuten oder Apotheker nach ihrer Wirkung, nach möglichen Gesundheitsrisiken, Unverträglichkeiten oder Nebenwirkungen, sie ersetzen keinesfalls deren fachkundiger Rat. Auch vor einer Ernährungsumstellung sollten sie einen Ernährungsberater, Homöopathen, Heilpraktiker, Arzt oder Apotheker diesbezüglich zu konsultieren.

Der Autor (Herausgeber) lehnt daher jegliche Haftung für mögliche gesundheitsschädliche Auswirkungen ab die sich aus der Anwendung der in diesem Buch vorgestellten kurativen Maßnahmen, Diäten oder der Anwendung von therapeutischen Produkten (Nahrungsergänzungsmittel, homöopathische Mittel und Arzneimittel) ergeben könnten, mit anderen Worten, irgendwelche Rechtsansprüche gegen den Autor können nicht durch die Nachahmung genannter Maßnahmen und/oder der Verwendung genannter Produkte (Substanzen) abgeleitet werden.

Inhalt

Tabellen:

Abbildungen:

Vorwort

Dieses Buch beschäftigt sich mit dem wertvollsten Gut das wir Menschen besitzen, nämlich die Gesundheit. Umso mehr überrascht es, dass sehr viele Menschen fahrlässig mit ihrer Gesundheit umgehen, was dann in weiterer Folge Krankheiten entstehen lässt. Mit der Krankheit befasst sich der einzelne dann intensiver, denn da geht es um die eingeschränkte Lebensqualität und die ist spürbar. Nicht umsonst ist daher unser öffentliches Gesundheitssystem eigentlich ein Krankheitssystem, denn da geht es i.e.L. um die Behandlung von Krankheiten und weniger um den Erhalt von Gesundheit, oft auch aus wirtschaftlichen Interessen heraus.

In diesem Buch wurde der aktuelle Wissensstand aus der Biologie, der Ernährungslehre, der Medizin, der Chemie und der Physik, soweit dies möglich war, berücksichtigt, jedoch ist der Text so weit wie möglich in einer für jedermann nachvollziehbaren Art und Weise gestaltet, denn der praktische Nutzen soll dabei im Vordergrund stehen.

Kriterien die unsere Gesundheit beeinflussen

Grundsätzlich kann man alle Einflüsse die unsere Gesundheit beeinflussen in drei große Bereiche aufteilen, das heißt die Gesunderhaltung steht auf 3 Säulen: *Der Lebensstil, die Ernährung* als wichtigster Faktor des Lebensstils *und die Umwelteinflüsse* (psychische und physische Einwirkung von außen, inklusive soziales Umfeld). Dem Rechnung tragend wird sich diese Ausgabe auch mit diesen drei Bereichen auseinandersetzen. Da der eigene Lebensstil bei diesen Faktoren eine wesentliche Rolle spielt, soll dieser in der Argumentation entsprechend Berücksichtigung finden, denn da kann der/die einzelne selbst am meisten zur Erhaltung seiner/ihrer Gesundheit und auch zur Heilung von Krankheiten beitragen. Als viertes großes Thema ist dann noch die Therapie hinten angeschlossen.

Eine gesunde Ernährung hat ein enormes Heilpotential das allgemein unterschätzt wird, denn durch die Ernährung beziehen wir fast unsere gesamte Energie und die Vitalstoffe, und sie beeinflusst den Stoffwechsel wesentlich, und damit den ganzen Organismus. Immer wenn der Begriff Ernährung auftaucht, dann stehen dafür synonym sowohl die Speisen wie auch die Getränke. Ich beschäftige mich nun schon seit vier Jahrzehnten intensiv mit diesem Thema. Eigentlich sollte das jeder für sich auch intensiv tun, um einerseits nicht zu sehr von anderen abhängig zu sein und andererseits die eigene Gesundheit, im eigenen Interesse, nicht zu sehr in die Hand anderer legen zu müssen.

Was die gesundheitsschädlichen Einflüsse aus der Umwelt anlangt so müssen wir zumindest wissen um was es dabei geht, wie wir uns so gut als möglich davor schützen können und was wir selbst in der Gemeinschaft tun können, um solche Problemlagen zu verhindern oder zu verringern. Bei all diesen Problemen wird hier versucht, gerade die unterschätzten Gefahren deutlicher hervorzuheben und insbesondere jene Dinge etwas eingehender zu beleuchten, die in der Öffentlichkeit zu wenig hinterfragt werden.

Im Laufe meines Lebens habe ich selbst alle chronisch-entzündlichen Krankheiten an die ich selbst gelitten habe, sowohl in den jüngeren Jahren als auch im gehobenen Alter, erfolgreich selbst eliminieren können, auch wenn es oft Jahre gedauert hat und einer intensiven Nachforschung bedurfte, um bestimmte Ursachen herauszufinden. Ich hatte auch keine andere Wahl als die Heilung selbst voranzutreiben, da die Schulmedizin nie eine wirkliche Lösung anbieten konnte. All die Erfahrungen die ich durch diese Ursachenforschung und das Ausprobieren von Heilbehelfen, Mitteln und Maßnahmen in den letzten Jahrzehnten machte fließen hier mit ein.

Der Erfolg gibt einem Recht, schließlich zählt im praktischen Leben nur das Ergebnis. Was letztendlich zählt ist der praktische Erfolg und nicht bloß das theoretische Wissen ohne jeglichen praktischen Nutzen. Wer heilt hat sozusagen Recht. Dabei muss man nicht unbedingt Arzt oder Biologe sein, um gewisse Vorgänge zu verstehen. Auch Heilpraktiker sind sehr häufig keine Ärzte, aber ihre Erfolgsquote ist meist sehr hoch. Schliesslich kennt man sich selbst am besten, besser als jeder Fremde oder Arzt und diesen Vorteil soll man auch nützen um Ursachen herauszufinden. Man sollte sich auch vom Schablonendenken befreien, indem die uneingeschränkte Kompetenz nur jenen zugestanden wird, die geschützt in einem (schulmedizinischen) Wissensmonopol operieren, das nicht in Frage gestellt werden darf. Schulmedizinisches Spezialwissen ist in der heutigen global vernetzten Welt leichter zugänglich denn je, doch was fehlt ist praktischer Wegweiser zur Findung der wahren individuellen Krankheitsursachen. Auch lassen sich sehr viele Zusammenhänge gerade in der Medizin und in den biologischen Abläufen aufgrund der enormen Komplexität allein nur durch das theoretische schulmedizinische Wissen nicht erklären. Zudem fehlt in der Praxis dann auch die Berücksichtigung der Gesamtsicht der detaillierten Lebensumstände und der Historie des Patienten.

Auch wenn der Fortschritt in der Medizin und die Erfolge bei operativen Eingriffen beachtlich sind, so betrifft das aber im Wesentlichen nur die Chirurgie, die Entwicklung in der Medizintechnik, die physikalische Medizin, die Rehabilitationstechniken und die Entwicklung neuer Pharmaka, doch bei komplexen unspezifischen Krankheitsbildern kann die Schulmedizin meist keine zufriedenstellende und nachhaltige Lösung anbieten, zu sehr ist sie verstrickt in der Komplexität zur Bekämpfung der Symptome, diktiert von ökonomischen Gesichtspunkten, als dass sie ihrer wahren Aufgabe gerecht werden kann, nämlich nur zum Wohle des Betroffenen die wahren Auslöser und Ursachen von Krankheiten herauszufinden und durch eine adäquate Behandlung eine dauerhafte Heilung herbeizuführen. Da kommt es nicht von ungefähr, wenn Humanethiker die Medizin eher als eine Kunst als eine Wissenschaft ansehen. Leider versagt auch die Präventivmedizin global, denn sonst müssten schon längst all die schädlichen Nahrungsmittel, Inhaltsstoffe und Umweltgifte strikt verboten sein.

Dieses Buch widmet sich u.a. der Vorbeugung oder Heilung von jenen chronisch-entzündlichen und unspezifischen (nicht temporären) Krankheiten bei denen die Schulmedizin keine dauerhafte Heilung anbieten kann ohne auf die medizinische Ohnmacht oder Ignoranz angewiesen zu sein, und wo es von Seiten der Schulmedizin normalerweise heißt „die Ursache dafür ist leider unbekannt", oder „die Krankheit gilt als unheilbar", oder etwas drastischer ausgedrückt, wo die Schulmedizin versagt. Dies betrifft i.e.L. alle chronisch entzündlichen bzw. regelmäßig wiederkehrenden Krankheiten, wie z.B.

Autoimmunkrankheiten, Allergien bis hin zur Entstehung von Krebs und Tumoren. Ich spreche hier aber absichtlich nicht von einer Verbesserung oder der kurz- oder mittelfristigen Eliminierung von Symptomen, das wird sehr oft mit irgendwelchen Medikamenten, physikalischen oder operativen Interventionen erreicht, sondern von einer tatsächlichen langfristigen Heilung ohne Nebenfolgen. Oft genügt es auch, wenn man die Symptome soweit im Griff hat, dass man diese jederzeit, wenn man will, ausschalten kann. So wie das bei den temporären Problemen (z.B. Infektionskrankheiten) der Fall ist.

Nach dem Motto: *Wer nicht krank ist, ist gesund und besitzt daher das wertvollste was man besitzen kann, nämlich gesund zu sein.*

Abgesehen von erblichen Faktoren könnte man allgemein sagen, alles was unsere Gesundheit negativ beeinflusst, kann auch die Ursache für Krankheiten sein. Dies hängt auch stark vom Zustand des Lebensraumes in dem wir uns aufhalten und den vorherrschenden Rahmenbedingungen ab.

Gefahren die eine Bedrohung für unsere Gesundheit darstellen, kann man grundsätzlich in die drei folgenden Teilbereiche aufgliedern. Wobei es zu bemerken gilt, wenn bei Krankheit, nach erfolgter Diagnosestellung, die auslösende Ursache eliminiert wird, tritt normalerweise automatisch ein (mehr oder weniger erfolgreicher) Heilungsprozess ein. Diese drei Bereiche sind:

1. Gefahren die aus einer falschen Ernährung, einem schädlichen Verhalten (z.B. Rauchen, Drogenmissbrauch, Schlafentzug etc.) oder aus einer falschen Behandlung resultieren.
2. Gefahren die wir durch unser Umfeld ausgesetzt sind (z.B. Umweltverschmutzung, Stress, pathogene Mikroorganismen etc.)
3. Psychische und physische Problemlagen (gesellschaftliche Zwänge, Sorgen, Depression, Überanstrengung, zu wenig Bewegung etc.).

Die genannten Problemlagen können entweder fremd- oder selbstinduziert sein. Die Vermeidung von Schädlichem steht dabei im Vordergrund, noch vor der Applikation des Nützlichen. Der jeweilige persönliche Lebensstil wirkt ebenfalls in all den drei genannten Bereiche mit hinein und hat daher ebenfalls einen hohen Stellenwert bezüglich des Wohlbefindens. Es gibt 2 wesentliche Einflussfaktoren die Einfluss auf uns insgesamt und auf unser Wohlbefinden nehmen:

- Wir uns selbst gegenüber, indem wir Aktionen setzen oder unterlassen, die uns mehr oder weniger beeinflussen.
- Das Umfeld: → andere Individuen die uns beeinflussen
  → die natürliche Umgebung die uns beeinflusst

Hier sieht man ganz deutlich, wir können, wenn wir wollen, selbst sehr viel zu unserem Wohlergehen beitragen. Ich persönlich stehe auf dem Standpunkt, dass jeder oder jede eine oder mehrere Chancen im Leben bekommt um Erfolg zu haben, auch wenn man noch so arm geboren wurde, aber gut, das ist Ansichtssache und ein anderes Thema.

Psychisch-soziale Umwelteinflüsse und Lebensstil

Die individuelle Präkonditionierung wird durch das soziale Umfeld (Erziehung, Einflüsse), den daraus resultieren persönlichen Lebensstil und seinen Wechselwirkungen geprägt. Das soziale Umfeld kann sowohl negativ als auch positiv auf unsere Psyche und unsere Gedanken einwirken, und so unser Verhalten erheblich beeinflussen. Wirkt das soziale Umfeld negativ auf uns ein, dann könnte man diese Einwirkung auch als einen schädlichen Umwelteinfluss betrachten. In diesem Kapitel sollen aber nur die sozialen Faktoren (psychisch /physisch) behandelt werden, die Einwirkungen physikalisch-materieller Natur sind dann weiter hinten in einem eigenen Kapitel zusammengefasst.

Das Individuum wird durch die Erziehung, den Erfahrungen und durch den Umgang mit anderen Individuen und der natürlichen Umgebung (Pflanzen, Tiere, Umwelt), speziell im Kindesalter, psychisch vorkonditioniert. Diese psychische Konditionierung wirkt sich im Verhalten des Individuums gegenüber anderen aus, und hat zudem auch Einfluss auf die körperliche Entwicklung und die Gesundheit.

Die Umwelt in der wir leben kann man grundsätzlich nach unserem Weltverständnis in zwei Bereiche einteilen. Zum einen in eine natürliche und zum anderen in eine künstliche Umwelt. Obwohl es aus der evolutiven Sichtweise heraus eigentlich gar keine künstliche gibt, sondern alles natürlich geschaffen wird.

Als natürliche Umwelt könnte man das geologisch-materielle (unberührte) Umfeld betrachten das wir auf der Erde, und auch darüber hinaus, vorfinden (Erde, Mineralien, Luft, Wasser etc.), sowie die wildlebenden Tiere und Pflanzen auf die der Mensch wenig bis gar keinen Einfluss hat. Dieser Bereich des natürlichen Umfelds auf der Erde ist aber mittlerweile schon extrem klein (selten) geworden, und wird immer kleiner, da der Mensch alles verändert wo er Zugang hat. Wir Menschen haben aber die Angewohnheit alles als unsere natürliche Umwelt zu betrachten, entweder was von alleine wächst, oder das sich ohne Zutun bildet (z.B. Wolken, Flüsse, Wildnis etc.). Am ehesten könnte man noch die Gravitation, den Erdmagnetismus, die Meere, die Berge, den Vulkanismus und die großen Seen als natürliche Umwelt betrachten, denn die sind zu „mächtig" als dass der Mensch rasch große Veränderungen herbeiführen kann. Auf die Atmosphäre hat er ja schon ziemlich starken Einfluss genommen.

Diesem Weltverständnis nach, zählt alles was vom Menschen erschaffen oder verändert wurde als künstlich erschaffene Umwelt und das in allen Bereichen wo der Mensch vorgedrungen ist. Dazu gehören u.a. sämtliche technische

Konstruktionen und Einrichtungen, dazu würden aber sogar gezüchtete Lebewesen zählen. Paradoxerweise zählt der Mensch als Individuum gerne andere Individuen (seine Mitmenschen) zum natürlichen Umfeld, obwohl sie von ihm geschaffen wurden.

Selbstbestimmung

Es gibt in unserer globalen Gesellschaftsstruktur, egal welcher religiösen oder kulturellen Gruppierung wir angehören, wenig Dinge die wir als Individuum alleine bestimmen und verändern können ohne nicht von außen her beeinflusst oder diktiert zu werden. Eigentlich sollte es ein Selbstbestimmungsrecht sein was wir essen, trinken, wie wir uns kleiden und was wir kommunikativ anderen mitteilen. Diese drei Grundbedürfnisse sollten zumindest weitestgehend individuell selbst gestaltbar sein. Wie wir andere Bedürfnisse befriedigen „dürfen" und wie wir uns in der Gemeinschaft verhalten „dürfen" ist ohnehin mehr oder weniger reglementiert in Gesetzen festgelegt. Jedoch gibt es noch immer Völker und Gemeinschaften (z.B. politische Regime und Religionsgemeinschaften) bei denen sogar die Grundbedürfnisse nicht frei gestaltbar sind und einer mehr oder weniger strengen Reglementierung unterworfen sind.

Auch wenn wir in der okzidentalen Weltordnung angeblich weitestgehend frei von diktatorischen Zwängen sind (z.B. Recht auf eine unbehelligte Privatsphäre, Religionsfreiheit, Recht auf freie Meinungsäußerung?), so unterliegt auch hier der einzelne einem gewissen gesellschaftlichen Druck (Zwang), was man machen soll, darf, muss oder was zu unterlassen ist, einmal abgesehen von den gesetzlichen Vorschriften.

Mir geht es hier nicht darum eine gesellschaftspolitische oder theologische Debatte vom Zaun zu brechen, nein, vielmehr geht es hier darum, inwieweit wir alleine durch unseren „freien" (zwanglosen) Lebensstil unsere Gesundheit selbstbestimmt beeinflussen und inwieweit die Beeinflussung durch das Milieu bzw. das Umfeld in dem wir uns befinden Einfluss auf unsere Gesundheit nimmt. Wenn man sich das genau überlegt so kommt man zum Ergebnis, dass unserer Selbstbestimmung untrennbar mit dem Diktat der Umgebung verknüpft ist, das heißt, auch wenn wir weitestgehend selbstbestimmt agieren, so können wir uns nicht vom Umfeld gänzlich abkoppeln. Das resultiert u.a. auch daraus, dass wir uns mit anderen Individuen sowohl den Lebensraum als auch die Ressourcen teilen müssen. Diese Tatsache ist deshalb wesentlich, da die Beeinflussung von außen meistens psychischer Art ist (außer es wird zusätzlich physische Gewalt angewendet) und wir ja wissen, dass die Psyche ein wesentlicher gesundheitsrelevanter Faktor ist.

Dieser Sichtweise Rechnung tragend sollen nachfolgend zuerst jene Bereiche behandelt werden die wir weitgehend selbstbestimmt beeinflussen können und welche zusätzlich großen Einfluss auf unsere Gesundheit und unser Wohlbefinden haben. Dazu gehört zum einen jener Teil unseres Lifestyles den wir unbeeinflusst autonom steuern können, das heißt, anders ausgedrückt, wie wir mit uns selbst umgehen (Psyche, Körperpflege etc.), und darin verankert sitzt der wesentliche Faktor Ernährung, welcher die materiellen Ressourcen (chemisch-mikrobiologische Energie) für unseren Organismus bereitstellt. Zur Erhaltung der Gesundheit gehören zudem auch vorbeugende Maßnahmen (z.B. Entgiftungsmaßnahmen), aber auch die Heilung im Falle einer Erkrankung. Was man dazu selbst beitragen kann soll dabei vorrangig behandelt werden.

Der Mensch ist zum einen ein Produkt seiner Umgebung und seines sozialen Umfelds (Erziehung, Milieu, Umweltbedingungen), zum anderen ein Produkt seiner Entscheidungen und nicht zuletzt auch ein Produkt der Entscheidungen die durch andere über ihn getroffen werden. Wie oben schon angedeutet, sollen zuerst jene Themenbereiche behandelt werden, wo der einzelne selbst am meisten verändern und beeinflussen kann, was besonders auf die Ernährung und Selbstbehandlung zutrifft und in weiterer Folge auch auf bestimmte Einflüsse in seiner unmittelbaren Umgebung. Erst danach sollen jene Themenbereiche diskutiert werden die von der Gesellschaft vorgegeben sind und wo der einzelne mehr oder weniger nur bedingt seinen Einfluss geltend machen kann.

Nachfolgend, und auch zwischendurch falls notwendig, werden jene Einflüsse dargestellt denen wir durch das Umfeld ausgesetzt sind. Wenn hier von äußeren Einflüssen die Rede ist, *dann sind es meist negative die hier Erwähnung finden, denn positive Umwelteinflüsse wirken sich ohnehin positiv auf unsere Gesundheit aus.*

Lifestyle und Gesundheit

Der sogenannte Lifestyle ist nicht nur Kultur, Events, Mode etc. wie dies gerne in den Medien dargestellt wird, nein, der Begriff Lifestyle beinhaltet wie der Name schon sagt den Stil des Lebens, *also wie man lebt.* Das umfasst auch die Ernährung, den Schlaf und das Betätigungsfeld, sowohl privat als auch beruflich. Doch beschreibt unser Lebensstil nur die Art wie wir leben oder gehört da noch mehr dazu? Ja, denn der Lifestyle gliedert sich im Wesentlichen in 3 Kategorien:

- Den Lebensstil den wir tatsächlich leben. Der persönliche Lebenswandel, das Erlebte, die Erfahrung die wir aus den Gelebten gewinnen, so wie wir sind, das Image nach innen, oder unser Selbstbildnis, die Umwelt und das soziale Umfeld das uns tagtäglich prägt und erzieht.
- Den Lebensstil den wir gerne leben wollen (Wünsche, Vorstellungen)
- Den Lebensstil wie uns die anderen wahrnehmen (das Image nach außen hin)

Wie bereits erwähnt ist die Gesundheit das höchste Gut das wir besitzen, denn ohne Gesundheit können wir den Lebensstil, den wir uns wünschen, auch nicht führen. Somit muss sich automatisch *unser Lebensstil in den Dienst unserer Gesundheit stellen und nicht umgekehrt*, aber so, dass sich die Gesundheit nicht für ein „interessanteren" (oder erfolgreicheren, abwechslungsreicheren...) Lebensstil aufopfern muss, denn das schadet uns letztendlich noch mehr. *Ideal wäre natürlich beides zu erreichen, ein erfolgreiches, glückliches und gesundes Leben zu führen. Doch Erfolg, Glück und Gesundheit hängen einander untrennbar zusammen.* In diesem Buch geht es daher vordergründig um die Gesundheit, denn sie ist die Basis für Erfolg und Glück. Meist wird einem das erst mit dem zunehmenden Alter bewusst, wenn sich erste gesundheitliche Probleme einstellen.

Das Thema Gefahren, welche unsere Gesundheit bedrohen, ist extrem umfangreich und komplex, denn zu unübersichtlich ist die Fülle an Möglichkeiten, daher sind die Bedrohungen sehr oft nicht auf den ersten Blick erkennbar.

Auch beim Lifestyle gibt es wieder nur eine unscharfe Trennlinie zwischen dem wie wir selbst unseren Lebensstil gestalten und wie dieser durch das Umfeld beeinflusst wird. Dies gilt auch für die Ernährung, denn auch da bestimmen wir nicht immer selbst was wir essen und trinken, sondern werden mehr oder weniger durch das Umfeld beeinflusst, was wir zu uns nehmen, egal aus welchen Gründen auch immer (z.B. Preis, Empfehlungen, Propaganda etc.). Da die Ernährung einer der wichtigsten Einflussfaktoren auf unsere Gesundheit ist (Versorgung des Organismus mit lebensnotwendigen Substanzen) und diese durch unseren Lebensstil, über die Ernährungsgewohnheiten, wesentlich mitbestimmt wird, gilt der Lifestyle auch als ein wesentlicher gesundheitsbeeinflussender Faktor, gerade deshalb, da mit unserem persönlichen Lebensstil auch differenziert wird, wann man was, wo, zu welcher Tageszeit und unter welchen Umständen isst oder trinkt. Diesbezüglich gibt es ein paar Dinge die man sich wohl überlegen sollte. Dazu gehört z.B., dass selbstgemachte Speisen gesünder und individueller zubereitet werden können als Fertiggerichte.

In unserer schnelllebigen Zeit ist es oft zu aufwendig oder zu teuer hochwertige Qualität an Lebensmitteln zu kaufen oder selbst anzubauen. Auch das Essen selbst zuzubereiten ist für berufstätige meist zu langwierig, das ist auch mit ein Grund warum „Fastfood" oder die Schnellküche so beliebt sind, leider auf Kosten der Gesundheit. Blickt man weit zurück zu unseren Ahnen, so war die Besorgung von Essbarem, der Handel damit und die Zubereitung die Hauptbeschäftigung; im Tierreich ist es nach wie vor so, dass der Großteil der Zeit der Nahrungssuche und dem Verzehr gewidmet wird, weitgehend davon ausgenommen sind die Tiere die vom Menschen gehalten werden.

Personen die sich hauptsächlich von Fastfood, Catering, Restaurant- oder

Kantinenessen ernähren zahlen oft einen hohen Preis in Hinblick auf die nachteiligen gesundheitlichen Auswirkungen. Genauso wie üppige und schwere Mahlzeiten sich nicht vor dem Schlafengehen eigenen. Jeder kennt diese Kriterien und trotzdem ist die Versuchung immer wieder da, hier Fehler zu begehen. Sehr Nachteilig kann sich auch Stress beim Essen auswirken, denn durch schnelles hinunterschlucken und zu wenig Kauen wird erstens die Stärke zu wenig im Mund durch Enzyme vorverdaut und zweitens durch zu große Stücke verbleibt die Chymus (Nahrungsbrei) unnötig lange im Magen da dadurch die Peristaltik und die Magensäure die Nahrung länger als vorgesehen zerkleinern muss, was in weiterer Folge eine zusätzliche Belastung für den ganze Verdauung bedeutet. Das bedeutet jeder Bissen sollte *ordentlich durchgekaut* (Speise auf möglichst auf kleine Teilchen zerkleinert) und gut eingespeichelt werden. *Für das Essen sollte man sich daher immer genügend Zeit nehmen und in Ruhe genießen*. Während des Essens sollte man sich auch nicht ablenken lassen und sich auf das Essen konzentrieren. Durch Stress kommt es aber auch über das Nervensystem zu Fehlsteuerungen (Fehlreaktionen) die sich negativ auf den gesamten Organismus und den Stoffwechsel auswirken.

Nicht zu unterschätzen ist auch das sogenannte „*Frustessen*", das heißt, wenn man etwas aus Langeweile oder Frust isst, ohne dass es dafür eine Notwendigkeit gibt, um damit vielleicht psychische Probleme zu verdrängen.

Zu den Ernährungsgewohnheiten kommen die eigenen Aktivitäten hinzu, das heißt, was man wo, wann und unter welchen Umständen macht. Kurz gesagt, welchen psychischen, und physischen Belastungen, und sonstigen Einflüssen man im täglich Leben ausgesetzt ist. Sowohl bei den Essensgewohnheiten als auch bei allen anderen Aktivitäten werden wir durch das Umfeld bewusst oder unbewusst positiv oder negativ beeinflusst, dem können wir uns kaum entziehen, es sei denn wir würden als Einsiedler leben, aber auch da würden wir wohl einen gewissen Kontakt mit der Zivilisation aufrecht erhalten, denn wer will schon gerne auf all den (technischen) Komfort verzichten? Ich rede hier gar nicht von Luxus, denn diesen haben oft nicht einmal jene die zwar in der zivilen Gemeinschaft mit eingebunden sind und vielleicht gerade deshalb sich von dieser ausgeschlossen fühlen.

Doch die Beeinflussung der Gesundheit durch den Lifestyle ist noch von vielen anderen Faktoren abhängig. So wirkten sich folgende Einflüsse negativ auf unsere Gesundheit aus die einen jeweiligen Lebensstil und dem sozialen Umfeld zu Grunde liegen:

Eine *unzureichende Schlafdauer, zu wenig Bewegung, Stress, negative psychische Einflüsse* wie z.B. durch *zu hohen Leistungsdruck (zu hohe Erwartungen und Anforderungen), Sorgen, Streit, Mobbing, schlechte Behandlung, fehlende Aufmerksamkeit, Depression, Aufarbeitung bestimmter traumatischer Erlebnisse, Angstzustände* etc., *physische Einflüsse* wie z.B.

Überbelastung oder zu starke Abnützung des Körpers bei Sport, Spiel und Arbeit, andauernde körperliche Fehlhaltungen z.B. durch zu langes Sitzen oder Stehen, bzw. nicht körpergerechte Stellungen, *Verletzungen durch Überspannungen und Verrenkungen, zu lang andauerndes Abwinkeln oder Abschnüren von Gliedmaßen und dadurch eine negative Einflussnahme auf Durchblutung, Kreislauf und Gewebe, Umstellungen durch Umgebungswechsel oder durch verändernde klimatische Bedingungen* wie Hitze, Kälte, Luftdruck, Feuchtigkeit etc.

Unterschätzt wir auch immer das Entzündungspotential von Verkühlungen, besonders nachts beim Schlafen wenn der Kopf frei liegt kann Zugluft den Kopf zu sehr abkühlen und Kopfschmerzen verursachen, davor schützen auch dichte Haare oft nicht. Möglich sind auch bestimmte negative Folgen, die sich bei der Ausübung verschiedenster Randgebiete des Sports, von Freizeitaktivitäten oder im Zuge wissenschaftlicher Tätigkeiten ergeben wie z.B. die Höhenkrankheit bei Alpinisten, Sauerstoffmangel, Druckbelastung beim Tauchen, Klaustrophobie etc.

Also wie oben schon angedeutet ist das Wichtigste im Leben die Gesundheit. *Gleich nach der Gesundheit folgt der Sinn des Lebens.* Für ein sinnerfülltes Leben gibt es einige Kriterien die für den/die eine(n) oder andere(n) mehr oder weniger wichtig erscheinen wie z.B. die *Aufgabe, Anerkennung, Liebe, Glück, Kinder, Frieden, Kreativität, Wohlstand, oder in der Gemeinschaft für etwas nützlich zu sein*, und andere Dinge mehr. Doch was können wir sinnvolles in oder aus unserem Leben machen, wenn die Gesundheit nicht mitspielt? Also das Wichtigste in unserem Leben muss die Gesundheit sein, für das Individuum genauso wie für die ganze Gesellschaft. Aber was sollten wir aus diesem Befund lernen?

Zuerst sollten wir uns um unsere persönliche Gesundheit und die unserer Kinder kümmern. Aber wie können wir das erreichen, denn letztlich leben wir nicht alleine auf diesem Planeten? Man sagt der Mensch ist ein Kind seiner Umwelt. Neben den erblichen Faktoren hängt besonders die eigene geistige Konditionierung davon ab. Unsere Erziehung erhalten wir durch unser Umfeld (Eltern, Gesellschaft, Umwelt). Doch hier spielen soziale und gesellschaftliche Zwänge, Regeln, der Markt, zwischenmenschliche Beziehungen und der gegenseitige Umgang eine Rolle (Wechselwirkung zwischen Menschen), eben das menschliche Verhalten, das mit positiven und negativen Eigenschaften behaftet ist. Da gibt es die Einflüsse von außen die auf uns tagtäglich einwirken und unsere Reaktionen darauf, was sich dann als persönlicher Lebensstil manifestiert. Wie ist unser Erscheinungsbild nach außen, wie wirken wir in der Gesellschaft, wie können wir Glück, Erfolg und Wohlstand kreieren, den wir dann auch gerne repräsentieren? All das sind Fragen die uns wichtig sind und permanent jeden beschäftigen, denn als Menschen sind wir mit trotz unser Individualität mit menschlichen Eigenschaften behaftet die mehr oder weniger jeden von uns betreffen und die es zu konditionieren gilt, denn diese wirken auf die Psyche und letztlich auch auf die Gesundheit ein. Zu den wichtigsten positiven Eigenschaften zählen wir allgemein Hilfsbereitschaft, Zuverlässigkeit, Mut, Ausdauer, Kreativität, Ausgeglichenheit, Toleranz, Wertschätzung, Rücksichtnahme etc. Zu den negativen werden z.B. Zorn, Neid, Egoismus, Missgunst, Habgier, Bosheit, Hinterlist, Feigheit, Rücksichtslosigkeit, Verantwortungslosigkeit, Ignoranz, Impulsivität, Aggression, Ungeduld, Stolz (Einbildung) und Illusion gezählt. Dazu kommt noch die physische Umweltverschmutzung durch schädliche Umwelteinflüsse, aber mehr dazu später.

Um ein gesundes und sinnvolles Leben zu führen, braucht man "nur" zwei Dinge[1]):

1. Den Körper mit natürlichen Ressourcen zu versorgen: Gesunde Ernährung, saubere Luft, sauberes Trinkwasser und Licht.
2. Geistige und spirituelle Befriedigung (Lebensgleichgewicht, eine erfüllende Aufgabe, physische Aktivität).

Ein gutes Wohlbefinden bedingt auch das man einigermaßen gesund ist, denn im kranken Zustand fühlt man sich normalerweise nicht wohl. Das heißt, *Gesundheit schafft auch Wohlbefinden und umgekehrt*, oder anders ausgedrückt man fühlt sich körperlich wohl. *Analog dazu schafft auch Zufriedenheit mit sich selbst und der Umwelt Glück und umgekehrt*. Glück und Zufriedenheit wirkt sich direkt auf die Psyche aus und somit auch auf die Gesundheit. Man kann sagen, *dass Gesundheit, Zufriedenheit und Glück direkt miteinander verbunden sind*.

Wohlbefinden →← Gesundheit – Umwelt - Zufriedenheit →← Glück

Das allgemeine Wohlbefinden ist in erster Linie von der Gesundheit abhängig. Da ohne gesund zu sein alles andere keinen Sinn macht, ist es im höchsten Masse sinnvoll auf die Gesundheit besonders zu achten. Jeder normale Mensch weiß das, doch meistens achtet man erst dann auf die Gesundheit, wenn man bereits krank ist oder Beschwerden hat, daher kann man es nicht oft genug sagen, dass Gesundheit der höchste Wert ist den wir in unserem Leben erreichen können, also unser höchstes Gut ist. Alles andere ist somit nachrangig, auch wenn es wichtig erscheint, denn was bringt es z.B. wenn man Wohlhabend oder sogar reich ist, möglicherweise dazu noch ein „glückliches" Leben führt aber wenn man krank ist. Nur, wer z.B. längere Zeit an einer seriösen Krankheit leidet ist normalerweise ohnehin nicht mehr so glücklich und zufrieden wie es äußerlich vielleicht noch erscheinen mag. Das heißt mit anderen Worten, Zufriedenheit und Glück ist natürlich auch abhängig vom körperlichen Zustand des Betroffenen.

Mit viel Geld lassen sich zwar teure Behandlungen realisieren oder sogar ganze Organe können getauscht oder plastische Veränderungen am Körper durchgeführt werden, aber letztendlich kann man Gesundheit nicht kaufen, denn der Organismus ist per se nicht käuflich, vielmehr muss man entsprechend dafür Sorge tragen, dass man den eigenen Körper so gut es geht behandelt und „in Schwung hält". Aber gerade da verhalten sich viele sehr rücksichtslos dem eigenen Körper gegenüber, da man sich, wenn es einem noch halbwegs gut geht, sich keine Gedanken über den Organismus macht, so ähnlich wie eine Maschine die alles verkraften und schädigendes Verhalten „schlucken" muss. Der menschliche Organismus verkraftet tatsächlich viel, aber nicht alles, irgendwann einmal wird es dann zu viel und er „kollabiert" bzw. es zeigen sich ernstere Krankheitsbilder. Das muss nicht notwendigerweise von heute auf morgen passieren, das kann sich oft über Jahre oder Jahrzehnte aufbauen, oft zeigen sich chronische Symptome, die meist über lange Zeit hinweg als nicht so schlimm eingestuft werden, solange sich diese im Alltag einigermaßen handhaben lassen und mit denen der Betroffene auch gut umgehen und zu leben lernt, ohne sich vielleicht vorsorglich Gedanken über die Ursachen zu machen, denn wenn dann einmal die Resistenz nicht mehr ausreicht, bzw. der Körper entsprechend geschwächt ist (z.B. im zunehmenden Alter oder bei Infekten), dann kann es zum Ausbruch einer ernsthaften Krankheit kommen, die dann aber die Lebensqualität massiv einschränkt bzw. möglichweise sogar das Leben plötzlich verkürzen kann.

Wenn man etwas zum positiven verändern möchte dann ist es oft so, dass man mit alten Gewohnheiten brechen muss *doch jede grundlegende Veränderung bedarf auch ein gewisses Maß an Überwindung und Disziplin.* Ohne Fleiß kein Preis, wie es so schön heißt. Das positive daran: Jedes Loslassen oder aufgeben routineartiger Verhaltensweisen schafft auch wieder einen Neubeginn, welcher wieder neue Erkenntnis und Erfahrungen mit sich bringt, und wenn man beim Neustart die Fehler von gestern vermeidet, dann wird sich im neuen modifizierten Lebensstil auch ein entsprechender Erfolg einstellen der wiederum Zufriedenheit schafft.

Es gibt eine Vielzahl an Lehren aus dem Buddhismus die Lebensweisheiten beinhalten und deren Einhaltung sehr nützlich für das tägliche Leben und den eigenen Lebensstil sein kann. Hier ein paar ausgewählte Auszüge:

- „Andere sind nur ein Spiegel von dir. Wann immer du jemanden negativ beurteilst, beurteilst du dich selbst. Der einzige Weg, dich zu akzeptieren, ist, andere zu akzeptieren. Bemühe dich, deine Emotionen wirklich zu verstehen, auch wenn sie negativ sind. Es ist die einzige Möglichkeit, dass du auch andere verstehen kannst".
- „Was du aus deinem Leben machst, liegt bei dir. Du musst Verantwortung übernehmen. Man kann andere oder äußere Umstände nicht beschuldigen.

Du sollst den Weg gehen".

- „Die Antworten liegen im Inneren. Egal, was die Gesellschaft dir sagt, das Glück kann nur aus dir kommen. Äußerliche Objekte sind nur oberflächlich. Um den wahren inneren Frieden zu finden, musst du dir selbst vertrauen und dich selbst akzeptieren".
- „Es gibt immer etwas, was uns gelingen kann. Wir alle haben Potenzial und jede einzelne Person ist einzigartig. Es gibt keine Notwendigkeit zu vergleichen, und es gibt immer etwas was wir tun können. Der Trick ist nicht aufzugeben" (Sanskrit).

Wie der große Buddha sagte, ist die Anhänglichkeit die Wurzel aller Leiden. Je mehr man im Leben los wird mit dem man nicht emotional verbunden ist, umso mehr kann man Freude und Glück wie nie zuvor erleben. „Gehen Sie gerade aus und befreien Sie sich. Es ist Zeit mit der Erwartung aufzuhören, dass sich alles außerhalb von Ihnen ändert, stattdessen konzentrieren sich auf den Wechseln von innen".

Wenn man mit sich selbst nicht zufrieden ist bzw. wenn man eine innere Unzufriedenheit hat, dann nützt auch Meditation nichts. Meditation ist nicht das Allheilmittel, um seine Situation zu verbessern und für Glück und Zufriedenheit zu sorgen, Meditation kann auch den Charakter und die persönliche Einstellung nicht verändern, Sorgen und Probleme kann man nicht einfach wegmeditieren. Das zur äußerlichen Zufriedenheit und Ausgeglichenheit auch materielle Dinge und die Lebensfreude dazugehören, das beweisen auch die meisten Gurus die oft auch materiellen Wohlstand anstreben und sich zum persönlichen Glück auch immer die Wonne der Befriedigung gönnen, das zeigt auch wie oft das Wort Ekstase in ihren Werken vorkommt, also allzu menschliche und fleischliche Begierden (Ansprüche) die weniger mit „Erleuchtung" zu tun haben. Frauen fühlen sich davon mehr angesprochen als Männer, da sie in solchen Angelegenheiten sensibler reagieren und sich von solchen Techniken eine nachhaltige Veränderung (Verbesserung) für ihre persönliche Situation versprechen. Ich habe selbst schon einige Frauen getroffen die Meditation betrieben haben und sich vegetarisch ernährten, aber daneben haben sie ihre Umgebung angelogen und nur ungesundes (aber vegetarisches) in sich hineingestopft (Eis, Schokolade, Frittiertes usw.) oft aufgrund von Frustration. Nach dem Motto Liebe und Glück wird angestrebt und alles soll sich von selbst ergeben, das funktioniert im praktischen Leben aber nicht.

Jede Unzufriedenheit birgt aber auch ein Paradoxon in sich, denn einerseits gibt es ohne Unzufriedenheit keinen Fortschritt in der Evolution, denn sie ist es die den Menschen antreibt neues zu erfinden, aber andererseits stiftet Unzufriedenheit auch Aggression, Hass, Missgunst, Neid, Vorurteile und die Ablehnung gegenüber anderen die dann als Feinde deklariert werden. „Die

Menschen lieben es, irgendwo in der äußeren Welt nach Feinden zu suchen und ihnen dann die Schuld an eigenen Problemen zu geben. Aber in den Veden wird gesagt, dass ein Mensch nur 6 Feinde hat: *Begierde, Zorn, Neid, Egoismus, Stolz und Illusion*. Wenn du alle diese Feinde in deinem Herzen besiegst, so werden alle Feinde in der äußeren Welt verschwinden. Wenn du all deine Untugenden besiegt hast, so wirst du sehen, dass um dich herum nur Freunde sind"[2].

Vertrauen ist einer der wichtigsten Parameter, nicht nur im Zusammenleben, sondern auch sich selbst gegenüber (Selbstvertrauen) und soll daher auch hier nicht ausgespart bleiben. Egal ob auf der geschäftlichen oder privaten Ebene, ohne gegenseitiges Vertrauen funktioniert gar nichts, nur sehr wenig oder im besten Fall nur mit Schwierigkeiten. Vertrauen kann aber nur dann entstehen, wenn die Erkenntnisse über andere Personen oder gegenüber sich selbst ausreichend vorhanden sind, um damit Vertrauen zu gewinnen. Nicht umsonst gibt es den Spruch: *„Selbsterkenntnis ist der beste Weg zur Besserung"* und der trifft natürlich auch in Bezug auf Veränderungen (Verbesserungen) im Lebensstil oder des Gesundheitszustands zu.

Wenn wir durch eigene Aktivitäten einen Lifestyle kreieren dann wird das immer von einem Denkprozess angestoßen. Wenn unser Lifestyle vom Umfeld beeinflusst wird, wie auch die Rückwirkung und Rückmeldung unserer eigenen Aktivitätssetzung, dann wird all das von unseren Sinnen wahrgenommen und ebenfalls in einem Denkprozess verarbeitet. *Das heißt unser Lifestyle wird so oder so immer von unserem Denkprozess bestimmt*. Da die Aktivitäten in unserem Gehirn unsere Gesundheit direkt beeinflussen, und der Lifestyle die Aktivitäten (Denkprozess) im Gehirn direkt beeinflusst, beweist als logische Konsequenz, *dass der Lifestyle direkten Einfluss auf unsere Gesundheit hat*. Das bedeutet *der Schüssel zur Gesundheit liegt in unserem Gehirn*, egal ob es sich um einen bewussten oder unbewussten Prozess handelt. Das wir lebendigen Kreaturen überhaupt einen eigenen Lifestyle entwickeln können verdanken wir unserer Psyche, damit ist der Brückenschlag zum nächsten Thema auch schon vollzogen.

Die Psyche

Das Wort Psyche stammt aus dem Altgriechischen und bedeutete „Seele". Sie soll die *Summe aller geistigen Eigenschaften und Persönlichkeitsmerkmale eines Menschen darstellen*. Die Psyche umfasst im Gegensatz zur Seele jedoch keine transzendentalen (spirituelle) Elemente, sie bezieht sich vielmehr auf das Gesamtsystem aller Lebenserscheinungen. Die Psyche wird auch als Innenleben oder Seelenleben bezeichnet. In der wissenschaftlichen Psychologie wird zwischen Denken und Gefühlsleben unterschieden. Technisch betrachtet ist das Fühlen über die Sinne dem Denken vorgelagert, endet aber immer in einem

Denkprozess, da der Mensch alle Ereignisse in einem Denkprozess verarbeitet. Mehr dazu findet sich u.a. im Buch „Auf den Spuren der Schöpfung".

Glück und Zufriedenheit wirkt sich positiv auf die Psyche aus (Seratonin Ausschüttung) und damit auch positiv auf den Gesundheitszustand, sofern man Glückszustände nicht durch Psychopharmaka oder sonstige Drogen erreicht.

Psyche
Zufriedenheit → Gesundheit
Zufriedenheit ← Gesundheit   (Rückwirkung)

Es ist unbestritten, dass Kunst, Kultur, Spiel, Spaß, Erfolg, Wollust, Geborgenheit, Liebe, Kommunikation oder einfach geselliges Zusammensein auch Zufriedenheit und Glücksgefühle (positive Emotionen) wecken kann, was sich in weiterer Folge auch positiv auf den Gesundheitszustand auswirkt, genauso wie negative Emotionen wie Trauer, Depression, Unzufriedenheit, unglücklich sein die Gesundheit negativ beeinflussen kann.

Als Erwachsene lachen wir zu wenig, nämlich durchschnittlich 5 Mal pro Tag während Kinder noch 400 Mal pro Tag lachen. Lachen ist aber Nahrung für die Seele, denn es überwindet Barrieren, baut Stress ab, regt den Blutkreislauf an, trainiert Muskeln, stimuliert Nerven, reguliert den Blutdruck, belebt indirekt die Funktion der Organe und vertieft die Atmung. Des Weiteren werden Endorphine freigesetzt und das Immunsystem nachweislich gestärkt. Daher sollte man auch nie verspannt oder wütend zu Bett gehen[3].

Gerade den psychosomatischen Faktoren wird zu wenig Beachtung geschenkt, obwohl es viele Studien gibt, die belegen, dass diese Faktoren an den meisten chronischen bzw. unsymptomatischen Krankheiten beteiligt sind, oder manchmal sogar eine wesentliche Rolle dabei spielen. Bei Frauen stehen die psychischen Faktoren stärker im Vordergrund als bei Männer, wahrscheinlich auch aufgrund der erhöhten Sensibilität und von der genetischen Veranlagung her.

Der Mensch ist von Wünschen und Vorstellungen geleitet, man könnte es genauso Träume oder Visionen nennen, denn die Realität entspricht oft nicht dem Zustand wie wir uns das wünschen oder vorstellen. Dazu kommt die Ungewissheit, die Angst oder Furcht vor dem was alles passieren könnte. An dem Punkt setzt der Glaube ein, Glaube und Hoffnung beruhigen und geben Sicherheit, daher glaubt jedes Individuum an irgendetwas, *Atheismus gibt es also eigentlich nicht,* außer man beschränkt die Argumentation nur auf die Religion oder das Religionsbekenntnis. *ANGST und FURCHT vor dem UNGEWISSEN erzeugt den GLAUBEN.* Jeder Mensch glaubt an irgendetwas, um damit seine Angst und die Furcht vor der Ungewissheit und dem Unbekannten zu überwinden. Das ist auch der tiefere Sinn von Religionen. Sie sollen den

Menschen die Angst und die Furcht nehmen, und Zuversicht geben. Auch Atheisten glauben an etwas, somit sind auch sie im tiefen Inneren gläubige Menschen. Der Mensch muss nicht unbedingt einer Religion zugehören um gläubig zu sein, und auch nicht einen bestimmten Gott anbeten. Diese Erkenntnis hatte schon Nietzsche. Auch Osho weigerte sich im Buch „Den Gott den es nicht gibt" sich auf einen bestimmten Gott zu fixieren und er hat Recht, denn Religion ist eigentlich ein Sektentum, *denn der wahre Glaube braucht keine Religion.*

Wenn wir die Psyche des Menschen betrachten, dann kommen wir an der existentiellen Frage nicht vorbei, nämlich was ist der SINN des eigenen DASEINS, also der Lebenssinn, und warum existieren wir überhaupt? Man kann noch so viele Konzentrationsübungen machen, meditieren, Yoga praktizieren, sich von dem Rest der Welt geistig abkoppeln, nur auf das Wichtige konzentrieren, das alles ist nur die Ablenkung von der Frage: Was ist mein Lebenszweck, warum mache ich das gerade? usw. Letzten Endes geht es bei all den Religionen, Philosophen, Gelehrten, den Heiligen, den Gurus, den Erleuchteten, den besonderen, wie den normalen Menschen, den Gläubigen, allen nur um die eine Frage, nämlich der Sinnfrage nach dem Dasein. Man kann es drehen und wenden wie man will, die Existenzfrage steht über allem: Warum existieren wir? Was macht es für einen Sinn uns hier (unnötig) abzuquälen, egal ob arm oder reich, denn jeder von uns hat so seine Probleme(?). Auch wenn man alle positiven und negativen psychischen Elemente, Extreme und Psychosen ausspart, egal ob Schizophrenie, Perversität, Wahn, Ekstase etc., was bleibt da noch übrig…? Es ist die Existenz. *Unser Geist (Verstand) muss mit der (seiner) Existenz klarkommen, oder in Einklang kommen, erst dann stellt sich Zufriedenheit oder Glück ein.*

Es gibt aber auch im Tierreich Fälle von Abartigkeiten die nicht konkret erklärbar sind, die Gründe warum ein Individuum einen anderen etwas antut kennen wir oft nicht, oder nicht so genau, wir können uns das nur gedanklich vorstellen, denn wir können weder die Gedanken eines anderen noch von Tieren lesen und das ist auch gut so. Ein Schutzmechanismus der Natur, denn nicht auszudenken was passieren würde wenn wir das könnten, vielleicht würden wir Menschen dann gar nicht mehr existieren und hätten uns bereits gegenseitig vernichtet, was aber tatsächlich übrigbleibt ist der Überlebenswille der evolutiv vorprogrammiert ist, um das Überleben und den Fortbestand der Spezies zu gewährleisten, was aber nicht heißt, dass das für alle Zeit Gültigkeit haben muss, denn wie wir aus der Historie wissen kann jede Spezies aus irgendwelchen Gründen vollkommen ausgelöscht werden, das kann auch dem Homo Sapiens irgendwann einmal passieren. Aber auch wenn das passieren sollte so kann man mit Sicherheit davon ausgehen, dass es weiterhin Leben in unserem Universum geben wird, *denn der eigentliche Sinn des Daseins jedes einzelnen liegt in der Evolution begründet.* Jedes Individuum einer Spezies trägt zum Fortbestand und

Überleben der Population bei, auch wenn das Individuum selbst keine eigenen Nachkommen hat, *so hilft das Individuum in der Gemeinschaft beim Fortbestand der Spezies oder Sippe mit, indem es andere unterstützt, das ist der eigentliche Sinn des Lebens, nämlich einfach ausgedrückt, anderen Individuen (Lebewesen) zu helfen und in ihrem Weiterkommen zu unterstützen.* Dieses Prinzip ist sowohl beim Menschen als auch bei den Tieren gleichermaßen verankert, man kann sagen bei allen Lebewesen. Keine Existenz ist also sinnlos, alles in der Natur erfüllt seinen tieferen Sinn und Zweck.

Allerdings, philosophisch-physikalisch betrachtet existiert nur etwas, wenn wir es auch beobachten können, außerhalb unserer Wahrnehmungsschwelle ist daher alles nicht existent oder nur wahrscheinlich. Statistiker oder Mathematiker würden hier auch den Prozentsatz für die Wahrscheinlichkeit angeben, gemäß der Unschärferelation Schrödingers, bei der nicht beobachtbare Dinge mit einer Wahrscheinlichkeit von 50 % existieren, was natürlich völliger Theoriequatsch ist (verzeihen sie mir den Ausdruck), denn Faktum ist, Statistik hin oder her, was ich nicht weiß oder kenne das existiert für mich auch nicht, gemäß dem Spruch „was ich nicht weiß macht mich nicht heiß", das hat auch für die Wissenschaft Gültigkeit, auch wenn nach dem Ungewissen geforscht wird. Sobald aber etwas entdeckt wurde, existiert es für den oder diejenigen die Kenntnis davon genommen haben und diese neue Wahrnehmung wir dann entsprechend unserer Vorstellung kategorisiert, relativiert, konserviert, modifiziert und verbreitet. Mehr dazu in meinem E-book „Auf den Spuren der Schöpfung".

Wir brauchen also keine Existenzängste haben, aber trotzdem ist Angst ein großes Problem in der westliche Gesellschaft. Jüngsten Statistiken zur Folge wurden bei mehr als 3,3 Millionen amerikanischen Erwachsenen Angstzustände diagnostiziert, und das schließt nur Leute ein die Hilfe gesucht haben. Elisha und Stefanie Goldstein haben 10 Achtsamkeitsstrategien kreiert, um Angst zu reduzieren. Allerdings gibt es viel mehr natürliche Möglichkeiten um Angst zu reduzieren. Ein wesentlicher Satz daraus erscheint mir jener: *„Wenn Angst im Kopf lebt, dann tritt dieser Zustand oft aus dem Körper heraus".* Regelmäßige Angstzustände können daher auch den Gesundheitszustand nachhaltig beeinflussen. Daher wird empfohlen, wenn man in seinen Gedanken verloren ist, wieder zu den Sinnen zurückzukehren, damit man wieder in den tatsächlichen Augenblick zurückfinden kann.

Das Gehirn steuert zwar alle Prozesse, sowohl psychisch als auch physisch, man darf dabei aber niemals außer Acht lassen, dass der Organismus ohne die materielle Versorgung (Zufuhr) an lebensnotwendigen Ressourcen über die Ernährung auf Dauer nicht funktionsfähig ist und krank wird bzw. im schlimmsten Fall auch daran stirbt. Das heißt, neben dem seelischen (psychischen) Gleichgewicht ist auch die materielle Versorgung des Körpers für das Überleben und den Erhalt der Gesundheit wichtig. Wenn man die Sache rein energetisch betrachtet ist die Versorgung mit materiellen Vitalstoffen und die genetische Programmierung vorrangig damit wir als „funktionierende" Individuen überhaupt entstehen und gesund leben können.

Der Körper als biologische Maschine

Um Gesundheit zu erhalten und Krankheiten zu vermeiden muss man sich zuerst grundsätzlich überlegen wie der menschliche Organismus funktioniert. Man braucht hier nicht ins Detail gehen, das soll man auch gar nicht, denn sonst verliert man die ganzheitliche Sicht und die Sache wird zu komplex, denn viele Abläufe sind noch unklar, da wir den Mikrokosmos in seiner Vielfalt und Unzugänglichkeit zu einem großen Teil nicht verstehen. Daher können uns in vielen Dingen die Wissenschaft und die Medizin entweder keine Lösungen oder nur rudimentär ausgebildete Lösungsansätze liefern. In erster Linie betrifft das chronische, unsymptomatische Krankheiten, Autoimmundefekte, gewisse Infektionskrankheiten u.a.m. Bei unsymptomatischen Krankheiten weiß die Wissenschaft immer nur dies oder jenes, eben was man gerade durch Experimente glaubt herausgefunden zu haben, und dass das eine mit dem anderem etwas zu tun hat, oder in Wechselwirkung oder Abhängigkeit steht, aber die genauen Zusammenhänge und Abläufe auf der Mikroebene sind nach wie vor unklar.

Damit unser Stoffwechsel funktionieren kann müssen wir ihn mit den notwendigsten an Energie und Vitalstoffen versorgen, das geschieht über die Ernährung (Essen und Trinken). Das sind sozusagen die Baustoffe (Ressourcen) mit denen unser Organismus all seine Arbeiten erledigen kann (Aufbau, Abbau, Umbau, Verteidigung etc.). Um diese Prozesse durchführen zu können benötigt er noch aus der unmittelbaren Umgebung eine gewisse Menge an Luftsauerstoff und etwas UV-Bestrahlung zum Aufbau des körpereigenen Vitamin D Hormons. Zwischen den Betätigungsphasen (körperliche und geistige Aktivitäten wie Denkleistung, Arbeit, Sport, Sex etc.) braucht der Organismus auch noch regelmäßig Regenerationsphasen (Schlaf, Ruhepausen). Grundsätzlich kann man sagen, umso mehr an schlechten Stoffen aufgenommen werden und umso widriger die Lebensumstände sind, umso höher ist das Regenerationsbedürfnis. Wo Ressourcen aufgenommen werden gibt es immer auch die Ausscheidung von Rückständen, auch das muss funktionieren und darf keinesfalls unterschätzt werden (Harn, Stuhl, Schweiß, Hautabschuppung, Tränen, Schleim etc.).

Um all die Arbeiten des Stoffwechsels ordnungsgemäß erledigen zu können muss das Ganze auch irgendwie gesteuert werden. Das geht im Wesentlichen vom Gehirn aus. Hier gibt es zwei Steuerungsmechanismen. Die eine Variante ist die chemische Steuerung über Hormone die über die Interaktion von Drüsen geschieht: Hypophyse (Glandula pituitaria) – Zirbeldrüse – Schilddrüse –

Bauchspeicheldrüse - Geschlechtsdrüsen. Die zweite Steuerungsvariante ist die elektrochemische über elektrische Signale, ausgehend von den vernetzten Nervenzellen über die Nervenbahnen (nervus sympathicus und nervus parasympathicus).

Sie werden jetzt denken das vorher genannte ist allgemein bekannt und braucht nicht unbedingt erwähnt zu werden. Ja natürlich sind diese Vorgänge sehr vielen Menschen bekannt, warum sie hier aufgelistet sind hat aber einen bestimmten Grund: *Will man den Körper vor Krankheiten schützen oder Krankheiten heilen, dann braucht man auf natürliche Weise nur dafür zu sorgen oder darauf achten, dass diese vorher genannten Prozesse richtig ablaufen* bzw. ordnungsgemäß gesteuert werden). DAS IST ALLES. Ein gesunder Organismus lebet i.d.Regel auch länger, daher können Massnahmen zur Gesunderhaltung auch der Lebensverlängerung dienen.

Die nachfolgende Tabelle mit dem Vergleich zwischen Mensch und Maschine soll verdeutlichen wie ähnlich doch die funktionellen Abläufe zwischen beiden sind. Das ist weiter auch nicht verwunderlich, denn sowohl Lebewesen als auch die sogenannte tote Materie, wie z.B. Maschinen, bestehen aus denselben Materiebausteinen, nämlich aus (fluktuierenden) Atomen, egal um welche es sich dabei handelt. Den Übergang bilden sogenannte organische Grundsubstanzen aus denen jederzeit unter gewissen Umständen Leben entstehen kann (selbstreproduzierende Eigenschaften).

Mensch, Lebewesen	Maschine
Genetische Programmierung (Erbfaktor)	Technische Programmierung (Software)
Versorgung mit Ressourcen (Luft, Essen, Trinken – chemische Energie)	Versorgung mit Energie (elektrisch, mechanisch, chemisch)
Steuerung chemisch (Hormone) und elektrisch (Nervenzellen)	Steuerung elektrisch (integrierte Schaltkreise), fallweise auch mechanisch od. mit Licht.
Gesundhaltung (Reinigung, Therapie, Prävention)	Instandhaltung (Reinigung, Reparatur, Wartung)
Soziale Komponente (Kommunikation und Lernfähigkeit gegeben)	Kommunikation nur auf atomarer Ebene möglich, ansonsten abhängig vom Grad der Softwareprogrammierung (mit biologischen Chips wäre die Lernfähigkeit möglich)

Tab. 1 Vergleich Mensch vs. Maschine

Auf die atomare und insbesondere auf die subatomare Ebene reduziert gibt es keinen Unterschied mehr zwischen Mensch und Maschine, sogenannter „toter" Materie, denn wir bestehen alle aus denselben Grundbausteinen (Atomen). In der Esoterik geht man hierzu noch einen Schritt weiter indem behauptet wird, dass die Zellen im Körper zu jederzeit wissen was die anderen Zellen machen. Das ist allerdings ein Stück zu weit „aus dem Fenster gelehnt" und von der Logik her schlichtweg ein Nonsens, denn sonst bräuchte der Organismus die

Hormonausschüttung, die Botenstoffe und die Nerven zur Informationsübertragung nicht. Die Organe und somit der gesamte Stoffwechsel sind über Botenstoffe und Nervenzellen verlinkt, das heißt, Auswirkungen auf den Stoffwechsel haben immer direkten Einfluss auf die Psyche, genauso hat umgekehrt die Psyche direkten Einfluss auf den gesamten Stoffwechsel.

Psyche ← → Stoffwechsel

Man vergleiche hierzu die Möglichkeit der Elektronen oder Photonen Informationen mit Lichtgeschwindigkeit zu übertragen. Man muss sich in dem Zusammenhang auch im Klaren sein, dass die Zelle bereits ein komplexer Organismus ist und die einzelnen Lichtquanten oder die Elektronen nur einzelne binäre Informationen übertragen können (Spin links oder rechts, Ladung positiv oder negativ) und die Art der Strahlung über ihre Wellenlänge (Frequenz) definiert ist. Diese Quanten werden an die unmittelbare Umgebung abgestrahlt, welche Wirkung sie dann haben, das hängt davon ab wo und mit welcher Intensität sie dort auftreffen. Sie können entweder absorbiert oder abgelenkt werden. Warum ich das schildere ist leicht erklärt: Stellen sie sich vor eine Schilddrüsenmolekül würde gerne eine Information an eine bestimmte Zelle in der Bauchspeicheldrüse mittels eines (oder mehrerer) Elektronen (oder Photonen) senden. Was würde passieren? Nun, ganz einfach, die ausgesendeten Quanten würden sofort mit dem Nachbaratom kollidieren und dort vermutlich absorbiert oder abgelenkt werden bis sie irgendwann auf ein anderes Atom in der Nähe treffen wo sie von dem angezogen und somit absorbiert werden würden. Außerdem wäre die Wellenintensität (Energiegehalt) so gering, dass sie ohnehin nicht weit kommen würden. *Fazit: Mittels Quantenaussendung über ein herkömmliches Medium kann ein lebender Organismus keine sinnvollen Informationen von A nach B übertragen*. Dasselbe passiert bei der Aussendung von Elektronen durch die Gehirntätigkeit. Die magnetische Aussendung reicht gerade einmal bis zur Hirnschale. Deshalb ist es auch ein Nonsens, wenn behauptet wird, dass sich mittels Gedankenenergie irgendwo etwas verändern lässt. Diesbezüglich sind viele mehr vom Wunsch als von der Realität geleitet, denn stellen sie sich nur vor, wäre das so einfach, in welch einem Chaos die Welt versinken würde, in dem Fall würde es unsere Spezies schon lange nicht mehr geben. Daher hat die Natur (im evolutiven Ablauf) schon „vorgesorgt", dass so etwas eben nicht funktionieren kann, andernfalls würde es uns Menschen wahrscheinlich nicht geben.

Eine Besonderheit hat sich die Natur allerdings doch einfallen lassen, nämlich die Nerven. Nervenzellen können elektrische Signale (mittels freier Elektronen) aussenden und über spezielle Nervenbahnen (wie Kabeln) zu einem entfernten Punkt transportieren wo sie Informationen aufnehmen und abgeben. Verschlüsselt und ausgewertet wird das Ganze in den jeweiligen Nervenzellen.

Weiterführendes dazu ist in meinen E-book „Auf den Spuren der Schöpfung" nachzulesen. Solche und ähnliche Schlüsse kann man ganz einfach durch logisches Denken ziehen, dafür braucht man keine wissenschaftliche Studie. Viele Menschen lassen sich gerne von antiken Religionswissen, sogenannten Weisheiten, überzeugen, als dass sie selbst einmal genau überlegen und nachforschen, denn das heutige Wissen ist auf jeden Fall um ein Vielfaches reichhaltiger als es noch in der jüngeren Vergangenheit war, denn wir lernen ja ständig dazu, die Anführer von Religionen sind dazu aufgrund ihres Umfelds allerdings zu konservativ und zu wenig offen.

Luft und Atmung

Bei der Atmung geht es darum, die optimale Balance und das Gleichgewicht zwischen Kohlendioxid und Sauerstoff herzustellen. Falsches Atmen führt zu einer Übersäuerung. Wenn sich z.B. zu viel CO_2 im Blut befindet bekommen die Zellen zu wenig Sauerstoff, daher ist eine ausreichende Ausatmung besonders bei Anstrengung wichtig. Am besten geschieht das über Bauchatmung (Zwerchfell), einatmen tut das Atmungssystem, gesteuert über das vegetative Nervensystem von selbst, darum muss man sich auch nicht bewusst darum kümmern. Einatmen sollten wir wenn möglich vorzugsweise, oder noch besser ausschließlich, über die Nase, denn die ist von Natur aus für das Einatmen vorgesehen und nicht der Mund. Durch die Nasenatmung entsteht ein Widerstand (Sog und Unterdruck im Brustkorb) der die Atemfrequenz reguliert, die Lunge gleichmäßig auseinanderziehen lässt und die Einatmungsphase verlängert, und zusätzlich wird über die Schleimhäute der Nebenhöhlen die Luft von Staub und anderen Schadstoffen befreit. Durch den längeren Weg über die Nasenhöhlen wird die Luft auch besser vorgewärmt, das ist besonders bei Kälte wichtig. Gleichmäßiges atmen ist wichtig in Stresssituationen. Über den Atemrhythmus kann darüber hinaus die Aufmerksamkeit und Konzentration auf die Sinneswahrnehmung gestärkt werden. Auch der Herzrhythmus und der gesamte Stoffwechsel werden indirekt über das Atmen mitbeeinflusst, sowohl über den Sympathikus (vegetativ) als auch über den Parasympathikus (gedanklich). Falsches atmen manifestiert sich sehr häufig durch sogenanntes „Seitenstechen" das vor allem dann auftritt, wenn bei Anstrengung (z.B. Sport) die Luft nicht ausreichend tief und rhythmisch ausgeatmet wird. Deshalb lernen Sportler zuallererst die richtige Atemtechnik.

Wenn es um die Atmung geht, dann kommen wir auch nicht um die Frage herum, welche Schlafposition wohl die richtige ist, denn schließlich „ver"schlafen wir buchstäblich einen großen Teil im Leben, und andererseits hat die Position selbst auch großen Einfluss auf die Atmung. Welche Position nun ideal ist lässt sich nicht so einfach verallgemeinern, denn jede Position hat ihre Vor- und

Nachteile. Am Bauch zu schlafen entlastet die gesamte Wirbelsäule total, da keine Druckbelastung auf die Wirbelsäule ausgeübt wird, das heißt, für all jene die von einer schlechten Unterlage Kreuzschmerzen bekommen wäre das die ideale Position. Auch für Schnarcher, oder jene die über die Atemwege schlecht Luft bekommen, ist diese Position vorteilhaft, da die Atemwege so normalerweise etwas freier sind bzw. nicht so leicht verstopft werden. Allerdings gibt es da das Problem, dass das Gesicht (zu) fest auf der Unterlage aufliegt und der Kopf auf eine Seite gedreht werden muss, was zu „Genicksteifheit" und Druckstellen am Gesicht führen kann, denn das Verdrehen zum Seitenwechsel des Kopfes ist auch nur mühsam zu vollziehen, was vor allem beim Schlaf gar nicht gemacht wird. Unangenehm kann dabei auch der (etwas) erhöhte Widerstand beim Einatmen sein, da die Brustkorb- und Bauchausdehnung gegen die Unterlage erfolgt und somit den Oberkörper quasi mit heben muss.

Die Seitenlage ist für die Wirbelsäule bei einer guten Matratze ebenfalls ergonomisch vorteilhaft. In dieser Position funktioniert die Atmung am besten, da der Kopf dafür in der idealen Position ist (seitlich verdreht und nach unten gerichtet) und dadurch auch die Zunge zurückfällt. Der Nachteil ist das Abdrücken der Hand was auf Dauer zu einem Abschnüren der Blutzirkulation führen kann. Linksgedreht können auch viele nicht schlafen, da in dieser Position das Herz etwas druckbelasteter ist.

Am Rücken liegend ist prinzipiell die einfachste und bequemste Variante, allerdings hat die den Nachteil, dass die Wirbelsäule auf der Unterlage aufliegt und somit formmäßig druckbelastet ist. In dieser Position benötigt man daher eine ideale Schlafunterlage (Matratze). Ich habe mich mit diesem Thema lange Zeit beschäftigt, vieles ausprobiert und bin zu dem Ergebnis gekommen, dass gute Box-Spring Matratzen eine ideale Lösung sind, so habe ich durch den Wechsel von Schaumstoffmatratzen hin zu Federkernmatratzen immerhin dauerhaft die Schmerzen und einen minimalen Vorfall der Bandscheiben im Lendenbereich eliminieren können. Der Nachteil dieser Position ist allerdings, dass die Atemwege sehr leicht verlegt werden können.

Gerade in der Nacht ist es wichtig, dass die Atmung gut funktioniert. Verstopfte oder verlegte Atemwege sorgen nicht nur für das Schnarchen und unangenehme Geräusche, sondern können die Atmung massiv behindern, sodass die Lunge unregelmäßig immer für kurze Zeit zu wenig Sauerstoff bekommt, Erstickungssymptome und Stress für den Kreislauf sind die Folge. Typisch dafür sind Personen die nachts nach Luft ringen oder panikartig aufwachen. Als Folge davon können langfristig Herzrhythmusstörungen auftreten bis hin zum Infarkt. Menschen die an solchen Problemen leiden haben nachweislich eine statistisch kürzere Lebensdauer.

Saubere, schadstofffreie Luft in der richtigen Zusammensetzung ist essentiell für die Gesundheit. Dieses Thema wird im Kapitel Umwelteinflüsse noch ausführlicher behandelt.

Natürliche Einflüsse auf die Gesundheit

Grundsätzlich ist es so, dass wir in einer Symbiose mit all den Mikroorganismen zusammenleben, es ist daher falsch sie als unsere Feinde zu betrachten. Alle Mikroorganismen haben auch ihre nützliche Funktion im Ökosystem. Gegen eine feindliche Invasion von Mikroorganismen hat der Organismus über Jahrmillionen ein gut funktionierendes Immunsystem entwickelt, das ihn davor schützt. Erst wenn die natürlich gegebene Balance gestört und damit die Resistenz nicht mehr im notwendigen Masse gegeben ist, sei es z.B. durch Umweltzerstörung, Medikamentenmissbrauch, Falschbehandlung, Schwächung des Immunsystems durch Selbstverschulden (z.B. ungesunde Ernährung bzw. Lebensumstände), unzureichende oder übertriebene Hygiene, Alter, Erbfaktoren, außergewöhnliche Lebensumstände u.a.m., dann kann das auch unsere Gesundheit gefährden.

Natürlich können wir froh sein, dass es für den Notfall, bzw. in schwerwiegenden Fällen, Antibiotika gibt, aber wohl gemerkt, das gelte nur für solche Fälle. Auch gewisse Impfungen zur Grundimmunisierung leisten Ihren Beitrag zur Erhöhung der Lebenserwartung. Allerdings haben beide auch ihre Schattenseiten. Näheres dazu weiter unten.

Mit den in der natürlichen Umgebung, insbesondere in der Umgebungsluft vorkommenden Mikroorganismen und Allergenen, wie z.B. Viren, Bakterien, Pollen oder Pilzsporen, hat ein gesunder Organismus eigentlich wenig Probleme, denn dafür gibt es ein Immunsystem. Ist das Immunsystem aber aus irgendeinem Grund gestört oder geschwächt, dann kann das auch negative Auswirkungen auf die Gesundheit des Betroffenen haben. Schuld daran sind aber nicht die natürlichen vorkommenden Allergene bzw. Mikroorganismen, denn die können ja nichts dafür, dass die natürliche Balance durch den Menschen gestört wurde u/o das Immunsystem des Betroffenen nicht richtig funktioniert, daher kann man sie auch nicht als Gefahr im engeren Sinne ansehen.

Zu den oben genannten Mikroorganismen und ihre Produkte, die uns entweder nützen oder schaden können, gibt es in der Natur auch noch Produkte die Pflanzen oder Tiere bilden, welche uns ebenfalls schaden können, aber oftmals auch nützlich für uns sind:

Viele Pflanzenteile wie Getreidekörner, Samen, Früchte, Zwiebel, Knollen, Blätter etc. enthalten von Natur aus mehr oder weniger wirksame pflanzeneigene Abwehrstoffe gegen sogenannte Fraß-Schädlinge („biologische" Pestizide). Diese Substanzen werden entweder durch entsprechende Aufbereitungsarten wie z.B.

durch Keimung, Erhitzen (z.B. Bohnen) oder durch Fermentieren unschädlich bzw. genießbar gemacht, oder die Pflanzenteile werden gemieden (z.B. giftige Pilze). Der Mensch musste in der Vergangenheit ohnehin lernen mit diesen biologischen Abwehrstoffen umzugehen, oder diese zu meiden, sie stellen daher keine wirkliche Gefahr oder Bedrohung dar.

Der Vollständigkeit halber seien hier auch noch Gifte, toxische oder schädliche Einflüsse, denen man im Umgang mit Pflanzen und Tieren möglicherweise ausgesetzt ist, zu erwähnen, wie z.B. Übertragung von Krankheitserregern durch Zecken, Insekten usw., Gifte von Tieren wie Spinnen, Schlangen, Fischen etc., oder Pflanzengifte. Da solche Bedrohungen meist erst durch das Eindringen des Menschen in den Lebensraum eines anderen Lebewesens entstehen, welches seinen Bereich verteidigt, kann man hier nur von natürlich gegebenen gesundheitlichen Risiken bzw. Gefahren sprechen, mit denen der Mensch in symbiotischer und natürlicher Art und Weise umgehen und leben lernen muss, dann stellen solche Gefahren auch keine Bedrohung für uns dar.

Die Auseinandersetzung mit dem Thema der natürlichen Gefahren durch Mikroorganismen in unserer Umwelt ist sehr umfangreich und komplex. Dazu zählen u.a. Viren, Pilze, Bakterien, aber auch Allergene Stoffe wie z.B. Pollen, Pilzsporen, Milbenkot, Staub, Tierhaare u.v.a.m. Da aber gerade diese Mikroorganismen es sind, die durch das immer mehr aus den Fugen geratene Gleichgewicht unserer Umwelt für immer mehr Probleme sorgen, z.B. wegen Fehler des Menschen im Zusammenleben mit diesen, was in weiterer Folge die Gefahr von Mutationen, resistent werdender Keime oder immer aggressiver wirkender Allergene in sich birgt, wird diese Thematik immer wichtiger. Mehr über dieses Thema in einem separaten Buch.

Eine sterile Abschottung von der Umwelt ist gefährlich

Mikroorganismen können unsere Gesundheit wesentlich beeinflussen, zum Guten, genauso wie zum Schlechten, je nachdem ob sie nützlich (z.B. symbiotisch) oder pathogen wirken. Pathogene Bakterien und Parasiten die in unserem Körper natürlich vorhanden sind (z.B. Candida albicans, E. Coli, Pseudomonasarten, schwach pathogene Viren etc.) *werden nur dann zum Problem, wenn sie überhand nehmen oder zu gefährlichen Arten mutieren.* Hingegen sind Mikroorganismen die unseren Körper normalerweise nicht bevölkern immer ein Problem. Dazu zählen beispielsweise Nematoden, Protozoen, daneben auch alle stark pathogenen Arten von Pilzen, Bakterien und Viren die bei einem gesunden Menschen nicht vorkommen.

Der Mensch lebt in einer Symbiose mit den Mikroorganismen. So kann er ohne eine Vielzahl an Mikroorganismen gar nicht existieren. Nehmen Mikroorganismen aber überhand, so kann dies zu einer Bedrohung werden. Sehr häufig ist der Mensch jedoch selbst schuld daran bzw. auch wegen einer mangelnden Resistenz. Ist die natürliche Balance an Mikroorganismen gegeben, so kann man im engeren Sinne auch von keiner Bedrohung sprechen (mehr dazu in einem eigenen Kapitel).

Wie man aus Versuchen mit Mäusen weiß, ist eine sterile Abschottung bei Menschen sehr gefährlich, da so das Immunsystem nicht entsprechend trainiert wird, die Folge ist eine leichtere Anfälligkeit bzw. Vulnerabilität eine Krankheit zu bekommen[4].

Es verwundert und erheitert mich immer wieder, wenn die Dame oder der Herr an der Kassa im Supermarkt oder in der Trafik den Kunden das Retourgeld in die offene Handfläche wirft, was natürlich einen unhöflichen Eindruck macht, oder wenn der Kunde durch die Gestik aufgefordert wird das Geld hinzulegen (noch unhöflicher), um dadurch die Hand des Kunden nicht berühren zu müssen, denn dadurch könnte man sich ja infizieren wenn man mit so vielen fremden Leuten in Berührung kommt. Dasselbe gilt für Personen die anderen partout die Hand nicht geben, oder die Türschnallen vor der Berührung abwischen u.a.m. Auf den ersten Blick mag das sogar sinnvoll erscheinen, aber auf den zweiten ist das wohl ein grober Unsinn, denn da dürfte man auch kein Bargeld mehr in die Hand nehmen, überhaupt keine Produkte mehr berühren, oder z.B. den Hahn an der Zapfsäule ohne Schutzhandschuhe nicht berühren, und allen die mit Karte zahlen oder Geld abheben sei gesagt, auch die Tastaturen von Automaten dürften nicht berührt und auch keine Quittungen mehr mit bloßer Hand enggegengenommen werden. Also generell dürften keine Dinge angefasst werden, die irgendjemand anderer bereits angefasst hat (z.B. das Paket dass sie zugestellt bekommen inklusive den Inhalt), natürlich auch nicht wo Tiere oder Insekten dran waren. Vielleicht ein Leben mit Handschuhe und Atemschutz, alles unter Quarantäne gestellt, alles keimfrei gemacht bevor man sich in die Nähe wagt, alle Tastaturen und Produkte zu desinfizieren und auch alle offenen Lebensmittel? Vielleicht sollte man auch die Umgebungsluft desinfizieren, so wie es in den Flugzeugen bereits Einzug gefunden hat (und trotzdem hat es Ebola-Fälle gegeben bei denen die angesteckten Personen mit dem Flugzeug eingereist sind), oder lieber gleich mit einem schweren Atemschutz schlafen? *Wenn man rational denkt, dann kommt man sofort zu einem Schluss, nämlich das solche Auswüchse reiner Sterilitätswahn sind.*

Dabei wäre alles ganz einfach: Man muss nur die natürlichen Schutzmechanismen beachten, z.B. durch einen gesunden Lebensstil, und außerdem sollte alles vermieden werden, was einem selbst und auch andere krank machen könnte, z.B. nicht die Umgebung mit Gifte verpesten. Das schließt aber auch die Produktion mit gesundheitlich unbedenklichen Mitteln und Materialien mit ein, wobei auch keine schädlichen Nebenprodukte oder Effekte auftreten dürften. Das wird so wohl nie gänzlich zu bewerkstelligen sein, aber die

Dosis macht das Gift, daher sollte der schädliche Effekt so gering als möglich gehalten werden. Das beginnt bei jedem Einzelnen selbst. An dieser Stelle fallen mir jene ein, die die ganze Welt als Müllhalde betrachten und alles dort wegwerfen, wo sie sich gerade aufhalten. Das ist natürlich eine Erziehungssache, denn jene machen so etwas auch im großen Stil „weil sowieso alles egal ist". Viele solcher Personen vergiften sich oft selbst mit Nikotin und Alkohol, mit dem Argument „früher oder später müssen wir sowieso alle sterben", oder Raucher die mit dem Spruch kommen „Geräuchertes hält länger". Natürlich gibt es auch schlechte Gewohnheiten die einem nicht bewusst werden, oft Kleinigkeiten, aber mit nicht immer unerheblichen Folgen. Hier ein kleines Beispiel:

Man kommt vom Einkaufen nach Hause, bevor man das Essen zubereitet, wäscht man sich (hoffentlich) die Hände, wie sich das eben gehört. Bis das Essen aber fertig ist, dauert es aber oft noch eine Weile, daher macht man sich schnell einen kleinen Snack oder Fruchtsalat, um das Hungergefühl schnell ein klein wenig zu besänftigen, mit Bananen, Ananas, Mango…(ich habe absichtlich diese Früchte genannt), die werden schnell geschält zerkleinert und schon ist der Fruchtsalat fertig! Moment, war da noch etwas, hat man etwa die Früchte mit der gewaschenen Hand geschält? Sehr viele Früchte waren giftigen Spritzmitteln oder Chemikalien ausgesetzt, einmal abgesehen von der Berührung der Schale durch andere Personen. Aber kein Problem, schließlich hat man sie ja geschält. Nur wird meistens beim Schneiden und Zerkleinern die Frucht außen an der Schale mit der bloßen Hand gehalten. Ach, das bisschen Spritzmittel, oder was da sonst noch so an der Schale haftet, ist jetzt auch im Fruchtsalat, aber kein Problem, das ist nicht so wichtig und fällt auch gar nicht auf…Hmmhh?. Hätte man da vorher nicht auch noch die Schale waschen sollen, oder zwischendurch nochmals die Hände? Und seien wir uns ehrlich, wer macht das schon? Nur gut das man sich nach der Toilette im Geschäft die Hände gewaschen hat, aber beim Schnellimbiss das Essen entweder mit den eignen wechselgeldkontaminierten Fingern oder indirekt über die des Imbissverkäufers wieder anfasst. Zum Glück sieht man nicht, was auf den Speisen so an Mikroben herumschwirrt. Mahlzeit!

Natürlich gibt es Epidemien die regional auftreten und gegen dessen Verbreitung Schutzmaßnahmen ergriffen werden müssen. Klarerweise ist es bei bestimmten gefährlichen Epidemien sinnvoll einen höheren Standard an Kontaminationsschutz (z.B. Masken, Anzüge, Handschuhe, gebietsmäßige Abschottung etc.) für eine gewisse Zeit einzuhalten, eine völlige Isolation auf lokaler Ebene ist aber auf Dauer nicht möglich und auch nicht sinnvoll. Vielmehr muss gleichzeitig der Frage nachgegangen werden, warum diese Epidemien überhaupt auftreten? Meist ohnehin durch das Zutun des Menschen selbst. Doch immer wenn ein Lebewesen in einem anderen Lebensraum eindringt unterliegt dieser Prozess selbstverständlich auch immer einer evolutiven Anpassung und Selektion (z.B. wie das bei den Kolonialisierungen der Fall war), das liegt in der

Natur der Sache. *Leben ist immer lebensgefährlich*, da nützt auch die fortgeschrittenste Technik und Wissenschaft nichts.

Es gibt eine Reihe von Mikroorganismen die nützlich, ja sogar lebensnotwendig für unseren Organismus sind, sie produzieren auch wichtige Substanzen für unseren Organismus. Man denke dabei nur an die vielen verschiedenen Darmbakterien die wichtige Stoffwechselfunktionen innehaben und so mit unseren Organismus eine Symbiose bilden. Auch Viren und andere Mikroben können nicht nur schaden, sondern auch nützen, indem sie z.B. das Immunsystem trainieren (z.B. Grippeviren). Wird ein Angriff erst einmal erfolgreich abgewehrt so entsteht in den meisten Fällen „als Belohnung dafür" eine dauerhafte oder lang anhaltende Immunität.

Natürliche Allergene wie Pollen werden oft zu Unrecht als Feindbilder hingestellt. Das natürliche Abwehrsystem (Immunsystem) erkennt im Normalfall, also wenn es einwandfrei funktioniert, relativ schnell, welche Gefahr vom „Aggressor" ausgeht, das funktioniert bei Personen die keine allergischen Reaktionen zeigen recht gut, denn da wird vom Schutzmechanismus zwischen Freund und Feind relativ schnell unterschieden. Nur bei einem nicht einwandfrei funktionierenden Immunsystem reagiert der Organismus „hysterisch". Auch bei anderen uns umgebenden Mikroorganismen ist es nicht anders. So werden Bakterien, Viren, Pilze etc. erkannt und das Bedrohungspotential eingeschätzt. Viele dieser Mikroorganismen, bis auf bestimmte, sind harmlos und versuchen unsere Haut und Schleimhäute zu besiedeln. Sie sorgen dort für ein natürliches Gleichgewicht. Ist das Gleichgewicht in den internen Bereichen wie Schleimhäute, Lunge oder dem Verdauungstrakt z.B. durch schädigendes oder invasives Verhalten gestört oder bedroht, so liegt es am Immunsystem, dies rasch zu erkennen und die entsprechenden Abwehrmaßnahmen zu ergreifen.

An der Hautoberfläche ist die Sache anders. Hier wird fälschlicherweise oft die natürliche Schutzschicht als sog. „Säuremantel" zum Schutz vor „schädigenden" Mikroorganismen angegeben, das stimmt so in der Form nicht. Es ist zwar so, dass der pH-Wert der Haut mit 5,5 leicht sauer ist, das schützt aber nicht vor Mikroorganismen, insbesondere vor Pilze nicht. Was aber tatsächlich schützt, ist das Nahrungsangebot, denn *Nahrung ist der beste natürliche Regulator des Wachstums aller Lebensformen*. Diese Selbstregulation ist leicht erklärt. Bei der Geburt wurde die Haut mit jenen Bakterien besiedelt, die außen auf der Haut nicht schaden und die sich von den ausdunstenden Substanzen aus Poren und Schweißdrüsen ernähren. Für hinzukommende Mikroorganismen ist da kein Platz mehr, denn für sie reicht das Nahrungsangebot nicht.

Wird nun die Haut gewaschen, so besiedeln die noch verbliebenen Reste der Bakterien sofort wieder die gewaschenen Stellen in dem Verhältnis wie von der Haut Nährstoffe ausgeschieden werden. Wenn jetzt allerdings die Haut z.B. beim Händewaschen durch zu starke Reinigungsmittel gereinigt wird, werden meist restlos alle Mikroorganismen eliminiert. Das kann zur Folge haben, dass bei der Rückbesiedelung der vorübergehend keimfrei gewaschenen Zonen, die harmlosen Bakterien nicht rasch genug die Oberhand gewinnen und sich so auch schädigende Mikroorganismen, meistens Pilze, aber auch Viren und verschiedene Stämme schädigender Bakterien, sich dadurch ansiedeln können. Das ist der Grund warum man auf aggressive (meist zu starke Chemikalien) bzw. keimtötende Waschmittel verzichten sollte. Auch die sog. Arztseifen sind daher für den Hausgebrauch abzuraten, denn diese sollten ausschließlich nur für medizinische Zwecke eingesetzt werden, da bei der Arbeit an Patienten Keimfreiheit notwendig ist.

Umgekehrt, wird die Haut zu wenig gewaschen, dann entsteht ein Überangebot an Präbiotika durch die Ausscheidungen über der Haut, was wiederum bewirkt, dass erstens zu viele und zweitens auch jene Mikroorganismen auf der Haut Fuß fassen können die sonst keine Möglichkeit haben. In i.e.L. sind das Pilze wie z.B. der Fuß- oder Nagelpilz, Flechten etc. Zudem begünstigt Wasser das Wachstum der Pilze. Besonders betroffen sind davon die Füße, da diese beim Waschen oft zu lange im waschmittelgetränkten Wasser stehen, wodurch der Bakterienschutzmantel besonders gut entfernt wird, was wiederum die Ausbreitung des Fußpilzes begünstigt. Besonders betroffen sind dabei die Zehenzwischenräume, denn die werden nach dem Waschvorgang oft nicht ausreichend getrocknet.

Das ist der Grund warum die Haut *so wenig wie möglich, aber auch so oft als nötig*, gewaschen werden kann und auch sollte. Die Kunst der richtigen Körperpflege (Hautpflege) besteht also in einem Kompromiss, zwischen einerseits die Hautoberfläche von den geruchsbildenden Substanzen (Urinsäurespaltprodukte, Protein-Umwandlungsprodukte, Spaltprodukte von Bakterien etc.) und Schmutz zu reinigen, und andererseits dabei aber die Schicht aus nützlichen Bakterien nicht zu zerstören. Das kann jedoch nur mit Wasser bzw. falls nötig, mit ganz milden, sensiblen und pH-freundlichen Reinigungsmitteln (möglichst um den pH-Wert von ca. 5,5), so wenig als möglich angewandt, geschehen. Das wird wohl jeder Dermatologe bestätigen.

Übrigens der Juckreiz und das darauffolgende Kratzen hat den biologischen Sinn die Mikroorganismen (hautfreundlichen Bakterien) entsprechend zu verteilen, damit wieder möglichst schnell ein ausreichender Schutz dort aufgebaut werden kann, wo hautunfreundliche Mikroorganismen sich ausbreiten wollen, was eben diesen Juckreiz provoziert. Solange man dabei die Haut nicht schädigt (wundkratzt) erfüllt das seinen natürlichen Zweck, indem die hautfreundlichen Bakterien verteilt werden. Sollte der Juckreiz allerdings aufgrund eines Befalls mit Kleinsttieren wie Wanzen, Milben oder Läuse auftreten, dann handelt es sich eindeutig um einen Fall mangelnder Hygiene. Auch in dem Fall ist der Balanceakt zwischen der notwendigen Reinigung des Körpers und den Erhalt des natürlichen

Schutzmantels, durch nützliche Mikroorganismen auf der Haut, gestört.

Es kann natürlich auch vorkommen, wenn dem Organismus zu wenig geeignete Mineralstoffe zur Verfügung stehen, dass dann die Zusammensetzung bzw. Substanz bestimmter Bereiche des Körpers, wie etwa die der Zähne, der Haut, der Nägel oder des Bindegewebes darunter leidet, was u.U. eine Angriffsmöglichkeit für Mikroorgansimen bietet. Gute Beispiele dafür gibt es genug. Ein prominentes Beispiel dafür wäre etwa die Bildung von Zahnkaries, ein zweites wäre ein mögliches Überhandnehmen des Nagelpilzes, oder auch eine Entzündung des Bindegewebes.

Der biologische Erbfaktor

Bei der Geburt startet man mit dem, womit uns die Mutter Natur ausgestattet hat. Bereits hier können mögliche angeborene Schwächen, bedingt durch die genetische Veranlagung, die Konstitution, die Resistenz oder durch erblich bedingte Defekte, den gesundheitlichen Zustand im Laufe der gesamten Lebensphase wesentlich mitbestimmen. Auch wenn man als Kind ganz gesund war können geerbte Probleme erst viel später zu Tage treten. Gegen den Erbfaktor kann man ohnehin nichts tun, außer dass Beste daraus zu machen.

Leider gibt es auch immer wieder Personen die an Krankheiten leiden und sich trotzdem wenig um gesunde Ernährung und ausreichende Bewegung kümmern. Meistens handelt es sich dabei um Genussmenschen bei denen der Genuss (Geschmack des Essens und Trinkens) an oberster Stelle steht und die überhaupt keine Gesunderhaltungsdisziplin eingehen wollen. Die Ursachen für ihre gesundheitlichen Probleme werden dann gerne erblich bedingten Faktoren (genetische Vorbelastung) zugeschrieben. Wenn man sich Publikationen über statistische Auswertungen dazu ansieht, dann fällt auf, dass bei weniger als in 20 - 30% aller Fälle der am häufigsten auftretenden Krankheiten eine erblich bedingte Ursache eindeutig zugeordnet werden kann. Dem zur Folge kann man davon ausgehen, dass die Mehrzahl an Personen mit gesundheitlichen Problemen selbst dazu beigetragen haben, dass es so weit kommen konnte.

Geht man aber davon aus, dass man als gesundes Baby zur Welt kommt, dann gibt es während der Lebensphase zwei Faktoren die die Gesundheit wesentlich beeinflussen. Zum einen sind es die Umweltbedingungen und das soziale System, dem wir permanent ausgesetzt sind, welchen wir nicht immer entrinnen können falls es uns negativ beeinflusst, und zum anderen sind es die Bedingungen wie wir unseren eigenen Körper behandeln, oder behandeln lassen.

Alter und Gesundheit

Dass man mit zunehmendem Alter anfälliger für Krankheiten wird, das wissen so ziemlich alle, dass man aber auch *die Ernährung dem jeweiligen Alter anpassen muss*, das berücksichtigen leider die wenigsten. Die meisten denken sie können im Pensionsalter noch die gleichen ungesunden Speisen und Getränke zu sich nehmen wie z.B. Jugendliche, ohne gesundheitliche Konsequenzen befürchten zu müssen, das ist aber ein gewaltiger Irrtum…

Jedes Alter hat seine spezifischen Bedürfnisse was die Ernährung anlangt. So braucht der heranwachsende junge Körper eine andere Nahrungsmittelzusammensetzung als der Erwachsene, und auch eine andere als im gehobenen Alter. Respektiert man das nicht so führt das unweigerlich zu gesundheitlichen Problemen.

Wenn man jung ist sind die Auswirkungen einer ungesunden Ernährung nicht so gravierend als mit zunehmenden Alter, *daher wird dem in den jungen Jahren nicht die nötige Beachtung geschenkt.* Gerade in der Pubertät sind wir einer erhöhten psychischen Belastung, wie Leistungsdruck, vermehrte Geltungsbedürftigkeit, Geringschätzung, Mobbing etc. ausgesetzt. Schenkt man aber bereits im jungen Alter einer gesunden Ernährung und Lebensstil mehr Beachtung, so kann das für den weiteren Lebensweg sehr vom Vorteil sein.

Der Schlaf

Es gibt Meinungen die behaupten, dass zu viel Schlaf einer der Ursachen für Altzheimer sein soll. Das ist natürlich blanker Unfug. Nun, wieviel Schlaf braucht also der Mensch? Also abhängig von seinen körperlichen und geistigen Zustand will sich der Körper so viel davon nehmen wie er braucht und wann er ihn braucht. Das heißt, braucht man mehr als der Durchschnitt, oder kann man nicht so lange schlafen wie der Durchschnitt, dann liegen beeinflussende Gründe vor denen man nachgehen sollte.

Schlaf als Regenerationsfaktor wird mit zunehmendem Alter immer wichtiger, umso paradoxer erscheint es, dass gerade ältere Menschen behaupten, sie bräuchten weniger Schlaf oder könnten einfach nicht mehr so lange schlafen wie früher. Dies kann entweder damit zu tun haben, dass ältere Menschen meist an irgendetwas leiden und auch Schmerzen haben, was sie dann eben nicht mehr so lange schlafen lässt, oder aber auch weil der Körper aufgrund eines mangelnden Regenerationsvermögens die „Reparaturzeit" verkürzt und somit auch die Gesamtschlafdauer.

Ob man ein sogenannter Frühaufsteher ist oder nicht wird allerdings vom Erbfaktor bestimmt, das ist jedenfalls wissenschaftlich belegt.

Ein gesunder Schlaf ist wichtig für die körperliche und geistige Regeneration. Damit diese Regeneration ausreichend gewährleistet wird muss der Körper auch bequem in einer ergonomisch richtigen Körperhaltung liegen, störende Einflüsse sollten, wenn möglich, vermieden werden (zu viel Licht, Lärm, zu hohe oder niedrige Temperatur und Luftfeuchtigkeit etc.), die Atmung sollte gleichmäßig verlaufen und die Umgebungsluft sollte einen ausreichenden Sauerstoffanteil aufweisen.

Es gibt eine Studie die belegt, dass Atemaussetzer während des Schlafens auf Dauer zu gesundheitlichen Problemen führt. Dies deswegen, da für den Organismus jeder längerer Atemaussetzer wie ein Erstickungsproblem wirkt, unnötiger Stress für den Organismus und die Psyche ist die Folge. In Fachkreisen wird angenommen, dass solche Personen ein höheres Risiko haben Herzkrankheiten zu bekommen und darüber hinaus auch eine kürzere Lebenserwartung haben.

Die Ernährung

Der Mensch ist das einzige Lebewesen das den Wert der Nahrung zuerst zerstört und erst dann die Nahrung isst[5]. Das weite Gebiet der (gesundheitsbewussten) Ernährung ist im Vergleich etwa zur Pharmazeutik, der Lebensmittelchemie oder der Medizin noch immer ein vernachlässigtes Stiefkind in der Forschung. In diesem Bereich wird zu wenig geforscht und es werden zu wenig Mittel dafür zur Verfügung gestellt. Ein vernachlässigter Zweig wo man erschreckend wenig weiß, wenn man bedenkt, dass es um das wertvollste Gut des Menschen geht, nämlich der Gesundheit. Der Grund ist ganz einfach erklärt: Mit Gesundheit lässt sich zu wenig Geld verdienen, denn um gesund zu sein sind keine zusätzlichen Ergänzungsmittel oder Arzneien erforderlich, sondern einfach nur bestimmte Informationen über richtiges Verhalten. Aber auch mit der Darbietung von Informationen z.B. in Form von Büchern, Studien, News-Artikeln etc. kann man nicht das große Geld verdienen, denn Informationen, und seien sie noch so wertvoll, wollen im Zeitalter der Informatik die Mehrheit kostenlos, oder zumindest spotbillig haben. So kommt es, dass die Mehrheit, welche sich mit Gesundheit und Ernährung befassen, offensichtlich neue und wichtige Informationen letztendlich nur als Werbemaßnahme für den Verkauf ihrer Gesundheitsprodukte propagieren (meist sind das Nahrungsergänzungsmittel). In der Regel sind das irgendwelche dubiosen Ergänzungsmittel ohne jeglichen Nutzen für den Anwender. Man braucht sich diesbezüglich nur die diversen Beiträge in den Gesundheitsplattformen im Internet ansehen.

Aus der Ernährungslehre wissen wir natürlich, dass die regional vorkommenden oder angebauten Lebensmitteln und Zubereitungsarten, also die Speisen und Getränke die in der jeweiligen Region traditionell gegessen oder getrunken werden auf die dort wohnende Bevölkerung auf natürliche Weise abgestimmt sind, da sich der Organismus im Laufe einer langen Zeitspanne über viele Generationen hinweg an die jeweilige Versorgung mit bestimmten

Nahrungsmitteln gewöhnt hat und darauf eingestellt ist. Die Menschen sind mit diesem Angebot an Nahrungsmitteln aufgewachsen und ihr Stoffwechsel hat sich an diese gewöhnt. Meist spielen dabei auch klimatische und rassenbedingte Faktoren eine Rolle, wenn es um die Verträglichkeit und die Verwertung im Körper von regional angebotenen Lebensmitteln, Speisen und Getränken geht. Die fortschreitende Globalisierung hat besonders im vergangenen halben Jahrhundert dazu geführt, dass nun beinahe jeder an jedem Ort Nahrungsmittel, Speisen und Getränke kaufen oder zu sich nehmen kann die der Körper nicht gewohnt ist, bzw. auf die der Organismus noch nicht ausreichend eingestellt ist. So werden z.B. in der traditionell indischen Küche die Speisen meist mit vielen intensiven Gewürzen präpariert, die teilweise auch relativ scharf ausfallen, welche z.B. Europäer oder Nordamerikaner weniger gewohnt sind. Scharfe Gewürze haben z.B. die Eigenschaft Bakterien abzutöten und so vor Infektionen zu schützen aber logischerweise den Nachteil, dass sie damit auch nützliche Mikroorganismen abtöten, daher verträgt auch nicht jeder bestimmte Gewürze in einer bestimmten Menge. Eine Liste an speziellen regionalen Besonderheiten bei Lebensmitteln, Getränke und Speisen, sowie deren unterschiedliche Zubereitungsarten, würde hier jedoch den Rahmen sprengen.

Essgewohnheiten und Nahrungsmittelkombinationen

Hier die häufigsten Fehler die beim Essen gemacht werden:

- Falsch kombinierte Nahrung
- zu kurzes kauen im Mund
- Essen unter Stress
- Trinken parallel zur Nahrungsaufnahme
- Verzehr von aufgewärmten Speisen
- Zu fett, zu süß und zur falschen Zeit

Die Aufnahme der zeitlich richtigen Kombination von Nahrungsmitteln ist ein wichtiger Faktor einer gesunden Ernährung. Um zu verstehen, welche Nahrung mit welcher kombiniert, muss man sich zwei Dinge überlegen:

1. Wie der physiologische Ablauf der Verdauung funktioniert, das heißt, welche Nahrungsbestandteile in welchen Verdauungsbereichen verarbeitet werden, und wie lange das dauert und
2. aus welchen Bestandteilen die Nahrung oder das Getränk besteht.

Aus beiden Informationen kann man dann ableiten, welche Nahrung mit welcher gut oder schlecht kombiniert, und was man besser vermeiden soll, um

Störungen oder gröbere Probleme zu vermeiden. Das scheint auf den ersten Blick relativ einfach, gestaltet sich aber auf den zweiten Blick schwierig, da die vom Menschen hergestellten Nahrungsmittel und die Kombinationen an Speisen und Getränke eine extreme Vielfalt an unterschiedlichen Bestandteilen aufweisen. Außerdem werden diese Speisen und Getränke unterschiedlich gemischt (zubereitet) und in unterschiedlicher Reihenfolge eingenommen. Etwas einfacher ist die Sache, wenn man Lebensmittel in der natürlichen Zusammensetzung pur isst, das heißt, ohne der gleichzeitigen Einnahmen von anderem, z.B. wenn man nur den Apfel isst und sonst nichts, oder nur den Reis usw.

Wenn man den Verdauungsablauf respektiert, dann wäre die optimale Reihenfolge der Einnahme ohne zeitlichen Abstand die folgende (weitere kritische Betrachtungen zu diesem Thema ergeben sich dann in den darauf folgenden Kapiteln):

Zuerst der nichtresorbierbare Fruchtzucker (Früchte), denn dieser wird von den Bakterien des Mikrobioms vorwiegend anaerob zu Kohlendioxid, Wasserstoff und kurzkettigen Fettsäuren abgebaut. Das kann auch Durchfall, Reizdarmsymptome wie Blähungen, Bauchschmerzen, breiigen, teils übelriechenden Stuhl und Durchfall verursachen. Aber meistens haben solche Symptome andere Gründe, denn ein zu viel an Früchten hat kaum noch jemanden geschadet, denn die werden meist von der Verdauung relativ schnell ausgeschieden, was möglicherweise für einen zusätzlichen Stuhlgang sorgt, oder sogar Durchfall, aber schmerzfrei, mit dem Vorteil, dass der Darm besser gereinigt wird und Schadstoffe rasch ausgeschieden werden. Außerdem hat sich die Verdauung des Menschen über Jahrmillionen hinweg an den Verzehr von manchmal zu großen Mengen an Früchten gewöhnt.

Dann die Disaccharide wie Rohr- oder Rübenzucker (Haushaltszucker; z.B. Süßspeisen), sie werden erst durch Glykosidasen in den Mikrovilli der Dünndarmschleimhaut hydrolysiert.

Dann die Monosaccharide (z.B. Milch- oder Traubenzucker, Maltose) die bereits im Mund durch die Amylase in Glucose umgewandelt werden, den Rest besorgen dann die Pankreasenzyme.

Dann die sogenannten Beilage-Speisen wie z.B. Getreide, Kartoffeln, Gemüse etc., denn sie bestehen zu einem hohen Prozentsatz aus Polysaccharide (Stärke, Glykogen, Pektine, Chitin, Cellulose), die bereits im Mund durch Ptyalin, eine α-Amylase, in Mono- oder Oligosacchariden umgewandelt werden, der Rest erfolgt dann im Dünndarm. Die Amylase geht zunächst im Magen weiter bis das Nahrungssubstrat ausreichend mit Magensäure angereichert ist, die Magensäure deaktiviert die Amylase, daher verbleiben polysaccharidhaltige Nahrungsmittel etwas länger im Magen (ca. 1 - 2 Sunden je nach Zusammensetzung). Da Getreide je nach Art auch einen höheren Eiweißanteil aufweist, brauchen Cerealien, insbesondere Reis, etwas länger, um verdaut zu werden, da das

Protein durch Enzyme, wie Pepsin, bereits im Magen gespalten wird. Die Verweildauer im Magen verlängert sich also bei solchen Lebensmitteln auf ca. 2 Stunden, je nach Protein- und Fettgehalt.

Dann würden die proteinreichen Nahrungsmittel kommen, insbesondere tierische Produkte wie Milch, Käse, Fleisch, Eier etc., die je nach Zusammensetzung (Eiweiß/Fett) bereits eine Verweildauer von ca. 3 - 5 Stunden im Magen haben.

Zum Schluss die Fette und fettähnliche Substanzen, denn sie müssen erst durch die Magenmotorik emulgiert und teilweise (ca. zu 30 %) durch Lipasen bereits im Magen zerlegt werden. Den Rest besorgen dann die Gallenenzyme. Daher brauchen fettreiche Nahrungsmittel am längsten. Fettreiche Nahrungsmittel wie z.B. Ölsardinen, Tintenfisch oder Gans können eine Verweildauer bis zu 7 Stunden haben. Es gibt allerdings auch Quellen die diese Zeitspanne noch um einiges länger angeben. Im Zweifel wäre für die Gesamtverweilzeit des Nahrungsbreis im Magen die längste Dauer der am intensivsten zu bearbeitenden Nahrungskomponenten anzusetzen.

Den obigen Ausführungen zur Folge dürften wir nach einer eiweiß- u/o fettreichen Kost keine Früchte essen. Der Grund soll im folgenden Beispiel gezeigt werden: Im Normalfall durchläuft die Frucht fast unverdaut und relativ rasch den Magen, da die Verdauung bei Früchten fast zur Gänze im Dünndarm stattfindet. Befindet sich aber im Magen bereits ein größerer Anteil einer schwereren Kost wie z.B. Fleisch, Fisch, fette Käsesorten, Eier o.ä., dann kann die Frucht nicht rasch genug durch, sie muss warten und beginnt zu faulen. Das Fleisch hat mittlerweile die Gallenfunktion und die Bauchspeicheldrüse aktiviert, beides mischt sich aber nicht, und die Aktivierung beider nützt jetzt beiden nichts, weder der Frucht noch dem Fleisch, beide bleiben liegen und die Frucht bringt das Fleisch ebenfalls zur Fäulnis. Trinkt man dann noch ein Glas Wasser, dann wäre das Chaos perfekt, denn sie verdünnt die Magensäfte und es kommt zu einer verstärkten Absonderung.

Solche oder ähnliche Szenarien sind in der Literatur häufig zu finden. Auch sind jede Menge Auflistungen und Tabellen zu finden, welche Nahrungsmittel mit welchen harmonieren und welche nicht, oder welche Zeitabstände bei den Einnahmen einzuhalten sind (s. oben) damit es zu keinen Komplikationen kommt. So dürften wir u.a. auch keine süßen Desserts nach dem Hauptgang essen, auch kein Obst, nicht einmal stärkehaltige Produkte wie Getreide oder Gemüse dürften wir mit protein- bzw. fettreichen Speisen wie Fleisch, Fisch, Käse oder Eier zusammen essen. Doch das sind normale Essgewohnheiten die die Mehrzahl von uns so gewohnt sind. Demnach dürften wir auch keine Flüssigkeiten, weder während noch nach der Mahlzeit, trinken, solange die Verdauung durch die Magensäure des Hauptmenüs im Gange ist, um diese nicht zu verdünnen. Das klingt auf den ersten Blick logisch und sinnvoll, würde aber bedeuten, dass man nach einem üblichen Mittagessen (polysaccharid-/protein-/fetthaltige Speisen) erst frühestens wieder nach einigen Stunden (je nach der Schwere des Essens) etwas trinken dürfte. Diese Auffassung widerspricht aber wiederum den Ratschlag vieler Fachleute so viel wie möglich an Flüssigkeit verteilt über den Tag zu trinken, bzw. dass man halt ausreichend trinkt, und das regelmäßig in kurzen Intervallen, da der Magen bzw. der Darm keine große Menge auf einmal verträgt bzw. verarbeiten/aufnehmen kann. Hierzu kann man ganz eindeutig sagen, dass die Aufnahme von kleinen Mengen an Flüssigkeit immer möglich sein muss, denn würde man nach jeder Mahlzeit warten müssen bis diese Verdaut ist, dann würde man selten zum Trinken kommen und müsste dann aber enorme Mengen auf einmal trinken, was ebenso absurd ist. Vielmehr ist es aber so, *dass der Prozess der Verdauung im Magen und des Dünndarms es immer erlauben kleinere Mengen zwischendurch zu trinken ohne dabei den Verdauungsprozess zu stören, oder unnötig aufzuschieben*. Näheres dazu im Kapitel Verdauung.

Idealerweise sollten wir erst dann wieder essen, wenn eine Mahlzeit vollständig verdaut wurde, das würde bedeuten, dass wir nach einem ausgiebigen Mittagessen erst wieder nach 4 bis 6 Stunden wieder etwas essen dürften (Abendessen). Dieser These wiederspricht allerdings einer anderen Auffassung die besagt, dass man öfter, aber dafür kleinere Mengen, essen solle.

Solche Szenarien, und wo sich Kombinationen von Speisen und Nahrungsmitteln gegenseitig blockieren, die Verdauung behindern und uns schaden, zeigen zwar Problemfelder auf, bilden aber nur einen Teil der Wahrheit ab, die Wahrheit liegt dann, wie so oft, irgendwo dazwischen und ist wesentlich komplexer auszumachen, denn der physiologische Ablauf ist nicht statisch isoliert, sondern dynamisch-individuell und ganzheitlich zu betrachten.

Welche falschen Annahmen werden häufig in diesem Zusammenhang gemacht? Hierzu zwei Beispiele:

- Getränke wie Wasser oder elektrolytische (isotonische) verdünnen die Magensäfte nicht, da sie bereits im Magen aufgenommen werden, allerdings nur eine bestimmte Menge, da die Resorption im Magen auch eine gewisse Zeit in Anspruch nimmt. Durchgelassen mit der Nahrung wird das Wasser nur bedingt und auch nur in kleineren Mengen z.B. wenn der Chymus (Speisebrei) zu trocken ist. Bei Wasser besteht daher eine natürliche Barriere, indem der Magen immer nur eine kleine Menge auf einmal akzeptiert, so wird die Magensäure dadurch kaum verdünnt und die Flüssigkeit steht für den Stoffwechsel durch die Aufnahme in den Blutkreislauf über die Magenschleimhaut rasch zur Verfügung. Es empfiehlt sich alle Getränke nur schluckweise zu trinken oder nur die Menge, welche das Durstgefühl vorgibt, das kann bei einer Dehydratation ausnahmsweise auch einmal eine größere Menge auf einmal sein, die aber dann von den Organen schneller und vorrangig behandelt und absorbiert wird. Außerdem kann, je nach Art der aufgenommenen Nahrung, der Magenbrei es erleichtern oder verhindern, dass sich Flüssigkeiten an ihm vorbei durch den Magenpförtner schlängeln.

- Nicht berücksichtigt wird oft die Flexibilität der Verdauungsorgane, inklusive seiner Steuerung durch die Nerven und Hormone, auf bestimmte Situationen unterschiedlich zu reagieren. Dies betrifft besonders die Wahrnehmung der Nahrung, die aufgenommene Menge, die vorherrschende Situation im Verdauungstrakt (wie aktiv und gesund dieser ist), (antrainierte) Gewohnheiten, die vorherrschende Umgebungssituation (Stressfaktor, Umweltbedingungen, psychische Einflüsse etc.), die Notwendigkeit bestimmte Nahrungsstoffe aufzunehmen oder abzulehnen u.a.m.

In der Praxis des alltäglichen Lebens gestaltet sich die richtige Nahrung zur richtigen Zeit einzunehmen schwieriger als es die Theorie vorgibt. Kann man den zeitlichen Ablauf und die Zusammensetzung der Speisen zu Hause selbst wählen, so ist das im beruflichen Alltag oft nur sehr schwer möglich oder gar unmöglich, auch wenn man zu Hause bereits Speisen vorbereitet und mitnimmt. So ist es sehr schwierig eine zeitlich abgestimmte Diät einzuhalten, denn die gesellschaftlich vorgegebenen Pausen (z.B. das Einlegen von Pausen wenn wenig oder kein Kundenverkehr ist etc.) und die Zusammensetzung der Speisen (z.B. Restaurant- oder Kantinenessen) korrelieren oft nur sehr schwer mit den individuellen biologischen Notwendigkeiten, auch wenn sich der Organismus an vieles gewöhnt und immer das Unpässliche zu kompensieren versucht. Grundsätzlich sollte man die Folgenden Hinweise beachten:

- Tierische Nahrung verbleibt länger im Magen als pflanzliche, ebenso eine Nahrung mit schwer verdaulichen Grundsubstanzen (z.B. Gurkensalat).
- Süßspeisen (Zucker, Schokolade) *verzögern die Magenentleerung*.
- Sehr kalte und sehr heiße Getränke oder Speisen bleiben länger im Magen als körperwarme.
- Je fetter die Nahrung, desto länger ist die Magenverweildauer.
- Je weniger die Nahrung beim Kauen zerkleinert wurde, umso länger muss sie im Magen aufgeweicht und durchgemischt werden.

Fruchtsäuren hemmen die Enzymtätigkeit, so kann es sein, dass bei Früchten mit einem hohen Säuregehalt die Enzymtätigkeit verlangsamt wird, daher kombinieren stärkehaltige Speisen (z.B. Brot) mit Früchten gar nicht.

Gut, Hand aufs Herz, wer isst schon alles fein säuberlich getrennt? Die überwiegende Mehrheit pflegt beim Essen und Trinken alles gemischt zu sich zu nehmen, oder in zu kurzen Abständen. Zu hinterfragen ist auch die persönliche Einstellung zur Nahrungsaufnahme, denn der Zweck des Essens ist, biologisch betrachtet, vorrangig nicht der Genuss des guten Geschmacks, sondern der Erhalt der Gesundheit, obwohl gesundes Essen zwecks Anregung der Drüsen natürlich auch schmecken sollte.

Die Nahrungsmenge spielt neben dem Vorfüllungszustand des Magens eine große Rolle für die Verweildauer der Speisen im Magen. Werden nur geringe Mengen an Nahrung verspeist, können fein granulierte Partikel zusammen mit Magenflüssigkeiten leichter die Magenwände entlang und durch die schmale Kanüle des Magenpförtners hindurch in den Dünndarm gelangen. *Durch das Trinken bei der Nahrungsaufnahme wird dieser Vorgang begünstigt*. Der viel gegebene Rat, möglichst während des Essens nicht zu trinken, damit die Verdauungssäfte nicht verwässert würden, scheint übertrieben zu sein. Je feiner die Nahrung in Flüssigkeiten verteilt ist, desto intensiver kann die Verstoffwechslung sein. Mit ausreichend Flüssigkeit kommen die Nahrungspartikel besser aus dem Magen in den Dünndarm und können sich dort viel besser über seine ganze Länge verteilen. Natürlich ist auch hier die richtige Menge an Flüssigkeit notwendig, *aber dafür sollten wir unseren Instinkt, die Sinne und den Hausverstand nützen, denn jede Übertreibung ist falsch.*

Anders als vielfach erklärt, ist der Magenpförtner (Pylorus Sphinkter) nämlich kein Ringmuskel, der regelmäßig geschlossen ist, wie die Ringmuskeln des Mundes und des Anus. Der Pförtner ist vielmehr ein sog. Dehnsphinkter, der im Ruhezustand völlig entspannt ist. Er macht erst dicht, wenn sich die ihn umgebenden Längsmuskeln anspannen. Der Magenpförtner reagiert sehr sensibel auf Nahrungspartikel die im Durchmesser größer als 1 – 2 mm sind, ferner auf große Fett- und Eiweißanteile. Kommen solche Speisen in den Magen, schließt der Magenpförtner, die Nahrung wird nacheinander aufgeschichtet und der Magen weitet sich an seiner äußeren Kurvatur, dies legt die Ausgänge der Magendrüsen in der Magenwand frei und die Salzsäure und körpereigene Verdauungssäfte wie Pepsin sezernieren. Die Nahrung wird dann gesäuert bevor sie nach umfangreichen Prozeduren im Magen voll vermischt auf kontrollierte Weise aus dem Magen getrieben wird, und wird dann anschliessend im Magen noch entsäuert, denn der Dünndarm verträgt nämlich kein saures Klima.

Grundsätzlich sollte man sich nach dem Essen wohler fühlen als vorher, abgesehen vom Hunger und den Appetit, den man vorher hatte. Sollte dem nicht so sein, nämlich, dass man sich nach dem Essen schlechter (unwohler) fühlt als vorher, dann hat man mit Sicherheit etwas Ungesundes bzw. Falsches gegessen, *denn eine gesunde Speise belastet (behindert, ermüdet) niemals die Verdauung und den Organismus, das ist eine einfache Regel, um den Wert des Essens grob einzuschätzen.* Es gibt viele denen es folgendermaßen geht: Vor dem Essen haben sie Hunger, fühlen sich aber wohl, nach dem Essen ist der Hunger weg, fühlen sich aber unwohl - das ist ein klares Zeichen dafür, dass irgendetwas an dem Essen falsch war.

Ernährungsdisziplin

Einer der wichtigsten Faktoren für eine gesunde Ernährung ist die *Disziplin ungesundem zu widerstehen und der Wille zur Durchführung.* Das sagt sich ganz einfach, ist aber mitunter sehr schwierig, denn Gewohnheiten und Abhängigkeiten in der Ernährung aufzugeben ist nicht so einfach, da auch der Suchtfaktor, ähnlich wie beim Rauchen, zum Tragen kommt. In der Praxis gestaltet sich das dann so, dass man im Laufe des Tages immer Mal wieder einen Hunger bzw. Appetit verspürt, gerade in dieser Situation entscheidet sich aber was wir zu uns nehmen, daraus können sich folgende Problemlagen ergeben:

Problemsituation: Man ist am Arbeitsplatz, oder unterwegs, und da bekommt man meist nicht das was man essen sollte. Sehr oft gibt es auch nicht die Gelegenheit von zu Hause etwas mitzunehmen, man hat die Zeit nicht dafür etwas herzurichten, einem ist das zu umständlich, vielleicht hat man gerade nicht die richtigen Materialien zu Hause, vielleicht schämt man sich auch vor den Kollegen immer etwas Mitgenommenes zu verzehren, vielleicht hat man nicht die Gelegenheit das Mitgebrachte entsprechend aufzubewahren, oder es gibt andere Gründe.

Hat man bereits eine gewisse Zeit nichts gegessen, dann stellt sich meist der Heißhunger ein, abhängig davon wie lange man schon nichts gegessen hat, welchen Energieverbrauch man hat, was man gewohnt ist zu essen, und in welchen Zeitraum der Körper gewohnt ist dies oder jenes zu bekommen, denn Essen ist auch eine Gewohnheitssache, und wie man den Körper (Organismus) dahingehend „erzieht". Dabei treten auch gleich die Abhängigkeiten des Organismus mit ins Geschehen ein, denn nach bestimmten Substanzen besteht regelrecht eine Sucht (Abhängigkeit). *So wie bei jeder anderen Droge auch, können Substanzen in Lebensmitteln ebenfalls abhängig machen.* Ein Umstand der zu wenig beachtet wird. Dazu kommt oft noch, wenn gerade jemand in unserer Nähe etwas Köstliches isst, das schürt das Verlangen noch zusätzlich. Hier kommt aber gerade das Angebot unserer Überfluss- und Wohlstandsgesellschaft ins Spiel, mit dem Überangebot an Nahrungsmitteln und Fertigprodukten an jeder Ecke und fast zu jeder Tageszeit.

Hier sind wir aber gerade an jenem heiklen Punkt angelangt, wo mit Disziplin den Versuchungen und Verlockungen des Warenangebots zu widerstehen am größten sein muss. Das ist der Haken an der Geschichte. Wenn man z.B. an den gut riechenden Backshop vorbeigeht, das gegrillte Fleisch riecht, die fertigen Speisen oder all die köstlichen Süßigkeiten sieht, so ist es nicht gerade einfach da zu widerstehen, besonders dann, wenn das Hungergefühl schon relativ groß ist.

Aber auch wenn man sich den Hunger für zu Hause aufspart, und dann endlich angekommen, schnell etwas ungesundes in sich hineinstopft damit das

Hungergefühl schnell weg ist, ja dann ist es auch schon zu spät, denn dann ist oft der Appetit schon verschwunden sich etwas gesundes herzurichten, was meist mit einem mehr oder weniger großen Aufwand an Zeit verbunden ist. Die gesunden Lebensmitteln (z.B. Salat und Gemüse) bleiben dann oft liegen und verderben.

Den Organismus ist das alles egal, er will nur schnell Energie haben und die Substanzen die er braucht, und geht davon aus, dass ohnehin was gesundes und brauchbares eintrifft, *aber gerade in dem Moment müssen wir so verantwortungsvoll zu uns selbst sein, auch wirklich Gesundes zu liefern.* Die überwiegende Mehrheit von uns schafft das auf Dauer kaum, so ehrlich muss man schon sein.

Große Mitschuld an den ganzen Dilemma hat dabei der Handel und die Vermarktung, die aufgrund ihrer Gewinnmaximierungs-Philosophie alles anbieten, um nur möglichst hohe Gewinne zu erzielen, und die Produktion wird dabei im Schlepptau mitgezogen. Das Resultat sind lang haltbare, gutaussehende, gut schmeckende Industrieprodukte, also industriell verarbeitete oder aufbereitete Fertig- und Halbfertigwaren, die allesamt alles andere als gesund hergestellt sind und meist zusätzlich ungesunde Inhaltsstoffe haben. Hand aufs Herz, wer macht sich die Mühe und nimmt sich die Zeit, sich auch das Kleingedruckte auf der Verpackung bezüglich Inhaltsstoffe durchzulesen, speziell wenn die Zeit knapp ist, aber gerade das ist oft das größte Begleitproblem sich einer gesunden Ernährung anzunähern. Dazu kommt oftmals, dass vermeintlich gesunde Produkte gar nicht so gesund sind, wenn man z.B. nachträglich in aller Ruhe die Inhaltsstoffe liest. Da merkt man oft erst, dass z.B. Zucker oder anderes zugesetzt wurde, das man so nicht drinnen haben wollte usw.

Wenn man sich die Produkte heutzutage in den Läden so ansieht, dann ist eigentlich der überwiegende Teil davon, ohne übertreiben zu müssen, in irgendeiner Weise mehr oder weniger ungesund. Was da im Angebot an gesunden Lebensmitteln übrigbleibt findet man eventuell noch bei der Frischware von Obst, Gemüse und bei gewissen Fisch- und Frischfleischsorten, und sogar da kann es durchaus vorkommen, auch wenn Bio draufsteht, das z.B. Obst und Gemüse zu stark mit Agrargifte kontaminiert oder der Fisch und das Fleisch zu sehr mit Hormone, Antibiotika, Schwermetallen, Chemikalien o.ä. belastet ist, oder von ungesunden Tieren stammt.

Also ein gewisses Maß an Disziplin ist bei der Ernährung die einzig große Hürde die die meisten von einer gesunden Ernährung trennt. Also wenn ich heutzutage einen Supermarkt betrete, dann bin ich immer wieder erstaunt, welch ein enormes Angebotsspektrum es gibt, das in ihrem Umfang immer mehr zunimmt, man erstickt förmlich in der Menge an angebotenen Waren. Das Problem dabei ist nur, dass fast alles industriell erzeugte Waren sind, wo in erster Linie der Geschmack und das Aussehen eine Rolle spielt, auch bei den sogenannten Bioprodukten. Die Inhaltsstoffe hingegen finden sich i.d.R. ganz klein gedruckt, kaum sichtbar auf der Verpackung. Will man da etwa etwas verstecken? Natürlich, denn Zucker, bei dem meist die Menge nicht angegeben ist, gehärtete und Transfette, Zusatzstoffe wie Backhilfsmittel, Emulgatoren, Stabilisierungsmittel, Konservierungsstoffe u.v.a.m. sind ungesund. Dazu kommt noch, dass viele der Inhaltsstoffe Abhängigkeit erzeugen, was den Produzenten bekannt, aber vielen Konsumenten nicht bewusst ist, dazu zählen insbesondere Geschmacksverstärker, aber auch Zucker, Mehl, gewisse Proteine, Fette und Gewürze. Auch bei Milch muss man bedenken, dass sie für den Erwachsenen nicht geeignet ist. Zuviel an Eier sind ebenfalls nicht erträglich, genauso wie normales Weizenmehl problematisch zu betrachten ist. Also wenn sie das nächste Mal einkaufen gehen, dann denken sie daran, *nur ihre Disziplin in Ernährungssachen ist ausschlaggebend, ob sie gesund bleiben oder krank werden.*

Essen ist aber auch ein psychologischer Faktor, denn man soll sich auch auf das Essen freuen. Dies wäre besonders bei starkem Hunger der Fall, aber Vorsicht: Jeder kennt die Situation, sehr oft steht dann gerade in dem Moment nichts Gesundes zur Verfügung (z.B. wenn man unterwegs ist). Gerade in so einer Situation neigt man dann sehr schnell dazu etwas Ungesundes zu essen, damit der Hunger gestillt ist, denn wie man so schön sagt: „Der Hunger ist der beste Koch", bei Hunger schmeckt alles besser, zum Unterschied dazu, wenn „nur" der Appetit vorhanden ist. In so einer Situation ist manchmal große Disziplin und Durchhaltevermögen gefragt, der Körper lohnt es auf jeden Fall wenn man die Disziplin aufbringt in besonderen Situationen zu widerstehen und man zu sich selbst einfach nein sagt.

Sequentielles Essen

Den Begriff des sequentiellen Essens stammt von Dr. Bass, unter Berufung auf seine Experimente und den Arbeiten Dr. Howells. Demnach maximiert sequentielles Essen die Erhaltung der Energie ohne Fehler[6].

Das Prinzip des sequentiellen Essens beruht auf der Annahme, dass die Verweildauer der jeweiligen Speisen im Magen die optimale Reihenfolge der Einnahme vorgeben soll. Das heißt mit anderen Worten: Die Speisen, welche im Magen am schnellsten verarbeitet und weitergegeben werden, sollen auch vorrangig, also vor den anderen, mit einer erwarteten langsameren Verarbeitung (schwerer verdauliche Speisen), gegessen werden, damit nachfolgende schneller verdaulichere Speisen in ihrem Verarbeitungsprozess nicht behindert oder aufgehalten werden. Das klingt durchaus logisch und sinnvoll, dass die Sache aber nicht ganz so einfach ist, das wird sich im Folgenden weiter unten noch erweisen.

Demnach sollte zuerst das Obst gegessen werden, da süßes Obst zu ca. zwei Drittel aus D-Fructose besteht, die weder im Mund noch im Magen zerlegt oder verarbeitet wird, sondern erst im oberen Dünndarm resorbiert wird, das heißt, Obst passiert am schnellsten den Verdauungstrakt (abhängig natürlich vom Säuregrad, dem Fructose Gehalt und anderen Bestandteilen). Auch der Honig hat ca. 38g Fructose/100g. Beispiel: Ein Apfel besteht aus ca. 85% Wasser, 6% Fructose, 2,5% Glucose, 2% Saccharose, 2% Cellulose, 1% Pektin (pflanzliche Polysaccharide die vom Körper nicht aufgenommen werden). Der Rest (1,5%) sind Mineralstoffe, Spurenelemente, Vitamine, Fettsäuren und Proteine[7].

Demnach sollen dann die Speisen mit einer längeren Verarbeitungszeit (Verweildauer) im Magen den anderen folgen. Wie das von Statten gehen soll wird unten im Kapitel „Physiologie der Verdauung" noch genauer behandelt.

Gleich vorweg muss man aber auf einige Einschränkungen hinweisen, die das ganze etwas komplizierter gestalten: *Wie die physiologische Verarbeitung und Aufnahme der Nahrung abläuft ist wahrscheinlich auch eine Frage der Gewohnheit und wie der individuelle Organismus darauf trainiert ist.* So wird wohl jeder Organismus individuell etwas anders reagieren und da die Ernährungsgewohnheiten individuell sehr unterschiedlich sind, wird (oder muss) jeder Organismus versuchen das Beste daraus zu machen, und sich individuell darauf einstellen. Natürlich wird bei einem Fehlverhalten, z.B. wenn man eine für die Verdauung optimale Einnahmereihenfolge der Speisen nicht einhält, oder außerdem ungesundes zu sich nimmt, insbesondere wenn das längere Zeit andauert oder häufiger passiert, oder der Grad an Ungesundem sehr hoch ist, sich der Organismus zu wehren versuchen und entsprechende Zeichen setzen (z.B. in Form von Müdigkeit, Schwäche, Unwohlsein, Übelkeit, Reflux, Migräne, Verdauungsprobleme, Verstopfung, Durchfall, Entzündungen, Anfälligkeiten u.v.a.m.). Gerade diese Warnsignale sollte man dann ernst nehmen und seine Ernährungsgewohnheiten auf etwaige Fehler hin zu hinterfragen.

Aber die erstaunliche Anpassungsfähigkeit, Lernfähigkeit und Resistenz des Organismus hat es wohl ebenso mit sich gebracht, dass wir nicht alles so theoretisch exakt einhalten müssen. So können wir z.B. auch zu einem gewissen Grad auf Vorrat essen oder trinken, oder Speisen nicht in der optimalen Reihenfolge zu uns nehmen, oder in besonderen Situationen auch einmal eine gewisse (längere) Zeit ohne Nahrungsstoffe auskommen, wie das z.B. beim Fasten oder auch bei Reisen, Ausdauersportarten etc. durchaus vorkommen kann. Diese Flexibilität des Organismus ist wohl in den Genen verankert, wenn man bedenkt, dass unsere Vorfahren zu einem erheblichen Teil von der Jagd oder der Suche nach Nahrung gelebt haben, die wohl nicht immer erfolgreich verlaufen ist. Viele anthropologische Untersuchungen weisen jedenfalls darauf hin.

Die Verdauung

Warum ist der Verdauungstrakt so wichtig? Ganz einfach, weil die ganzen Baustoffe die der Mensch zum Wachstum und zum Leben benötigt durch ihn hindurch müssen bzw. von ihm aufgenommen werden. Alle anderen Organe die wir als wesentlich bedeutender einschätzen (z.B. Hirn, Herz, Leber) sind der Verdauung bloß nachgeschaltet, das heißt, *wenn die Verdauung nicht funktioniert, dann haben auch alle anderen Körperteile darunter zu leiden*. Daher ist der Verdauungstrakt, besonders der Dünndarm, in der traditionellen chinesischen Medizin der Mittelpunkt des Körpers. Man kann mit Fug und Recht behaupten, *dass unsere Verdauung das Zentrum der Gesundheit ist*, denn alle nachgelagerten Organe wie Leber, Hirn, Drüsen, Skelett etc. arbeiten mit dem Material was die Verdauung zur Verfügung stellt, also der gesamte Stoffwechsel ist davon abhängig. Aber mehr noch, auch die Art und Qualität des aufgenommenen Materials bestimmt im Wesentlichen mit, wie sich die nachgelagerten Organe entwickeln und welchen Zustand sie annehmen. Daher sagt man nicht zufällig *„man ist was man isst"*. Dieser Spruch gilt auch im wörtlichen Sinne.

Wenn man das z.B. mit dem Hausbau vergleicht, dann leuchtet uns ein, wenn wir nur Backsteine verwenden, dann wird das ganze Haus ein Backsteinhaus, oder wenn wir nur Beton verwenden, dann eben ein Betonhaus. Wird auch schadhaftes („ungesundes") oder falsches („toxisches") Material verwendet, dann wird auch das ganze Haus mehr oder weniger darunter leiden oder schadhafte Stellen haben. Dies gilt besonders auch für fehlendes Material, denn das kann dann im besten Fall nur durch ungeeignetes ersetzt werden oder was noch schlimmer ist, wenn es fehlend bleibt; in beiden Fällen aber wird das Haus gar nicht richtig aufgebaut, nicht so wie es sein soll, was zu nachträglichen Schäden („Krankheiten") bis hin zum totalen Zusammenfall („Tod") führen kann. Das Material bewirkt aber noch mehr, denn es bestimmt auch mit *wie* das Haus (von den Zellen bis hin zum ganzen Körper) aufgebaut wird, denn steht nicht das richtige Material zur Verfügung oder es fehlt was, dann muss improvisiert werden. Beim Hausbau bestimmen die Fachkraft und der Bauplan wie das Material zusammengefügt bzw. verwendet wird. Beim Körper sind das die Zellen (oder Moleküle) und der genetische Code (DNA, RNA) die bestimmen wie die Organe und der Körper aufzubauen und zu erhalten sind. Passieren hier Fehler bei der Ausführung, dann kann dies zu Missbildungen (Falschaufbau) oder zu Krankheiten (Fehlfunktionen) führen. *Natürlich wird dieser Aufbau* (das Wachstum) *oder das Haus* (der Körper) *permanent auch durch die Umweltbedingungen beeinflusst.*

Unser Körper ernährt sich nicht vom dem was wir verzehren, *sondern von dem was unsere Verdauung daraus macht*. Insofern hat die Verdauung einen noch höheren Stellenwert als die Nahrung die wir zuführen.

Informationsaustausch zwischen Darm und Hirn

Zwischen Darm und Gehirn besteht ein reger Informationsfluss. *Veränderungen des Mikrobioms können daher auch Änderungen der Gehirnfunktion und des Verhaltens mit sich bringen.* Studien zeigen, dass bei einigen psychischen Erkrankungen ein Ungleichgewicht von Darmkeimen besteht. Bei neuropsychiatrischen Erkrankungen wie Multipler Sklerose, Reizdarm, Bauchschmerz, Angsterkrankungen, Depression, Ängstlichkeit, Stressempfindlichkeit, chronischer Erschöpfung sowie Autismus liegen klinische Daten vor, die einen Zusammenhang zwischen diesen Erkrankungen und dem Zustand des Mikrobioms im Darm bestätigen. Erklärbar ist dies durch ein kompliziertes Zusammenspiel des Darmmikrobioms mit sensiblen Botenstoffen im Gehirn, die bestimmte Informationen übertragen. Wissenschaftler haben festgestellt, dass wichtige Hormone mit Hilfe unserer Darmbewohner produziert werden, wie etwa das Glückshormon Serotonin. Diese Botenstoffe können Verhaltensänderungen hervorrufen und Emotionen steuern. Es gilt mittlerweile auch schon als erwiesen, dass auch das psychische Wohlbefinden (neuronale Zustand) in einem erheblichen Ausmaß vom gesundheitlichen Zustand des Darms und der Verdauungsfunktion ausgeht. Die Kommunikation beginnt bereits im Darm, dort wo Hormone mit Nerven zusammenarbeiten[8]. Kaum ein Organ, außer dem Herz-Kreislaufsystem, ist dermaßen vielseitig und eng mit dem Gehirn verbunden wie der Darm (mesentericum superius/inferius, Hormone). Interessant ist in dem Zusammenhang, dass bei der Hirn/Darm-Verbindung *90% an Informationen vom Darm zum Hirn gehen* und nur 10% vom Hirn zum Darm.

Hormone werden von hormonbildende Zellen des diffusen neuroendokrinen System (DNES) gebildet, die bestimmte Merkmale mit Nervenzellen (Neuronen) teilen und verstreut im Epithel verschiedener Organe zu finden sind. Ein Teil davon ist das sogenannte APUD- (Amine Precursor Uptake and Decarboxylation) und APUD-III-Zellsystem (Abstammung von neuroendokrin programmierten Ektoblasten) die besonders häufig im Magen Darmtrakt zu finden sind[9].

Physiologie der Verdauung

Cephale Phase

Durch den Geruch, das Aussehen oder den Gedanken an die Nahrung werden die Nervenzentren im zerebralen Cortex, Hypothalamus und Stammhirn aktiviert.

Um den Mund und den Magen auf die kommende Nahrung vorzubereiten, sezernieren die Speicheldrüsen Speichel und die Magendrüsen Magensaft[10].

Die Geschmackswahrnehmung

Die Geschmacksknospen in der Zunge unterscheiden sich nach traditionellem Verständnis in die Qualitäten süß (ausgelöst durch Zucker und andere Kohlenhydrate), sauer (ausgelöst durch freie H+ Ionen), bitter (ausgelöst durch Bitterstoffe) und salzig (ausgelöst durch Salze). Nach der aktuellen Auffassung kommt noch die Geschmacksqualität des „umami" (ausgelöst durch Glutaminsäure) hinzu.

Glutaminsäure ist ein wichtiger Baustein von Proteinen und einer der wichtigsten erregenden Neurotransmitter im zentralen Nervensystem des menschlichen Organismus. L-Glutamat entsteht im Citrat Zyklus aus α-Ketoglutarat (αKG) und einem Ammonium Ion durch die Reaktion des Enzyms Glutamat Dehydrogenase (GDH). Ein weiteres Ammonium Ion kann über die Reaktion der Glutamin-Synthese (GlnS) abgefangen werden, wobei Glutamin entsteht. Beide Reaktionen dienen der spontanen Entgiftung aller Gewebe und sind im Hirn von besonderer Bedeutung. Wer über längere Zeit viele mit dem Geschmacksverstärker Mononatriumglutamat versetzte Speisen isst, riskiert sein Augenlicht, das sollen Wissenschaftler um Prof. Dr. Hiroshi Ohguro von der Universität Hirosaki in Japan, laut einem Bericht der Fachzeitschrift New Scientist, herausgefunden haben. Durch die Störungen im Stoffwechsel verursacht das Glutamat Schweißausbrüche und Stresswirkungen wie Magenschmerzen, Bluthochdruck und Herzklopfen. Es führt bei sensibleren Menschen häufig zu Migräne[11].

Weitere Geschmacksqualitäten werden diskutiert. Alle übrigen Sinneseindrücke welche wir vereinfachend unter den Begriff „Geschmack" zusammenfassen, werden über den Geruch im Zusammenspiel mit der Auswertung des individuellen Eindrucks der Zungenrezeption vermittelt. Ausserdem gibt es Hinweise darauf, dass die Zunge auch in der Lage ist, über spezielle Rezeptoren für Fettsäuren den Fettgeschmack zu registrieren. Diese Geschmacksqualität wird auch als „Oleogustus" bezeichnet[12,13].

Die eigentliche Geschmackswahrnehmung findet an spezialisierten Geschmacksrezeptoren auf der Zelloberfläche der Sinneszellen statt. Dabei kann es sich um G-Protein gekoppelte Rezeptoren oder Ionenkanäle handeln. Die Übertragung der Informationen von den Sinneszellen auf die afferenten Nerven ist noch nicht vollständig geklärt. Geschmackssinneszellen können eine Reihe von Neurotransmittern und Neuropeptiden produzieren, die eine Erregung der afferenten Nervenfasern auslösen könnten[14].

Der Magen kann Natriumglutamat mit Glutamat Rezeptoren schmecken. Diese Information wird an den lateralen Hypothalamus und das limbische System im Gehirn als ein Gaumenbildsignal durch den Vagusnerv übergeben. *Der Magen kann auch unabhängig von der Zunge und der oralen Geschmacksrezeptoren Glukose, Kohlenhydrate, Proteine und Fette erkennen. Dies ermöglicht dem Gehirn den Nährwert von Lebensmitteln mit ihren Geschmack zu verknüpfen*[15].

Der Geschmacksinn regelt in natürlicher Form die Anwendung von Konzentraten, allerdings wenn dieser etwa durch Geschmacksverstärker gestört ist, wird der Geschmacksinn künstlich verändert. Bei vermehrtem Konsum von Geschmacksverstärkern (in unserer Zivilisationskost viel zu reichlich und zu konzentriert vorhanden) kann man sich auf die natürlichen Sinne (Geschmack, Geruch) nicht mehr verlassen. Eine zu hohe Geschmacksintensität hat zur Folge, dass sich der Geschmacksinn relativ rasch an diese Intensität gewöhnt und dann alles ablehnt, was diese Intensität nicht hat. Vom Genusszentrum im Gehirn wird dann wieder eine Nahrung verlangt, die dieser Intensität entspricht. *So entsteht gewissermaßen ein Abhängigkeitsverhältnis, das ähnlich einem Suchtverhalten wirkt.* Da Nahrungsmitteln mit Geschmacksverstärker meist auch viele andere, sehr ungesunde und dickmachende Zutaten beinhalten, ist diese Art von Essenssucht fatal für den ganzen Körper und die Gesundheit. Besonders junge Leute, die viel Energie durch die Nahrungsaufnahme benötigen und daher alles in sich „hineinfressen" was gerade modern ist, gut schmeckt und satt macht, werden so, ohne dass es ihnen bewusst wird, systematisch „vergiftet" und der Körper geschädigt. Dazu kommen noch die Abstumpfung durch Umwelteinflüsse (Stress, Propaganda, Perspektivlosigkeit etc.) und der moderne technische Lebensstil.

Zusammenfassend kann man sagen, dass der Geschmack, aber auch der Geruch, eine wichtige Rolle in der Verwertung der Speisen einnimmt, indem sich der ganze Organismus auf die jeweilige Nahrung einstellt. Auch wenn der Geschmack nicht über dem physiologischen Wert der Nahrung gestellt werden soll, so erfüllt er doch eine wichtige Aufgabe (z.B. die Anregung der Drüsen des Verdauungstrakts). So weiß man auch, dass Speisen die nicht schmecken vom Körper nur ungern angenommen werden und sich dies negativ auf die gesamte Verdauung auswirken kann. *Daher sollen gesunde Speisen auch schmecken und gut riechen*, wenn sie dann auch noch schön zubereitet sind wäre das perfekt, denn schließlich weiß jeder „man isst auch mit dem Auge". Erhebliche Probleme können dort auftauchen, wo der Geschmack (und auch die Optik, vielleicht auch der Geruch) künstlich manipuliert wird, welcher mit dem natürlichen nichts mehr zu tun hat (z.B. durch Geschmacksverstärker, Farbstoffe, Konzentrate, Gewürze, Genussmittel, psychotrope Substanzen i.a.). Die negativen Folgen kennen wir, wenn sich der Körper an ungesundes gewöhnt, und was noch schlimmer ist, wenn dann auch noch eine Abhängigkeit (Sucht) hinzukommt, was sehr leicht der Fall sein kann. Natürlich kommt es auch vor, dass sich der Körper erst an gewisse gesunde Nahrungsmitteln und Speisen gewöhnen muss die ihm unbekannt sind und daher auch nicht sofort schmecken. *Jede Nahrung ist gewöhnungsbedürftig, auch gesunde, denn jede Art von Nahrung ist prinzipiell ein Fremdkörper für jeden Organismus, er muss erst lernen damit umzugehen* und das fängt schon ganz klein vom Säuglingsalter an, daher wird von Gastroenterologen auch empfohlen die Nahrung in möglichst kleinen Stücken und Mengen aufzunehmen, damit kann eine mögliche Abwehrreaktion vermieden oder abgemildert werden.

Die Verdauung beginnt im Mund

Durch das Kauen im Mund wird die Nahrung mechanisch zerkleinert und durch den Zusatz von Speichel gleitfähig, damit die Nahrung anschließend leichter über die Speiseröhre (Ösophagus) in den Magen befördert werden kann. Der Speichel wird von 3 Speicheldrüsen (Glandulas) produziert: Der Glandula parotidea, der Glandula sublingualis und der Glandula submandibularis.

Der Speichel besteht zu 99,5 % aus Wasser und zu 0,5 % aus gelösten Stoffen, Ionen wie Natrium, Kalium, Chlorid oder Bikarbonat. Außerdem kommen gelöste Gase vor sowie verschiedene organische Stoffe wie Harnstoff, Harnsäure, Schleim, Immunglobulin sowie das Enzym Ptyalin, eine α-Amylase, welche die Stärke (Polysaccharide) in der Nahrung zu Maltose, Maltotriose und Oligosacchariden spaltet. Ferner wird Glykogen ebenfalls zu Maltose zerlegt. Maltose ist verzweigtes Polysaccharid das aus Glucose-Monomeren aufgebaut ist.

Von der Mundhöhle gelangt die Nahrung in die Speiseröhre, ein muskulöser Schlauch, dabei wird die Nahrung durch Muskelbewegungen (Peristaltik), die wellenförmig vom Rachen zum Magen verlaufen, in wenigen Sekunden in den Magen gepresst.

Die Verdauung im Mund spielt physiologisch eine wichtige, aber nicht die entscheidende Rolle, da die Zeit von der Nahrungsaufnahme bis zur Inaktivierung der Amylase durch den niedrigen pH-Wert des Magens zu kurz für eine komplette Zerlegung der Polysaccharide ist. Die endgültige Zerlegung von Stärke erfolgt daher später im Dünndarm[16].

Interessanterweise belegen Studien, dass sich die Konzentration von Amylase im Speichel deutlich bei starkem Schlafentzug erhöht, weshalb die Amylase Konzentration auch als Müdigkeitsindikator eingesetzt wird[17]. Außer einer guten Einspeichelung ist auch die Zerkleinerung der Nahrung im Mund für die weitere Bearbeitung sehr wichtig. Mehr dazu weiter unten.

Nicht außer Acht lassen sollte man in dem Zusammenhang, dass auch bestimmte Zellen der Schleimhäute im Mund, insbesondere die unter der Zunge, bereits gewisse Stoffe resorbieren können, dies betrifft vorwiegend sehr kleine Teilchen in molekularer Größe (Nanopartikel) wie z.B. Aminosäuren, Elektrolyte, Vitamine, Medikamente etc., besonders dann, wenn sie als kolloidale Lösungen vorliegen. Daher gibt es auch Lutschtabletten für verschiedenste Anwendungen, die unter der Zunge zu legen sind und bei Auflösung ihre Wirkstoffe so relativ schnell, ohne Umwege, in den Blutkreislauf gelangen können.

Gastrale Phase

Die gastrale Phase beginnt, wenn die Nahrung den Magen erreicht. Um die Magensekretion und Magenmotilität anzuregen ist eine Regulation der neuralen und hormonellen Mechanismen notwendig. Die Bewegung und der Fluss der Verdauungssäfte in den Magen werden sowohl vom Nervensystem, als auch von verschiedenen Hormonen, kontrolliert. Der Magen hat eine durchschnittliche Kapazität von einem Liter, variiert in der Form und ist in der Lage sich erheblich zu dehnen.

Obwohl die Absorption der Nährstoffe die primäre Funktion des Dünndarms ist, tritt eine gewisse Absorption bestimmter kleiner Moleküle dennoch bereits im Magen ein. Die **Epithelzellen der** Magenwand sind für die meisten Substanzen undurchlässig, obwohl etwas Wasser (die Menge ist abhängig davon wie stark der Körper dehydriert ist), Elektrolyte, Aminosäuren, bestimmte Medikamente **(z.B. Aspirin)** und Alkohol dennoch absorbiert werden. **Nur wenige Stoffe können ohne chemische Verdauung vom Körper aufgenommen werden, darunter auch z.B. Vitamine und Cholesterin**[18].

Über das enterisches Nervensystem (ENS) versorgt der Meissner-Plexus mit seinen Motoneuronen die sezernierenden Zellen des Mucosaepithels und kontrolliert so die Sekretion der Verdauungssäfte der Drüsen in den Organen des GI-Trakts. Allerdings unterliegt das ENS auch dem vegetativen Nervensystem des Parasympathikus und des Sympathikus. Mit Hilfe der Parasympathikfasern des Nervus Vagus (X. Hirn nerv) und des Sympathikus (Nervi splanchnici pelvini) kann die Sekretion und Motilität des GI-Trakts erhöht oder verringert werden. Beim Expandieren sendet der Magen über den Nervus Vagus (truncus vagalis) Stimuli an den Hypothalamus der als Teil des Gehirns und des Nervensystems den Hunger und den Wunsch zu essen kontrolliert. Die entstandenen Nervenimpulse verursachen Peristaltik Wellen und regen so die Magensekretion an. Sobald die Wellen stark genug geworden sind, entleert sich eine kleine Speisebreimenge in das Duodenum und der pH-Wert des Magenbreis wird saurer. Gleichzeitig verringert sich die Dehnung der Magenwand, weil der Speisebrei in das Duodenum gelangt ist und hemmt somit auch die Magensaftproduktion.

Es gibt viele verschiedene Magendrüsen, die viele verschiedene Chemikalien absondern. Parietalzellen sezernieren Salzsäure und den intrinsischen Faktor, die Hauptzellen Pepsinogen, Argentaffinzellen Serotonin und Histamin, G-Zellen das Hormon Gastrin. Die Becherzellen zerkleinern Schleim[19].

Während der gastralen Phase wird die Magensaftsekretion auch durch das Hormon Gastrin reguliert. Das Hormon Gastrin verursacht eine Erhöhung der Drüsensekretion der Magensäure, der Sezernierung des Enzyms Pepsinogen und des intrinsischen Faktors aus den Parietalzellen im Magen. Es verursacht auch erhöhte Motilität im Magen. Gastrin wird von G-Zellen in den Magen freigesetzt. Außerdem verstärkt Gastrin die Kontraktion des unteren Ösophagus Sphinkters, um den Rückfluss von saurem Speisebrei in die Speiseröhre zu verhindern, trägt aber gleichzeitig zur Entspannung des Pylorus Sphinkter bei, der die Magenentleerung fördert, dies wird durch einen pH-Wert von weniger als 4 (starke Säure), sowie das Hormonsäure-Somatostatin gehemmt[20,21,22]. Zudem ist der Pylorus Sphinkter nicht ganz geschlossen und lässt nur kleine Nahrungspartikel und kleine Flüssigkeitsmengen durch[23].

Das Peptidhormon Cholecystokinin (CCK) vermindert die Wirkung von Gastrin im Magen und die Salzsäureproduktion. Näheres zum CCK im nächsten Kapitel. Im Gegensatz zum Gastrin verringern mageninhibitorisches Peptid (GIP) und Enteroglucagon sowohl die Magenmotilität, als auch die Sekretion von Pepsin, als eine Reaktion auf Lebensmittelprodukte in der Leber- und Gallenblase die noch nicht absorbiert wurden. *Der Magen drückt die Nahrung in den Dünndarm, wenn der Darm nicht beschäftigt ist*, hingegen solange der Darm voll ist und noch Nahrung verdaut, fungiert der Magen als Lager für die Nahrung[24].

Die gesamte zugeführte Nahrung inklusive der Flüssigkeiten wird im Magen durch die Magensäure (pH Wert 2-4) denaturiert! Nur das Wasser verhält sich hier neutral. Jetzt kann man meinen, da braucht man keine Rohkost essen, wenn im Magen ohnehin alles denaturiert wird. Das stimmt zum Glück nicht und *ist einer der wesentlichsten Irrtümer die in diesem Zusammenhang immer wieder falsch*, sehr oft auch von Fachleuten, *interpretiert werden.*

Das Wesentliche dabei ist, dass die Enzyme und auch die Mikroorganismen im gastrointestinalen Trakt die Nahrungsbestandteile aufgrund ihrer molekularen Struktur erkennen. Der Organismus versucht sozusagen die aufgenommene Nahrung (Substrat) an seinen kleinsten Bestandteilen (Molekülen) und ihrer Eigenschaften (Struktur, pH-Wert, Ladung, Geruch, Geschmack etc.) zu erkennen und setzt dann entsprechende Maßnahmen zu deren Verwertung (Umwandlung), Entgiftung oder Ausscheidung. Das beginnt bereits mit der sinnlichen Wahrnehmung (visuell, olfaktorisch) und wird dann im Mund und Magen fortgesetzt. *Enzyme erkennen die Proteine an den spezifischen Aminosäureaufbau ihrer Primärstruktur. Bei Vitaminen, Kohlenhydrate und Fettsäuren an ihrem (ketten-)molekularen Aufbau.* Daraufhin erfolgt eine entsprechende Reaktion, wie mit diesen Nahrungsangebot und Flüssigkeiten umgegangen werden soll. Ernährungsphysiologisch hat der menschliche Organismus im Laufe der Evolution gelernt (lernen müssen), welche

Nahrungsbestandteile in welcher Zusammensetzung in den Magen gelangen können und wie darauf zu reagieren ist.

Magenphysiologie

Feste Nahrung bleibt so lange im Magen, bis sie in Teilchen von etwa 0,2-0,3 mm Durchmesser zerkleinert ist. Der feine Brei wird Chymus genannt. Der Magenpförtner (Pylorus Sphinkter) ist meistens leicht geöffnet, sodass Flüssigkeit (Trinken beim Essen) und der dünne Chymus frei abfließen können. Der Pförtner wird wieder geschlossen, wenn gröbere Nahrungsteile kommen. Unverdauliches wie Knochen, Faserstoffe und Fremdkörper verlassen den Magen während der Verdauungsphase nicht. Erst in der anschließenden Ruhephase laufen nach einer inneren Uhr spezielle Kontraktionswellen über Magen und Darm, wobei Unverdauliches und Verdauungssekrete entleert werden. *Es macht also durchaus Sinn, wenn wir nur alle 5 Stunden etwas essen und zwischendurch dem Verdauungstrakt diese Ruhephase gönnen.* Wenn wir dauernd am Naschen sind, wird oben immer wieder grober Speisebrei nachgefüllt. Der Magen wird nie fertig alles zum feinen Chymus zu verarbeiten. So kann es passieren, dass vom Frühstücksbrot am Abend immer noch etwas im Magen „herumliegt"[25].

Menge, Konsistenz und Beschaffenheit der Nahrung, sammelt sich in Form eines Trichters am oberen Teil des pars media, um langsam nach unten zu fließen und um den nachkommenden Speisen den Weg zu eröffnen. Die Nahrung sammelt sich am kaudalen Pol und füllt sich halbmondartig, bis sie die kleine Kurvatur erreicht. Füllt sich der Magen noch mehr, so geht er dann nur mehr in die Breite nicht mehr in die Länge. Ein Unterschied in der Konsistenz besteht dann nicht mehr. Ein Widerstand des Magenmuskels wirkt der Speisefüllung mehr oder weniger entgegen (splanchnicus reflex). Schwerkraft und Appetitreflexe spielen hier auch eine Rolle. Die Muskulatur schafft eine gleichmäßige Spannung des Inhalts (persitolische Funktion, die die Berührung der Speisen bis zur Kardia gewährleistet). Es entsteht keine Durchmischung sondern eine Schichtung der Speisen (wurde an Tiermägen untersucht). Diese Verhältnisse sind für den chemischen Verdauungsvorgang von großer Wichtigkeit. *Diese Schichtung wird allerdings durch vermehrte Körperbewegung mehr oder weniger aufgehoben.* Wird Wasser nachgetrunken, so bahnt sich auch ein Teil davon neben den Speisebrei bis zum Pylorus vor, ein Teil verbleibt auch an der Magenwand. Die Schichtung erfolgt portionsmäßig und unregelmäßig übereinander (Groedel) aber nicht zwiebelartig in Randschichten wie von Howell behauptet. Ferner findet auch eine Sedimentierung (Sekret Schicht) statt[26].

Während des Amerikanischen Bürgerkriegs zog sich ein Soldat eine Schusswunde zu. Das geschah während dieses Krieges sicherlich sehr oft, nur erlangte gerade dieser Soldat einen gewissen Bekanntheitsgrad, da er für die

Mediziner zu einer Art Versuchsobjekt wurde, denn der Soldat hatte eine große sichtbare Öffnung in seinem Bauch. Durch diese Öffnung beobachteten die Ärzte wie die Nahrung im Magen verarbeitet wurde, und sahen, dass die Nahrung in seinem Verdauungstrakt nicht etwa kunterbunt vermischt wurde, sondern sie blieb genau in der Reihenfolge wie sie verspeist wurde, in verschiedenen Lagen liegend, und wurde schließlich in dieser Reihenfolge – Lage für Lage – verdaut[27].

Auch der Physiologe Grützner machte Versuche die das Verdauungsverhalten zeigen sollte. Er fütterte Ratten mit Nahrungshäppchen in drei verschiedenen Farben. Zuerst wurde ihnen einen Portion schwarze Nahrung gegeben, danach eine weiße Portion und zuletzt eine rote Portion. Kurz nach der Nahrungsaufnahme wurden die Tiere geopfert, der Magen eingefroren und dann abschnittsweise geschnitten. Es zeigte sich, dass die verschiedenfarbigen Portionen fein säuberlich übereinander lagen, sich also keinesfalls vermischt hatten, denn die verschiedenfarbigen Häppchen wurden in getrennten Schichten gefunden[28,29].

Die Erkenntnisse, welche auf die oben genannten überlieferten Berichten basieren, übernahm auch Dr. Howell, und später auch Dr. Bass, und werden komischerweise heute immer noch in vielen Fachkreisen als Argument („Beweis") einer strikten sequentiellen Bearbeitung (Schichtung) der einzelnen Speisen im Magen, und sogar als ein vergessenes Konzept, dargestellt[30].

Nach Dr. Bass bildet jede aufgenommene Nahrung eine eigene Schicht die separat verdaut wird und die andere Schichten nicht stört (Abb.1). Er kommentiert die Darstellung wie folgt: „Zum Zwecke der Veranschaulichung präsentiere ich ein Diagramm des Magens und wie 6 verschiedene Lebensmittel die nacheinander bei einer Mahlzeit gegessen würden, welche in der Zeit in der sie im Magen verbringen 6 verschiedene Schichten bilden würden. Schicht 1 ist die untere und erste Schicht, wo das erste Essen liegt (die Papaya). Schicht 2 das 2. Essen (der Salat) und Schicht 3 der Maiskolben etc. In dieser Mahlzeit verwenden wir 6 verschiedene Lebensmittel, welche 6 Schichten ergeben….

- Bei dieser Mahlzeit wird die Papaya nach 30 min. den Magen verlassen und Schicht 2, der Salat, wird sich hinunterbewegen, um diesen Platz zu belegen.
- Schicht 2 wird kurz danach auch den Bauch verlassen.
- Dann geht der Mais in die Schicht 3 nach unten um 15 min. später den Magen zu verlassen.

..... Bei jeder Schicht, die den Magen verlässt, wird der Magen kleiner und fühlt sich angenehmer an. Jede Schicht verdaut separat ohne sich zu mischen und ohne ihre angrenzenden Schichten zu stören"[31].

„Tierversuche haben durch die Beobachtungen des menschlichen Magens mittels Durchleuchtung teilweise Bestätigung erfahren. Kaufmann, Kienböck,

Groedel, Dietlen fanden, dass die verschiedenen Speiseportionen sich schalen oder trichterförmig übereinanderschichten, und zwar so, wie aus den schematischen Bildern von Groedel hervorgeht, dass die älteren Mengen von den nachfolgenden nach der großen Kurvatur hin abgedrängt werden (Abb. 2, Schichtung nacheinander genommener Speisemengen). Doch spielt wahrscheinlich die Konsistenz bei der Lagerung eine große Rolle. Bei Katsch und Friedrich fließt auf eine Bariumbreimahlzeit nachgetrunkenes Wasser teilweise bis vor dem Pylorus, teilweise über dem Brei, so dass sich jedenfalls ein Teil des Wassers seinen Weg neben dem Brei und der Magenwand gefunden hat"[32].

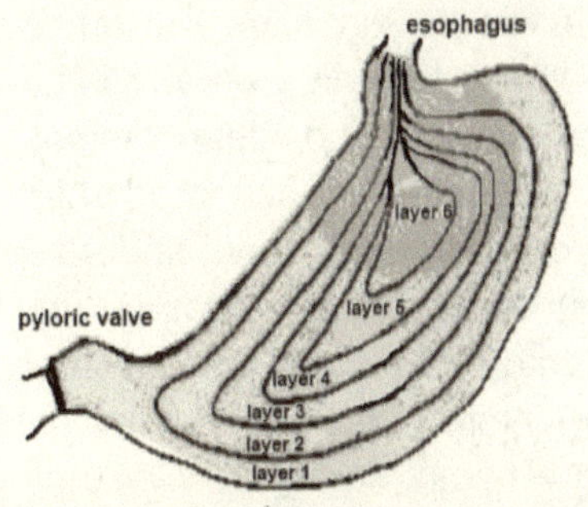

Abb. 1 Schichtung im Magen nach Howell and Bass

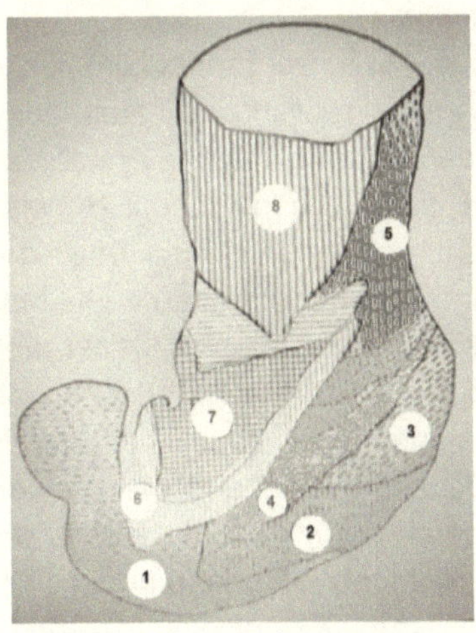

Abb. 2 Groedel's Modell der sukzessiven Schichtung

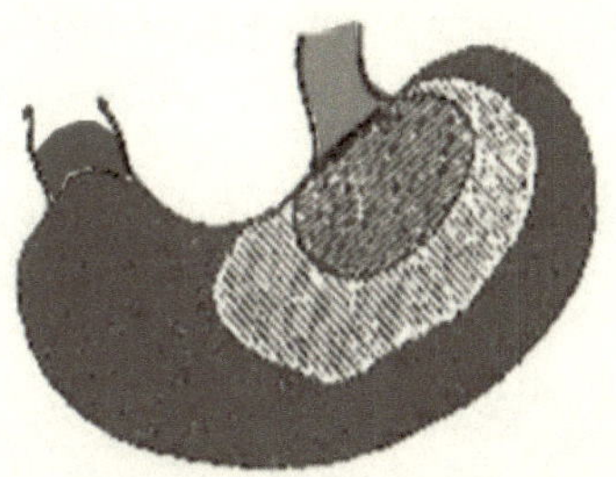

Abb. 3 Grützner's Modell mit 3 eingefärbten Nahrungsmitteln

Es ist völlig unverständlich wie so ein altes Konzept von den Autoren der jeweiligen Artikel nicht näher auf ihre Faktizität, Sinnhaftigkeit und Glaubwürdigkeit hin hinterfragt worden sind, denn erstens ergeben bereits die sehr alten Schemata von Groedel und Bass schon erhebliche Unterschiede (wie in den beiden Abb. klar zu erkennen ist), und andererseits ergeben neuere Studien die durch Videos belegt sind doch eine Motilität und Magenperistaltik die für eine mehr oder weniger starke (schwächer im oberen und stärker im unteren Magenbereich) ringförmige Durchmischung des Mageninhalts, von den äußeren Randschichten nach innen hin wirkend, sprechen. *Diese oben genannten (alten) Konzepte beruhen einzig und alleine auf dem Prinzip, dass alleinig die Verweildauer der ungemischten Nahrungsmittel die richtige Sequenz der Nahrungsaufnahme bestimmt.*

Bei Grützners Modell mit den drei farbigen Futter, die er den Ratten fütterte, sieht die Sache schon etwas realistischer aus, obwohl die Zeichnung relativ einfach gehalten ist und er sich auf dieselben Annahmen Bass stützt (Abb. 3).

Neuere Endoskopien zeigen ganz deutlich, wie sich der Magenmuskel ringförmig zusammenzieht und wellenförmig über den Magenbereich von der Kardia (Magenmund) zum Antrum hin verläuft. Die Magenperistaltik beginnt also am Magengrund (Fundus) und verstärkt sich immer mehr bis hin zum Antrum und Pylorus (Magenausgang) mittels knetender und rollender Bewegungen der Magenmuskulatur. Sie dienen zum einen der ständigen Durchmischung des Nahrungsbreis, der mechanischen Zerkleinerung und der Optimierung der Fettverdauung. Zum anderen sorgt die Magenperistaltik für den Weitertransport des Speisebreis in Richtung Magenpförtner[33,34]; angeregt durch den Parasympathikus (psychische Beeinflussung) und hemmend durch den Sympathikus. Die Peristaltik sorgt 1. für eine Durchmischung und 2. für einen propulsiven Weitertransport mittels eines komplexen Wellentyps, der sogenannten Tonuszunahme[35].

Neuere Studien der Technischen Lehranstalt für Humanbiologie in München beschreiben die Bearbeitung der Speise im Magen unter zur Hilfenahme eines Video-Scans wie folgt:

„Das Magenreservoir hat Funktion zum Speichern und zur Rückführung des Chymus. Die Entleerung des Reservoirs wird durch zwei Mechanismen verursacht: Durch eine tonische Kontraktion des Reservoirs und durch peristaltische Wellen, die sich über den distalen Teil des Magenkorpus bewegen. Sie stellen die Pumpe des Magenreservoirs dar. Sowohl die peristaltischen Wellen als auch die tonischen Kontraktionen des Reservoirs werden durch cholinenterische Neurone stimuliert die unter dem modulierenden Vagalton liegen. Im Bereich des Magenkorpus erzeugen die peristaltischen Wellen nur eine kleine kreisförmige Einschnürung. So vermischen und evakuieren sie nur die oberflächliche Schicht der Verdauung (Anm.: Hier fehlt eine genauere Angabe über die Stärke der Schicht), die durch Magensaft verdünnt wird, während in der Mitte des Magenreservoirs der pH-Wert hoch bleibt und die Verdauung der Stärke durch die Amylase fortfährt. Eine langanhaltende Entspannung des Reservoirs und eine flache peristaltische Welle des Magenkorpus sind Voraussetzung für eine verzögerte Magenentleerung, während eine tonische Kontraktion des Reservoirs und eine tiefe peristaltische Welle des Magenkorpus zu einer beschleunigten Magenentleerung beiträgt. Die Funktionen des Magens, die eine Regulierung der Motilität hervorrufen, erfordern jedoch eine Koordination des Magenreservoirs und der Antrum-Pumpe. Dies wird durch die Magenreflexe zur Verfügung gestellt. Die Füllung und Dehnung des Reservoirs erregt exzitatorische Reflexe, die die antrale Kontraktionen stimulieren. Auf diese Weise wird die Antrum-Pumpe sofort aktiviert wenn Nahrung in den Magen eintritt. Im Gegensatz dazu induziert eine Dehnung des Antrums induzierende hemmende Reflexe, was zu einer verbesserten und verlängerten Entspannung des Magenreservoirs führt. So bieten diese Magenreflexe ein Gleichgewicht zwischen den Funktionen des Magenreservoirs und der Antrum-Pumpe. Der Antrum besitzt dabei eine Art Siebfunktion zwischen flüssigen und kleinen Schwebeteilchen.

Die Magenentleerung von Flüssigkeiten beginnt sofort nach dem Essen. Nach einer anfänglichen schnellen Entleerung von Flüssigkeiten nimmt die Entleerungsrate ab, so dass das Entleerungsmuster der Flüssigkeiten exponentiell ist. Die Magenentleerung des dickflüssigen Inhalts ist langsamer und ist hauptsächlich linear. Die langsamere Entleerungsrate wird zum Teil durch die Ermöglichung eines erhöhten Strömungswiderstandes des viskosen Chymus verursacht. Zusätzlich wird mit zunehmender Viskosität die Tiefe der peristaltischen Einschnürungen vermindert und folglich wird der Vortrieb reduziert.

Nach einer faserreichen oder festen Mahlzeit beginnt die Magenentleerung erst nach einer Verzögerungsphase, da die festen Partikel ausreichend abgebaut werden müssen, bevor sie evakuiert werden können. Die Magenentleerung wird durch die Nährstoffe gehemmt die in den Dünndarm eindringen. Diese als Rückkopplungssteuerung bezeichnete Regelung wird bereits im Duodenum induziert. Sie heißt die "Duodenal Bremse". Allerdings betrifft das auch den Jejunum (Jejunal-Bremse) und den Ileum (Ileum-Bremse), d.h. *der gesamte*

Dünndarm ist in die Rückkopplungsregulation der Magenentleerung involviert. Die Hemmung der Magenentleerung wird durch alle oben beschriebenen Faktoren verursacht, die den Entleerungsmechanismus beeinflussen. Die Modulation der Magenmotilität wird durch Vergleich von gastrointestinalen motorischen Mustern nach einer nichtkalorischen Mahlzeit von Zellstoffgummi mit Nährstoffmehl deutlich.

Allerdings zeigten Studien, dass die Menge an Energie aus der Magenentleerung pro Minute unabhängig von der Nährstoffzusammensetzung der Mahlzeit ist. Obwohl der Dünndarm keine Rezeptoren für die Energie der Nährstoffe hat, spiegelt die Summe der Reize offensichtlich den Energiegehalt der Nährstoffe wieder. Untersuchungen an Schweinen über die Beziehung zwischen der Magenentleerung und der Darmabsorption von Nährstoffen haben gezeigt, dass die Absorption von Nährstoffen, die durch eine Sättigungskinetik gekennzeichnet ist, sich bei den drei Nährstoffen unterscheidet. Kohlenhydrate werden in größeren Mengen als Protein oder Fett absorbiert. Allerdings ist die Menge an Nährstoffen, die aus dem Magen entleert werden, viel niedriger als die Absorptionskapazität des Darms. *Diese reduzierte Entleerungsrate liefert eine Reserve der Absorption und ermöglicht eine konstante Absorption von Energie trotz unterschiedlicher Nährstoffzusammensetzung der Mahlzeit.* Zusätzlich ist nach den Mahlzeiten, die leicht verdaut werden können, nur ein Teil der Darmlänge für die vollständige Absorption erforderlich. Diese Reservekapazität der Absorption hat offensichtlich die Funktion, dass alle Arten von Nährstoffen, auch solche mit geringem Verdauungsvermögen - hydrolysiert und absorbiert werden, bevor sie das Ende des Dünndarms erreichen. *Die Reservekapazität der Absorption ist etwa 2-3 Mal größer als die Menge der Nährstoffe, die aus dem Magen entleert werden. Auf der anderen Seite haben Studien gezeigt, dass ein erhöhter Fluss von Nährstoffen in den Darm Übelkeit, Erbrechen und Durchfall verursacht, aufgrund einer Erhöhung der luminalen Osmolarität und des Wasserzuflusses. So kann die Reservekapazität des Darms für die Absorption nicht für eine erhöhte Energieversorgung genutzt werden.* Monogastrische Tiere haben eine zusätzliche Reservekapazität für die Absorption, da bei ihnen nur 12 Stunden notwendig sind, um den täglichen Energiebedarf zu verdauen und zu absorbieren. Die restlichen 12 Stunden werden zur Reinigung von Magen und Dünndarm verwendet. *Bei einer kurzfristigen Zunahme der Energieaufnahme wird die Verdauungsperiode des Darms verlängert, während bei einer lang anhaltenden Zunahme der Energieaufnahme die Absorptionskapazität des Darms durch Anpassungsprozesse verstärkt wird"*[36].

Magenverweildauer

Ist die Zeitdauer, die eine Speise für die Passage des Magens benötigt. Sie liegt normalerweise zwischen 1 und 7 Stunden, z. T. auch länger (s. Auflistung unten). Die Verweildauer hängt im Wesentlichen von den folgenden Kriterien ab:

- Der *Konsistenz und Struktur* der Speisen: bei Flüssigkeiten ist die Verweildauer kürzer als bei sehr fester, wenig zerkleinerter Nahrung. *Je kleiner die Nahrungsbestandteile sind, umso schneller die Verarbeitung, und umso kürzer die Verweildauer.* Hierbei spielt auch die *Resorptionsrate* (MeshFaktor) als Aufnahmefähigkeit der Nahrungsbestandteile eine Rolle, die wiederum ebenfalls abhängig von der der Präparation und der Größe der Nahrungspartikel ist.
- Der *Vorverdauungsrate*: Inwieweit die Nahrungsbestandteile durch Verarbeitung (Hitzeeinwirkung, Zusatz von Säuren etc.), Enzyme und Mikroorganismen (Fermentierung) bereits zerlegt wurden. Das heißt Bestandteile wie Proteine, Fette oder Kohlenhydrate wurden bereits in einfachere molekularen Strukturen zerlegt und sind daher für den Körper auch schneller verarbeitbar und verfügbar.
- Der *Nährstoffzusammensetzung*: Fett und Kohlenhydrate erhöhen die Verweildauer durch Wirkung auf die Osmo- und Chemorezeptoren.
- Der *Energiedichte*: Eine hohe Energiedichte erhöht die Magenverweildauer. Allerdings geht trotz höherer Energiedichte der Nahrung pro Zeiteinheit mehr Energie in den Dünndarm über, als bei geringer Energiedichte.
- Der *Osmolarität*: Monosaccharide, insbesondere Glucose, erhöhen die Verweildauer durch Reizung der Osmo Rezeptoren des Duodenums.

Einfache Kohlenhydrate (z.B. Fructose) verbringen am wenigsten Zeit im Magen. Dagegen verbleibt Nahrung mit einem hohen Proteingehalt wie z.B. Fleisch l nger im Magen, am langsamsten l uft eine Magenentleerung bei einer fetthaltigen Nahrung ab[37].

Nun gibt es eine Reihe an Empfehlungen von Ärzten und anderer die sich mit diesem Thema beschäftigen, die eine strikte Trennung von Speisen und Nahrungsmitteln in Bezug auf die Reihenfolge der Einnahme nach ihrer theoretischen Verweildauer aufgrund ihrer Zusammensetzung hin im Sinne von Howell und Brass postulieren. Wen man allerdings die vorliegenden Erkenntnisse genauer betrachtet und sich die am wahrscheinlichsten zutreffenden biologischen Vorgänge und Szenarien überlegt, dann muss man erkennen, dass die Frage nach der idealen Reihenfolge nicht einfach über die theoretische, oder sagen wir besser hypothetische Verweildauer, aufgrund der isolierten Betrachtung eines Nahrungsmittels zu beantworten ist, wie aus dem vorigen Kapitel der Magenphysiologie bereits hervorgeht, und was sich in den weiteren Kapiteln noch erhärtet. Die Meinungen dazu sind auch hier sehr stark von der aktuell dominant vertretenen Anschauungsweise in der Öffentlichkeit abhängig, die aktuell scheinbar wieder hin zu den alten Lehren von Howell und

Brass tentieren. Meiner Meinung nach pendelt damit die Sichtweise auch in diesem Thema wieder zu sehr ins Extreme (bis die Meinungen halt wieder irgendwann in ein anderes Extrem pendeln, so wie das schon Kollath zum Thema Ernährung anführte).

Nichtdestotrotz soll im Folgenden einige der in Fachkreisen am häufigsten vorgeschlagenen Regeln einer „theoretisch-idealisierten", sequentiellen Betrachtungsweise vorgestellt werden (die aber deshalb nicht notwendigerweise gut oder richtig sein müssen), jedenfalls kann man daraus einige nützliche Erkenntnisse ableiten. Überall dort wo die Sachlage eher zweifelhaft erscheint wurde ein Fragezeichen in Klammer gesetzt:

- Getränke sollten 30 bis 60 Minuten vor der Mahlzeit getrunken werden.

- Früchte sollen nur auf leeren Magen gegessen, nie gemeinsam (?) mit anderen Lebensmittelgruppen und niemals (?) zum Dessert. Innerhalb der Früchtegruppe gibt es darüber hinaus noch eine weitere Reihenfolge, die eingehalten werden sollte:
  Melonen sollten vor allen anderen Früchten gegessen werden. Dann werden säurehaltige (?) Früchte wie Zitrusfrüchte, Ananas, Brombeeren, Johannisbeeren, Granatäpfel, saure Äpfel etc. Zum Schluss der Früchtemahlzeit isst man süße (?) Früchte (Birnen, süße Äpfel, Kakis, Bananen (?)).

- Nach einer Früchtemahlzeit wartet man 15 Minuten bis etwas anderes gegessen wird. Gemüse wird vor Stärkemahlzeiten gegessen. Also Salate oder Gemüsegerichte (?) immer vor der Hauptmahlzeit und nicht gemeinsam mit dieser.

- Stärkemahlzeiten werden vor den Proteinmahlzeiten gegessen. Kohlenhydratreiche Beilagen wie Kartoffeln, Reis, Nudeln etc. werden also *vor* den Fleisch-, Fisch- oder Eiermahlzeiten verzehrt und nicht mehr gemeinsam (?).

Im Anschluss sind einige theoretische Verdauungszeiten ausgewählter (isoliert betrachteter) Nahrungsmittel angeführt. Allerdings wird in der jeweiligen Quelle darauf hingewiesen, dass sich die angegebenen Verdauungszeiten auf eine optimale Lebensmittelkombination, auf die richtige Reihenfolge und auf gut gekaute (zerkleinerte) Speisen beziehen. *Werden die verschiedenen Nahrungsmittel bunt gemischt u/o ungenügend gekaut verzehrt, so verlängert sich ihre Verdauungsdauer um ein Vielfaches!*[38]

Im „Akademischen Verlag Heidelberg" wird die Magenverweildauer im Internet wie folgt angegeben[39]:

- Isotonische Flüssigkeiten 0,5 – 1h
- Getränke bis zu 1h
- Milch, Reis, Weißbrot, Kartoffeln (gekocht) bis zu 2h
- Rührei, Sahne, Mischbrot, bestimmte Gemüse, Fisch (gekocht) bis zu 3h
- Geflügel (gekocht), Vollkornbrot, viele Gemüse, Bratkartoffeln bis zu 4h
- Fleischgerichte, Hülsenfrüchte, fette Fische bis zu 5h
- Sehr fette Speisen wie Gans, fetter Schweinebraten, Ölsardinen, Aal bis zu 7h

Auf der Internet site von „Zentrum der Gesundheit" wird die Magenverweildauer wie folgt angegeben[40]:

- Wassermelone, Frucht- und Gemüsesäfte: 15 bis 20 Minuten
- Gemixte Salate aus grünem Blattgemüse (früchtefreie grüne Smoothies): 20 bis 30 Minuten
- Andere Melonen, Orangen und Grapefruits: 30 Minuten
- Andere frische Früchte: 40 Minuten
- Grüner Salat: 30 bis 40 Minuten
- Das meiste gedünstete oder gekochte Gemüse: 40 bis 50 Minuten
- Stärkehaltiges Gemüse: 60 Minuten
- Getreide, Hülsenfrüchte und Linsen: 90 Minuten
- Samen: 2 Stunden
- Nüsse: 2 ½ bis 3 Stunden
- Entrahmte Milch oder fettarmer Hüttenkäse oder Ricotta: 90 Minuten
- Hüttenkäse aus Vollmilch: 2 Stunden
- Hartkäse aus Vollmilch: 4 bis 5 Stunden
- Eidotter: 30 Minuten
- Ganzes Ei: 45 Minuten
- Fisch (Dorsch, Kabeljau, Flunder, Seezunge): 30 Minuten
- Fetter Fisch: 45 bis 60 Minuten
- Hühnchen ohne Haut: 1 ½ bis 2 Stunden
- Truthahn ohne Haut: 2 bis 2 ½ Stunden
- Rind oder Lamm: 3 bis 4 Stunden
- Schwein: 4 ½ bis 5 Stunden

Als ein wichtiger Anhaltspunkt für die richtige Reihenfolge (Sequenz) in der die verschiedenen Lebensmittel gegessen werden sollten, wird sehr häufig die Verdauungsdauer oder die Magenverweildauer angegeben. Diejenigen

Lebensmittel mit der geringsten Verdauungsdauer sollten demnach zuerst gegessen werden, diejenigen mit der längsten zuletzt. Ob das immer so einfach zutreffend gesagt werden kann soll im nächsten Kapitel näher beleuchtet werden.

Sequenzielle Verdauung, Fakt oder Mythos?

Wie wir aus der Verdauungsphysiologie des Magens erkennen können, wirkt sich die Reihenfolge, wie wir die Nahrung aufnehmen, auf die Verarbeitung und Aufnahme der Nährstoffe und auf den weiteren Verdauungsprozess aus, daher hat die Reihenfolge auch eine gewisse Bedeutung. Andererseits wird sie manchmal auch überbewertet, denn es gibt unzählig viele verschiedene Einnahme-Szenarien auf die der Magen und der Verdauungsprozess unterschiedlich reagieren muss, und auch auf eine intelligente Art und Weise reagiert. *Das heißt, der Organismus versucht über den Stoffwechsel natürlich immer das Beste zum Wohle der Funktionsfähigkeit aus der jeweiligen Situation zu machen.* Der derzeit kolportierte (wissenschaftliche) Stand dazu ist, dass die Sequenz der Verdauung in erster Linie von der Verweildauer der jeweiligen Speisen im Magen abhängt. Dass dies ein gedanklicher Trugschluss ist wird sich später unten noch erweisen. Hierzu gibt es ein paar Kriterien die man näher beleuchten sollte, welche oftmals falsch verstanden oder falsch interpretiert werden. Nachfolgend sollen einige der wichtigsten erwähnt werden:

Zunächst müssen wir feststellen, wenn alleine die Verweildauer der einzelnen Nahrungsmitteln ausschlaggebend wäre, müssten wir dann alle Speisen mit einer unterschiedlichen Verweildauer etwa getrennt voneinander und immer in der richtigen Reihenfolge einnehmen? Vielmehr ist es aber so, dass wir nicht nur ein Nahrungsmittel pur (stoffrein) alleine essen (am ehesten noch Obst), *denn meistens ist es ein Gemisch*: Denken sie nur an die belegte Pizza, das belegte Brot, die gemischte Hauptspeise (meist Fleisch, Fisch oder Eier mit Beilage), die Nudeln mit Sauce, der Spinat mit Spiegelei, der Salat mit Käse, Eier oder Fisch u.v.a.m. Wenn das so wäre, dann müsste man die Beilage vor dem Fleisch, den Pizzateig vor der Auflage, die Nudeln vor der Sauce, den Spinat vor dem Ei, den Salat vor der Einlage usw. essen, und dann entspreched warten, bis das erst vom Magen weitergereicht wurde, nur wer macht das? kein Mensch! *Das wäre auch Unsinn und ist auch gar nicht nötig*, wie wir nachher noch sehen werden. Aber eines gleich vorweg, wir essen instinktiv richtig und wissen ganz genau wann wir einen Fehler gemacht haben.

Es wird immer davon geredet, dass zuerst diese und dann jene Speise oder Nahrungsmittel in den Magen kommt, weil die jeweilige Wirkung so leichter erklärbar ist. Nun, die Praxis sieht aber ganz anders aus und ist relativ komplex, daher scheuen sich auch viele diese unbekannte, aber wichtige, Frage zur Gesundheit ausreichend zu erforschen, da es einerseits ein immenser Aufwand und andererseits damit kaum ein Gewinn zu erzielen ist, da man nur die Information verkaufen kann, und auch kein Folgegeschäft aus der Gesunderhaltung zu erwarten ist, außer der volkswirtschaftliche Nutzen, aber dieser bringt den Herausgeber der Information wenig.

Da wäre zum einen der zeitliche Abstand zwischen den Mahlzeiten. Es ist ja nicht so, dass die ganze Mahlzeit auf einmal in den Magen „gegossen" wird, sondern *wir essen ohnehin sequenziell nämlich einen Bissen nach dem anderen. Hier stellt sich die Frage wie lange man warten kann oder muss, bis sich der eine Bissen an Speise nicht mehr mit dem nachfolgenden Bissen im Magen vermischt. Bereits bei dieser Frage der Abfolge ergeben sich wieder weitere Möglichkeiten, die sich u.a. aus den wesentlichen Faktoren wie der Völle des Magens, der Dringlichkeit die Speise aufzunehmen, der Zusammensetzung und der Konsistenz ergibt.* Das heißt, wenn, z.B. der Magen einigermaßen leer, die Speise leicht verdaulich, die Konsistenz nicht fest und stark zerkleinert ist, dann wird der Bissen sofort verarbeitet (zerlegt, enzymatisch aufbereitet etc.) und durchgereicht, das heißt im Magen nicht erst gelagert, sondern sehr rasch weitergegeben. *Treffen diese Voraussetzungen auch auf gemischte Speisen zu, dann trifft die gängige Theorie der Verweildauer, die sich ausschließlich nach der Art der Speise richtet, nicht mehr (zur Gänze) zu* (z.B. ein Gemüsebrei mit Fleischanteilen fein püriert). Werden diese Voraussetzungen nicht oder weniger erfüllt, dann wird sich auch eine mehr oder weniger große Ansammlung (Lagerung) an Speisebrei im Magen bilden, erst dann spielt die Zusammensetzung der nachfolgenden Bissen wieder eine größere Rolle (denn alles was gelagert wird kann auch verderben). Aber auch die Dringlichkeit kann hier noch eine wesentliche Rolle spielen, nämlich dann, wenn der Körper dehydriert ist und Wasser und Elektrolyte sofort aufnimmt oder durchreicht, wird allerdings zu viel Flüssigkeit eingenommen, dann staut sich auch diese und verdünnt noch dazu den gelagerten Speisebrei, daher sollte man das Trinken dem natürlich wirkenden Durstgefühl überlassen (gemeint sind hier nur gesunde Flüssigkeiten, denn ungesunde provozieren unnötigerweise noch mehr Durst, da die unerwünschten Stoffe oder Gifte neutralisiert und ausgeschwemmt werden müssen).

Dieser Bissen (Mundvoll) an Speise kann entweder Art rein sein wie z.B. ein Löffel gekochter Reis, oder dieser Löffelvoll an Speise wird von uns selbst bereits gemischt, z.B. als Gemüsereis mit Erbsen und Karotten, was sehr oft gängige Praxis ist, oder sogar mit etwas Fleisch, Eier, Bohnen, Salat....etc. *Nun stellt sich aber die Frage, was essen wir wirklich richtig sortenrein? Die Antwort ist einfach und heißt: gar nichts!* Denn jedes Lebensmittel hat seine eigene Zusammensetzung. Z.B. enthält der Löffel Reis ca. 60-70% Polysaccharide, 25-35 % Proteine, der Rest sind Fettsäuren, Mineralien u.a. Kommt zu dem Löffel Reis noch andere Lebensmittel hinzu, dann verändert sich klarerweise die

Zusammensetzung dieser Tranche. Richtig sortenrein essen wir nur dann, wenn wir eine Substanz alleine einnehmen, z.B. destilliertes Wasser. Nicht einmal Medikamente sind sortenrein. *Das heißt, wir essen in der Praxis tatsächlich nie sortenrein (stoffrein), es ist immer ein Gemisch!*

Wenn wir nun bedenken, dass der Magen die eintreffenden Speisen so verarbeitet und weitergibt wie sie einlangen, und auch die Schichtung (Sedimentierung) ungefähr so gelagert ist, wie die Speisen einlangen, (das bestätigen die einschlägigen Untersuchungen), dann kommt es nicht auf die Art der Speise an (wie fälschlicherweise immer kolportiert wird) an, *sondern nur auf die Zusammensetzung des Speisebreis*, der in den Magen gelangt, denn salopp gesagt, wissen wir zwar, wenn wir z.B. einen Apfel essen und über den Parasympathikus die Verdauung darauf entsprechend vorbereitet wird, so ist es unerheblich, ob diese Speise von uns Apfel genannt wird, denn der Magen erkennt die Speise nur anhand seiner chemischen Zusammensetzung. Das bedeutet in der Praxis, dass alleine die chemische Zusammensetzung des Speisebrei-Gemisches was in den Magen kommt für die weitere Verarbeitung, Aufnahme und Lagerung von Bedeutung ist, und nicht wie wir das Speisegemisch nennen.

Das heißt im Klartext, wenn wir einen Löffel voll, oder einen Bissen von einer Speise zu uns nehmen, dann ist es für den weiteren Verlauf wichtig zu wissen, welche (genaue) *Zusammensetzung an Nahrungsbestandteilen*, wie Kohlenhydrate, Proteine, Fette, Mineralstoffe und andere Vitalstoffe, und auch Schadstoffe, dieses Speisegemisch hat, und in welchen *chemisch-physikalischen Zustand* (Temperatur, pH-Wert, Denaturierungsgrad, Konsistenz etc.) es im Körper ankommt. Das bedeutet genau auf diese Kriterien müssen wir achten, wenn es um gesunde Ernährung geht.

Ich gebe hierzu ein Beispiel was in der (wissenschaftlichen) Fachwelt immer wieder als grober Fehler angeführt wird wenn es um die sequenzielle Ernährung geht:

Da heißt es, man solle auf keinen Fall Obst z.B. einen Apfel nach einer protein-, fett bzw. stärkereichen Speise einnehmen (z.B. eine Hauptspeise mit Fleisch und Beilage) da der Apfel nun warten muss bis die Hauptspeise aufgrund ihrer relativ langen Verweildauer (min. einige Stunden) im Magen verdaut wurde und in dieser Zeit der Apfel (oder ein anderes Obst) aufgrund der Zusammensetzung (Zucker, Wasser, Säure, Enzyme..) zu gären beginnt und durch bakterielle Zerlegung vielleicht sogar verfaulen würde (weil weiter innen geschichtet im Magen liegend die Konzentration an Magensäure gering ist und dadurch sich die Bakterien vermehren könnten), was dann für erhebliche Probleme im Verdauungsprozess sorgen kann (Blähungen, Flatulenz, Absonderung von Giftstoffen, Störung der Mikrobiom etc.).

Entgegen dieser Behauptung hat man es in früheren Zeiten immer für gesund befunden, wenn man nach der Hauptspeise als Nachtisch einen Apfel isst, denn der reinigt mit seiner Säure die Zähne, ist gesund und sorgt zudem durch seinen Zuckergehalt für ein Sättigungsgefühl (vermeintliche Aufgabe einer süßen Nachspeise) und somit dem Abschluss der Essens.

Nun, wie soll man nun diese zwei konträren Auffassungen interpretieren? Um diese Frage zu beantworten muss man nur logisch überlegen, was genau in so einem Fall passiert, ohne sich irgendein theoretisches Konstrukt zusammen zu spinnen. Wenn man den Apfel sofort nach der Hauptspeise isst, dann bildet der Apfelbrei mit dem Brei der Hauptspeise doch ein einziges Gemisch und die Komponenten des Apfels bilden mit den Komponenten der Hauptspeise eine Einheit, das heißt, diese Einheit befindet sich in der gleichen Schichte und wird auch gleichzeitig vom Magen bearbeitet, denn die Speisen werden, wie oben schon erwähnt, in der Folge bearbeitet wie sie reinkommen. *Das heißt, wenn sie Bissen für Bissen nacheinander reinkommen bilden sie auch eine Einheit im Magen, solange bis eine längere Pause entsteht, erst dann entsteht obendrauf eine „separate Schicht" im Magen* (Anm.: die nicht immer so exakt bestehen muss, s. Physiologie des Magens). Das heißt, wenn man den Apfel unmittelbar nach der Hauptspeise isst, dann bleibt er nicht oben auf liegen, sondern wird gemeinsam mit der Hauptspeise verdaut! Hauptspeise und Nachspeise (z.B. der Apfel) und *alles was man unmittelbar hintereinander isst, bildet immer einen einheitlichen Nahrungsbrei, welcher vom Intestinal Trakt auch als Einheit bearbeitet wird*, und nur den gilt es zu analysieren und zu beurteilen, um seine Wirkung einschätzen zu können, alles andere ist Unfug.

Ein weiterer häufig vorkommender Fehler der immer wieder bei der Beurteilung von Speisen gemacht wird ist, dass auch die Zusammensetzung der einzelnen Speisen immer wieder isoliert voneinander betrachtet wird. Dazu ein Beispiel: Nehmen wir ein Menü das aus Fleisch, Reis und Bohnen besteht. Meist werden, wie schon erwähnt, die einzelnen Komponenten isoliert betrachtet, also das Fleisch, der Reis und die Bohnen isoliert. Wie wir aber wissen kommt im Zuge des Essens (Bissen für Bissen hintereinander), egal ob im Mund oder erst im Magen, alles zusammen und vermischt sich, es entsteht dabei ein einheitlicher Speisebrei, und genau diese Zusammensetzung des Gemisches einer Tranche (Mahlzeit) müssen wir in Betracht ziehen. In dem genannten Beispiel sähe das dann folgendermaßen aus:

Anteile in %	Fleisch	Reis	Bohnen	Summe	Gesamtgemisch
Proteine	70	30	40	140	**47**
Kohlenhydrate	0	70	60	130	**43**
Fett	30	0	0	30	**10**
				300	100

Tab. 2 Kalkulation der Anteil im Speise-Gesamtgemisch

Die Annahmen im Beispiel sind natürlich stark simplifiziert, denn es soll hier nur prinzipiell dargestellt werden, wie man, trotz Mischung der Nahrung, relativ rasch und einfach eine Übersicht über die groben Verhältnisse der Zusammensetzung der wichtigsten Bestandteile, in dem Fall von Proteinen, Kohlenhydraten und Fetten, erhält. *Wir erkennen hier sofort, dass sich trotz stark kohlenhydratlastiger Beilagen, das Gesamtgemisch etwas in Richtung Proteinlastigkeit verschiebt.* Würde man statt Bohnen z.B. Kartoffeln wählen, dann würde sich die Lastigkeit in Richtung Kohlenhydrate verschieben. Die hier dargestellten Kohlenhydrate sind natürlich Stärke und kein Zucker, das ist auch wesentlich. Man kann hier über das richtige Verhältnis streiten, und es wird sicherlich auch unter Experten verschiedene Meinungen dazu geben. Eine generelle Empfehlung kann sicher nicht abgegeben werden, *da der Bedarf von vielen Faktoren abhängt und somit situationsbedingt sehr verschieden sein kann.* Aus meiner Sicht wählt das *unbeeinflusste* Individuum (egal ob jung oder alt, männlich oder weiblich) normalerweise durch seine Sinne („Bauchgefühl") instinktiv die richtige Mischung in der jeweiligen Situation, so wie es auch die Tiere in der freien Wildbahn tun. *Unbedingt berücksichtigen muss man beim sequentiellen Essen, dass jedes Nahrungsmittel und jede Speise die unmittelbar vor oder nach anderen Speisen gegessen wird die Zusammensetzung des Nahrungsgemisches verändert,* das gilt natürlich auch für Getränke, obwohl bestimmte Getränke (Elektrolyte) in einer bestimmten Menge vom Magen oft gesondert behandelt werden. Wenn man also z.B. einen Apfel unmittelbar nach der Hauptspeise isst, dann geht der mit in die Rechnung des Gemisches ein und schafft somit kein Problem. Wie lange man warten müsste, damit der Apfel separat behandelt werden würde, ist schwer zu sagen, denn das hängt auch wieder situationsbedingt von verschiedenen Kriterien ab. Ob eine Speise im Magen „liegenbleibt" und warten muss, bis die vorher gegessene verdaut ist, hängt im Wesentlichen von den Kriterien ab die im Kapitel Magenverweildauer bereits genannt wurden. So ist es durchaus vorstellbar, wenn die Nachspeise zu spät nach der Hauptspeise folgt, dass dann diese separat oben aufliegt und warten muss, und der Zucker womöglich zu gären beginnt, aber das hängt wie gesagt von der Verdaulichkeit der Hauptspeise ab. Nähere Forschungsarbeiten sind hierzu nötig, da diesem wichtigen Gebiet der Ernährungswissenschaften oder Gastroenterologie leider zu wenig Beachtung geschenkt wird, wie die facheinschlägig publizierten Artikel zeigen.

Eine Pflanzenzelle ist durchschnittlich 180 µm groß. In den leistungsfähigsten hydropneumatischen Mühlen erreicht man einen Vermahlungsgrad von 60 µm, auf diese Art zerschlägt man also ausnahmslos jede Zelle. Die Verstoffwechslung der kleinen Menge an gemahlenem oder gekochtem Haferbrei, die morgens als erste Nahrung des Tages auf leeren Magen verzehrt wird, findet praktisch allein im Dünndarm statt. Der Magen wird durch diese kleine verflüssigte Nahrungsmenge nämlich nicht beschäftigt. Vielmehr läuft der flüssige Brei entlang der inneren Krümmung (inneren Kurvatur) des Magens entlang direkt in den Vorhof (Antrum) des Magenpförtners (Pylorus) und läuft von dort aus ohne jede Störung durch diesen hindurch in den Dünndarm. Durch die Öffnung kann Flüssigkeit durchtreten[41].

Die Muskulatur des Magenpförtners sorgt durch rhythmische Kontraktionen für das Entleeren des Magens in kleinen Portionen in Richtung Dünndarm (Intestinum tenue). Dabei kommt es zum sogenannten Pylorus Reflex. Dieser bewirkt ein kurzes Öffnen, wodurch kleinere Nahrungsmengen in den Zwölffingerdarm bewegt werden[42].

Zusammenfassend kann man sagen, dass die Speisen als Gemisch wie sie in den Magen gelangen sofort im Magen bearbeitet werden. Das heißt, die Magensäfte (Säure, Enzyme) treten an den Drüsen der Magenschleimhaut aus, nämlich in der Menge und Konzentration wie das durch die Nerven vordisponiert wurde und über die Analyse des Speisebreis durch enzymatische (Botenstoffe; Hormone) und enterische Rückwirkung nachjustiert wird. Die Magensäfte durchdringen dabei von außen nach innen in den Speisebrei, der auch gleich durch die Magenperistaltik in den vorderen Teil (Antrum) weitertransportiert wird, sofern dies möglich ist. Tritt hier kein Stau auf, dann kommt es auch kaum zu einer Sedimentierung oder Schichtenbildung durch den Chymus selbst, sondern eher durch eine schichtenweise Weiterverarbeitung durch das exogene Eindringen der Magensäfte und der exogenen Einwirkung der Motilität auf den Chymus. *Grundsätzlich sollte man nur immer dann etwas essen wenn man Hunger hat*, und ist dieser Umstand gegeben, dann wird der Speisebrei auch relativ schnell weitertransportiert, damit braucht auch der Speisebrei im Magen nicht unnötig lange aufgehoben (gelagert) werden, da jede Lagerung von Nahrungsmittel, egal wo das geschieht, immer negative Effekte hat. Wenn es um die Verweildauer geht, dann kommt es natürlich auf darauf an, ob man die Speise oder das Getränk auf den leeren Magen einnimmt (was immer optimal ist) oder auf eine bereits im Magen befindliche Nahrung oben drauf gegessen wird, die neue Nahrung wird dann immer mehr oder weniger Teil des gesamten im Magen bearbeitenden Speisebreis, je nachdem welche Bedingungen vorherrschen.

Also wenn man Vorspeise, Hauptspeise und Nachspeise hintereinander in einem relativ kurzen Zeitabstand einnimmt (z.B. 5 -10 Minuten) oder viel länger (z.B. 2-3 Stunden, bis eben die vorhergehende Speise bereits verdaut wurde), dann wird die Zusammensetzung der einzelnen Gänge oder Speisen wahrscheinlich keine so große Rolle spielen beim gegenseitigen (negativen) Speise-Verdauungsverhalten, *liegen die Abstände aber dazwischen* (z.B. 15 Minuten bis eine Stunde), dann könnte es möglicherweise in bestimmten Fällen, bei einer unpässlichen Sequenz, zu gewissen Verdauungsproblemen kommen. Die jeweiligen Zeiträume hängen natürlich von verschiedenen Faktoren ab, die wichtigsten wurden oben schon genannt.

Die intestinale Phase beginnt ab dem Zeitpunkt, in dem die Nahrung in den Dünndarm gelangt. Während dieser Phase nehmen Magenmotilität und Magensekretion ab, um den Speisebreiaustritt aus dem Magen zu verlangsamen, damit der Dünndarm nicht mit mehr Speisebrei beladen wird als er verarbeiten kann. Durch zwei wichtige Hormone die vom Dünndarm sezerniert werden wird die intestinale Phase hormonell reguliert.

Zunächst regt die Magensäure die Sekretion von Hormonen an, die den Fluss von Gallen- und Pankreassaft fördern. Dieser Prozess wird ausgelöst, sobald der saure Nahrungsbrei mit der Darmschleimhaut in Kontakt tritt. Die Schleimhaut produziert nun zwei Hormone, das Sekretin und das Pankreoenzym Cholecystokinin (CCK).

Das Hormon CCK löst über den Blutweg die Ausschüttung der Bauchspeicheldrüsenenzyme aus, stimuliert also die Sekretion des Pankreassafts der reich an Verdauungsenzymen ist. Zu den Enzymen zählen die Pankreasamylase (ein Stärke verdauendes Enzym), Protein verdauende Enzyme wie Trypsin, Chymotrypsin, Carboxypeptidase und Elastase, die Pankreaslipase (wichtigstes Triglycerid verdauendes Enzym) und Nucleinsäure verdauende Enzyme wie Ribonuclease und Desoxyribonuclease. Weiters bewirkt CCK das Öffnen des Odds-Sphinkters (Muskel des Gallen/Pankreas Eintrittskanals in den Zwölffingerdarm) und das sich die Gallenblase rhythmisch zusammenzieht. In der Leber wird dadurch die Gallensekretion angeregt und Gallensaft wird vermehrt durch den Gallengang in den Zwölffingerdarm freigesetzt (Gallenausstoß aus der Gallenblase). CCK induziert zusätzlich ein Sättigungsgefühl. Das Natriumcarbonat gibt dem Pankreassaft einen alkalischen pH-Wert (da reich an Bikarbonat-Ionen), um die Wirkung der Verdauungsenzyme im Dünndarm zu gewährleisten.

Das zweite wichtige Hormon ist Secretin, dass die Sekretion von Pankreassaft und des Gallensekrets stimuliert. Das Secretin hemmt außerdem die Magensaftsekretion, fördert das normale Wachstum und den Erhalt der Pankreas und verstärkt die Wirkungen von CCK[43,44].

Viele Enzyme sind körpereigene, das heißt, sie werden vom Körper selbst produziert. Einige Enzyme jedoch müssen dem Körper über die Nahrung zugeführt werden. Lebensmittel wie Obst und Gemüse können hierbei als

Enzymlieferanten dienen. Diese unterstützen die Verdauung und gelten daher als sehr gesundheitsfördernd.

Enzyme sind sowohl hitze-, als auch kälteempfindlich. Sie haben ein bestimmtes Wirkungsoptimum, das bewegt sich zwischen 20 und 50° C. Unter dieser Temperatur sind die Enzyme inaktiv, das passiert z.B. bei tiefgefrorenen Lebensmitteln. Ab 49 Grad Celsius verlieren die Enzyme sehr rasch ihre Aktivität und mit fortschreitender Temperatur wird ihre Eiweißstruktur irreversibel geschädigt[45]. Naturgemäß wird beim Verzehr der Nahrung ein Großteil der Enzyme von der Magensäure zerstört. *Nur ein geringer Anteil, etwa ein Fünftel, schafft es bis in den Darm, um dort resorbiert zu werden.* Man sollte daher achten, einen möglichst hohen Anteil an rohen Lebensmitteln auf dem Speiseplan zu haben. Auch chemische Stoffe wie Schwermetalle, Dünger, Nitrate, Pestizide etc. behindern die Enzymaktivität erheblich.

Es gibt Enzyme die der Körper selbst produziert und solche die wir durch enzymatisch aktive Lebensmittel zu uns nehmen. Der Körper produziert mit zunehmendem Alter weniger Enzyme. Enzyme müssen außerdem in relativ großen Mengen eingenommen werden, da ein Teil auf dem Weg durch den Körper zerstört wird. Kurz um: Es reicht nicht, dass die Nahrung nur reich an Enzymen ist, sondern sie sollte auch nicht tiefgefroren und noch viel weniger wärmebehandelt, oder mit chemischen Stoffen, wie Düngern oder Nitraten, behandelt werden! Das macht die Aufnahme von aktiven Enzymen durch die Nahrung schwieriger, wenn man bedenkt in welch industriell produktiven Welt wir heutzutage leben. Unbehandelte Lebensmittel zu kaufen, ist oft mit erheblichem Aufwand, sowohl zeitlich als auch finanziell, verbunden[46].

Dicqie Fuller betont in ihrem Buch „Die heilende Kraft von Enzymen" die Notwendigkeit von Enzymen für die Verdauung: *Achtzig Prozent der Energie unseres Körpers wird durch den Prozess der Verdauung verbraucht*[47]. Die Wirkung von Enzymen ist überaus vielfältig. Während einige von ihnen entzündungshemmend oder positiv auf die Wundheilung wirken, tragen andere zur Stärkung des Immunsystems oder zur Förderung der Durchblutung bei. Zudem lassen sich Enzyme auch zur Vorbeugung einsetzen. Da sie eine abbauende Wirkung haben, nutzt man diesen Umstand, indem man sie krankmachende Substanzen spalten und zerstören lässt. Darüber hinaus können Enzyme mit anderen Medikamenten kombiniert werden, um deren Wirkung noch zu steigern[48].

Dr. E. Howell (gilt als einer der Enzympioniere) formulierte das folgende Enzym Ernährungs-Axiom: *„Die Lebensdauer ist umgekehrt proportional zur Erschöpfungsrate des Enzympotentials eines Organismus.* Die vermehrte Verwendung von Nahrungsmittelenzymen erzeugt eine verminderte Ausschöpfungsrate des Enzympotentials. Eine andere Regel kann wie folgt ausgedrückt werden: *Vollwertige Lebensmittel ergeben gute Gesundheit;*

enzymreiche Lebensmittel bieten grenzenlose Energie". Howells umfangreiche Forschung beweist, dass 80 Prozent der Enzymaktivität der Verdauung der Nahrung gewidmet ist. Da aber alle Enzyme, die in Rohkost enthalten sind, durch Einfrieren, Kochen, Braten und Strahlung zerstört werden, verbrauchen viele Menschen zu viele Lebensmittel, die keinen Enzymgehalt mehr haben. „Dieser Mangel an Enzymen in den Speisen könnte vielleicht den Eindruck erwecken, dass es nur achtundzwanzig Enzyme in den Zellen gäbe. Tatsächlich weiß ein Pathologe, dass mehr als eintausend einzelne Enzyme in jeder Leberzelle "identifiziert" worden sind, *aber nur etwa achtundzwanzig davon sind definitiv in ihrer Funktion verstanden. Was die anderen Enzyme tun, ist überhaupt nicht bekannt"* (E. Howell)[49]. *Heute sind bereits über 5000 bekannt, da kann man sich vorstellen, wieviel im gesamten Bereich der Stoffwechselvorgänge noch immer unerforscht ist, und welchen Nachholbedarf es gibt.*

Enzyme fallen in eine von drei Hauptklassifikationen. Am größten sind die metabolischen Enzyme, die in allen körperlichen Prozessen wie Atmen, Sprechen, Bewegen, Denken, dem Verhalten und der Aufrechterhaltung des Immunsystems eine Rolle spielen. Eine Untermenge dieser metabolischen Enzyme wirkt, um Gifte und karzinogene wie Schadstoffe, DDT und Tabakrauch zu neutralisieren, sie in weniger toxische Formen zu verwandeln die der Körper dann eliminieren kann.

Die Enzyme, die wir bei der Planung unserer Diäten berücksichtigen müssen, das ist die dritte Kategorie, die Lebensmittel bzw. Verdauungsenzyme von denen es etwa 22 an Zahl gibt. Die meisten von ihnen werden von der Bauchspeicheldrüse hergestellt. Sie werden von Drüsen im Duodenum (der obere Teil des Dünndarms) sezerniert und bewirken eine Spaltung der Masse der teilweise verdauten Nahrung die den Magen verlässt. Diese sind in rohen Lebensmitteln vorhanden und sie initiieren den Prozess der Verdauung im Mund und Magen. Proteasen dienen zur Verdauung von Protein, Lipasen zur Verdauung von Fetten und Amylasen zur Verdauung von Kohlenhydraten. Amylasen im Speichel tragen zur Verdauung von Kohlenhydraten bei während die Speisen gekaut werden und alle Enzyme in Lebensmitteln setzen diesen Prozess fort während der Speisebrei gemischt und durch Kontraktionen im Magen aufgequollen wird. Die Drüsen im Magen sezernieren (sondern ab) Salzsäure und Pepsinogen die den Prozess der Proteinverdauung initiieren, sowie den intrinsischen Faktor, der für die Vitamin B12-Absorption benötigt wird. Die verschiedenen Enzyme, die für die vollständige Verdauung unserer Nahrung benötigt werden, werden jedoch nicht vor dem weiter unten im befindlichen Dünndarm ausgeschieden. Noch während die Nahrung im Magen sich befindet erkennen die Enzyme was wir konsumiert haben und können ihre Arbeit vornehmen, bevor diese mehr oder weniger teilweise verdaute Masse an die enzymreiche Umgebung des Dünndarms weitergegeben wird.

Erst die Enzymforschung hat die wichtige Bedeutung von Rohkost in der Ernährung aufgedeckt. *Die Enzyme in der Rohkost helfen den Prozess der Verdauung zu starten und reduzieren die Notwendigkeit körpereigene, verdauungsfördernde Enzyme zu produzieren.* Alle Enzyme werden bei einer Nass-Wärme-Temperatur von 48 °C und einer Trocken-Wärme-Temperatur von etwa 65 Grad deaktiviert. Es ist eines jener intelligenten Entwürfe der Natur, dass Lebensmittel und Flüssigkeiten bei 47 Grad ohne Schmerzen berührt werden können, aber Flüssigkeiten über 48 Grad verbrennen. *So haben wir einen eingebauten Mechanismus für die Bestimmung, ob das Essen noch seinen Enzymgehalt enthält.*

Eine Diät, die ausschließlich aus gekochtem Essen besteht, bedeutet eine schwere Belastung für die Bauchspeicheldrüse und zieht sozusagen ihre Reserven ab. Wenn die Bauchspeicheldrüse ständig überreizt ist, um Enzyme zu produzieren, die in Lebensmitteln sein sollten, wird das Ergebnis im Laufe der Zeit die Hemmung ihrer Funktion sein. Menschen die eine enzymarme Ernährung essen, welche hauptsächlich aus gekochtem Essen besteht, verbrauchen eine enorme Menge an Enzympotential in der Ausgießung von Sekreten aus der Bauchspeicheldrüse und anderen Verdauungsorganen. *Das Ergebnis ist, nach dem späten Aussagen Dr. Howells, eine verkürzte Lebensdauer, Krankheit und eine gesenkte Resistenz gegen Stress aller Arten. Er weist darauf hin, dass Menschen und Tiere, welche eine Diät bevorzugen die hauptsächlich aus gekochtem Essen besteht, ein vergrößertes Pankreas-Organ haben, während andere Drüsen und Organe, insbesondere das Gehirn, tatsächlich in der Größe schrumpfen. Allerdings hat Howell dabei die Vorteile der gekochten Nahrung ignoriert, durch die der Organismus leichter und schneller mit Energie versorgt werden kann.*

Getreide, Nüsse, Hülsenfrüchte und Samen sind reich an Enzymen, sowie anderen Nährstoffen, aber sie enthalten auch Enzym-Inhibitoren. *Sofern nicht deaktiviert, können diese Enzym-Inhibitoren eine noch größere Belastung für das Verdauungssystem als gekochte Lebensmittel sein.* Keimung, Einweichen in warmes saures Wasser, Einsäuern, Kultivieren und Fermentieren - alles Prozesse, die in den traditionellen Gesellschaften verwendet werden – sie deaktivieren Enzyminhibitoren und machen so Nährstoffe in Getreide, Nüssen und Samen leichter verfügbar[50]. Fast alle traditionellen Gesellschaften beinhalten aber auch rohe, enzymreiche Lebensmittel in ihrer Küche - nicht nur pflanzliche Lebensmittel, sondern auch rohe tierische Proteine und Fette in Form von rohen Milchprodukten, rohem Fisch und rohem Muskel- und Organfleisch. Diese Diäten enthalten auch traditionell eine gewisse Menge an kultivierten oder fermentierten Lebensmitteln, *die einen Enzymgehalt aufweisen, der durch den Gär- und Kultivierungsprozess tatsächlich verstärkt wird.* Die Eskimo-Diät, zum Beispiel, besteht zu einem großen Teil aus rohem Fisch, das erlaubt   oder toleriert

"Vorverdautes", das heißt, verwest oder halbverwestes; dieser vorverdauten Nahrung schreiben sie ihre Ausdauer zu. Die Kultivierung von Milchprodukten, die fast überall unter vorindustrialisierten Völkern gefunden wird, erhöht den Enzymgehalt von Milch, Sahne, Butter und Käse. Ethnische Gruppen, die große Mengen von gekochtem Fleisch verbrauchen, ergänzten in der Regel mit fermentierten Gemüse oder Gewürzen wie Sauerkraut und eingelegte Karotten, Gurken und Rüben ihre Mahlzeiten. Kultivierte Sojabohnenprodukte aus Asien, wie Natto und Miso, sind eine weitere gute Quelle für Lebensmittelenzyme, wenn diese Lebensmittel nicht vorher zu stark aufgewärmt gegessen werden. *Sogar nachdem sie der Hitze ausgesetzt worden sind, werden fermentierte Nahrungsmittel leichter assimiliert, weil sie durch Enzyme vorverdaut worden sind.* In ähnlicher Weise bedeutet gekochtes Fleisch, das zuerst gut gealtert oder mariniert worden sind, eine geringere Belastung für den Verdauungsmechanismus, wegen dieser Vorverdauung.

Die detaillierte Forschung mit Enzymen hat gezeigt, dass die Enzyme zumeist *nicht durch die Magensäure zerstört, sondern nur inaktiviert werden*, bis der pH-Wert ihrer Umgebung durch die Einführung von Bikarbonat im Duodenum wieder alkalischer wird. Doch schließlich widerstehen sogar einige Enzyme tatsächlich der hoch sauren Umgebung als säurestabile Protease des Magenpepsins.

Die Enzymtätigkeit ist im Wesentlichen Abhängig vom pH-Wert (Säure/Basenwert), dem umgebenden Medium (besonders durch die Ionenkonzentration der Lösung z.B. durch Salz), der Temperatur und der Anwesenheit enzymbildender Mikroorganismen (Hefen, Bakterien). Die Erkennung und Bindung des Substrats (Ausgangsstoff in der Nahrung) gelingt durch nicht-kovalente Wechselwirkungen (Wasserstoffbrücken, elektrostatische Wechselwirkung oder hydrophobe Effekte) zwischen Teilen des Enzyms und des Substrats. *Bereits kleine strukturelle Unterschiede in der Raumstruktur oder der Ladungsverteilung des Enzyms können dazu führen, dass ein dem Substrat ähnlicher Stoff nicht mehr als Substrat erkannt wird.* Glucokinase beispielsweise akzeptiert Glucose als Substrat, deren Stereoisomer Galaktose jedoch nicht. Enzyme können verschieden breite Substratspezifität haben, so bauen Alkohol-Dehydrogenasen neben Ethanol auch andere Alkohole ab, und Hexokinase IV akzeptiert neben der Glucose auch noch andere Hexosen als Substrat. Die Bindung des Enzyms muss jedoch stark genug sein, um das oft gering konzentrierte Substrat (mikro- bis millimolare Konzentrationen) zu binden, sie darf jedoch nicht zu stark sein, da die Reaktion nicht mit der Bindung des Substrates endet. Wichtig ist eine noch stärkere Bindung des Übergangszustandes der Reaktion und damit dessen Stabilisierung. Nicht selten nehmen zwei Substrate an einer Reaktion teil, das Enzym muss dann die richtige Orientierung der Reaktionspartner zueinander garantieren. Diese letzteren mechanistischen Eigenheiten einer enzymatischen Reaktion sind die Grundlage der

Wirkungsspezifität eines Enzyms. Es katalysiert immer nur eine von vielen denkbaren Reaktionen der Substrate. Die Aktivität von Enzymen wird teilweise durch Pseudoenzyme (Varianten von Enzymen ohne Enzymaktivität) reguliert. Die dabei gemessene Enzymaktivität ist proportional zur Reaktionsgeschwindigkeit und damit stark von den Reaktionsbedingungen abhängig. Sie steigt mit der Temperatur entsprechend der RGT-Regel an: Eine Erhöhung der Temperatur um ca. 5–10 °C führt zu einer Verdoppelung der Reaktionsgeschwindigkeit und damit auch der Aktivität. Dies gilt jedoch nur für einen begrenzten Temperaturbereich. *Bei Überschreiten einer optimalen Temperatur kommt es zu einem steilen Abfallen der Aktivität durch Denaturierung des Enzyms.* Änderungen im pH-Wert der Lösung haben oft dramatische Effekte auf die Enzymaktivität, da dieser die Ladung einzelner, für die Katalyse wichtiger Aminosäuren, im Enzym beeinflussen kann. *Jenseits des pH-Optimums vermindert sich die Enzymaktivität und kommt irgendwann zum Erliegen.* Ähnliches gilt für die Salzkonzentration bzw. die Ionenstärke in der Umgebung. Will man daher eine (proteinreiche) Nahrung enzymatisch für die Verdauung vorbereiten, so sollte man Kenntnis über die für den Prozess optimalen Temperatur/pH-Wert-Bedingungen im zeitlichen Verlauf haben. Bei bestimmten fermentierten Nahrungsmitteln wie Sauerkraut, Sauerteig, Brot, Joghurt, Wein, Bier etc. ist das Wissen darüber bereits sehr fortgeschritten, bei anderen Nahrungsmitteln die im Handel nicht angeboten werden sind hingegen die Erkenntnisse über die optimale Zubereitung noch sehr dürftig (z.B. Frischkost-Getreidebrei).

Allerdings hat die Entwicklung, was die Zugabe von Enzymen in Nahrungsmittel-Endprodukten betrifft, inzwischen besorgniserregende Ausmaße angenommen, *denn Enzyme werden in der industriellen und gewerblichen Produktion nicht dafür eingesetzt, um das Produkt gesünder (oder verwertbarer, verdaulicher) zu machen, sondern um damit den Verkauf und die Produktion durch eine Änderung („Verbesserung") der Produkteigenschaften wie Haltbarkeit, Konsistenz, Geschmack, Geruch, Farbe, Verarbeitbarkeit u.a.m. gewinnbringender zu gestalten.* Ein gutes Beispiel dafür ist die Brotherstellung wo nicht selten bereits bis zu 20 verschiedene Enzyme eingesetzt werden, die per EU-Deklarationsrichtlinie allesamt nicht auf der Endproduktverpackung angezeigt werden müssen, da sie als sogenannte Backhilfsstoffe und nicht als Zutat oder Zusatzstoff im Sinne dieser Regelung gelten. Informationen darüber erhält nur der Erwerber der Enzyme, also der Nahrungsmittelproduzent. Hier werden vermehrt künstlich hergestellte Enzyme als unnötiger Konzentrat-Zusatz, auf Kosten der allgemeinen Gesundheit, zur Gewinnmaximierung der involvierten Unternehmen (Nahrungsmittelproduzenten, Handel, Enzymhersteller) missbraucht. Als einer der Weltmarktführer bei der Herstellung von Back-Enzymen gilt die dänische Firma Novozym, die selbst behauptet, dass 90 % aller verkauften Backwaren ein

Novozym Produkt enthalten. Aber auch andere wie z.B. BASF produzieren diese im großen Umfang. All diese Enzyme werden, ausgehend von einem High-Tech Labor, im industriellen Maßstab entwickelt, produziert und dann vermarktet. Hergestellt werden diese Enzyme aus gezüchteten Pilzen (z.B. transgener Hefestämme). Angeblich handelt es sich dabei „nur" um Amylasen und Lipasen. Wenn man aber genauer recherchiert dann kommen noch Proteasen, Oxydasen, Cellulasen, Xylanasen etc. hinzu. Einige solcher Enzymkonzentrate übernehmen neuerdings auch die Aufgabe von Emulgatoren, Stabilisatoren oder Verdickungsmittel. Kleine Gewerbebetriebe reklamieren bereits zu Recht. Ein Vertreter der Branche meint dazu: „Früher haben wir hungrige Menschen satt machen müssen, heute müssen wir satte Menschen hungrig machen"[51]. *„Nach Aussagen des Chemischen Untersuchungsamts Stuttgart kann mit Sicherheit davon ausgegangen werden, dass die allergene Wirkung der Amylasen durch den Backprozess nicht vollständig zerstört wird. Aus gesundheitlichen Gründen muss eine Kennzeichnungspflicht für die eingesetzten Enzyme und Zusatzstoffe bei Brot und Backwaren vorgeschrieben werden"*[52].

Die Deaktivierung der Enzyme erfolgt auch durch Denaturierung, das heißt, sie verlieren ihre Substrat-Umwandlungs-Funktion. Schnelle Veränderungen der Enzymaktivität erfolgen als direkte Antwort der Enzyme auf veränderte Konzentrationen von Stoffwechselprodukten, wie Substrate, Produkte oder Effektoren (Aktivatoren und Inhibitoren). Enzymreaktionen, die nahe am Gleichgewicht liegen, reagieren empfindlich auf jegliche Veränderungen der Substrat- und Produktkonzentrationen. Eine Anhäufung von Substrat beschleunigt die Hinreaktion, eine Anhäufung von Produkten hemmt sie und fördert die Rückreaktion (kompetitive Produkthemmung). Allgemein wird aber den irreversiblen Enzymreaktionen eine größere Rolle bei der Stoffwechselregulation und Kontrolle zugeschrieben.

Enzyme haben eine nicht zu unterschätzende biologische Bedeutung, *sie spielen die zentrale Rolle im Stoffwechsel aller lebenden Organismen.* Nahezu jede biochemische Reaktion wird von Enzymen bewerkstelligt und kontrolliert. Bekannte Beispiele sind Glykolyse, Citrat-Zyklus, Atmungskette und Photosynthese, Transkription und Translation sowie die DNA-Replikation. Enzyme wirken aber nicht nur als Katalysatoren, sie sind auch wichtige Regulations- und Kontrollpunkte im Stoffwechselgeschehen. Eine häufige Form der Stoffwechselkontrolle ist die kovalente Modifikation von Enzymen, besonders die Phosphorylierung. Die Abspaltung der Phosphatgruppe durch Phosphatasen kehrt diesen Vorgang um, so dass eine flexible Anpassung des Stoffwechsels an wechselnde physiologische Anforderungen möglich ist.

Die Bedeutung der Enzyme beschränkt sich jedoch nicht nur auf den Stoffwechsel, auch bei der Reizaufnahme und -weitergabe sind sie wichtig. So sind sie an der Signaltransduktion, also der Vermittlung einer Information innerhalb einer Zelle, häufig als Rezeptoren mit enzymatischer Funktion, beteiligt. Auch Kinasen, wie die Tyrosinkinasen und Phosphatasen spielen bei der Weitergabe von Signalen eine entscheidende Rolle. *Die Aktivierung und Deaktivierung der Träger der Information, also der Hormone, geschehen durch Enzyme. Weiters sind Enzyme auch an der Verteidigung unseres Organismus beteiligt*, so sind zum Beispiel diverse Enzyme wie die Serin Proteasen des Komplementsystems Teil des unspezifischen Immunsystems des Menschen. *Fehler in Enzymen können fatale Folgen haben.* Durch solche Enzymdefekte ist die Aktivität eines Enzyms vermindert oder gar nicht mehr vorhanden. Manche Enzymdefekte werden genetisch vererbt, d. h., das Gen, das die Aminosäuresequenz des entsprechenden Enzyms codiert, enthält eine oder mehrere Mutationen oder fehlt ganz. Beispiele für vererbbare Enzymdefekte sind die Phenylketonurie und Galaktosämie[53].

Stoffwechselvorgänge in Lebewesen werden durch Enzyme katalysiert. Diese Reaktionen zeichnen sich allgemein durch äußerst hohe Effizienz und Selektivität aus und laufen bei milden Temperaturen und in wässrigem Milieu ab. Reaktive Spezies, die mit Wasser reagieren würden, werden durch hydrophobe „Taschen" abgeschirmt. Viele Biokatalysatoren sind Proteine oder enthalten Proteinbestandteile. Nach ihrer Funktion werden die Enzyme in sechs Klassen eingeteilt: Oxydoreduktasen, Transferasen, Hydrolasen, Lyasen, Isomerasen und Ligasen, die im Folgenden kurz vorgestellt werden.

Proteinspaltung

Oxyreduktasen

Aufgabe der Oxyreduktasen ist die Reduktion von H_2O_2 zu O und H_2O, also den Abbau von Radikalen.

Oxydasen: Haben die Aufgabe, Reaktionen, bei denen es zur Übertragung von Wasserstoff auf Sauerstoff kommt, zu katalysieren. Durch diesen Vorgang bildet sich Wasserstoffperoxid. Zu den Oxydasen gehören unter anderem Laccase und Monoaminooxydase.

Oxygenasen: Übertragen ein Sauerstoffatom oder auch mehrere auf ihr Substrat. Dabei kommt es häufig zu Ringöffnungen am aromatischen Molekül. Zu den Oxygenasen zählen auch die Monooxygenasen und die Dioxygenasen. Monooxygenasen haben die Eigenschaft mit molekularem Sauerstoff zu arbeiten. Während sie ein Sauerstoffatom auf ein bestimmtes Substrat übertragen, transferieren sie ein weiteres Sauerstoffatom zum Wasserstoff, wodurch es zur Bildung von Wasser kommt. Wichtige Monooxygenasen sind Phenolase,

Cytochrom P450 und Prolinhydroxylase. Dioxygenasen übertragen dagegen beide Atome eines Sauerstoffmoleküls auf ein bestimmtes Substrat.

Hydroperoxydasen: Katalase und Peroxydase. Von Katalase wird Wasserstoffperoxid zu Sauerstoff und Wasser umgesetzt. So hat es Anteil am Abbau von Sauerstoffradikalen (reaktive Sauerstoffspezies). Peroxydase überträgt Wasserstoff auf Wasserstoffperoxid. Auf diese Weise entstehen zwei Wassermoleküle. *Sowohl Katalase als auch Peroxydase benötigen Häm Eisen.*

Dehydrogenasen: Enzyme, von denen ein Substrat durch das Abspalten von Wasserstoffanionen oxidiert wird. Den abgespalteten Wasserstoff, sowie Elektronen, transferieren sie auf Cofaktoren wie FAD oder NAD+. Man unterscheidet zwischen anaeroben und aeroben Dehydrogenasen.

Hydrolasen

Als Hydrolasen bezeichnet man Enzyme die hydrolytische Spaltungen von chemischen Verbindungen reversibel katalysieren. Hydrolasen entstehen sowohl in Bakterien, als auch in Viren und Tieren. Durch Hydrolyse erhöht sich die Durchlässigkeit des Gewebes, die enzymatische Wirkung zur Auflösung des Bindegewebes oder es verhindert das Zusammenwachsen. Bei diesen Verbindungen handelt es sich vor allem um Peptid, Glykoside, C-C-Bindungen, Ether, Ester und Säureanhydride. Zur Gruppe der Hydrolasen gehören Enzyme wie Esterasen, Phosphatasen, Nukleasen, Trypsin, Erepsin, Chymotrypsin oder Pankreas-Elastase.

Glycosidasen: α, β-Amylasen: Abbau von Polysachariden (Kohlenhydrat). Sie spalten das Polysaccharid in Malzzucker. Speichel-Amylase, Pankreas-Amylase, Maltase-Glucoamylase, Sucrase-Isomaltase und Laktase, das für die Spaltung von Milchzucker in Glukose und Galaktose sorgt.

Proteasen: Cysteinproteasen wie Bromelain oder Papain. Bromelain ist ein aus Ananas gewonnenen eiweißspaltendes Enzym und sorgt für eine gute Blutzirkulation, hemmt Entzündungen, wirkt verdauungsregulierend und stärkt das Immunsystem. Papain ist ein proteolytisches Enzym, das aus Papaya gewonnen wird. *Papain hilft Eiweiß zu spalten und reguliert den Wasserhaushalt. Beide helfen die Gefahr von Thrombosen zu reduzieren, da sie Fibrin an den Innenwänden der Blutgefäße abbauen.*

Aspartylproteasen: Pepsin spaltet Peptin und Protein durch Proteolyse. Cathepsine kommen in Osteoklasten, Lysosomen und eosinophilen Granulozyten vor. Sie spielen eine Rolle beim Abbau von Zellorganellen, dazu gehören vor allem überalterte Mitochondrien, ebenso beim Abbau der kollagenhaltigen Knochenmatrix. Prypsin kommt in Südfrüchten vor, fördert die Wundheilung und den Proteinstoffwechsel.

Lipasen: Als Lipasen bezeichnet man wichtige Verdauungsenzyme die in der Bauchspeicheldrüse (Pankreas) entstehen. Sie dienen dem Fettstoffwechsel (Verdauung, Reaktivierung), extra- u- intrazellulär. Durch sie werden Fette im Dünndarm (freie Fettsäuren von Lipiden) wie Cholesterinestern oder Glyceriden abgespalten, was man als Lipolyse bezeichnet. Zu den Lipasen gehören die Pankreaslipase und die Gallensalz-aktivierte Lipase.

Serin Proteasen: Beim Chymotrypsin und Chymotrypsin B handelt es sich um Verdauungsenzyme, die große Ähnlichkeiten zu dem Enzym Trypsin aufweisen. Von Trypsin unterscheidet sich Chymotrypsin jedoch in seiner milchgerinnenden Wirkung. Durch Chymotrypsinogene geschieht die Proteinverdauung in der Pankreas.

Hyaluronidase: Spaltung von Hyaluronsäure

Nukleasen: Spaltung von Nukleinsäuren

Isomerasen

Sie katalysieren die Umwandlung einer bestimmten Verbindung in eine isomere Struktur. Bedeutend ist die Aldose-Ketose-Umlagerung. Bekannt ist die Triphosphatisomerase, Retinalisomerase und die UDP-Galactose-4-Epimerase.

Ligasen

Ligasen katalysieren das Verknüpfen von zwei Molekülen durch eine chemische Bindung. Die dafür benötigte Energie erhalten sie durch die Spaltung von Nukleosidtriphosphaten (NTP). Bei diesem Vorgang kommt es zur Abspaltung von Phosphatresten. Aber auch andere Moleküle wie NAD+ kommen als Energielieferanten infrage. *DNA-Ligasen verknüpfen zwei DNA-Stränge miteinander durch die Herstellung einer Phosphor-di-Esterbindung.*

Lyasen

Unter dem Begriff "Lyasen" werden in der Biochemie sämtliche Enzyme zusammengefasst, die die Bildung oder Spaltung von chemischen Bindungen katalysieren. *Lyasen werden nur in Bakterien gebildet.* Sie sind bei allen

Lebewesen, also auch beim Menschen, zu finden. Bekannte Vertreter der Lyasen sind Aldolasen, Fumarasen, Transketolasen, Argininosuccinat-Lyasen, Adenylylcyclasen und DDT-Dehydrochlorinasen.

Transferasen

Transferasen bilden die zweite Gruppe der Enzymklassifikation. Ihre Aufgabe ist das Katalysieren der Übertragung einer chemischen Gruppe von einem bestimmten Molekül, das man Donator nennt, auf ein anderes Molekül, das als Akzeptor bezeichnet wird. Bei dem Donator handelt es sich zumeist um ein Coenzym. Zu den wichtigsten Vertretern der Transferasen gehören Phosphorylasen und Hexokinasen.

Kohlenhydratspaltung

Der wässrige Speichel im Mund enthält das Enzym Ptyalin, eine α-Amylase. Diese spaltet die Stärke (Polysaccharide) in der Nahrung zu Malzzucker (Maltose), Maltotriose und Oligosacchariden. *Da die Verweildauer der Nahrung im Mund zur vollständigen Spaltung zu kurz ist, wird die restliche Zerlegung im Dünndarm fortgesetzt.* Näheres dazu in einem eigenen Kapitel.

Fettspaltung

Im Zuge der Fettspaltung müssen Triglyceride (Fette, pflanzliche Öle etc.), Fettsäuren unterschiedlicher Größe und Sättigung und Cholesterin (in Eiern, Fleisch etc.) in kleinere Bestandteile zerlegt werden. Danach erfolgt erst die Umwandlung in kurzkettige Fettsäuren zur Absorption durch Enzyme (Lipasen).
Im Magen werden Fette und fettähnliche Substanzen durch die Magenmotorik (Peristaltik) emulgiert. Gleichzeitig werden durch die Magenlipase die Fette schon zu 15 % zerlegt[54]. Die Magenlipase ist eine Lipase, welche von den gastrischen Hauptzellen (Chief cells) sezerniert wird und durch das LIPF-Gen encodiert wird. Dieses Gen kodiert die Magen-Lipase, ein Enzym, das an der Verdauung von diätetischen Triglyceriden im Magen-Darm-Trakt beteiligt und für 30% des Fettverdauungsprozesses verantwortlich ist die bei Menschen auftreten. Dieses Enzym wird von den Magen-Hauptzellen in der Fundus Schleimhaut des Magens sezerniert. Sie hydrolysiert die Ester Bindungen von Triglyceriden unter sauren pH-Bedingungen. Das Gen ist ein Mitglied einer bestimmten Genfamilie von Lipasen die im neutralen Lipidstoffwechsel eine unterschiedliche Rolle spielen. Mehrere Transkript Varianten sind von diesem Gen gefunden worden die in verschiedene Isoformen codiert wurden.

Dieser Prozess setzt sich im Darm fort, bis schließlich durch den Gallensaft kleinste Fett Tröpfchen gebildet werden. Hier erfolgt auch die Verstoffwechslung der bakteriell gebildeten kurzkettigen Fettsäuren.

Nach der Einnahme der Nahrung wird die Enzymfreisetzung durch das autonome Nervensystem signalisiert, in der Zeit, wenn die serösen Drüsen unter den lingualen Papillen auf der Zungenoberfläche die Lipase auf die Rillen absondern. *Die Hydrolyse der diätetischen Fette ist für die Fettabsorption durch den Dünndarm wesentlich*, da langkettige Triglyceride nicht absorbiert werden können und bis zu 30% Fett innerhalb von 1 bis 20 Minuten der Einnahme durch linguale Lipase allein hydrolysiert wird[55].

Coenzym Q10

Chemisch gesehen ist Q10 ein Q-Coenzym, also ein Ubichinon und damit ein substituiertes Benzochinonderivat. Es gehört somit zu den so genannten "bedingten" Vitaminen. *Das Coenzym Q10 wird von jeder Zelle des Körpers benötigt, um die Energieversorgung sicherzustellen. Q10 aktiviert das Immunsystem, stärkt das Herz und die Nerven.* Seine Struktur ähnelt der der Vitamine E und K. *Q10 ist ein wichtiger Elektronen- und Energieüberträger in der Atmungskette.* Ist zu wenig davon vorhanden, kann es zu verminderter Leistungsfähigkeit kommen. *Eine wichtige Funktion des Coenzyms 10 ist das Einfangen sogenannter freier Radikale. Es schützt durch die Neutralisation freier Sauerstoffradikale die Zellmembran und den Zellkern vor deren schädlicher Wirkung.* Das Coenzym Q10 ist weiters als Anti-aging Mittel bekannt. Der Bedarf an Q10 wird durch eine *gesunde* Ernährung ausreichend gedeckt[56].

Das Mikrobiom

Das Mikrobiom von erwachsenen Menschen zeichnet sich durch eine Vielzahl von verschiedenen Bakteriengattungen aus. Bei einem gesunden Erwachsenen mittleren Alters besteht dieses Ökosystem aus *hauptsächlich anaeroben* Bakterien mit einer Gesamtzahl von 10 bis 100 Billionen. Molekulare Analysen der 16S-ribosomalen DNA haben bisherige kulturabhängige Schätzungen von 200 bis 300 Arten auf bis zu 1800 Gattungen mit bis zu 36.000 Arten ansteigen lassen.

Die Besiedlung eines Menschen enthält *mindestens 500 bis 1000 unterschiedliche Bakterienarten im Darmtrakt*. Die Mikroorganismen besiedeln das Darmlumen, die Muzinschicht und die mukosalen Oberflächen. Es gibt bis zu 100.000 primär aerobe Organismen pro Milliliter im Dünndarm[57]. Im Gegensatz zum Dünndarm mit 10^3 bis 10^7 (zehn Millionen) Individuen je Gramm Kot, ist der Dickdarm mit 10^{11} (hundert Milliarden) bis 10^{12} (eine Billion) Individuen je Gramm dicht besiedelt. Die Gesamtmasse der Mikro Flora im Darmtrakt eines erwachsenen Menschen beträgt zwischen 1000 und 2000 Gramm, *wobei sich über 50 % der mikroskopisch in Stuhlproben beobachtbaren Mikroorganismen nicht kultivieren lassen*[58]. Der Darmtrakt des menschlichen Körpers hat zehnmal so viele mikrobielle Organismen als der Rest des ganzen Körpers.

Welche Mikroben sind wo vorhanden?

Der mittlere Abschnitt des Dünndarms, nach dem Duodenum, ist das Jejunum. Er ist bis zu 2 m lang und ist der Ort der Absorption. Der pH-Wert beträgt 7 - 8 (leicht alkalisch). Kelchzellen sind am zahlreichsten in Jejunum, obwohl sie im ganzen Dünndarm vorhanden sind. Die Primärfunktion dieser Zellen ist Schleim zu sezernieren. Schleim bietet Schutz gegen Säuren, Stress und Mikroorganismen, indem man sie damit einfängt. Als Ergebnis davon erhöht sich die Bakteriendichte auf 10^4 - 10^7 CFU / ml. Das Jejunum enthält verschiedene Mikroben wie grampositive Streptokokken, Enterococcus faecalis, Lactobacilli, Diphtheroide und den Hefepilz Candida albicans. Forschungen die an mehreren gesunden Probanden durchgeführt wurden zeigten daneben noch die Anwesenheit Staphylokokken und anderen Pilzarten. Im ileocaecalen Ventil sind Bacteroiden und coliforme Bakterien, neben den anaeroben Lactobacilli, die dominanten Bakterienstämme.

Das Ileum ist der letzte Abschnitt des Dünndarms. Das Ileum ist bis zu 3 m lang und sein pH-Wert liegt zwischen 7 und 8. Die Bakteriendichte ist hier ebenfalls bei 10^4 - 10^7 CFU / ml *und hat eine Mikroben-Community ähnlich der des Dickdarms aufgrund der "Rückwaschverunreinigung" des Dickdarms.* Das Ileum ist verantwortlich für die meiste Nahrungs- und Flüssigkeitsabsorption, die unabsorbierten Materialien und Abfallprodukte werden in den Dickdarm geleitet. Ein einzigartiges Merkmal des Ileums ist die Dominanz des Peyer-Pflasters, eine Form des lymphatischen Gewebes. Seine Hauptfunktion besteht darin, Leukozyten als Teil des Immunsystems, zur Bekämpfung von fremden Mikroorganismen, zur Verfügung zu stellen[59].

Die Mikroorganismen im Darm haben verschiedene Wirkungen auf den Organismus:

Immunmodulation (Beeinflussung des Immunsystems)
Versorgung mit Vitaminen (Thiamin, Riboflavin, Pyridoxin, B_{12}, K)
Unterstützung der Verdauung von Nahrungsbestandteilen
Versorgung der Darmepithelschicht mit Energie (Butyrat)
Anregung der Darmperistaltik
Produktion von kurzkettigen Fettsäuren (Butyrat, Essigsäure, Propionsäure)
Detoxifizierung von Xenobiotika (Lebensfremde Stoffe oder die den
   natürlichen Ökosystemen fremd sind)

Verbesserung der Hitzeresistenz.
Verbesserung der Ausdauer-Leistungsfähigkeit

Die Zusammensetzung des Mikrobioms (Darm-Microbiota) hat bei Mäusen, genauso wie bei Menschen, einen Einfluss auf das emotionale Verhalten. Ebenso sind Rückwirkungen auf das Immunsystem und Zusammenhänge einer gestörten Darmbesiedelung mit dem Nervensystem zu beobachten. Das Mikrobiom steht über die enzymatischen Prozesse in Verbindung mit dem gesamten Stoffwechsel und deren Steuerung (Hormone, Zellen, Nervenzellen). Das heißt, die Mikrobiom wird über den Organismus genauso gesteuert wie umgekehrt (Wechselwirkung). Daher kommt die Aussage nicht von ungefähr: *„Der Körper schafft sich sein eigenes Mikrobiom".*

Bei einer Gewichtsreduktion verschiebt sich das Verhältnis von Firmicutes zu Bacteroides hin. Die gegenseitige Beeinflussung der Zusammensetzung des Mikrobioms und des Körpergewichtes wird mit der Energieaufnahme in Zusammenhang gebracht, weil durch die Zusammensetzung des Mikrobioms die Verdauung von Fettsäuren und Polysacchariden beeinflusst wird. Dies geht aus Experimenten hervor[60]. *Es gibt Forscher, die glauben, dass unser mächtiges Hungergefühl von den Darmbakterien erzeugt wird.* Prof. Mayer meint dazu, dass der Darm wie ein natürliches Ökosystem ist – da ist hohe Diversität immer vorteilhaft. Aber das sei nur eine These. *Er glaubt eher, dass diese Symbiose unter völlig anderen Bedingungen entstand und auf unsere heutige Ernährung mit hoch verarbeiteten Lebensmitteln nicht eingestellt ist*[61].

Auch eine Absenkung des pH-Wertes gehört zum Repertoire der intestinalen Mikrobioms. Damit verhindert das gesunde Mikrobiom, dass sich fremde Bakterien ansiedeln und verdrängt sie aus dem Darm. Sie werden auf natürlichem Wege mit dem Stuhl ausgeschieden, ohne dass sie ihr krankmachendes Potential zur Geltung bringen können. *So besteht ein Drittel der gesamten Fäzes-Masse aus abgestoßenen Bakterien.* Die ist insofern von Bedeutung, da Fäulnisbakterien (Kolibakterien) beim Abbau von Proteinen eine Reihe von toxischen Substanzen erzeugen, zu denen beispielsweise Indol und Skatol gehören. *Je geruchloser Stuhl, Schweiß und Urin sind, umso perfekter funktioniert unsere Verdauung, umso reiner ist unser Verdauungssystem und umso harmonischer arbeiten die Mikroorganismen in unserem Darm*[62].

Die Tatsache, dass Fleischesser beleidigende und hoch charakteristische Gerüche durch toxische Amine wie Indol, Skatol, Indican, Putrescin [NH_2 (CH_2) $4NH_2$], Cadaverin [NH_2 (CH_2) $5NH_2$] (Tryptophan), Neurin und Ptomatropin von sich geben ist ein deutlicher Beweis dafür, *dass ihre Proteine nicht richtig verdaut wurden*, denn wenn die gesamten Aminosäuren der Proteine richtig verdaut worden wären, dann würde nichts im Dickdarm zurückbleiben was die fäulnisaktiven Bakterien unterstützt, es würden keine offensiven Amin

Verbindungen produziert und es gäbe keinen Reststickstoff, welcher die fäulnisaktiven Bakterien im Dickdarm metabolisiert und so diese Gerüche produziert.

"Wenn sich die Ernährung ändert, ändert sich auch das Mikrobiom. Personen die Fleisch verzehren weisen, im Vergleich zu denen die sich vegetarisch ernähren, eine anteilig höhere Zahl an Bacteroiden und anderen gramnegativen Anaerobiern auf". *So sind, wie in allen Ökosystemen, die Spezies die vorherrschen, eine direkte Funktion der verfügbaren Nahrungsmittel*[63].

Beim gesunden Menschen mit einem intakten Mikrobiom überwiegen die nützlichen Bakterien mit 85 Prozent. Die „freundlichen" Darmbakterien produzieren in erster Linie Milchsäure, aber auch Essigsäure, Verdauungsenzyme und Vitamine. *Wenn diese für uns positiven Bakterien fehlen bzw. nur in einem unzureichenden Masse vorhanden sind, dann kann die zugeführte Nahrung natürlich auch nicht richtig verdaut werden.* Unvollständig verdaute Nahrung aber bleibt im Darm "hängen" und bietet den schädlichen Fäulnisbakterien eine „gemütliche Wohnstätte". Sie lassen die unverdauten Partikel langsam verfaulen. *Auf diese Weise entstehen unangenehm riechende Gerüche und teilweise hochgiftige Gase.* Genau diese Gase können dann aber für zahlreiche andere Symptome sorgen wie Bauchschmerzen, verschiedenste Entzündungserscheinungen, chronische Krankheiten u.a.m. Bei einem gestörten Dünndarm-Mikrobiom tritt ein Blähbauch ohne abgehende Darmgase auf, der Bauch verflacht über Nacht wieder. Bei einer Fehlbesiedelung des Dickdarms dagegen tritt der Blähbauch mit abgehenden Darmgasen auf. *Als Test für den Dünndarm bietet sich der H_2-Atemtest mit Laktose oder Fruktose an. Für den Dickdarm der Mikrobiomstatus über die Stuhlprobe*[64].

Bakterienstämme die im gesunden menschlichen Darm anzutreffen sind können die Vitamine B1, B2, B5, B6, Folat, Vitamin B12 und Vitamin K2 herstellen und vermutlich auch einen Beitrag zur Versorgung mit diesen Nährstoffen leisten. Die Aufnahmefähigkeit für Nährstoffe nimmt mit sinkender Darmgesundheit ab, wodurch wiederum die Darmgesundheit negativ beeinflusst wird. Dies macht das Mikrobiom angreifbar für Überwucherungen mit krankmachenden Bakterien oder Pilzen, was wiederum das Mikrobiom noch weiter zerstört und die Nährstoffaufnahme noch weiter beeinträchtigt[65].

Da das Mikrobiom bei Menschen die große Mengen tierisches Eiweiß verspeisen besonders gerne mit Fäulnisbakterien fehlbesiedelt ist, *sind Fleischesser für Vitamin-B12-Mangel (was Blutarmut sowie Störungen des Nervensystems hervorrufen kann) regelrecht prädestiniert.* Diese Erkenntnis sollten sich gerade jene überlegen die u.a. aufgrund des *angeblich hohen (!?)* Vitamin B12 Gehalts Fleisch essen. Dies betrifft allerdings *nicht* das rohe Fleisch! *Meeresgemüse und Algen sind dagegen reich an Vitamin B12 und werden zumeist auch roh gegessen*[66].

Einer Theorie ging Claudio Franceschi von der Universität Bologna nach: Er untersuchte an 100-Jährigen und deren Nachkommen, ob leichte chronische Entzündungsreaktionen Alterungsprozesse begünstigen und möglicherweise den geistigen Abbau im Alter fördern. Seine Meinung: *„Das gestörte Mikrobiom im Darm und verschiedene Ernährungsfaktoren begünstigen diese chronischen Entzündungsprozesse – und damit die Zellalterung“*. In Japan hat die Häufigkeit der Multiplen Sklerose in den vergangenen Jahren zugenommen. Den Forschern zufolge könnte ein Grund dafür in der Umstellung der traditionell asiatischen Ernährung auf westliche Ernährungsweisen liegen, und die damit verbundene Veränderung des Mikrobioms[67].

Darmdysbiose

Ist das Gleichgewicht des Mikrobioms nicht ausgewogen spricht man von einer Darmdysbiose. Das heißt, es besteht ein Ungleichgewicht des Mikrobioms bei der pathogene Bakterien (Dysbakterien) wie z.B. Clostridium, bacillus subtilis oder Mutanten nützlicher Bakterienstämme und andere Mikroorganismen (z.B. Pilze) die natürlichen Funktionen im Darm stören und so als Auslöser für zahlreiche Krankheiten in Verbindung gebracht werden, u.a. auch Autoimmunkrankheiten, was bereits wissenschaftlich bestätigt wurde[68].

Das physiologische Mikrobiom besteht vorwiegend aus *Laktobazillen und Enterokokken.* Bei einem nicht intakten Mikrobiom besteht die Gefahr, dass sich Keime des Dickdarmbereiches Zugang zu den höheren Bereichen des Dünndarmes verschaffen. *Eine Fehlbesiedelung des Dünndarmes durch Fremdkeime führt stets zu pathologischen Veränderungen,* insbesondere des Bürstensaumepithels der Dünndarmschleimhaut. *Durch die damit verbundene mangelnde Enzymaktivität erfolgt auch eine Störung der Resorption wichtiger Nahrungsbestandteile* (Vitamine, Kohlenhydrate, Aminosäuren und Mineralstoffe).

Die Aufbauphase des Mikrobioms des Mischköstlers ist ungefähr mit Ablauf des zweiten Lebensjahres abgeschlossen. Der Magen ist kaum besiedelt. Erst im Dünndarm befindet sich ein resistentes Mikrobiom bestehend aus Laktobazillen und im geringen Umfang auch Enterokokken. In Folge der Vergärung von Kohlenhydraten durch die Laktobazillen erfolgt eine Absenkung des pH-Wertes, *wodurch wiederum das Aufsteigen des Dickdarm-Mikrobioms in den Dünndarm verhindert wird*[69].

Die Lebensgemeinschaft des Mikrobioms steht ständig in Kontakt mit der Umwelt. Alles was wir in den Mund nehmen, das sind Nahrungsmittel (teils chemisch behandelt mit Pestiziden), Krankheitserreger und ihre Toxine (enteropathogene Bakterien, Pilze, Parasiten) aber auch Medikamente (Antibiotika, Cortison, Zytostatika, Antazida, Choleretika, Laxantien etc.), können einen fördernden oder hemmenden Einfluss auf die Zusammensetzung des

Mikrobioms haben. Antibiotika und Cortison sind therapeutisch manchmal notwendig oder sogar lebensrettend, sie haben aber in den meisten Fällen eine zerstörerische Nebenwirkung: Neben den krankheitserregenden Keimen *zerstören sie auch die nützlichen Bakterien im Darm*. Den gleichen wachstumshemmenden negativen Effekt haben Bestrahlungen (z.B. bei der Tumortherapie) oder Schwermetallbelastungen wie z.B. Quecksilber aus dem Amalgam oder Cadmium aus dem Zigarettenrauch.

Anfänglich kann sich das Mikrobiom wieder erholen. Bei wiederholter Belastung mit den o.g. exogenen Störfaktoren kommt es schließlich zum Zusammenbruch des gesunden Mikrobioms. Die Barriere Funktion des Mikrobioms versagt. Bei diesen Patienten liegen freie Haftstellen am Darmepithel vor und pathogene (krankmachende) Keime haben die Chance sich auf der Darmschleimhaut anzusiedeln und zu vermehren, indem sie freigewordene Haftstellen (ökologische Nischen) besetzen. Es kommt zur Überwucherung der Darmschleimhaut durch Gärungs-, Fäulnisbakterien oder Durchfallerreger. Pathogene Hefen wie Candida albicans und das toxinbildende Bakterium Clostridium difficile (Erreger der pseudomembranösen Kolitis nach Antibiotika-Einnahme) haben sich dabei als besonders problematisch erwiesen. Als Folge kommt es schließlich zur Verdrängung der nützlichen Bakterien des gesunden Mikrobioms. *Das betrifft leider wichtige Träger der Kolonisationsresistenz wie die Bifidobakterien und Bacteroides. Ist eine der Keimgruppen vermindert, entsteht ein „mikrobiologisches Vakuum", das sich mit pathogenen Keimen füllt*[70]. *Der Darmtrakt sollte vorwiegend mit anaeroben Bakterien besiedelt sein*, das heißt, der Darm (und die Leber) funktionieren anaerob, gegenpolig dazu die Lunge aerob[71].

Mikroben machen rotes Fleisch gefährlich

Ein Fakt ist schon lange bekannt: Wer zu viel rotes Fleisch isst erhöht sein Risiko für Herzkreislauferkrankungen, doch erst in der letzten Zeit haben die Forscher die Ursache entdeckt: *Darmbakterien wandeln rotes Fleisch in schädliche Stoffwechselprodukte um die Blutgefäße verstopfen und damit zur Entstehung von Herzinfarkten beitragen*, so schreibt es das Forscherteam um Stanley Hazen von der Cleveland Klinik in der Fachzeitschrift „Cell Metabolism". Darmbakterien sind ein wichtiger Bestandteil der Verdauung, denn sie wandeln Nahrung in verdaubare Stoffe um. Allerdings machen sie auch aus der Aminosäureverbindung L-Carnitin Trimethylamin (TMA), das besonders häufig in rotem Fleisch vorkommt. TMA oxidiert und wird zu TMAO, einer Substanz, die den Blutgefäßen schadet und Arteriosklerose mitverursacht. Jetzt entdeckte Hazens Team, dass andere Darmbakterien das L-Carnitin auch in

Gamma-Butyrobetain umwandeln, das ebenfalls zu Arteriosklerose beitragen kann. Außerdem wird davon tausendfach mehr produziert als von TMA[72].

Der Darm als Kriegsschauplatz

Nach Hildegard von Bingen ist der Darm und das Mikrobiom Hauptziel aller Aggressionen. Demnach entstehen Darmschäden durch Ernährungsfehler, Gifte in der Nahrung (Agrargifte, Schwermetalle, Chemikalien etc.), psychosomatische Auslöser, Arzneimittel, Antibiotika, Schmerzmittel (meistens Säuren), Cortison, Chemotherapie, Viren, Pilze, pathogene Bakterien, Impfinhaltsstoffe und Genussgifte wie Alkohol, Koffein oder Tabakrauch, um nur einige der wichtigsten schädlichen Einflüsse zu nennen. Die Auswertung von 17.000 Stuhlanalysen ergab hauptsächlich eine Vernichtung des Mikrobioms bis zu einer Nachweisgrenze von 10.000 Keimen, wo normal Populationen in Millionenhöhe vorhanden sind. In diese Lücken, die nützliche Bakterien hinterlassen, siedeln sich dann Candida und andere Pilze, Fäulniserreger oder andere Parasiten an. Meist lassen sich in so einem Fall auch Leukozyten nachweisen – ein erster Hinweis auf eine Darmentzündung.

Fehlt der Schutz der Darmschleimhaut durch die normalen Darmbakterien so wird diese für Bakterien, Pilze, Allergene, Toxine, Speisereste oder Stoffwechselprodukte durchlässig, man spricht dann von einer *intestinalen Permeabilität* oder dem sogenannten *„Leaky-Gut"*. Diese Schadstoffe und Krankheitserreger sorgen dann für eine Vergiftung im Blut die vom Abwehrsystem durch einen vermehrten Einsatz von Antikörper, Fresszellen, Immunglobuline, Tumornekrosefaktoren, Entzündungsmediatoren, O- und N-Radikalen beantwortet wird, die versuchen die Eindringlinge zu eliminieren.

Über das Blut gelangen diese Abwehrstoffe aber auch zu jeder einzelnen Körperzelle und können diese autoaggressiv angreifen, was dann sehr leicht zu einer Autoimmunkrankheit führen kann die normalerweise einen chronischen Verlauf hat und schulmedizinisch als unheilbar gilt. *Hier hilft vor allem eine Sanierung des Mikrobioms, eine optimale Ernährung und die Vermeidung anderer Krankheitsursachen* (z.B. seelischer Art oder toxischer Umwelteinflüsse), denn wenn der Schaden erst einmal beseitigt ist, dann gibt es auch keine Ursache mehr für eine Autoaggression. In der Hildegard Heilkunde ist hierzu eine sechswöchige Behandlung mit der Kombination aus Bärwurz, Birnen und Honig durchgeführt worden bei dem sich angeblich über 80% aller Fälle wieder normalisiert hatten. Von Hildegard wird die Wirksamkeit als „kostbarer als Gold" bezeichnet.

Die Wirkung von Bärwurz und Birnen für den Darm kann ich selbst auch bestätigen. Beim Einsatz von Honig bin ich eher skeptisch, da dieser einen sehr hohen Zuckergehalt aufweist, der das Parasitenwachstum begünstigt und den

Insulinspiegel nach oben schnellen lässt, trotz dass der Honig fast zur Hälfte aus Fructose besteht. Den Honig könnte man einfach durch Blütenpollen ersetzen. Idealerweise könnte man das Ganze mit Probiotika u/o Joghurt, sowie anderen Präbiotika (diverse Früchte) kombinieren, damit wird außerdem gleichzeitig eine Symbiose Lenkung durchgeführt.

Laut Hildegard ist der Dinkel das beste Lebensmittel für Magen und Darm, weil durch den Abbau der komplexen Kohlenhydrate des Dinkels jene Fettsäuren entstehen die für ein gutes Darmmilieu und einen optimalen pH-Wert, und damit für ein natürliches Wachstum der Mikroorganismen sorgen sollen. Diese Aussagen werden wohl all jene nicht teilen die keine Gluten haben wollen, und auch weil die Konzentration an Kohlenhydraten im Getreide zu hoch ist. All jenen sei aber an der Stelle gesagt, dass sie in dem Fall auch keine Nudeln, keine Pizza und kein normales Brot essen dürften. Die Lösung des Problems ist aber einfacher als man denkt, und könnte so aussehen:

1. Die Natur hat das (Brot-) Getreide wie den Weizen, Dinkel oder Roggen so ausgestattet wie diese eben sind, nämlich samt den Gluten, Kohlenhydraten, den in den Proteinen gebundenen Vitaminen und Mineralien, sowie den pflanzlichen Abwehrstoffen. Das Problem liegt nicht am Weizen selbst, sondern an der Manipulation der Sorten durch den Menschen (Genmanipulation), an der falschen Verarbeitung (Aufschließungsmethode) und der Lagerung des ganzen Korns, und allzu häufig auch am Einsatz von schädlichen Chemikalien und Giften. *Das heißt, diese Probleme muss man zuerst und vorrangig lösen, bevor man das Getreide generell verdammt.*

2. Eine Lösung des Problems: Durch Fermentierung des frisch gemahlenen Bio-Getreides (ohne Gen und Agrargifte), z.B. durch das Ansetzen in Wasser, idealerweise in warmer Umgebung und unter der Zugabe von etwas Salz u/o Zitronensäure, damit der pH-Wert gesenkt und der enzymatische Prozess beschleunigt wird. Dem Ganzen kann man auch Darmbakterienkulturen hinzufügen, die ebenfalls mithelfen die Inhaltsstoffe enzymatisch aufzuarbeiten. Bei diesem Prozess der Fermentation werden alle Inhaltsstoffe aufgeschlossen und verfügbar, die Gluten abgebaut, Vitamine aufgebaut und die pflanzlichen Abwehrstoffe neutralisiert. Der Kohlenhydratwert selbst ist kein Problem da es sich um Polysaccharide handelt, die ohnehin ca. zu zwei Drittel die Nahrung ausmachen sollen. Da bei dieser Art der Zubereitung (z.B. als Frischbrei, am besten mit Hafer) der pH-Wert leicht in den sauren Bereich geht, empfiehlt sich dazu (kaliumreiches) Obst (Birnen, Melonen, Feigen, Kiwi, Mango, Papaya, Beeren etc.) hinzuzufügen, um damit den pH-Wert in den alkalischen Bereich zu bringen. Eine weitere Lösung wäre das Korn keimen zu lassen und die frischen Sprossen zu verzehren, das erzeugt all die vorher genannten Vorteile, zudem haben Sprossen zusätzlich den Vorteil einer „lebendigen" Nahrung[73].

Darmpilze

Hefen („nicht pathogene" Saccharomyces)

Hefepilze werden generell als sicher eingestuft (GRAS[74]). Gemeint ist damit, von ihnen soll kein gesundheitliches Risiko ausgehen. Nun, das grenzt schon ein wenig an Selbstbetrug und dürfte ein Entgegenkommen an die Wirtschaft sein, denn wer will schon all die Hefeprodukte wie das Bier, den Wein oder die köstlichen Hefebackwaren schlechtreden?

Wenn über die Vorteile von Hefe berichtet wird, dann wird immer wieder angeführt, dass z.B. die Brauerhefe (Saccharomyces cerevisae) viele, für die Gesundheit wichtige Mikronährstoffe, darunter das Polysaccharid Beta 1,3-Glucan (kann die Funktionen des Immunsystems stärken), die Mineralstoffe und Spurenelemente wie Phosphor, Kalzium, Magnesium, Chrom und Mangan, außerdem RNS (Ribonukleinsäure), sowie viele B-Vitamine, darunter vor allem Biotin und Niacin, enthält[75]. Die Betonung liegt dabei auf *enthält*, denn produzieren tut dieser Pilz nichts was dem menschlichen Organismus nützlich sein kann. Durch den Gehalt an vielen B-Vitaminen wird ihnen auch eine gute therapeutische Wirkung bei Hautproblemen und Hautkrankheiten zugeschrieben. *In der Tat gibt es sehr viele Menschen die mangelhaft mit B-Vitaminen versorgt sind, dies liegt aber zu einem erheblichen Teil an einer denaturierten Kost, daher bedarf es nicht der Hefeprodukte um dies auszugleichen.*

Medizinische Hefen wie der Saccharomyces boulardii werden beispielsweise im Magen-Darm-Trakt eingesetzt, um pathogene Keime in ihrem Wachstum zu hemmen und diese zu verdrängen, um so das natürliche Mikrobiom wiederherzustellen (z.B. während oder nach einer Antibiotikatherapie). Allerdings weisen hier die vorliegenden Studien methodische Mängel auf. Personen mit Immunschwäche oder schwer kranke Personen sollten nicht mit solchen „probiotischen" Präparaten behandelt werden, da auch opportunistische Infektionen und septische Verläufe beschrieben worden sind[76].

Auch wenn die Hefen offiziell nicht als problematisch eingestuft werden so gibt es auch hier eine zweite Seite der Medaille, denn die Wirklichkeit sieht anders aus. Hefen sind in erster Linie für die (Nahrungsmittel-) Industrie interessant, *für den Menschen selbst sind sie wie alle anderen Pilze auch Parasiten und sind daher mit allen negativen Eigenschaften behaftet, die eben Parasiten ausmachen: Sie ernähren sich vom Wirt und leisten selbst aber keinen nützlichen Beitrag für den Wirt.* Konkret beim Menschen heißt das, sie verbrauchen im Intestinaltrakt wertvolle Nährstoffe wie Aminosäuren, Vitamine, Spurenelemente und binden Mineralstoffe wie z.B. Phosphate. Genau genommen ist die Hefe in den Nahrungsmitteln auch ein Konzentrat, da Hefepilze in den natürlichen (essbaren) Lebensmitteln nur in ganz geringer Konzentration (oder relativ kleiner Menge) vorkommen, außer bei den Pilzen selbst.

Medizinisch werden sie deshalb als unbedenklich angesehen, da sie erstens ohnehin in jedem Darm mehr oder weniger *zu finden sind* und sie *keine Mykotoxine* produzieren wie ihre pathogenen Saccharomyces-Artgenossen. Jedoch, auch wenn Hefepilze in unserem Darm immer mehr oder weniger natürlich vorhanden sind heißt das noch lange nicht, dass sie deswegen nützlich sind, wie manche glaubhaft machen wollen. Sie wandeln den Zucker, oder sagen wir besser die Kohlenhydrate, in Ethanol (Alkohol) und Kohlendioxid um, was als Gärung bezeichnet wird. Da sie den Zucker verbrauchen könnte zunächst den Anschein der Vorteilhaftigkeit haben, doch Vorsicht, *da sie sich dadurch vermehren, verlangen sie über Botenstoffe nach noch mehr Zucker usw*. Bei optimalen Bedingungen können sie sich sogar explosionsartig vermehren, was das bedeutet kann jeder/jede für selbst beurteilen. Der Alkohol, der dabei entsteht, ist schädlich für das Mikrobiom und damit für den ganzen Organismus. Frei werdendes Kohlendioxid verbindet sich mit Wasser zu Kohlensäure, das wiederum *zur Übersäuerung des Körpers beiträgt*. Hefepilze spielen auch eine Rolle bei der Produktion von Fremdproteinen durch Glykolisierung (siehe AGEs) und bei der Bildung komplexer Kohlenhydratverbindungen. So enthalten Hefen als einzige das Oligosaccharid Mannose das von den Wänden der Hefezellen stammt und die Regulierung des Mikrobioms beeinflusst[77.]

Neben der Störung des Mikrobioms *enthalten Hefen außerdem viel Histamin und können Allergien auslösen*. So ist es auch kein Zufall, dass Hefen neben den Gluten, der Lactose und den Lactoproteinen zu den am häufigsten vorkommenden Nahrungsmittelallergenen zählen und Intoleranzen auslösen können.

Candida albicans

Der Pilz Candida Albicans wird zu den pathogenen Arten der Saccharomyces gezählt, obwohl er in einer sehr geringen Konzentration in jedem gesunden Darm vorkommt. *Das deshalb, da er neben seinem schädigenden Verhalten bei einer Überwucherung auch Mykotoxine wie z.B. Acetaldehyd produziert.*

Welche negativen gesundheitlichen Risiken durch ein Überhandnehmen des Candida albicans endogen, oder auch durch eine zu starke Pilzbeeinträchtigung von außen (exogen), entstehen können, das braucht hier nicht extra detailliert beschrieben werden, dazu gibt es viel Information in der facheinschlägigen Literatur oder in sonstigen Medien (s. dazu die Links im Anhang).

Wie man die Sache bereinigt ist zwar einfach gesagt, aber leider nicht so einfach getan, nämlich: Bei einer erhöhten (schädlichen) Pilzbelastung muss man die Ursache dafür eliminieren. Bevor die Ursache nicht eliminiert ist, nützen alle anderen Maßnahmen auch nichts.

Den Candida kann man, beginnend mit einer Darmwäsche, folgend mit dem Aufbau des Mikrobioms mit probiotischen Bakterien und abschließend mit einer restriktiven Diät, nachhaltig in die Schranken weisen. Medikamente sind zwar sehr wirksam, eliminieren aber meist nicht das Grundproblem und sind daher i.d.R. keine nachhaltige Lösung. Wie eine erfolgreiche Therapie ablaufen soll, das ist u.a. bei Dr. Spindelberger und ein paar anderen Autoren recht gut beschrieben: Ziel ist es, das Darmmilieu durch entsprechende Maßnahmen zu ändern. Dazu gehört zuerst der Darm entleert und gereinigt. Zusätzlich muss durch eine entsprechende Ernährungsumstellung (Diät) den Pilz die "Ernährungsbasis" entzogen werden. Hierzu ist eine *strikte Meidung von Einfachzucker* (Monosaccharid) erforderlich, davon ausgenommen ist der natürliche Zuckergehalt der Lebensmittel (z.B. Früchte) sofern es keine sehr süßen Sorten sind. (Mehr dazu im Anhang). Unverständlich war für mich allerdings, wieviel an negativer Kritik Spindelberger als Alternativmediziner dabei ausgesetzt war. Aber jeder soll sich seine eigene Meinung darüber bilden.

Sollte jemand in seinem Umfeld einer erhöhten Belastung an schädlichen Pilzsporen ausgesetzt sein so wäre der folgende Hinweis ebenfalls wichtig: Es gibt offenbar einen direkten Zusammenhang zwischen einer Candidose und einer negativen Beeinträchtigung durch Pilze oder Pilzsporen von außen. Wie soll das gehen? Das ist ganz einfach erklärt, nämlich durch das Immunsystem. *Wir wissen, dass durch eine permanente Überbelastung an Mykotoxinen von außen auch das Immunsystem geschwächt wird, als einer der Folgen davon profitiert auch der Candida albicans davon*, der bei jedem Menschen im Darm mehr oder weniger vorhanden ist, denn ein geschwächtes Immunsystem lässt diesen Pilz im Darm ebenfalls leichter überhand nehmen, deshalb haben Personen die einer zu starken äußerlichen Pilzbelastung ausgesetzt sind sehr oft auch Probleme mit Pilzen die im oder am Körper des Betroffenen leben. Da ein Überhandnehmen des Candida aber wiederum eine zusätzliche Schwächung des Immunsystems bedeutet, schaukeln sich hier die negativen Einflüsse gegenseitig auf.

Bioverfügbarkeit und individuelle Ausprägung

Auch die Verfügbarbarkeit und die Resorptionsrate (Mesh-Faktor) sind zu einem gewissen Grad abhängig von der Präparation. Hierzu spielt die Größe der Nahrungspartikel auch eine wesentliche Rolle, das bedeutet je kleiner die Nahrungsbestandteile sind, umso einfacher und schneller können sie vom Körper aufgenommen werden.

Der Meshfaktor, die Bioverfügbarkeit oder die Resorptionsrate sind Schlagwörter die gerade jetzt sehr gerne verwendet werden, obwohl aber jedes einzeln für sich betrachtet wenig aufschlussreich ist. Denn die *Verfügbarkeit* beschreibt, wie der Name schon sagt, nur in welchem Ausmaß die Substanz biologisch verfügbar ist, nicht mehr und nicht weniger, auch wenn dieser Ausdruck oft anders interpretiert wird. Zur Verfügbarkeit gesellen sich aber noch die Kriterien der Aufnahme bzw. der *Aufnahmefähigkeit* (bzw. Resorptionsrate) und die Verwertung bzw. die *Verwertbarkeit* der Inhaltsstoffe. *Hinzu kommt noch das Kriterium der gegenseitigen Beeinflussung von Inhaltsstoffen im Zuge der Verwertung, und nicht zuletzt spielt auch noch die Ausscheidungsmöglichkeit von nicht mehr gebrauchten oder schädlichen Substanzen eine Rolle. All diese gennannten Kriterien des Metabolismus (Stoffwechsels) sind auf eine holistische Art und Weise zu berücksichtigen, sie dürfen nur im Ganzen und nicht nur isoliert betrachtet werden*, was aber häufig nicht der Fall ist. Hier läuft man Gefahr *„zwar die einzelnen Bäume zu sehen, aber nicht den Wald"*, ein Phänomen, das man auch bei einer Vielzahl an Ernährungsratschlägen, in Verbindung mit diversen Heilungsmaßnahmen und Ergänzungsmitteln, beobachten kann.

Jeder Organismus eines Lebewesens ist in seinem Stoffwechselverhalten individuell ausgeprägt, einzigartig und reagiert daher mehr oder weniger unterschiedlich. *Als Kriterium für die individuelle Ausprägung gelten insbesondere das Alter, das Geschlecht, die physische und psychische Konstitution, Erbfaktoren, die Rasse, regionale Unterschiede, antrainierte Verhaltensweisen, Umwelteinflüsse, der Lebensstil u.a.m.* Das Alter gilt hier als eines der entscheidenden Kriterien, denn wie man weiß, schreitet der biologische Abbauprozess mit dem Alter voran, die Abwehrkräfte schwinden und der Körper toleriert vieles nicht mehr in dem Maße, als es in den jüngeren Jahren der Fall war. Als Leitspruch gilt hier: *„Umso älter man wird, umso gesünder muss man leben!"*

Kohlenhydrate

Die Rolle der Kohlenhydrate in der Ernährung und deren Gefahren bei übermäßigem Genuss werden zurzeit immer heftiger debattiert, die Auseinandersetzung mit diesem Thema findet sich in fast jeder gesundheitsrelevanten Diskussion.

Alle Zuckerarten werden wegen ihrer chemischen Zusammensetzung auch als Kohlenhydrate bezeichnet. Wie man weiß wird der Zucker grob in drei Gruppen eingeteilt. Hier die für die Ernährung wichtigsten Vertreter:

* *Monosaccharide* (auch Einfachzucker genannt). Der wichtigste Vertreter ist Glucose (Traubenzucker); starkes Vorkommen auch im Sirup oder Honig und die Fruktose im Obst (Fruchtzucker). Eine Rolle spielt auch noch die Xylose (Holzzucker). Aus ihm wird der Zuckerersatzstoff Xylit hergestellt und die Galaktose (auch Schleimzucker) kommt in der Muttermilch vor.

- *Disaccharide*: Rüben- oder Rohrzucker (Haushaltszucker) ist eine Mischung aus α-Glucose und Fructose. Maltose (Malzzucker) ist ein Disaccharid der Stärke, eine Mischung aus α-Glucose und Glucose. Laktose (Milchzucker) ist eine Mischung Galaktose und Glucose.
  Honig ist eine Mischung aus Fruktose (27-44%) und Glucose (22-41%), es kommen aber auch Maltose (4-14%) und andere Mehrfachzucker vor.
- *Polysaccharide* als Stärke (auch Vielfach- oder Mehrfachzucker genannt). Cellulose und Pektine in Kartoffeln, Getreide, Hülsenfrüchten, Knollen, Früchten, Samen etc.

Da der Zucker eines der großen Probleme in unseren modernen Ernährungsgewohnheiten darstellt, wird dieser in einem eigenen Kapitel (Zucker) behandelt. Gemeint sind in dem Fall in erster Linie die Einfach- und Zweifachzuckerarten, denn diese lassen den Blutzuckerspiegel rasch ansteigen, was für erhebliche Probleme im gesamten (Glukose-) Stoffwechsel sorgen kann, das bei stärkehaltigen Mehrfachzuckerarten (im Getreide, Kartoffeln, Reis, Gemüse etc.) nicht in dem Ausmaß der Fall ist, denn der Vielfachzucker lässt den Glukosespiegel nur ganz langsam ansteigen, wodurch sich der Stoffwechsel am besten auf die Zufuhr einstellen kann und ist daher von den Zuckerarten die beste Kohlehydratquelle. *Für Personen die nicht abnehmen müssen und keine Entschlackungskur machen, kann der Vielfachzucker als Energiequelle in adäquaten Mengen sehr wertvoll sein.*

Laut D-A-CH[78] - Empfehlungen für die Nährstoffzufuhr, herausgegeben von der Deutschen (DGE)[79], der Österreichischen (ÖGE)[80] und der Schweizer (SGE/SVE)[81] Gesellschaft für Ernährung, *sollen 50 - 55 % der täglichen Nahrungsenergie aus Kohlenhydraten stammen.* Der Schwerpunkt soll hier auf komplexe Kohlenhydrate wie z.B. Stärke gelegt werden, diese werden langsamer vom Körper aufgenommen und beeinflussen somit die Insulinausschüttung und den Anstieg des Blutzuckers positiv.

Zudem gibt es die schwer verdaubaren Stärken. Diese sogenannten *resistenten Stärken gehören zu den Ballaststoffen. Ballaststoffe können durch die menschlichen Enzyme nicht zerlegt werden, teilweise werden sie aber im Dickdarm durch Bakterien abgebaut.* Ballaststoffe erfüllen eine Reihe wichtiger Funktionen im Verdauungstrakt und haben positive Auswirkungen auf den Stoffwechsel[82].

Zu wenig beachtet wird in den Zusammenhang der Umstand, dass Kohlenhydrate in Glukose und überschüssige in Triglyzeride (Fettsäuren) umgewandelt werden, daher sollten sie auch mit Bedacht konsumiert werden, nämlich nur in den Mengen die tatsächlich verwertet werden können, und sollten nicht zur Fütterung der Fettpolster oder Schmarotzern wie z.B. dem Candida Pilz dienen.

Die vielzitierte Kritik an Kohlenhydratträger, dass diese für einen hohen Glukosespiegel sorgen, welcher dann in Form von Fetten gespeichert wird und zur Übersäuerung beiträgt, kann man (und da spreche ich auch aus eigener Erfahrung) nicht generalisieren, *da der Körper von irgendwo die Energie hernehmen muss, und Kohlenhydratträger sind für den Körper eine starke und gut verwertbare Energiequelle im Gegensatz zum Fett und Protein, welche der Organismus zur Verwendung als Energiequelle erst kompliziert (rück-) gewinnen muss*, mit all seinen Nachteilen (ausgenommen beim Detox-Fasten als Ausnahme). *Andererseits kommt es auch auf den Typ des Kohlenhydratträgers an*.

Stärke wird zunächst durch Wärme für die Verdauung zugänglicher und durch anschließendes abkühlen wieder formiert und unzugänglicher. Das bedeutet, dass stärkehaltige Lebensmittel wie Getreide oder Kartoffel im warmen Zustand schneller verarbeitet und die Inhaltsstoffe schneller aufgenommen werden als dies im kalten der Fall ist. Das hat Vor- und Nachteile. Der Vorteil liegt bei solchen kalten Speisen im langsameren Anstieg des Insulinspiegels und einer länger andauernden Energieversorgung, dem gegenüber liegt der Nachteil der warmen Speisen im Umkehrschluss.

Es ist durchaus vorstellbar, dass resistente Stärke auch beim Menschen dazu beiträgt, dass Calcium und Magnesium nicht nur im Dünndarm, sondern auch noch aus dem Dickdarm aufgenommen werden. D.h. umso *mehr Kleie- oder Schalenanteile* eingenommen werden, *umso vorteilhafter* ist das für die *Aufnahme der Inhaltsstoffe* (Hülsenfrüchte, Vollkornschrot). *Ballaststoffe sättigen und verlangsamen nachweislich die Verdauung, halten den Insulinspiegel niedrig und den Darm gesund*[83].

FODMAP ist die Abkürzung für "Fermentierbare Oligo-, Di- und Monosaccharide und Polyole". Dabei handelt sich um natürlich vorkommende Kohlenhydrate in gewissen Nahrungsmitteln, die nicht von allen Menschen gut vertragen werden. Diese Zuckerarten werden im Zuge der Verdauung nicht vollständig aufgenommen, gelangen in den Dickdarm wo die Bakterien diese fermentieren es kommt zu unerwünschter Gasbildung und möglicherweise auch zu Durchfällen oder anderen Beschwerden[84].

Proteine

Proteine, insbesondere nicht denaturierte DNA und RNA, stellen eine wichtige Eiweißquelle für den Körper dar und sind insofern essentiell, als sie die wesentlichen Bestandteile der Zellen bilden, sowie wichtige kommunikative Aufgaben im Hormon- und Immunsystem erfüllen. Leider wird heutzutage die Rolle der Vitamine eher überschätzt (vielleicht auch aufgrund der Propaganda bzgl. Nahrungsergänzungen) und die der essentiellen Proteine unterschätzt.

Der Organismus benötigt ausreichend essentielle Proteine für den Zellaufbau, um sich dadurch zu regenerieren. Besonders nicht denaturierte DNA und RNA stellen eine wichtige Eiweißquelle für den Körper dar und sind deshalb essentiell, als sie die wesentlichen Bestandteile der Zellen bilden und wichtige kommunikative Aufgaben im Hormon- und Immunsystem erfüllen. Daher ist es nicht verwunderlich, dass 17% des Körpers Proteine sind, das ist der größte Anteil gleich nach dem Wasser und sind daher noch wichtiger als Kohlenhydrate oder Fett. *Allerdings darf man nicht vergessen, dass der Bedarf an Proteine stark altersabhängig ist und ein Überschuss an bestimmten Proteinen im fortgeschrittenen Alter zu gesundheitlichen Problemen führen kann, da überschüssige Proteine abgebaut werden müssen bevor sie Schaden anrichten,* was speziell bei älteren Personen häufig für Komplikationen sorgt.

Die Frage lautet daher: *Wieviel und welche Proteine verträgt der Mensch?* Diese Frage ist sicherlich nur individuell zu beantworten. *Proteine werden vom Organismus u.a. in Purine verwandelt, die nicht entsprechend abgebaut, für einen zu hohen Urinsäurespiegel im Blut bzw. zu einer Übersäuerung führen können.* Hyperurikämie, Gicht oder andere entzündlichen Krankheiten können die Folge sein.

Der im Wachstum befindliche Organismus hat einen wesentlich höheren Bedarf an Proteinen hat als der im Abbau befindliche, daher verträgt der ältere bzw. erwachsene Organismus diese nicht mehr in dem Masse als der im Wachstum befindliche. Besonders tierische Produkte, und da besonders Milch und Milchprodukte, aber auch einige vegetarische, haben einen hohen Anteil an Hormone. Stark Histamin haltige oder Histamin befreiende Nahrungsmittel sind zudem alle mehr oder weniger im sauren pH-Bereich angesiedelt, daher können jene auch sehr leicht für Unverträglichkeiten und Entzündungen sorgen, meist in den Schleimhäuten des Verdauungstrakts, wobei Auto-Immunkrankheiten oft eine Folge davon sein können.

Eine lange Lebensdauer ist kein Beweis für Gesundheit, dies bestätigten die Mesotropieversuche (Versuche bzgl. Mangelernährung) Kollaths. „Eine Wertminderung des Milcheiweißes entsteht bei Temperaturen über 70° C. *Eiweiß scheint eine Sonderstellung zu besitzen, indem es Nahrungsstoff, Erhaltungsstoff und Vitamin-Ersatz zur gleichen Zeit ist. Nur eines kann es nicht: Es kann keine volle Gesundheit bringen, wenn der B-Komplex und Mineralien fehlen*[85]. *Fleisch als natives Eiweiß ist ein Halbfertigfabrikat.* Es wird in Folge seiner Schmackhaftigkeit oft in zu großer Menge gegessen, die dabei unbedingt erforderliche Ergänzungsnahrung tritt damit zurück, so wird die Fleischkost psychologisch und physiologisch zu einer Mangelkost[86]. Bemerkenswert ist die Feststellung, dass bei den Mesotropieversuchen an Mäusen *die Anwesenheit der DNS und RNS diese offenbar wie alle anderen Vitamine gewirkt haben, mit einer Ausnahme des B1. Das bedeutet dass natives Eiweiß wie ein Universal Vitamin wirkt, also das native („lebendige") tierische Eiweiß eine hochwertige Eiweißquelle ist"*[87].

L-Lysin und L-Prolin sind Aminosäuren die am Aufbau von Kollagen beteiligt sind. Somit sorgen sie für ein starkes Immunsystem, für gesunde Haut, Haare und Nägel, Knochen und Bindegewebe[88].

Proteinquellen beinhalten allerdings immer auch Histamine, Hormone und andere Proteine, insbesondere in tierischen Produkten, die je nach Art, spezielle Aufgaben im Organismus übernehmen, welche allerdings in einer zu hohen Konzentration eingenommen für zahlreiche Beschwerden sorgen können.

Gluten

Gluten sind die "Kleber"-Eiweißbestandteile des Korns. Dazu gehören die sog. Prolamine, Gliadine und Glutenine. Da der Gluten-Bestandteil Gliadin ein Lektin ist, ist auch dessen Wirkungsweise ähnlich dem Lektin. *Lektine erhöhen die Zonulin-Freisetzung und können so die Durchlässigkeit der Darmwände (Darmbarriere) erhöhen, der Darm wird "undicht" (Leaky-Gut-Syndrome).* Neben den Lektinen können auch Tannine, Saponine die Darmwände angreifen. *Enzyminhibitoren blockieren die Verdauung. Sie alle gelten als sogenannte natürliche Antinährstoffe*[89].

Gliadin, welches resistent gegen Verdauungsenzyme ist, interagiert darüber hinaus mit dem Lymphgewebe und löst Entzündungsreaktionen aus. Bei Vorliegen einer Gluten Unverträglichkeit (ähnlich der Zöliakie) führt der Verzehr Gluten haltiger Nahrungsmittel zu einer Entzündung der Darmschleimhaut mit darauffolgender Immunreaktion. Unterschieden wird zwischen einer Glutenunverträglichkeit und einer Gluten–Sensitivität.

Gluten-Intoleranz und Zöliakie wird mit sehr vielen Krankheiten in Verbindung gebracht: Multiple Sklerose, Diabetes vom Typ 1, Schuppenflechte (Psoriasis), Fehlende Antikörper (IgA), Nephritis (Morbus Berger), rheumatoide Arthritis, Schilddrüsen-Störungen, Osteoporose, Sjörgren Syndrom, Gallen Zirrhose, neurodegenerative Zustände wie Alzheimer, Parkinson und Demenz, psychische Krankheiten, Epilepsie, ADHD, Migräne, Übergewicht u.a.m.[90] (Im Anhang sind weiterführende Links zur Gluten Unverträglichkeit angeführt).

Bei Menschen die an Zöliakie leiden verursacht eine glutenhaltige Ernährung ebenfalls eine Entzündung des Dünndarms, was wiederum die Absorption von wichtigen Nährstoffen wie Eisen, Folsäure, Kalzium und fettlösliche Vitamine beeinflusst[91]. In der medizinischen Literatur werden die Symptome mit Gewichtsverlust, Durchfall, Erbrechen, Appetitlosigkeit, Müdigkeit, Depressionen und nicht zuletzt einer Gedeih Störung im Kindesalter beschrieben[92].

Das ist aber längst noch nicht alles womit Gluten in Verbindung gebracht wird. Dr. W. Davies beschrieb dies auf eine recht anschauliche Weise, denn beim

Weizen geht es lange nicht nur um das Kriterium das uns jahrzehntelang vorgegaukelt wurde, nämlich um die Vollwertigkeit. Deswegen gibt es heutzutage auch Vollwertgetreideprodukte mehr wie genug, denn auf diesen "Zug" ist die Nahrungsmittelindustrie schon vor langer Zeit „aufgesprungen". *Beim Weizen steht aber nicht die Vollwertigkeit im Vordergrund, sondern seine problematischen Inhaltsstoffe.* Verschlimmert wurde die Qualität des Weizens zusätzlich, da er über Jahrzehnte hinweg gentechnisch manipuliert wurde (Superweizen).

Nach Dr. W. Davies ist der Weizen, respektive die Gluten (Klebereiweis) in unseren gentechnisch hochgezüchteten Getreide (kleiner roter Zwergweizen), schuld an Übergewicht und Bauchfett und kann, wegen des zu hohen Kohlenhydratgehalts, viele moderne Zivilisationskrankheiten wie z.B. Zöliakie (Nahrungsmittelunverträglichkeiten), neuralgische Krankheiten wie Demenz, Konzentrations- und Koordinationsstörungen, Nervenleiden, Autoimmunkrankheiten (Arthrose, Arthritis, Polyarthritis, Allergien etc.), chronische Krankheiten, Diabetes, diverse Entzündungen, insbesondere Darmentzündungen, aber auch Probleme mit wichtigen Organen wie der Leber, Lunge, Herz, Nieren, Schilddrüse, Prostata und Gehirn bis hin zu Tumoren, Krebs, Parkinson, Autismus u.a.m. auslösen.

Das Besondere am Weizen ist aber, dass er auch die sog. Exorphine enthält, die in das Gehirn gelangen und dort wie Opium eine Sucht auslösen, sowie einen gefährlichen Insulin-Zucker Zyklus (Abhängigkeit) in Gang setzen.

Weizenprodukte enthalten auch viele Hormone wie Östrogen, was u.a. z.B. bei Männern die Brüste anwachsen lässt und bei Frauen, durch den Überschuss, ebenfalls zu Problemen führen kann. Weizenprodukte enthalten auch *wachstumsfördernde Substanzen* (bestimmte Proteine die wie Hormone wirken). Prof. W. Kollath hat diese Auxone genannt, welche für Erwachsene problematischer sind als für den heranwachsenden Körper. Auch die Einnahme von Dopingmittel oder Proteinnahrung für Sportler ist in dieser Hinsicht kritisch zu betrachten.

Als die wichtigsten Gluten freie Getreidesorten gelten u.a. Reis, Mais, Hirse, Soja, Quinoa und Amaranth. Was für den Weizen als Gluten haltiges Getreide gilt, gilt mehr oder weniger auch für den Dinkel, den Roggen, die Gerste und den Hafer, wobei hier sicherlich der Hafer die bessere Wahl ist, denn dieser enthält auch die wenigsten Gluten. Die Urkornsorten wie Kamut, Einkorn oder Wildwuchse sind nicht Gluten frei, es wird ihnen allerdings nachgesagt, dass sie wesentlich verträglicher seien, da sie von Haus aus eine verträglichere Zusammensetzung haben mögen als unsere Standardgetreidearten, u.a. weniger Klebereiweis, dadurch haben sie aber auch schlechtere Backeigenschaften. Dass solche Aussagen sehr verbreitet aber nicht richtig sind, das wird weiter unten noch ausführlich beschrieben. Zumindest sollen diese Ur-Sorten bis jetzt angeblich noch nicht gentechnisch verändert worden sein, da sie neuerdings aber immer mehr nachgefragt werden, sind auch solche Aussagen in Zweifel zu ziehen.

Bei der vorher genannten Unterscheidung muss man insofern vorsichtig sein, da sich die Bezeichnung „Gluten haltig" nur auf die Proteinverbindung Gluten bezieht (und seine Sub-Proteingruppen: Prolamine, Gliadine und Glutenine), nicht aber auf die wichtigsten Grundbausteine (Aminosäuren) dieser Proteine wie *z.B. der Glutaminsäure, denn solche essentiellen Aminosäuren sind in (fast) allen Lebensmitteln mehr oder weniger vorhanden!*

Allgemein kann die Qualität des Korns sehr große Unterschiede aufweisen, denn je nach Sorte, dem Grad der gentechnischen Veränderungen (schwer oder gar nicht nachweisbar), der Herkunft, der Bodenbeschaffenheit, den klimatischen und topografischen Bedingungen, den Bewirtschaftungsmethoden (Bodenbearbeitung, verwendete Düngemittel), dem Einsatz von Chemie (Herbizide, Pestizide, Fungizide) und den relevanten Umweltbedingungen (Luft und Wasserqualität), ergeben sich beträchtliche Qualitätsunterschiede. Was für das Getreide gilt, gilt auch für ihre Endprodukte wie Mehl, Flocken, Grieß, Couscous, Bulgur etc. Die wichtigsten Gluten freien Getreidesorten sind Soja, Reis, Buchweizen, Hirse, Quinoa und Amarant.

Getreide haben allgemein auch einen hohen Kohlenhydratgehalt. *Man kann darüber spekulieren, ob das Getreide vielleicht doch nie die richtige (oder die ideale) Ernährung für den Menschen war.* Besonders das Mehl (Pulver) das man aus den Samen gewinnt, ist an und für sich schon bereits *ein denaturiertes Konzentrat*, mit einer Zusammensetzung, das so möglicherweise nicht optimal zum Verzehr geeignet ist und an dem eine Weiterverarbeitung, wie z.B. zum Brot, auch nichts ändert. Dies kann entweder darauf zurückzuführen sein, dass die Konzentration bestimmter (Wachstums-) Proteine (z.B. Glutenin) im Korn, besonders für ältere Personen, möglicherweise doch zu hoch sind und aus diesem Grund oftmals eine Intoleranz aufgebaut wird, u/o dass die Körner von Natur aus bestimmte natürliche Insektizid-Stoffe (Antinährstoffe) in sich tragen, welche, trotz eines vorangegangenen Denaturierungsprozesses, dem menschlichen Organismus möglicherweise nicht gut bekommen. *Beim Getreide hat man sich womöglich zu sehr und zu lange auf die Vollwertigkeit konzentriert (ganzes Korn), als auf den Aspekt der Verträglichkeit.* Wesentlich besser sieht die Sache aus, wenn man die Sprossen betrachtet, die aus den Körnern entstehen, *die sind zu 100% verträglich*, und man kann sie essen, ohne dass man das Korn aufbrechen muss, wie dies beim Getreide normal ist (das Mahlen).

Es wurde schon so viel Divergierendes über Getreide kolportiert, so dass sich nicht einmal Experten darüber einig sind, was man denn nun wirklich vom Getreide halten soll. Folgende zwei Überlegungen wären hier grundsätzlich anzustellen:

1. Historisch gesehen weiß man nicht genau wie lange der Mensch sich schon vom Getreide ernährt hat. Kolportiert werden einige tausend Jahre, möglicherweise zu Beginn der neolithischen Revolution (Jungsteinzeit; ca. 10.000 J.v.Ch.) als nachweislich der Ackerbau begann. Man kann sich aber auch gut vorstellen, dass schon sehr viel früher mit Steinen die Körner (der Urgetreidesorten) zerrieben wurden und das Pulver als Nahrungsbestandteil verwendet wurde. Klare Beweise dafür gibt es zwar nicht, aber es könnte durchaus sein, dass das möglicherweise im kleineren Umfang so gemacht wurde, da bei Nahrungsknappheit der Homoerektus sicherlich experimentierfreudig war und noch immer ist.

   Sollte das Getreide aber tatsächlich erst seit einigen tausenden Jahren als Nahrungsmittel vom Menschen verwendet werden, von dem ich nicht ausgehe, dann würde die Genmanipulation an den Sorten wohl auch nicht so einen stark beeinträchtigenden Effekt haben, wie häufig angenommen wird. Ich bin hier eher der Meinung, dass solche kurzfristigen Änderungen am Genmaterial wohl doch einen größeren Einfluss auf die Verträglichkeit nehmen, da solche vom Menschen verursachte Änderungen nicht biologisch evolutiv sinnvoll sind, sondern nur einen wirtschaftlichen Nutzen für den Menschen bringen, und Wirtschaft hat mit Biologie wenig zu tun.

2. Getreide sind Körner die man im Rohzustand nicht essen kann, somit muss man sie irgendwie aufbereiten, und das ist wohl das größere gesundheitliche Problem. Im Normalfall wird das Korn zu Pulver (Mehl) zerrieben (gemahlen), *damit entsteht erstens automatisch ein Konzentrat, da Bestandteile vom Korn wegfallen* und *zweitens bestimmte Inhaltsstoffe (Vitamine, Proteine) sich verändern*, alleine schon durch die Lagerung, indem sie mit Luftbestandteilen zusammenkommen (Oxydation, Hydration etc.).

   Da das Mehl auch nicht roh zum Essen geeignet ist wird es weiter verarbeitet. Im Normalfall wird es durch Erhitzen denaturiert (z.B. beim Backen des Brotteiges oder bei der Zubereitung von Nudeln). Zusätzlich bilden sich hier die weitaus gefährlicheren Protein-Kohlenhydrat-Fett Verbindungen (z.B. AGEs). Näheres dazu weiter unten. Auch wenn der Teig fermentiert wird (z.B. beim Sauerteig) so werden von Bakterien oder Pilzen dadurch nützliche Inhaltsstoffe verbraucht, die allerdings im Gegenzug wertvolle Stoffe wie Vitamine, Enzyme, Aminosäuren bilden aber auch unerwünschte Stoffwechselprodukte wie z.B. Milch- oder Essigsäure, CO_2, Alkohole und Ester bilden.

Oben wurden die häufigsten Argumente vorgestellt, welche gegen eine glutenhaltige Ernährung sprechen. Doch es gibt auch eine Alternative bei der die Problematik des Glutens erheblich oder völlig entschärft werden kann (mehr darüber später), denn die Gluten sind nicht das Hauptproblem per se an glutenhaltigen Getreideprodukten, denn die Natur hat die Körner schließlich so wie sie sind (mit den Gluten) ausgestattet.

Bei den Gluten haltigen Produkten spielt wahrscheinlich die eingenommene Menge eine große Rolle, insbesondere dort wo Speisen künstlich verändert wurden, wenn z.B. Glutamat zugesetzt wird. Ob eine völlig Gluten freie Ernährung sinnvoll ist bezweifle ich, denn erstens enthalten *alle* natürlichen Lebensmittel eine gewisse Menge an Glutaminsäure und die damit verbundenen Proteine (Glutenin etc.) *davon die tierischen am meisten*, und zweitens spielt die Glutaminsäure eine sehr wichtige und umfangreiche Rolle im Stoffwechsel, nicht umsonst ist sie eine essentielle Aminosäure. Der Idealfall wäre natürlich den Gehalt an Gluten in den natürlich vorkommenden Konzentrationen einzunehmen, das ist aber in der heutigen Zeit, durch die Lebensmittel-Verfälschungen des Menschen, nur sehr schwer möglich.

Wenn Getreidesorten Probleme wegen einer Unverträglichkeit bereiten, dann hat das oft andere Gründe. Vielmehr muss man hier die Frage stellen, inwieweit bestimmte Getreideprodukte aufgrund ihres Inhalts überhaupt adäquate Lebensmittel sind, ob der Verarbeitungsprozess einen zu hohen Schaden anrichtet (Mahlen, Lagern, Erhitzen etc.) und in welcher Menge Getreideprodukte, z.B. wegen ihres hohen Kohlehydratgehalts, für bestimmte Personengruppen überhaupt verträglich sind. Unbestritten ist allerdings, wenn das Getreide mit Schädlingsbekämpfungsmitteln behandelt wurde, dann stellt dies in jedem Fall für den Menschen eine beträchtliche Gefahr dar. Was die genmanipulatorische Veränderung am Getreide anlangt, so spricht vieles für eine negative Beeinflussung der Gesundheit, doch auch hier driften die Meinungen etwas auseinander.

Lektine

Lektine sind Komplexe Proteine oder Glykoproteine, die spezielle Kohlenhydratstrukturen enthalten und in der Lage sind sich an Zellmembrane zu binden, um von dort aus biochemischen Reaktionen auszulösen. Sie üben jedoch keine enzymatische Aktivität aus. Lektine sind weit verbreitet und können von Tieren, Pflanzen oder Mikroorganismen gebildet werden[93].

Wie oben schon erwähnt werden Lektine auch mit dem sogenannten "Leaky-Gut-Syndrome" (LGS) in Verbindung gebracht. „Durch die Bindungsfreudigkeit binden sich *einige* Lektine auch an die Darmwände, besonders des Dünndarms, und *können* diesen beschädigen. Dadurch wird auch die Absorptionsfähigkeit für andere Nährstoffe beeinträchtigt, die dem Körper in der Folge nicht mehr zur Verfügung stehen. Einige Lektine erschweren auch die Verdauung anderer Nahrungsbestandteile, darunter auch Stärke. Der Darm wird "undicht", das LGS entsteht. In der Folge können, neben Lektinen, auch weitere Stoffe wie

Nährstoffreste und Toxine in den Blutkreislauf gelangen und erreichen entferntere Organe. Der Körper wehrt sich entsprechend gegen die Lektine im Blutkreislauf und in den Organen, er greift die Lektine an – und mit ihnen auch gesundes Gewebe und Organe. Auf diese Weise können Autoimmunkrankheiten entstehen (Dr. Loren Cordain[94]). Auch Erkrankungen wie Arthritis, Morbus Crohn, Fibromyalgie, Reizmagen oder Schilddrüsenprobleme bringen Forscher heute mit Lektinen in Verbindung. „Unter den betroffenen Organen kann sich auch die Bauchspeicheldrüse befinden, die bis zum Totalausfall beschädigt werden kann. Die Folge ist Diabetes vom Typ-1"[95].

Lektine können verschiedene Stoffwechselvorgänge beeinflussen, wie die Zellteilung, die ribosomale Proteinbiosynthese, das Immunsystem (Ficoline) oder die Agglutination von Zellen in Bezug auf die roten Blutkörperchen (Hämagglutination)[96]. *Lektine wirken also auch als Hämaglutinine und können so rote Blutkörperchen verklumpen*[97]. Diesen Umständen zur Folge hat Peter D`Adamo eine Theorie der Nahrungsverträglichkeit (Laktinverträglichkeit) in Verbindung zur Blutgruppenabhängig unter Berücksichtigung der Anthropologie des Menschen aufgestellt. Seiner Theorie zur Folge soll in den unterschiedlichen Epochen aufgrund der unterschiedlichen Ernährungs- und Lebensbedingungen (Sammler, Jäger, Nomaden) sich die einzelnen Blutgruppentypen entwickelt haben. Demnach entstand so die Verträglichkeit für Fleisch, Eier, Gemüse, Milch und Obstsorten. Daraufhin erstellte er eine Diät in Abhängigkeit der Blutgruppen. Aus heutiger Sicht konnten seine Theorien nicht bestätigt werden und aufgrund vieler Widersprüchlichkeiten in den Aussagen (Annahmen) hat das Ganze eher den Charakter einer Effekthascherei[98].

F. Oschewski schreibt in seinem Artikel: „Lektine sind in vielen Pflanzen enthalten, ganz aus dem Weg gehen kann man ihnen daher kaum. *Die für den Menschen toxischen Lektine sind in den höchsten Konzentrationen in Getreide (besonders Weizen) und Hülsenfrüchten (besonders Soja) enthalten, daher macht es Sinn, auf diese gänzlich zu verzichten.* Auch Nachtschattengewächse wie Kartoffeln, Tomaten oder Paprika enthalten sie in nennenswerten Mengen. Natürlich enthalten auch alle Folgeprodukte aus diesen Pflanzen Lektine, also die entsprechenden Öle, Mehle usw., auch Milch kann davon betroffen sein".

Lektine sind verhältnismäßig resistent gegen Verdauungsenzyme und gegen Hitze. *Erst durch Temperaturen oberhalb 75° C werden Lektine zumindest teilweise unschädlich gemacht. Weitere Techniken zum "Entschärfen" sind Fermentation und Einweichung.* Wer also auf Brot aus Getreide absolut nicht verzichten mag, sollte zu Sauerteigbrot greifen. Haferflocken und ähnliches sollten vor dem Verzehr grundsätzlich lange eingeweicht werden. Eine Technik, die auch für Hülsenfrüchte sinnvoll ist.

Wer bereits unter Verdauungsproblemen oder Autoimmunkrankheiten leidet, sollte auf jeden Fall ausprobieren, ob der konsequente und absolute Verzicht auf

Getreide und Hülsenfrüchte Linderung bringt. (Dieser Hinweis ist auch zu finden bei Myers, Roechsler)[99,100].

Histamine und Hormone

Bei Histaminose bzw. Mastzellerkrankungen wird oft, aber nicht in jedem Fall, eine zeitweise oder dauerhafte Unverträglichkeit von Weizen, und in geringerem Masse manchmal auch von anderen Gluten haltigen Getreidearten, beobachtet, ohne dass es sich um eine laborchemisch oder bioptisch diagnostizierbare Zöliakie/Sprue handelt [Homann, 2010] und ohne dass eine Weizenallergie nachweisbar wäre. Zu den möglichen Symptomen gehören hauptsächlich Blähungen, eine unruhige Verdauung, Bauchschmerzen oder Durchfall. Möglich sind aber auch Kopfschmerzen, Migräne, Lethargie, Müdigkeit, Aufmerksamkeitsstörungen und Hyperaktivität, Schizophrenie, Muskelbeschwerden sowie Knochen- und Gelenksschmerzen. Durch die zunehmende Zahl an Weizenunverträglichkeiten hat die Nachfrage nach Dinkel und Gluten freien Produkten in letzter Zeit deutlich zugenommen. *Die tatsächlichen Ursachen sind jedoch auf den ersten Blick meist nicht bekannt.*
Histamine sind Moleküle des Hormonproteins, also ein Neurotransmitter als *Botenstoff bei entzündlichen Reaktionen.* Histamine werden über die Nahrung aufgenommen und in den sog. Mastzellen der Granulozyten und Neuralgien gespeichert. Gibt die Steuerung des Immunsystems den Auftrag zur Freigabe (Befreiung, Deliberalisierung) aus den Mastzellen in den Blutkreislauf (Degranulierung), dann werden sie in den betroffenen Körperregionen aktiv. Die Auslösung kann durch eine Vielzahl von Einflüssen mehr oder weniger ausgelöst werden, so z.B. durch Allergene, Stress, psychische Faktoren, Umwelteinflüsse, exzessive UV-Exposition, Vergiftungen, Aminosäuren (z.B. Gluten, Casein) oder andere unverträgliche Nahrungsmittel, starke Gewürze u.a.m. Histamine setzen in so einem Fall eine Abwehrreaktion in Gang. Weiße Blutkörperchen und andere Abwehrzellen werden vermehrt gebildet und eingesetzt. Die Folge sind Entzündungen die nicht auf einer Infektion basieren. Als natürlicher Regulator (Botenstoff-Protein) sind Histamine *an allen entzündlichen Krankheiten beteiligt*, daher auch an den Auto-Immunerkrankungen. *Histamine beeinflussen aber auch die Prozesse im Magen-Darmtrakt, die Magensekretion, die Sekretion der Schleimhäute, die Motilität (vegetativ unwillkürlich gesteuerte reflektorische Muskelbewegungen), das Zentralnervensystem, den Schlaf-Wachzyklus, den Appetit und wirken so als wichtige Regulatoren.* Untersuchungen haben gezeigt, dass das Sperr-HR4 (Clozapin) die Degranulation von Histamin in Mastzellen blockieren und damit rheumatische Erkrankungen wie Arthritis möglicherweise verhindern. Das Clozapin wirkt auch antipsychotisch, aber es besteht die Gefahr einer Agranulozytose. Beteiligt sind dabei auch die H1 und H2-Rezeptoren[101].

Eine Dosis über 10 mg an Histamin hat bereits eine toxische Wirkung, eine Folge davon könnte eine Histaminose sein die folgende Probleme bzw. Krankheiten auslösen könnte: Allergien, Mundfäule, Lippenherpes, Autoimmundefekte, entzündliche Syndrome, Rheumatische Arthritis, ADS, ADHS, Endometritis bei Frauen, Fructose-Intoleranz, HD, Lymphogranulomatose, das Fehlen von LgA, Lactose-Intoleranz, MM, MCAS (Mastzellen Aktivitätssyndrom). Als mögliche Auslösungsursachen werden u.a. Stress, Alkohol, Nikotin, Schlafmangel, Menstruation, unkontrollierter Nahrungsentzug, mutagene Xenobiotika (genverändernde Fremdstoffe, i.d.R. Schadstoffe), Salicylat Intoleranz, Meteoropathie (Wetterfühligkeit) und Vitamin D_3 Mangel angegeben.

Um die Histamin Zufuhr einzuschränken soll man bevorzugt Rohkost zu sich nehmen. Angerichtete Speisen sollten nach Möglichkeit sofort genossen werden. Für Reste sollte die Aufbewahrungsdauer so kurz als möglich gehalten werden (z.B. bei Reis max. 2 Tage). Fast jede Hausfrau weiß, beim Spinat gilt, wenn schon einmal aufgekocht, dann soll dieser zur Gänze gegessen und nicht für später aufbewahrt werden. Als Faustregel gilt außerdem, umso mehr sensible Proteine die Speise beinhaltet (z.B. Zwiebel, Bohnen), umso kürzer die Aufbewahrungszeit. Man kennt das auch aus der Praxis, diese werden nämlich viel rascher ungenießbar. Das hat auch damit zu tun, dass die Proteine (z.B. Aminosäuren), außer durch chemische Prozesse, auch durch Bakterien in Spaltprodukte umgewandelt werden, wobei u.a. auch das Histamin gebildet wird. *Bakterien gelten als potente Histamin Produzenten.* Deshalb haben fermentierte bzw. gereifte Lebensmittel wie Wein, Brot, Joghurt, Sauerkraut, Käse etc., oder aufbewahrte bzw. alt gewordene Speisen einen sehr hohen Anteil an Histamine.

Da Histamine hitzebeständig sind, kann man sie durch kochen nicht beseitigen. Histamine sind allerdings wasserlöslich, das heißt, man kann sie sehr leicht auswaschen. Um Histamine an der Fleischoberfläche zu vermeiden, sollte man das Fleisch vor dem Kochen oder Braten ganz einfach mit Wasser abspülen. Das Abspülen hat dabei nichts mit den Bakterien zu tun, denn diese werden durch das Kochen bzw. Braten ohnehin abgetötet. Das verhält sich ähnlich wie bei Speisepilzen, auch hier werden mögliche Erreger beim Kochen durch ausreichendes erhitzen abgetötet, aber gewisse Protein-Stoffwechselprodukte der Mikroben müssen davon nicht betroffen sein, genauso wie bestimmte toxische Proteine der Pilze selbst, denn das sind dann meist Substanzen die bei normaler Kochtemperatur nicht mehr verändert werden.

Eine Histamin Intoleranz gegenüber Nahrungsmitteln generiert oft allergische Reaktionen. Eine Ursache dafür kann die mangelnde Reduktion im Verdauungstrakt sein, hervorgerufen z.B. durch ein gestörtes Mikrobiom, welche z.B. durch die Überhandnahme von Dysbakterien oder Pilzen wie Candida entsteht, oder durch eine Entzündung (z.B. Gastroenteritis).

Der natürliche Gehalt an Histamine in den Lebensmitteln ist meinen Beobachtungen nach nicht das Problem, denn ansonsten gäbe es kaum mehr etwas Eßbares. Bei einer möglichen Intoleranz entsteht das eigentliche Problem *durch eine unpassende* (unverträgliche) *Ernährung* oder durch Teile davon, welche erst die Histamine aus den Mastzellen übermäßig ausscheiden lassen, was einem *Entzündungssignal* gleichkommt (Abwehrreaktion), welche sich meist an einer „*Schwachstelle*" (Problemzone) im Körper manifestiert.

Phenylethylamine und Tryptamine haben psychotrope Eigenschaften, also die menschliche Psyche zu beeinflussen. Zu Gruppe der Phenylethylamine gehören u.a. auch Dopamin und Tyramin. Tyramin ist ein unspezifisches Substrat der Monoaminooxydasen. Tyramin entsteht bei der Zersetzung von Eiweißen und ist häufig natürlicher Begleitstoff von Nahrungsmitteln, zu deren Fertigung Schritte wie Gärung oder Fermentation gehören, wie so z.B. bei vielen Käsesorten, Rotweine oder Schokolade. Tyramin ist u.a. auch in Schalen- und Krustentieren, Bananen, Beeren und Misteln enthalten - in letzterer sogar in toxischer Konzentration.

Tyramin kann wie andere biogene Amine Auslöser für eine Nahrungsmittelallergie sein. Darüber hinaus kann der Konsum tyramin- und histaminreicher Nahrungsmittel ein Auslösefaktor für Migräne darstellen. Tyramin wirkt als indirektes Sympathomimetikum (wirkt stimulierend auf den Sympathikus als Teil des vegetativen Nervensystems), wird jedoch durch Monoaminooxydasen (MAO) rasch abgebaut, so dass im Normalfall bei oraler Aufnahme keine Kreislaufwirkung beobachtet werden kann. Bei einer gleichzeitig vorliegenden Medikation mit unselektiven MAO-Hemmern, kann die Ingestion (Aufnahme eines Stoffes über den Mund bzw. Verdauungstrakt) im Zuge der Hemmung seines Abbaus zu einer Anreicherung des Tyramins mit gegebenenfalls stark ausgeprägter Kreislaufwirkung bis hin zur hypertensiven Krise, unter Umständen mit fatalen Folgen, führen. Man spricht dann vom sogenannten „Cheese-Effect". Tyramin wirkt auch als Mydriatikum (pupillenerweiterndes Arzneimittel)[102].

Tryptamin ist eine Monoaminverbindung, die ein Vorläufermolekül für viele Hormone und Neurotransmitter und ist somit in vielen (entzündlichen) Steuerungsvorgängen mit involviert. Die Biosynthese geht im Allgemeinen von der Aminosäure Tryptophan aus. Zur Gruppe der Tryptamine gehört das Serotonin. Es ist u.a. in Bananen und Nüssen enthalten.

Vitamine, Mineralstoffe, Spurenelemente

Vitamine

Die Bezeichnung Vitamine kommt von vita = Leben oder besser = lebensnotwendig, und Amine (organische Verbindungen aus NH_3). *Diese*

Verbindungen entstehen als Zwischen- oder Endprodukte beim Abbau von biologischem Material, insbesondere von Proteinen und Aminosäuren.

Vitamin C

Vitamin C stellt ein effektives *Coenzym* dar, das bei der Biosynthese der Kollagen benötigt wird. *Vitamin C ist allerdings sehr hitzeempfindlich.* Kocht man beispielsweise Brokkoli 5 Minuten lang, dann können die Vitamin-C-Verluste bis zu 65 Prozent betragen – denn hier führt nicht nur die Hitze zu Nährstoffverlusten, sondern auch die Tatsache, dass das Vitamin zusätzlich wasserlöslich ist und mit dem Kochwasser weggeschüttet wird. Ja, die Verluste über das Kochwasser sind deutlich höher als durch die Hitze allein. Wird also das Kochwasser für Saucen, Suppen oder auch als Trinkbrühe verwendet, kann man viele Vitamine retten, die andernfalls in den Abfluss gelangen würden. *Vitamin C ist überdies empfindlich gegen Licht und Sauerstoff*, so dass der Inhalt bei Lagerung immer weiter abnimmt. Werden z.B. Kartoffeln bei Raumtemperatur gelagert, reduziert sich der Vitamin-C-Gehalt monatlich um etwa 15 Prozent, während beim Spinat die Einbußen schon nach einem Tag bei 56 Prozent liegen. *Selbst das Einfrieren wirkt sich stark auf das Vitamin C aus. 30 Prozent gehen dabei verloren.* Bei den meisten anderen Vitalstoffen liegen die Verluste beim Einfrieren lediglich bei 0 bis 5 Prozent, so dass dies, abgesehen vom Vitamin C, eine hervorragende Lagermethode darstellt. *Beim Trocknen allerdings verlieren sich unmittelbar 80 Prozent des Vitamin C.*

Die verschiedenen Garmethoden wirken sich auf das Vitamin C im Schnitt wie folgt aus:

Kochen: Verlust um 50 Prozent
Dämpfen: Verlust um 30 Prozent
Dünsten: Verlust um 25 Prozent

Beim wieder Aufwärmen verlieren sich vom verbliebenen Vitamin C noch weitere 50 Prozent. Der Vitamin-C-Verlust variiert dabei je nach Gemüseart. Werden z.B. Kartoffeln gekocht, liegt der Verlust bei 27 Prozent, während beim Kochen von Kohlrabi ein Verlust von etwa 45 Prozent zu beklagen ist und beim Brokkoli, wie oben erwähnt, 65 Prozent. *Wenn Sie die Kartoffeln außerdem ohne Schale kochen, geht gleich doppelt so viel Vitamin C verloren.*
Doch die meisten Kartoffeln werden bekanntlich in Form von Pommes Frites verzehrt. Beim Frittieren kommt es zu hohen Temperaturen. Die Verluste durch diese Temperaturen sind jedoch nicht so hoch wie beim Kochen einer geschälten Kartoffel, da beim Kochen das Vitamin nicht nur durch Hitze zerstört wird,

sondern auch ins Kochwasser "ausgewaschen" wird. So findet man z.B. in einer halben geschälten und gekochten Kartoffel etwa 10 Milligramm Vitamin C, in derselben Menge Pommes Frites sind es 15 Milligramm.

Auch bei Früchten entscheidet der Zustand der Frucht: Solange eine Orange intakt ist, bleibt auch ein Großteil der Vitamine darin erhalten. Schneidet man sie jedoch auf und presst einen Saft daraus oder verarbeitet die Frucht im Mixer zu einem Smoothie, dann kommt das Vitamin C mit Licht und Sauerstoff in Berührung. Es wird sehr schnell zerstört – *viel schneller und in viel höherem Maß als dies z.B. durch die Pasteurisierung geschieht, bei der ein Saft nur wenige Sekunden lang auf etwa 70 Grad erhitzt wird*. Da der Vitamin-C-Gehalt schon 15 Minuten nach der technischen Bearbeitung (Pressen, Mixen) um bis zu 10 Prozent reduziert wird, sollten frisch gepresste Säfte und Smoothies immer sofort getrunken werden. Vitamin C ist eine schwache Säure und bleibt daher in einem sauren Milieu (wie es z.B. in der Orange vorherrscht) lange stabil, in einem alkalischen Milieu hingegen würde es schnell abgebaut.

B-Vitamine

Die Vitamin-B-Gruppe umfasst 8 Vitamine. Bereits Kollath erkannte in der Nachkriegszeit der 50 er Jahre, das ohne bestimmte Vitamine, insbesondere dem B-Komplex, bei ihm sogenannte Wuchsstoffe und Auxone genannt, kein Leben und Wachstum möglich ist[103].

Wie anfangs erwähnt sind Vitamin B1 (Thiamin) und Vitamin B5 (Pantothensäure) stark hitzeempfindlich. Auch die übrigen B-Vitamine, einschließlich Folsäure, *sind sehr hitzeempfindlich*, der Gehalt wird aber auch durch unsachgemäße Lagerung reduziert. In einer Studie, die im November 2010 im *„Journal of the Pakistan Medical Association"* veröffentlicht wurde, zeigte sich, dass die Vitamine B1, B2, B3, B6 und Folsäure um 24 bis 36 Prozent verringert wurden, wenn beispielsweise Milch 15 Minuten lang gekocht wurde. Da alle B-Vitamine wasserlöslich sind gehen diese beim Kochen mehr oder weniger in das Kochwasser über.

Durch Trocknung verflüchtigen sich die B-Vitamine zwischen 10 Prozent (Vitamine B2, B3 und B6), 30 Prozent (Vitamin B1) und *50 Prozent (Folsäure, Vitamin B12)*.

Die Einwirkung der Backtemperaturen beim Brot: Die übliche Backtemperatur beträgt zwar 235°C, diese wirkt sich aber nicht im Brotinneren aus, denn da bleibt *nur die Temperatur des Dampfes von 100°C übrig*. Die äußere Kruste erfährt eine Temperatur von 180°C. *Da Vitamin B1 erst bei 120 °C zerstört wird bleibt es im Inneren enthalten*. So erhält man scheinbar günstige Werte bei der Beurteilung des Brotes, *jedoch beim Feinmehl mit einem Vermahlungsgrad von 60% fehlt nahezu alles Vitamin B1*, auch deshalb, da bei Industriemehle der Keim vorher meist ausgelöst wurde, es sei denn es handelt sich um ein Bio- Vollkornmehl, *jedoch auch hier ist nach einer Lagerung von ein paar Monaten nahezu der gesamte Vitamin B-Komplex nicht mehr vorhanden*, in so einem Fall kann man dann von einem Präparat (Konzentrat) sprechen, aber keines Falls mehr von einem Nahrungsmittel und schon gar nicht von einem Lebensmittel[104].

Vitamin B1

Thiamin (oder Aneurin) ermöglicht den Glukosestoffwechsel in den Mitochondrien und ist somit *essentiell für den Kohlenhydratabbau*. Es ist ein wasserlösliches Vitamin aus dem B-Komplex von schwachem, aber charakteristischem Geruch, und ist insbesondere für die Funktion des Nervensystems unentbehrlich. Wird das Vitamin B1 für ca. 14 Tage dem Körper nicht mehr zugeführt, so sind die Reserven zu 50 % aufgebraucht. Es wird im Volksmund auch Stimmungsvitamin genannt.

Getreidekeime haben einen hohen Anteil an Vitamin B1. Bei der Herstellung von weißem Mehl (z.B. Typ 405), oder weißem Reis, wird der braune Keim der Pflanze vom Rest des Samens (Endosperm) entfernt. *Der Keim enthält jedoch das gesamte Vitamin B1 des Samens,* welches zur Verbrennung der enthaltenen Kohlenhydrate benötigt wird. *Im Gegensatz dazu bleibt in Vollkornmehl und braunem Reis das Vitamin B1 weitestgehend enthalten.*

Thiamin ist hitzeempfindlich, es wird durch Kochen zerstört. Es ist wasserlöslich, dadurch geht beim Kochen ein Teil ins Kochwasser verloren. *In rohem Fisch und Farnen ist das Enzym Thiaminase enthalten, das Thiamin abbaut und somit vernichtet. Konservierungsstoffe aus der Gruppe der Sulfite (E 220 – E 228) zersetzen ebenfalls Thiamin.* Alzheimer-Patienten zeigen eine verminderte Glucose- und Sauerstoffverwertung im Gehirn, die mit einem Thiaminmangel einhergeht. Grundsätzlich sind Milchzucker und alle milchzuckerhaltigen Lebensmittel zu meiden. Rohrzuckerhaltige Nahrungsmittel sollten auch nur in Maßen genossen werden, *da Zucker sowohl Calcium als auch Thiamin (Vitamin B1) bindet und dem Körper somit entzieht.* Als Ersatz bei Zuckerunverträglichkeit dienen Honig und Ahornsirup, sowie die Monosaccharide Dextrose und Fructose[105].

Der Vitamin B12-Mythos

Alle Anhänger der Paleo-Diät, sowie all jene die Veganer oder Vegetarier diskreditieren, und auch all jene die Getreide wegen der Gluten oder die Früchte wegen der Fructose oder das Gemüse wegen dem Kohlenhydratgehalt anprangern, setzen meist auf eine Diät, die tierische Produkte insbesondere Fleisch, und wenn schon nicht bevorzugt, dann zumindest großzügig in den Speiseplan einbaut. Ein hartnäckiges Argument welches auch in „kompetenten"

Fachkreisen immer wieder damit verbunden wird (also pro Fleischkonsum und contra Pflanzlichem), ist die angebliche Unterversorgung mit Vitamin B12 (Cobalamine) durch eine rein pflanzliche Kost, wobei dieses Vitamin in fast allen tierischen Nahrungsmitteln ausreichend vorhanden sein soll. Ob das wirklich so ist, wird sich weiter unten noch zeigen.

In der Tat ist es so, dass bei pflanzlichen Lebensmitteln der Vitamin B12 Gehalt im Vergleich zu tierischem geringer ist, zumindest was die gängigen Angaben der Inhaltsstoffe betrifft.

Das Hauptargument, das die oben angeführte These bekräftigen soll, stützt sich auf die folgende Beobachtung:

Das Mikrobiom des menschlichen Dickdarms erzeugt zwar Vitamin B12, welches jedoch an dieser Stelle nicht mehr aufgenommen werden kann und daher unverwertet ausgeschieden wird. Somit müsse die Versorgung ausschliesslich über die Nahrung erfolgen und dafür sollen tierische Produkte viel vorteihafter sein. Daher wird strikten Veganern immer wieder angeraten, das Vitamin künstlich zuzuführen und den Wert im Körper regelmäßig überprüfen lassen. Um der Sache näher auf den Grund zu gehen müssen wir uns die Fakten genauer ansehen:

Cobalamine können nur von Mikroorganismen (z.B. Bakterien) gebildet werden! Als Vitamin B12 produzierende Bakterienstämme gelten:
Die Familie der Prokaryoten und Archaea. Hier wird wiederum unterschieden zwischen aerobisch und anaerobisch lebenden Mikroorganismen:

- aerobic: pseudomonas denitrioificans, rhodobacter capsulatus oder spaeroides, klebsiella.
- anaerobic: salmonella typhimurium, listeria innocua, bacillus megaterium, propionibacterium freudenreichii subsp. shermanii, lactobacillus coryffomis, lact. murimus, lact. reuteri CRL 1098 (human intestinal bact.), bifidobacterium spp.

David Rotter gibt in seinem Bericht „Vitamin B12 und Darmbakterien" und wie es um die Kobalt-Versorgung bestellt ist, folgende Aufstellung einiger bisher bekannter B12-produzierenden Bakterienstämme. Teilweise steht der Beweis noch aus, dass es sich um echtes Vitamin B12 und nicht um schädliche Analoga handelt[106]:

Als gesichert Vitamin B12 produzierend gelten:
Propionibacterium freudenreichii
Propionibacterium shermanii
Pseudomonas denitrificans

Als umstritten/unsicher Vitamin B12 produzierend gelten:
Lactobacillus reuteri CRL1098
Pseudomonas sp.
Klebsiella pneumoniae IIEMP-3

Nach Prof. Kollath produzieren alle Milchsäurebazillen Vitamin B12[107].
30 Enzyme sind notwendig um aus der Kobaltsäure das Cobalamin zu synthetisieren:

Enzyme → Cbi und Cob (cobyric acid) → Cobalamine

Alle Cobalamine haben eine bestimmte Grundstruktur, das Corrin mit einem zentralen Kobaltatom. Vitamin B12 ist die einzige bekannte biologische Substanz die das Spurenelement Kobalt enthält. Je nachdem, welche Moleküle an das Kobaltatom gebunden sind, unterscheidet man u. a. die folgenden Cobalaminarten:

Adenosyl-Cobalamin (5′-Desoxyadenosylcobalamin, Coenzym B12)
Methyl-Cobalamin
Hydroxyl-Cobalamin
Aqua-Cobalamin
Cyano-Cobalamin

Die ersten vier Cobalaminarten kommen natürlicherweise vor. Cyanocobalamin ist die synthetische Form, die in den meisten Vitamin-B12-Präparaten verwendet wird. Sie ist schädlich, da sie Cyanid (Blausäure) enthält, aber in ganz geringen Mengen. Die eigentliche Vitamin-B12-Wirksamkeit entfalten Adenosyl- und Methylcobalamin. Jedoch können die anderen genannten Cobalamine im Körper in die beiden aktiven Formen umgewandelt werden. Liegen weitere Veränderungen am Corringerüst vor, wie zusätzliche Seitenketten und fehlende Komponenten, handelt es sich um *inaktive* Vitamin *B12-Analoga. Cobalamine sind Lichtempfindlich* daher sollten Cobalaminträger wie Fleisch nicht zu stark dem Licht ausgesetzt werden[108].
In den Lebensmitteln ist Vitamin B12 an Proteine gebunden. Aus diesen wird es im Magen unter Einwirkung der Magensäure herausgelöst. Nahrungsergänzungsmittel enthalten Cobalamin in freier Form. *Damit das Cobalamin im Dünndarm resorbiert werden kann, muss es an den sogenannten „Intrinsic Factor" gebunden werden.* Dabei handelt es sich um ein Protein (Glycoprotein), *das von den Zellen der Magenschleimhaut gebildet und sezerniert wird,* welches das Cobalamin bindet und dadurch vor dem Abbau schützt. *Die eigentliche Aufnahme findet dann im unteren Dünndarm statt.* Wird Vitamin B12

in sehr großen Mengen zugeführt, kann es aufgrund der Konzentrationsunterschiede auch ohne die Bindung an den Intrinsic Factor über den Magen-Darm-Trakt ins Blut gelangen. *Im Blut ist das Vitamin dann an ein besonderes Protein, das Transcobalamin, gebunden.*

Ein zu hoher Fettanteil hindert den Körper daran den Intrinsic Faktor zu bilden. Die Folge davon ist eine Absorptionsschwäche, das schwächt auch das Immunsystem und die Bereitstellung von Cobalamin (Folsäuretransport) und begünstigt so Anämie. Cobalamin wird in der Leber gespeichert und von der Galle ausgeschieden und im Darm wieder resorbiert, ein großer Teil davon wird von den Darmbakterien verbraucht (endogener Kreislauf). Eine Metallbelastung kann jahrelang zu einem erhöhten Bedarf an Vitamin B_{12} führen, weil es durch Metalle oxidativ zerstört wird. Es gibt einige Umstände der modernen Lebensweise die zu einem stark erhöhten Verbrauch von Vitamin B_{12} führen. Diese sind: Eine Belastung mit Schwermetallen aus Zahnfüllungen, Stress und Alkoholkonsum (dürfte bei Rohköstlern als Grund entfallen)[109].

Der menschliche Körper verfügt über Vitamin-B12-Speicher die gefüllt eine Reservekapazität von drei bis fünf Jahren aufweisen. Die Leber kann Vitamin B12 in großen Mengen speichern, eine Reservekapazität von ca. 2000 - 5000 µGramm die bei einem Tagesverbrauch ca. 3 - 5 µGr. bis zu 3 bis 5 Jahre ausreichen. *Darum sind für Gesunde Vitamin-B12-Präparate nutzlos, denn das meiste würde wieder ungenutzt ausgeschieden.*

Eine ältere Nahrungsmitteltabelle aus den 50 Jahren zeigt folgenden Gehalt an Vitamin B12[110] (Tab.3). Bemerkenswert ist hier, *dass alle Nahrungsmittel einen gewissen B12-Gehalt aufweisen,* was die weit verbreiteten Lehrmeinungen so nicht darstellen, obwohl gerade die aktuellen Laboruntersuchungen mit diesen alten Angaben korrelieren.

Ein Apfel von 100 Gr. hat einen Gehalt von 0,03 mGr. an B12 das sind 30 µGr., also das 10-fache der empfohlenen Tagesdosis. Sauerkraut z.B. enthält signifikante Mengen an Vitamin B12. *Wer kann dann noch sagen Vegetarier hätten ein B12 Problem?*[111] Im Gegensatz dazu wird der Gehalt an B12 des Apfels in einigen anderen Tabellen mit 0 beschrieben. Bleibt die Frage was hier wirklich stimmt. *Über die tatsächliche Nutzbarkeit,* des in den Nahrungsmitteln enthaltenen Vitamin B12 für den Menschen, liegen jedoch bisher keine Ernährungsstudien vor[112].

Schnittbohnen	0,33	Huhn	0,15	Maismehl	0,023	Melonen	0,14
Erbsen	0,023	Kalb	0,092	Weizenkeim frisch	0,3	Trauben	0,028
Karotten	0,097	Rind	0,1	Weizenkorn	0,19	Orangen	0,083
Rüben	0,042	Leber	0,38	Weißbrot	0,06	Grapefruit	0,055
Radi	0,012	Lachs	0,087	Erdnüsse	0,28	Pfirsich	0,017
Kartoffeln	0,14	Heilbutt	0,07	Honig	0,02		

Petersilie	0,17	Eier	0,086	Schokolade	0,032		
Grünkohl	0,1	Vollmilch	0,005	Tomaten	0,013		
Spinat	0,25	Käse	0,003	Zwiebel	0,13		

Tab. 3 Vitamin B12 Gehalt in mg pro 100 Gr.

Viele Ernährungsanalysen von Lebensmitteln wurden vor langer Zeit durchgeführt und haben daher nicht die Aussagekraft als Analysen durch modernere Techniken. Die aktuellen Bücher Dr. V. Vetranos (USA) über die Ernährung sagen aus, dass der B-Vitamin-Komplex in jeder Nahrung vorhanden ist und auch die adäquaten Mengen an Vitamin B12, aber früher waren sie einfach nicht in der Lage die Mengen richtig zu beurteilen. Heutzutage hat die moderne Technik festgestellt, *dass B12 in allen Lebensmitteln vorkommt die auch den B-Komplex enthalten.*

Vetrano glaubt nicht, dass ein Vitamin-B12-Mangel bei Veganern oder Vegetariern weit verbreitet ist – „das ist wohl nur einer der verbreitetsten Marketing-Lügen! Tatsächlich müssen viele sogenannte Studien, die die Veganer in Bezug auf B12-Mangel manipuliert zeigen, von den Autoren selbst sorgfältig studiert werden, denn viele von ihnen beweisen nicht, dass Veganer überhaupt einen Mangel an B12 haben! In der Tat ist es so, dass im Gegensatz zur Fleisch- und der Milchindustrie Propaganda, gerade die Fleischesser dafür in Frage kommen, um eher ein Vitamin-B12-Mangel zu haben - das ist seit 1959 bekannt".

Vetrano argumentiert, dass das eigentliche Problem beim sogenannten B12-Mangel ein Versagen der Verdauung und der Absorption von Lebensmitteln (Malabsorption aufgrund des Lebensstils) ist, anstatt ein Mangel an dem Vitamin selbst. „Wenn wir 100 Gramm grüne Bohnen, Rüben, Karotten und Erbsen gegessen hätten, dann würden wir die Hälfte unserer sogenannten täglichen Mindestanforderung an Vitamin B12 Coenzymen unserer Verdauung zur Absorption anbieten. Daher wird der B-Komplex auch als "Komplex" bezeichnet, weil statt eines Vitamins eine große Anzahl verwandter Vitamine in den gleichen Nahrungsmitteln aufscheinen".

„Cyanocobalamin ist nicht brauchbar für den Körper, da es ein Gift ist. Es gibt keinen Vitamin B12 Mangel für Esser von 100% veganer Rohkost. Sie brauchen auch keine Erde oder Pillen essen, denn die Bakterien im Intestinal Trakt machen das für uns und die nutzbaren Coenzyme des B12 sind in den Nüssen und Samen ausreichend vorhanden. Bei B12 Mangel ist normalerweise eine Fehlfunktion der Absorption schuld"[113].

Diese Aussagen decken sich auch mit neueren Studien die zeigen, dass ein Mangel an Vitamin B12 *meist auf dem Fehlen des intrinsischen Faktors beruht* und einer dadurch ausgelösten Resorptionsstörung, und nicht wie oftmals angenommen, durch eine zu geringe Einnahme durch Nahrungsmitteln. Außerdem wird festgestellt, dass bei Aufnahme einer ausreichenden Menge an essenziellen Aminosäuren durch die eigene Kreatin Synthese des Körpers, dies meist zur Deckung des Bedarfs an Vitamin B12 und Folsäure ausreicht. *Da Kreatin wasserlöslich ist, geht auch durch den Kochverlust eine signifikante Menge an Kreatin verloren.* Das Maß des Kreatin Zerfalls in wässrigen Lösungen ist nicht abhängig von der Konzentration, sondern vom pH-Wert. Im Allgemeinen gilt: *Je niedriger der pH-Wert und je höher die Temperatur, desto schneller ist der Zerfall.*

Nach Mariebs kann Vitamin B12 durch hochalkalische und hochsäurehaltige Zustände zerstört werden. Diese Umstände zeigen, dass B12 in Fleisch leicht zerstört werden würde, weil die Salzsäure in unseren Mägen während der Verdauung von Fleisch sehr sauer ist. *Dies kann erklären, warum Fleischesser gleichermaßen einen B12-Mangel als Veganer haben - obwohl ihre Diät Vitamin B12 enthält.* Wie bereits erwähnt, ist ein weiteres Problem für Fleischesser, dass es normalerweise Antibiotika in Fleisch gibt und tatsächlich viele Fleischesser ihre freundlichen Bakterien im Darm durch ständige Fäulnis zerstören und dadurch die fäulnisaktiven Bakterien, die natürlich in Fleisch vorhanden sind, in ihrem Wachstum gestärkt werden. *So können die beschädigten Därme nicht gut genug funktionieren, um ausreichende Vitamin-B12-Niveaus zu ermöglichen*[114].

Es gibt auch Studien die besagen, dass Vitamin B12 produzierende Bakterienstämme wie Klebsiella und Pseudomonas Kulturen im Dünndarm von indischen Menschen gefunden wurden und schloss daraus, *dass diese vom Dickdarm in den Dünndarm gelangen konnten.* Halstead berichtet, dass einige iranische Dorfbewohner mit sehr wenig tierischer Nahrungsaufnahme (Molkerei einmal pro Woche, Fleisch einmal im Monat) normale B12-Niveaus hatten. Keiner hatte megaloblastische Anämie. Ihr durchschnittliches B12-Niveau betrug 411 µg / ml, was bei dieser Ernährung ziemlich hoch war. Die Autoren der Studie spekulierten daher, dass ihre proteinreichen Diäten es erlaubten, B12-produzierende Bakterien vom Dickdarm in den Ileum hochzusteigen, wo das B12 absorbiert werden konnte. Sie spekulierten aber auch, weil sie unter ihren Nutztieren lebten und ihre Wohnbereiche mit Kot bestreut waren, sodass sie *durch Verunreinigungen* B12 aufgenommen haben könnten[115].

Dan Reeter vom Bio-Systems Laboratories in Colorado benutzt eine der weltweit umfangreichsten Computeranlagen für die Bodenbiologieprüfung. Er sagt, dass aus seinen umfangreichen Tests mit Pflanzen die in organisch bewirtschafteten Boden angebaut werden, diese deutlich höhere Niveaus des verwendbaren Vitamins B12 bilden. Es wurde auch berichtet, dass Vitamin B12 in wilden Früchten und hausgemachten pflanzlichen Lebensmitteln vorhanden ist.

Der Autor behauptet außerdem, dass *Tier- und Milchprodukte eine schlechte Quelle für Vitamin B12 sind, da diese Produkte nährstoffgestörte Lebensmitteln sind, welche normalerweise gekocht werden,* und dadurch unvermeidlich die Verwendbarkeit des Vitamins zerstört werde. *Studien zeigen, dass diejenigen, die sich typisch tierbasiert ernähren mehr Vitamin B12 benötigen, als diejenigen, die das nicht tun.* Dies deshalb, weil diese typische tierbasierte Ernährung zu einer Verdauungsatrophie führt. Da B12 in tierischen Produkten peptidgebunden ist und enzymatisch von dem zu absorbierenden Peptidbindungen abgespalten werden muss, verursacht eine geschwächte Magensäure- und die Magen-Enzym-Sekretion (aufgrund einer gekochten Nahrungsmitteldiät) die Unfähigkeit, Vitamin B12 effizient aus externen Nahrungsmitteln zu extrahieren. *Durch rohe Lebensmittel können Veganer trotzdem tatsächlich mehr B12 aus der Galle durch Re-Absorption gewinnen, als diese aus externen Lebensmitteln zu bekommen.*

Wolfe argumentiert, dass die natürlichen Bodenmikroben und Bakterien *die auf wilden pflanzlichen Lebensmitteln und ungewaschenen Gartenpflanzen gefunden werden in der Regel ausreichend sind,* um unsere B12-Anforderungen zu befriedigen. Die natürlichen Mikroben werden im Boden dupliziert und können sich in unserem Verdauungstrakt kolonisieren, ohne Gärung oder Fäulnis[116].

Dr. V. Herbert berichtete im American Journal of Clinical Nutrition, dass pro Tag nur 1 µGr. (0,00000035 Unzen) Vitamin B12 benötigt werden. Die Absorptionsraten von B12 sind bei gesunden Individuen unvermeidlich höher als bei ungesunden Individuen. Studien die auf gesunden indischen vegetarischen Dorfbewohnern basierten zeigten, dass keiner von ihnen Symptome von B12-Mangel zeigte, trotz Niveaus von 0,3 - 5 µGr. an B12[117].

Vitamin B12-Mangel ist in der Regel symptomatisch für ein größeres Problem, d.h. *ein schlechtes Mikrobiom, eine schlechte Absorption, Magen-Störungen* etc., *und kann auch auf einen Mangel an Sonnenlicht zurückgeführt werden.* Es gibt tatsächlich viele Faktoren die hier mitspielen, da adäquate B12-Spiegel von ausreichend Kalzium, Zink, Kobalt, Proteine usw. abhängig sind.

Dr. G. Shaw argumentiert, weil eine wilde Frucht oder die organische pflanzliche Nahrung nur eine kleine Menge B12 enthält, schließt das nicht auf einen Mangel, denn wir brauchen ja auch nur eine ganz geringe Menge an B12. Die Pillenhändler kommen da immer schnell mit dem Argument, dass unser Boden einen Mangel aufweist[118].

Wie oben beim Kapitel Mikrobiom schon erwähnt ist der Ileum verantwortlich für die meiste Nahrungs- und Flüssigkeitsabsorption und hat *eine ähnliche Mikroben-Community wie der Dickdarm, demnach ist es fast schon absurd zu behaupten, dass beim Menschen nur im Dickdarm Vitamin B12 durch Bakterien produziert werden, welche aber nicht aufgenommen werden können!*

Abschließend möchte ich noch erwähnen, dass ich selbst nach einer sehr ausgewogenen veganen Diät, über einen langen Zeitraum hinweg, anschließend für eine Woche lang hochdosierte Vitamin B12 + Folsäure Kapseln sehr guter Qualität genommen habe, um einen möglichen B12 Mangel zu beheben, dabei ist mir *kein* gesundheitsrelevanter Unterschied aufgefallen, was ein weiteres Indiz dafür ist, dass eine rein vegane Kost keinen B12 Mangel hervorruft, was durch die oben angeführten wissenschaftlich belegten Erkenntnisse mehr als bestätigt wird.

Vitamin A und Betacarotin

Weniger hitzeempfindlich und natürlich überhaupt nicht wasserlöslich sind die fettlöslichen Vitamine A, E und K. Es kommt beim Kochen also nur unwesentlich zu einer "Auswaschung" der Vitamine. Beim Vitamin A kommt es jedoch zu gewissen Nährstoffverlusten während des Erhitzens. Bei gekochten Eiern beispielsweise komme es beim Vitamin A zu Nährstoffverlusten von bis zu 20 Prozent.

Beim Betacarotin, aus dem der Körper Vitamin A herstellt, kann das Garen dessen Bioverfügbarkeit sogar steigern. Eine schwedische Studie zeigt die folgenden Ergebnisse: Aus grob gestückelten rohen Karotten konnten nur 3 Prozent des enthaltenen Betacarotins resorbiert werden. Aus pürierten rohen Karotten hingegen schon 21 Prozent. Mit Öl stieg der resorbierte Anteil auf 28 bis 34 Prozent. Aus pürierten gekochten Karotten waren es 27 Prozent. Mit Öl lag die Steigerung bei bis zu 45 Prozent. Das bedeutet: *Die immer wieder betonte Fettbeigabe zu betacarotinreichem Gemüse ist absolut zweitrangig. Viel wichtiger ist, dass die entsprechenden Lebensmittel gut zerkleinert werden*, damit das Betacarotin aus den Pflanzenzellen befreit wird und so besser resorbiert werden kann. Dabei ist es weniger ausschlaggebend, ob das Gemüse im rohen Zustand gemixt/püriert (oder gut gekaut) wird, oder im gekochten[119].

Kritsch muss man diesen Studien hinzufügen, dass bei gekochten Karotten und Tomaten zwar die Carotinoide gut verwertet werden können, doch wo bleibt das Vitamin C, die B-Vitamine und all die anderen hitzeempfindlichen Vitalstoffe?

Vitamin E und Vitamin K

Eine Studie hat gezeigt, dass Vitamin E sehr hitzeresistent zu sein scheint und erst nach langem Frittieren zersetzt wird: Der Verlust lag nach 10 Stunden bei 50 bis 75 Prozent.

Beim Vitamin K betragen die Verluste durch das Garen und den Kontakt mit Sauerstoff nur etwa 5 Prozent. *Doch die fettlöslichen Vitamine sind sehr lichtempfindlich, weshalb Lebensmittel stets möglichst dunkel gelagert werden sollten*[120].

Vitamin D

Beim Vitamin D ist es etwas komplizierter, denn einerseits kann der Organismus sein körpereigenes Vitamin D (*ein Steroid Hormon*) nur *in ausreichenden Mengen über die Fotosynthese*, also durch UV-Bestrahlung, generieren, was durch etwas Sonnenbestrahlung bereits gegeben ist.

Angeblich sollen ca. 10 bis 15 Minuten Sonnenexposition pro Tag für eine ausreichende Versorgung ausreichen. Im Winter wird's dann oft problematisch. Da stellen sich bei ungenügender Versorgung oft Mangelerscheinungen ein (z.B. Kreuzschmerz, „Hexenschuss", Müdigkeit, fehlende Vitalität u.a.).

Das Vitamin D kann, anders als das Vitamin C, vom Körper *auch gespeichert werden*, das heißt, eine tägliche UV-Bestrahlung ist zur Versorgung nicht notwendig, daher genügt es, wenn man in einem gewissen regelmäßigen Abstand ein wenig der UV-B(A) Strahlung ausgesetzt ist. Der Bedarf selbst ist individuell unterschiedlich, daher kann man allgemein über die Dosis keine Empfehlung geben.

Das Vitamin D steuert den gesamten Kalziumstoffwechsel und ist daher u.a. ein wichtiger Faktor für den Knochenaufbau, wobei der Kalziumspiegel genau eingehalten werden muss, damit bei Überschreiten der Ober- und Untergrenzen keine negativen Folgen entstehen. *Das heißt, eine Überdosierung ist genauso schädlich wie eine Unterversorgung*. Eine Überdosis kann u.U. leicht dadurch passieren, indem z.B. eine Vitamin D reiche Speise (z.B. Eier) in einer zu großen Menge gegessen wird und man dann darauf ein ausgiebiges Sonnenbad nimmt, wie ich selbst schon erlebt habe. Als Symptome können dann z.B. Schwindel, hoher Puls und Blutdruck, Unwohlsein u/o Kopfweh auftreten.

Was wir oral zu uns nehmen sind aber nur die Vorstufen des Vitamin D (also das sogenannte Pro-Vitamin D$_3$), daher kann die künstliche Zugabe von Vitamin D$_3$ nur als Unterstützung betrachtet werden, da die eigentliche Synthese zur Herstellung der körpereigenen Substanz nur vom Stoffwechsel selbst durchgeführt werden kann. Zu wenig Vitamin D begünstigt den Ausbruch von Allergien und Autoimmunkrankheiten. Außerdem kann ein Mangel zu Osteoporose oder zu Knochendeformationen (besonders bei Kindern) führen.

Vitaminverlust durch Zubereitung

Obwohl bei sehr kurzem Kochen bei 100° C relativ wenig Nährstoffverluste entstehen, wird der Verlust *darüber hinaus* (ein paar Minuten) *signifikant*. Bis zu 80% der Folsäure in Karotten können zum Beispiel beim Kochen verloren gehen. Dasselbe gilt für die Menge an Vitamin B1 in gekochten Sojabohnen. Auch die hohe Hitze, die bei der kommerziellen Nahrungsmittelverarbeitung für Konserven verwendet wird, raubt den Nahrungsmitteln den Großteil an Nährstoffen. In Dosen mit gemischtem Gemüse kann der Vitamin C-Verlust 67% annehmen. *In Dosen-Tomatensaft können bis zu 70% der ursprünglichen Folsäure verloren gehen*[121]. Allerdings muss man sagen, dass die Art und Intensität des tatsächlichen Eindringens der Hitze in die Nahrung von einer ganzen Reihe unterschiedlicher Faktoren abhängt und daher die tatsächliche Beeinträchtigung des

Vitalstoffgehalts in der Praxis von Fall zu Fall sehr unterschiedlich ist[122]. Naheres dazu etwas später.

Vitamin B1 (Thiamin), Vitamin B5 (Pantothensäure) und Vitamin C gehören beispielsweise zu den hitzeempfindlichsten Vitaminen. Besonders ab 100 Grad zeigen sich bei diesen Vitaminen herbe Verluste von bis zu 50 Prozent. Das ist zwar ein hoher Verlust, doch bedeutet das auch, dass immer noch die Hälfte der ursprünglichen Vitaminmenge übrig bleibt. Allerdings kommt es auch darauf an, welche Zubereitungsmethode angewandt wird, denn 100 Grad (und mehr) entstehen sowohl beim Kochen als auch beim Braten, Backen, Schmoren und Frittieren. Der Vitaminverlust beim Kochen beträgt je nach Vitamin ca. 25-70%. Im Anhang ist eine Tabelle aufgelistet die überschlagsmäßig den Vitaminverlust ja nach Vitamin und Art der Hitzeeinwirkung anzeigt. Die Werte in der Tabelle sind nur als grobe Richtwerte zu verstehen, denn *die tatsächlichen Verluste hängen von vielen anderen Faktoren ab*, einschließlich der Art der Nahrung, der Kochzeit u.v.a.m. Eine Zusammenstellung der wichtigsten Vitamine und ihre Verluste durch Hitzeanwendungen, Lagerung, Trocknung und Einfrieren zeigt eine Tabelle im Anhang. Die Angaben des „USDA - Table of Nutrient Retention Factors 2003" dienten hierzu als Vorlage[123]. Nähere Angaben zu Vitaminverlusten finden sie außerdem oben in der Beschreibung der einzelnen Vitamine.

Vitamine sind sehr häufig schwache Säuren, daher ist auch der pH-Wert des Mediums in dem das Vitamin sich befindet entscheidend für die Haltbarkeit eines Vitamins. In einem sauren Milieu würden solche Vitamine lange stabil bleiben in einem alkalischen hingegen würde es schnell abgebaut.

Den Mineralstoffen und Spurenelementen kann die Hitze beim Kochen gar nichts anhaben, sie können also nicht zerstört werden. Das Problem ist aber, dass sie ausgespült werden, wenn beim Kochen viel Wasser verwendet wird. Wird das Kochwasser weggeschüttet, kommt es beim Calcium zu Nährstoffverlusten zwischen 2 und 18 Prozent und beim Magnesium zwischen 5 und 27 Prozent. *Also ist es auch in Bezug auf die Mineralstoffe und Spurenelemente wichtig, dass Garmethoden wie das Dünsten bevorzugt werden, bei denen das Kochwasser nicht weggegossen wird (Dampfgeschirr).* Trotzdem ist es vorteilhaft, so viel Rohkost wie möglich zu essen. Wie bei den Vitaminen sind auch die Verluste von Mineralstoffen und Spurenelementen vom jeweiligen Lebensmittel abhängig. So haben Studien z.B. ergeben, *dass durch das Kochen und Weggießen des Kochwassers von Spinat 72 Prozent des Kaliums ausgelaugt* wurden, während der Verlust beim Dämpfen nur 36 Prozent betrug. Wurden hingegen grüne Bohnen gekocht, sind 30 Prozent Kalium ins Kochwasser übergegangen, während es beim Dämpfen lediglich 5 Prozent waren. In Bezug auf Eisen waren die Unterschiede zwischen den beiden Garmethoden geringer: Beim Blumenkohl lag der Verlust beim Kochen bei 13 Prozent und beim Dämpfen bei 10 Prozent.

Mangel an Vitaminen und Mineralien

Im Hinblick auf unsere modernen Ernährungsgewohnheiten wird der Mangel an Mineralien, Vitaminen und Spurenelementen von den Produzenten und Vertreibern von Nahrungsergänzungsmitteln oft als die auslösende Ursache für viele Erkrankungen, gesundheitlicher Probleme oder Leistungsschwächen hingestellt. *In Wahrheit geht es aber nur um reines Gewinnstreben*, denn so etwas zu behaupten ist schlichtweg falsch, denn eine gesunde, ausgewogene und abwechslungsreiche Ernährung führt keinesfalls zu einem Mangel an lebenswichtigen Vitalstoffen, ganz im Gegenteil, denn Studien belegen, auch wenn man es nicht ganz so genau nimmt und manchmal „über die Stränge schlägt" verkraftet das der Körper, denn *wenn man sich durchschnittlich gesund ernährt, dann sind auch genug Vitalstoffe in der Nahrung vorhanden.*

Auch die oft geäußerte Behauptung (meist von jenen die ein finanzielles Geschäft damit verbinden), auch von manchen Ärzten und Ernährungsberatern, dass unsere Böden einen Mangel an gewissen Mineralstoffen aufweisen würden und es daher zu Mangelerscheinungen komme, was wiederum die Ursache bestimmter Krankheiten sei, ist alleine schon nach einfacher logischer Überlegung nicht nachvollziehbar und kann auch nicht eindeutig nachgewiesen werden, da es erstens zu viele andere Faktoren gibt die dabei eine mitentscheidende Rolle spielen, und zweitens es sich dabei meist um Spurenelemente (z.B. Selen) handelt, bei denen bereits eine extrem geringe Bedarfsmenge ausreicht, und drittens auch die Menge des Verzehrs des betreffenden Nahrungsmittels einer bestimmten Region mit ins Kalkül gezogen werden muss, was man zwar in Studien theoretisch vorgeben kann, aber nicht praxistauglich ist, und daher auch keine Aussagekraft besitzt. Hierzu ein kleines Beispiel:

Wenn in einer Region der Gehalt an einem bestimmten Spurenelement, in einem bestimmten Lebensmittel, als etwas zu niedrig festgestellt wird, dann könnte man das damit leicht beheben, indem von diesem Lebensmittel *ganz einfach ein klein wenig mehr* gegessen wird, z.B. statt drei Kartoffeln, dann eben dreieinhalb pro Tag, oder so ähnlich. Hier würde sich aber ein weiteres riesiges Themenfeld eröffnen, nämlich inwieweit unsere Lebensmittel und die Ernährungsgewohnheiten die weitere Entwicklung unseres Organismus beeinflusst, das würde aber hier den Rahmen sprengen.

Ferner wäre auch zu berücksichtigen, *inwieweit die Inhaltsstoffe anderer Lebensmittel die nicht im Fokus der Untersuchung stehen, Einfluss auf die Aufnahme der beobachteten Inhaltsstoffe nehmen.* Studien zur Wirkung von Präparaten (für die meist eine Verkaufsbewilligung angestrebt wird) gibt es jede Menge, diese werden aber sehr oft in zu wenig aussagekräftigen Tierversuchen und nicht im erforderlichen Ausmaß u/o unter unzureichenden Bedingungen erstellt. Vitamine, Mineralien, Hormone, etc. funktionieren nicht isoliert, sie arbeiten symbiotisch. Sie arbeiten mit anderen Nährstoffen zusammen, um ihre Arbeit durchzuführen. *So hat sich die Ergänzung als unzureichende und unvollständige Methode der Nährstoffversorgung erwiesen, da die Wissenschaften nicht mit den verfeinerten Salden der Natur übereinstimmen.* Die meisten Nährstoffe sind bekannt, um symbiotisch mit mindestens acht anderen Nährstoffen zu interagieren und unter Berücksichtigung dieser, die Chancen der gesundheitlichen Versorgung aller Nährstoffe in seinem notwendigen Komponenten-Paket zu verstehen wird *"infinitesimally minutes"* genannt. *Es gab nie einen erfolgreichen Versuch, ein Tier, ein menschliches Wesen, oder irgendein gesundes lebendiges Wesen auf einer Diät zu halten, die ausschließlich aus Nahrungsergänzungsmitteln zusammengesetzt ist*[124].

Die tatsächliche Resorptionsrate (Meshfaktor), d.h. die Bioverfügbarkeit und die Verwertung (individuelle Ausprägung) der Inhaltsstoffe von Nahrungsmitteln sind in den meisten Fällen unbestimmt. Was dann oft zusätzlich in Vergessenheit gerät ist die gegenseitige *kreuzweise Beeinflussung eingenommener Vitalstoffe*, eventuell auch in Verbindung mit Medikamenten und anderen Ergänzungsmitteln, sowie *die individuelle Reaktion des Stoffwechsels unter unterschiedlichen Lebensbedingungen.*

Was die Versorgung mit essentiellen Vitalstoffen angeht, so braucht sich normalerweise niemand Sorgen machen wer sich einigermaßen gesund, ausgewogen und abwechslungsreich ernährt. Es gibt nur 2 Vitamine bei denen man etwas achten muss, um nicht einen Engpass zu erleiden. *Das eine ist das Vitamin C, dass der Körper selbst nicht produzieren kann aber kontinuierlich zur Verfügung stehen muss.* Der zwischenzeitliche Einschub kleiner Mengen Obst, Fruchtsaft oder Salate sorgt aber i.d.R. bei den meisten dafür, dass hier kein Engpass entsteht. Dies geschieht ja auch dadurch, dass die meisten von uns zwischendurch immer wieder einen Gusto auf etwas erfrischend säuerliches (z.B. Obst oder deren Säfte) haben. *Das andere ist das Vitamin D.* Wie oben schon erwähnt gilt es beim Vitamin D sowohl eine Überdosierung, als auch eine Unterversorgung, zu vermeiden.

Limits gibt es aber auch für viele metallische Mineralstoffe wie Eisen, Kupfer, Selen, Chrom, diverse andere Mineralien und seltene Erden. Speziell sehr eisenreiche Speisen (z.B. schwarze Bohnen oder Spinat) sollten auch nicht in allzu großen Mengen gegessen werden, obwohl ein Zuwenig davon viel problematischer ist, was vor allem für die Nahrungsergänzungspropaganda oftmals ein sehr nützliches Argument zu sein scheint, demnach angeblich sehr viele einen Eisenmangel aufweisen.

Antioxidantien

Neben den Vitaminen gibt es noch weitere Stoffe in Lebensmitteln die für unsere Gesundheit sehr von Vorteil sind, dazu gehören die Antioxidantien wie z.B. die antioxidativ wirksamen Flavonoide, Anthocyane, Glucosinolate und Carotinoide.

In Bezug auf das Garen ist es wichtig zu wissen, dass zahlreiche dieser Verbindungen leicht flüchtig sind und durch Hitze sowie Luftsauerstoff zerstört werden können. Aus diesem Grunde kommt hier der Empfehlung öfter auf Rohkost zurückzugreifen ebenfalls eine besondere Bedeutung zu. Eine Studie aus dem Jahr 2015 hatte ergeben, dass beispielsweise für Kohlgemüse (Brokkoli und Blumenkohl) die Sous-vide-Methode ideal ist, um möglichst hohe Antioxidantienwerte zu bewahren. *Sous-vide oder Vakuumgaren ist eine Variante des Niedrigtemperaturgarens.* Hier wird das Gargut in einen Kunststoffbeutel eingeschweißt. Anschließend wird die Luft mit einem Vakuumiergerät abgesaugt und dann bei etwa 50 bis 85 °C gegart[125]. Es gibt spezielle Sous-vide-Geräte mit denen das Wasserbad punktgenau auf der gewünschten Temperatur gehalten werden kann.

In einer Studie vom Dezember 2014 zeigte sich ebenfalls Interessantes: Dämpfen reduzierte den Anthocyan Gehalt um 88 Prozent, braten in der Pfanne um 86 Prozent und kochen um 77 Prozent. *Krebshemmende phenolische Bestandteile – die ebenfalls starke Antioxidantien sind – nahmen nach dem Kochen mengenmäßig dramatisch ab, nämlich um etwa 50 Prozent*[126].

Glucosinolate sind gegen Krebs, Viren und Bakterien wirksam und kommen z.B. in Brokkoli, Rotkohl oder Rosenkohl vor. *Wird das Gemüse gekocht, vermindert sich der Glucosinolat-Gehalt um 18 bis 45 Prozent*[127].

Phytosterine wirken cholesterinsenkend und kommen z.B. in Sonnenblumenkernen, Sesam und Sojabohnen vor. *Werden Öle raffiniert, sinkt der Phytosterin-Gehalt um ein Drittel*, weshalb Sie auf kalt gepresste, native Öle zurückgreifen sollten.

Beim entzündungshemmenden Rutin (z.B. in Petersilie) und beim antikarzinogenen Querzetin (z.B. in Kapern und Liebstöckel) haben Studien gezeigt, dass je mehr Wasser zum Kochen verwendet wird, umso mehr gehen die genannten Stoffe verloren[128].

Lycopin, ebenfalls ein Carotinoid, reduziert das Risiko eine Herz-Kreislauf-Erkrankung zu erleiden, beugt Brust- und Prostatakrebs vor und hilft den weiblichen Hormonhaushalt zu regulieren. Es kommt in hohen Konzentrationen in Tomaten, Wassermelonen und Hagebutten vor. Es wird immer wieder behauptet, dass aus gegarten Tomaten ein viel höherer Anteil resorbiert werden könnte. Das stimmt. Doch geht es auch hier – wie schon beim Betacarotin erklärt – eher darum, die Zellwände aufzubrechen, was nicht nur durch das Garen geschieht, sondern auch durch das Zerkleinern, *so dass auch rohe, gut zerkleinerte Tomaten, eine hervorragende Lycopinquelle darstellen.* Wer also seine rohen Mahlzeiten gründlich kaut oder sie im Mixer zu Smoothies püriert, gelangt ebenfalls an hohe Lycopin- und Betacarotinwerte, *wobei hier natürlich dann alle Vitalstoffe noch vollzählig vorhanden sind*[129].

Die Südfrucht Graviola wirkt immunsystemstärkend, antikarzinogen, enthält viele B-Vitamine was besonders gut für die Nerven ist, Phosphor und Kalzium für den Knochenaufbau, Ballaststoffe und essentielle Nährstoffe, wirkt schmerzlindernd entzündungshemmend, löst Muskelverspannungen und Koliken, hilft gegen Einlagerung von Flüssigkeiten und Bluthochdruck und verbessert die Durchblutung und die Elastizität von Arterien[130], eine wahre Wunderfrucht der Natur.

Bei Säften und Smoothies muss man hinzufügen, dass Gemüse auch Polysaccharide enthalten die bereits im Mund durch die Amylase gespalten werden sollen, *doch Säfte werden getrunken und verweilen so zu wenig lange im Mund*, d.h. Gemüsesäfte bereiten so bei der Verdauung und Aufnahme Probleme, *daher sollten Gemüse mit hohem Polysaccharid-Gehalt, wie z.B. Karotten oder rote Rüben, nicht als Saft getrunken, sondern stattdessen zerkleinert gegessen werden.*

Bedeutung der Farben von Lebensmitteln

Die Bedeutung der Farben von Lebensmitteln ist ein eigener Bereich der Lebensmittelkunde. Eine detaillierte Auseinandersetzung mit diesem Thema würde hier den Rahmen sprengen, deshalb soll nur ganz kurz erläutert werden, was es damit auf sich hat.

Grundsätzlich bestimmt *die Zusammensetzung, das heißt die Inhaltsstoffe, die Farbe des Lebensmittels*, genauso wie es z.B. bei Mineralien der Fall ist. *Die Zusammensetzung wiederum bestimmt die jeweiligen physiologischen Eigenschaften des Lebensmittels.* So kann man indirekt über die Farbe auf gewisse Eigenschaften schließen. So weiß man z.B. dass die grünen pflanzlichen Lebensmittel viel Chlorophyll („Blut der Pflanze") und Phytonährstoffe enthalten. Da das Chlorophyll mit den Hämen (Hämoglobin, Myoglobin, Cytochrome) verwandt ist, welches auch unsere Blutzusammensetzung bestimmt, geht man davon aus, dass *grüne pflanzliche Lebensmittel blutreinigend und entgiftend wirken, und beim Zellaufbau helfen.* Hämoglobin ist die Substanz, die unser Blut rot macht und Energie in Form von Sauerstoff in unsere Zellen trägt. *Die molekulare Struktur von Hämoglobin und Chlorophyll ist überraschend ähnlich* und kann erklären, warum die Einnahme von Algen dazu beiträgt unsere Hämoglobinproduktion zu erhöhen, die Oxygenierung in unserem Körper zu verbessern und eine sehr gute Eisenquelle zu sein.

Gelbe Lebensmittel sollen hingegen *gut für die Ableitung- oder Entgiftungsorgane sein*, wie z.B. über die Leber, Galle, Bauchspeicheldrüse,

Blase, Niere, Darm, Haut. *Jene die Carotinoide enthalten wirken zudem antioxydativ und gut auf das Nerven- und Immunsystem.* Ferner sollen sie Arteriosklerose, Rheuma, Alzheimer, Parkinson und Grauen Star vorbeugen[131].

Rote Lebensmittel steigern die Leistung und regen den Stoffwechsel an. Der Wirkstoff Lycopin schützt das Herz-Kreislaufsystem und wirkt gegen Diabetes und Osteoporose.

Blaue und Violette haben durch ihren Gehalt an Anthocyanen und Antioxidantien einen antioxyativen Effekt[132].

Weiße Lebensmittel weisen durch den Wirkstoff Allicin antibakterielle, entzündungshemmende und durchblutungsfördernde Eigenschaften auf[133].

Tierische Nahrungsmittel

Die meisten tierischen Produkte beinhalten große Mengen an Purine (gewisse Aminosäuren). Purine werden im Zuge des Purin-Stoffwechsels umgebaut und *zu Harnsäure abgebaut. Eine vermehrte Purin Aufnahme durch erhöhten Fleischverzehr kann zu Hyperurikämie* (Harnsäureüberschuss im Blut) führen, wenn es nicht ausreichend über die Nieren abgebaut wird. *Ein erhöhter Harnsäurespiegel kann Krankheiten wie z.B. Gicht, Rheuma, Arthritis nach sich ziehen.* Alkohol kann die Harnsäureausscheidung hemmen, was die Sache zusätzlich noch verschärft, besonders wenn neben dem Alkohol gleich die Purine mitgeliefert werden wie z.B. im Hefe-Bier. Wenn zudem noch eine große Menge an Fleisch verzehrt wird, dann ist der Harnsäureüberschuss ohnehin perfekt. *Besonders Purin haltig ist die Haut von Geflügel und Fisch.* Also wer hier auf der sicheren Seite sein will der lässt die Haut lieber weg.

Fleisch, Eier und andere tierische Produkte haben an sich schon einen sehr hohen Histamin-, Säure-, und Fettgehalt (Prostaglandine, LDL-Cholesterin, Arachidonsäure), *welche entzündungsfördernde Stoffe sind* und daher auch entzündliche Prozesse auslösen können. Produkte aus der Nutztierhaltung, besonders aus der industriell geführten, haben zudem noch sehr häufig einen zu hohen Gehalt an unerwünschten Hormonen (z.B. Wachstumshormone etc.) und sehr häufig auch Rückstände aus der Zugabe von Antibiotika u/o Anabolika.

Antibiotika können Krankheiten vorbeugen - *aber sie beschleunigen auch das Wachstum.* Anabolika - bekannt als Dopingmittel für Sportler - lassen Muskeln schneller wachsen. Psychopharmaka, beispielsweise Beruhigungsmittel, bekommen stressempfindliche Tiere, wenn sie zum Schlachthof gebracht werden. Deren Fleisch schmeckt ohne körpereigene Stresshormone besser. In der Europäischen Union sind Arzneien als Masthilfsmittel generell verboten. *Trotzdem halten sich nicht alle Züchter und Tierhalter daran.* In der Fleischproduktion werden immer wieder Tierarzneimittel entdeckt. In den USA,

Kanada und Australien sind sie teilweise erlaubt, in Thailand, Indonesien und Brasilien ganz ohne Einschränkung.

Ein wesentliches Kriterium bei der Beurteilung der Qualität von tierischen Produkten ist, *ob das Produkt (Fleisch, Milch, Eier) von (übermäßig hoch-) gezüchteten Nutztieren stammt oder von Wildtieren. Grundsätzlich gilt das auch für pflanzliche Lebensmittel.* Daher ist besonders darauf Bedacht zu nehmen von wo das Tier stammt (Umweltbedingungen), welche Lebensbedingungen (Nahrung, Aufzucht) es hatte und wie das Produkt (Fleisch, Milch, Eier) gewonnen wurde (Schlachtung, Transport, Lagerung).

Ein drastisches Beispiel dazu soll das veranschaulichen: Eine frisch gefangene Forelle aus einem sauberen Wildbach ist ein hochwertiges Lebensmittel. Ein genmanipuliertes Huhn eingepfercht in einer überfüllten, unhygienischen und dunklen Legebatterie, und aufgezogen mit industriell angereicherten „Kunst"-Futter (Hormone, Antibiotika etc.) hingegen, ergibt ein minderwertiges Nahrungsmittel (Fleisch, Eier).

Auch die Art des tierischen Produkts schafft einen großen Unterschied in der Verträglichkeit, ob es sich z.B. um Muskelfleisch, Innereien, Eier, Milch oder einem weiterverarbeiteten Produkt wie z.B. Joghurt, Molke, Trockenfleisch, Käse, etc. handelt.

Der Verzehr an tierischen Nahrungsmitteln ist überproportional gestiegen. Kam früher Fleisch oft nur an einem Tag in der Woche auf den Tisch, so gibt es heutzutage viele die 2 oder dreimal am Tag Fleisch oder andere tierische Produkte verzehren, wodurch andere gesündere Lebensmitteln, wie Obst oder Gemüse, verdrängt wurden. Im selben Ausmaß hat sich leider auch die Qualität von tierischen Nahrungsmitteln durch die Verwendung von Kunstfutter, durch die Verarbeitung und Lagerung sowie durch den Einsatz von Wachstumshormonen, Chemikalien, Medikamenten oder durch die Kontaminierung der Tiere mit Umweltgiften und Schadstoffen wesentlich verschlechtert. All diese künstlichen Zugaben und Schadstoffe im Futter finden sich dann auch mehr oder weniger wieder in den tierischen Produkten wie Fleisch, Milch, Käse oder Eier.

Milchprodukte

Die in Milchprodukten, wie Butter, Sahne und Käse etc., enthalten Laktoproteine, Laktose und bestimmte Wachstumshormone, sie können bei Erwachsenen zu Problemen führen, *denn Milch ist keine passende Ernährung für Erwachsene und schon gar nicht für ältere Personen.*

Der Hinweis, dass Erwachsene besser auf Milchprodukte verzichten sollen wird auch von der Tatsache untermauert, dass das Enzym Rennin nur in der Kindheit produziert wird, welches hilft das Milchprotein bei Kleinkindern im Magen zu spalten[134]. Abgesehen davon enthalten die meisten Milchprodukte zu viel Fett (gesättigte Fettsäuren und einem zu hohen Anteil an LDL-Cholesterin) und sorgen für ein *gestörtes Kalzium-Magnesium Verhältnis*. Zudem werden die meisten Milchprodukte pasteurisiert (denaturiert). Auch die negativen Eigenschaften des tierischen Ursprungs kommen dabei, je nach Qualität, fallweise zum Tragen (womöglich ein zu hoher Gehalt an Hormone, Antibiotika und je nach Reife oder Fermentierungsgrad einen zu hohen Histamin- und Säuregehalt). *Milchprodukte gelten zudem als Säurebildner.* Auch der hohe Kalziumgehalt kann sich unter bestimmten Umständen negativ auswirken.

Nicht umsonst leiden Menschen sehr häufig an einer Unverträglichkeit gegenüber Milch und deren Produkten oder haben bereits eine Allergie entwickelt. *Casein gehört zu den häufigsten Auslösern einer Kuhmilchallergie.* Die Caseine sind die häufigsten Milchproteine, die etwa 80 % der Gesamtproteinmenge in der Milch ausmachen. Diese ist *nicht mit einer Laktoseintoleranz zu verwechseln*, bei der es sich um eine enzymbedingte Unverträglichkeit gegenüber Milchzucker handelt[135]. Liegt eine Allergie gegen die Molkenproteine α-Laktalbumin oder β-Lactoglobulin vor, so soll Hitzebehandlung angeblich helfen die Milch für den Allergiker verträglich zu machen[136].

Des Weiteren scheint es auch so, dass manche Menschen Casein (ebenso wie auch Gluten, d. h. das Getreide-Klebereiweiß) *nicht vollständig verdauen können*, und dass die in diesem Fall zurückbleibenden unverdauten Peptide, auch Exorphine genannt, auf das Gehirn und Nervensystem dieser Menschen eine opioidartige Wirkung entfalten (Casomorphin)[137].

Spezielle Produkte wie Molke, Joghurt, Yakult, Kefir, probiotische und laktosefreie Produkte etc. sind hierzu etwas differenzierter zu betrachten. So gibt es heute noch kleinere Nomadenvölker oder Naturstämme (z.B. in der Mongolei oder in Afrika) bei denen die rohe Milch ihrer Lasten- und Herdentiere (entweder pur oder fermentiert, z.B. als Zugabe in den Tee) ein wesentlicher Bestandteil ihrer Ernährung ist, allerdings werden auch bei ihnen die Verzehrmengen mit dem Alter geringer. *Fermentierte Milchprodukte* haben auch insofern *eine Sonderrolle*, da die darin enthaltenen Bakterienstämme einerseits *essentielle Vitalstoffe und andererseits Enzyme produzieren die das in der Milch enthaltene Protein spaltet (vorverdaut)*, somit sind solche Produkte wesentlich leichter verdaulich, als solche, bei denen das nicht zutrifft.

Für all jene die mit Milch kein Problem haben wäre die gesündeste Alternative rohe frische Schafs- oder Ziegenmilch, allerdings besteht hier die Gefahr sich unerwünschte Keime einzufangen, daher ist, wie wir wissen, die im Handel erhältliche ausnahmslos pasteurisiert.

Dr. Cursio empfiehlt Erwachsenen Vollmilch und Hüttenkäse zu meiden, „weil wir nicht das notwendige enzymatische Make-up" haben, um ihre Form von Protein gerinnen zu lassen (zu verdauen). Allerdings sollen Käse wie Ricotta oder

Mozzarella - vorzugsweise ungesalzen - bereits die Enzyme enthalten, die im Wesentlichen dazu beitragen, die Proteine für uns zu spalten, bevor wir sie essen[138].

Im Gegensatz zur Kuhmilch sind in der Menschenmilch das β- und das κ-Casein die Hauptproteine. Nachfolgend kann man kann ganz deutlich die stark unterschiedliche Zusammensetzung der Milch, was die Aminosäuren betrifft ersehen. Laut Hammersten enthält Frauenmilch 5% Arginin, 1,6% Histidin, 6,6% Lysin, 2,5% Tryptophan, 4,5% Tyrosin, 4,1% Cystin, 1,4% Methionin[139]. Die Tabelle im Anhang zeigt die Casein-Verhältnisse bei Kuhmilch und Frauenmilch)[140].

Eier

Das Eigelb enthält zwar wertvolle Inhaltsstoffe, hat aber *einen enorm hohen Säuregehalt* (Der säuernde Faktor ist in der Literatur mit -15 bis -18! angegeben; 7 gilt dabei als neutral) und einen hohen Gehalt an *gesättigten tierischen* Fetten. Das Eigelb hat einen hohen Gehalt an Provitamin D_3. Eine Überdosis an zugeführten Pro-Vitamin D kann sich (je nach Alter und Gesundheitszustand) schlecht auf die Gesundheit auswirken, besonders bei einer erhöhten UV-Exposition. Des Weiteren kommen hier (wie bei der Milch) fallweise (je nach Qualität) auch die negativen Eigenschaften des tierischen Ursprungs zum Tragen. *Das Eiklar enthält Avodin eine Substanz die das Biotin (ein wichtiger Teil des Vitamin B-Komplexes) zerstört. Dr. Cursio empfiehlt daher eher nur das Eigelb ohne dem Eiklar zu essen*[141].

Bei manchen Ernährungsfachleuten werden Eier als eine gesunde Alternative dargestellt, obwohl die oben angeführten Fakten eher zur Vorsicht mahnen. So wertvoll die Inhaltsstoffe auch sein mögen, so gibt es doch viele Fachleute, die aus den oben genannten Gründen, eine beschränkte Einnahmemenge von maximal einem Ei pro Tag empfehlen. Darüber hinaus gibt es sogar Ärzte die nicht mehr als 2 Eier pro Woche empfehlen[142]. Eier sollten jedenfalls vorsichtig moderat konsumiert werden und immer von starken Basenträgern wie Gemüse (z.B. Spinat, Rüben, Kartoffel) begleitet sein, die die Säurewirkung ausreichend kompensieren. Deswegen ist auch der Spinat mit Spiegelei so beliebt.

Fleisch

Die meisten Fleischsorten haben wie die Eier *sehr hohen Säuregehalt* (Der säuernde Faktor ist sehr variabel von -9 bis -16), hier gilt dasselbe wie bei Eiern. Je nach Art besteht ein *hoher Histamin-Gehalt*, besonders die Haut und Innereien haben einen sehr hohen. Das Protein im Fleisch erzeugt je nach Art auch *sehr viele Purine* (Harnsäure im Blut was zu Gicht führen kann). Ganz schlecht in dieser Hinsicht sind Innereien wie Leber, Nieren, Herz, Lunge etc. verschiedene Würste und auch manche Meeresfrüchte. Dazu kommt je nach Fleischsorte eine mehr oder minder *hohe Dosis an Cholesterin*.

Bedenklich sind auch die Methoden industrieller Schlachtung, bei der das Tier besonders unter Stress steht, was sich ebenfalls auf die Qualität des Fleisches durch die Ausschüttung von Stresshormonen auswirkt. Früher war die Schlachtung etwas Besonderes und wurde nur zu bestimmten Anlässen, in Form eines bestimmten Rituals, durchgeführt, das sowohl für das Tier als auch für den Menschen erträglich war. Gewisse Naturvölker und Stämme halten sich diesbezüglich noch immer an bestimmte Regeln die von Generation zu Generation weitergegeben werden. In letzter Zeit ist auch in Europa die Zahl an Bio-Bauernhöfen gestiegen die ebenfalls wieder vermehrt auf eine biologische Aufzucht und eine tierschonende Tötung setzen.

Wie bei anderen tierischen Nahrungsmitteln kommt es auch beim Fleisch besonders auf die Qualität, den Zustand, bzw. ob es roh genossen werden kann oder denaturiert (gekocht, gebraten, gegrillt usw.) werden muss, an. *Im rohen Zustand hat qualitativ hochwertiges Fleisch eine ähnliche physiologische Eigenschaft wie rohes Gemüse, nur mit dem Unterschied, dass es statt kohlenhydratlastig eben proteinlastig ist*. D.h. es enthält im rohen Zustand viele natürliche und essentielle Proteine wie z.B. die DNA und RNA, also Aminosäure-Ketten die im denaturierten Zustand zerstört werden. Proteine halten im lebenden Organismus allerdings eine Schlüsselrolle inne. So bilden sie nicht nur das Erbgut, sondern sind im Wesentlichen auch Zellaufbaustoffe, Signalstoffe, Transportmoleküle, Metaboliten, Katalysatoren etc. Es verwundert daher nicht, dass eine Zelle mindestens zu 50% aus Proteinen besteht. Hier zeigt sich auch die Wichtigkeit der Proteine in ihrer Qualität. In der Diskussion bezüglich Proteine darf man auch nicht vergessen, dass es eine Vielzahl an spezialisierten Proteine und Proteinmoleküle (Mikrowirkstoffe) gibt, welche den ganzen Organismus in irgendeiner Weise massiv beeinflussen. Dazu zählen vor allem verschiedene Hormone, Histamin, Gluten-Proteine, Enzyme, Toxine, Opiate u.a. Wichtig sind aber auch sog. Strukturproteine wie Kollagene, Keratine oder Myosin, die beim Knochen-, Knorpel- und Muskelaufbau eine wichtige Rolle spielen.

Aus der Ernährungswissenschaft weiß man, *dass der Organismus aus den nativen Proteinen Vitamine erzeugen kann. Dieser Umstand erklärt auch, warum fleischfressende Tiere, die sich ausschließlich vom rohen Fleisch ernähren, keine Mangelerscheinung an essentiellen Vitaminen haben*. Abgesehen davon beinhaltet rohes (und meist auch gebratenes bzw. gegrilltes) Fleisch sehr viele Mineralstoffe in ausreichender Menge. Fleischfressende Tiere fressen meist zusätzlich die Knochen, Sehnen, gewisse Innereien und das darin vorhandene rohe Blut, damit decken sie ohnehin das gesamte Spektrum an Mineralstoffen und Vitaminen in ausreichender Menge ab, was beim fleischverzehrenden

Menschen nicht der Fall ist, da die Fleischprodukte, je nach Zubereitungs- und Aufbereitungsprozess (Kochen, Lagern, Erhitzen, Konservieren etc.), stark an Mineralstoffgen und Vitaminen verlieren. Was aber am wichtigsten ist, die Proteine werden durch diese Prozesse denaturiert und verlieren damit ihre physiologische Bedeutung z.B. die Zufuhr an Vitaminen dadurch zu ersetzen.

Denaturierte Proteine werden in wenige Grundbausteine zerlegt, welche unser Organismus wieder mühsam in komplexere (körpereigene) Proteine „zusammensetzen" muss, was einen gewissen (Energie-) Aufwand bedeutet. Diese „einfacheren" Proteinmoleküle können vom Körper aber auch in Glukose umgewandelt werden und dienen dadurch ebenfalls als Energielieferant (Brennstoff) der Zellen, genauso wie die Fettsäuren oder Kohlenhydrate, *nur mit dem Unterschied, dass bei deren Umwandlung mehr „Abfallstoffe" anfallen.* Was eine Überbelastung durch eine proteinreiche Kost anlangt, so könnten sich dabei auch Gefahren in Bezug auf *Eiweißablagerungen* im Gehirn ergeben, denn wie in Studien mittlerweile nachgewiesen wurde, sind solche Ablagerungen, amyloide Plaques genannt (Amyloide precurser proteine, kurz APP), im Gehirn mitverantwortlich bei der Entstehung von Alzheimer, da diese die Nervenzellen negativ beeinträchtigen bzw. zerstören. Die genauen Abläufe und Funktionsweisen sind Großteils noch unbekannt, da in diesem Bereich zwar intensiv geforscht wird, aber die Forschung erst am Anfang steht.

Fleisch ist aber auch ein großer Lieferant an tierischen Fetten, *die erstens schwer verdaulich sind, zweitens viel gesättigte Fettsäuren enthalten die oft einen zu hohen Cholesterinspiegel verursachen*, und drittens vom Körper direkt an gewissen Stellen als Energiereserve angelegt werden, sofern diese nicht gänzlich in der Muskulatur verbraucht („verbrannt"; eigentlich umgewandelt) werden, was in den meisten Fällen nicht der Fall ist. So bilden sich halt dann unschöne Fettpolster, Fettringe, Cellulitis und Übergewicht. Ein Zuviel an gesättigten Fettsäuren ist eine Belastung für den ganzen Körper. Übrigens soll Cellulite u.a. auch durch Siliziummangel bedingt sein (Hirse ist reich an resorbierbarem Silizium)[143].

Aber das Hauptproblem bei der Deponierung von Fett im Gewebe ist die gleichzeitige Ablagerung von gewissen Giftstoffen (schädliche Substanzen, Umwandlungsstoffe). Werden diese Reserven abgebaut, z.B. im Zuge größerer und andauernder Anstrengung ohne ausreichender Nahrungsaufnahme oder im Zuge einer Diät, Fasten- oder Entgiftungskur (Detox), dann werden diese Giftstoffe wieder in den ganzen Blutkreislauf „eingeschleust" (auch ins Gehirn), was dann *kurzfristig für eine Rückvergiftung und eine Belastung für den ganzen Organismus sorgt, bis diese Giftstoffe über die Nieren ausgeschieden sind.* Das sorgt für die typischen Entgiftungserscheinungen zu Beginn von Fasten- oder Detoxkuren (Kopfweh, Gereiztheit, Nervosität, Müdigkeit etc.).

Da Fettsäuren neben den Aminosäuren als essentielle Baustoffe für jeden

Organismus unentbehrlich sind, hat die Natur gewisse Vitamine und Aromastoffe als lipophile (fettlösliche) Substanzen ausgestattet, und da Fett auch die Eigenschaft als Geschmacksträger inne hat, soll damit eine ausreichende Aufnahme von fettlöslichen Vitaminen garantiert werden.

Fleisch wird aber vorwiegend gebraten gegessen. Beim Braten werden nicht nur wichtige Vitamine und Enzyme zerstört, und Proteine denaturiert, zudem entstehen auch noch sogenannte *primäre aromatische Amine, welche als erbgutschädigend gelten*. Der Fleischkonsum wird auch mit einem *erhöhten Risiko an Gedächtnisverlust und anderen Krankheiten die das Gehirn betreffen*, wie Demenz oder Alzheimer, in Verbindung gebracht. *Ferner steigt bei zunehmendem Fleischkonsum auch das Risiko an Brust oder Darmkrebs zu erkranken*, das belegen Studien in Argentinien und Uruguay, Länder mit dem höchsten Prokopf-Fleischkonsum. Dazu kommt noch, dass zu dem ohnehin schon hohen Gehalt an tierischen Hormonen, dieser durch die traumatischen Bedingungen des Schlachtens noch erhöht wird.

Das Fleisch von *Nutztieren* ist für den Menschen nicht lebensnotwendig, schließlich soll sich der Mensch von den 50 Mio. Jahren auf der Erde ungefähr 45 Mio. Jahre in *einem hohen Masse pflanzlich, von Insekten, fallweise von Wildtieren und deren Produkten (z.B. Honig, Milch) und Fischen ernährt haben*. Obwohl der Mensch omnivore ist kann er *von seiner Physiologie her mehr zu den Pflanzenfressern gezählt werden*, als zu den fleischfressenden. All diese Faktoren zeigen, dass Fleisch (speziell von Weide- und Nutztieren), insbesondere in der heutigen Zeit, kein ideales Nahrungsmittel (mehr) ist (s. im Anhang Doku „Fleisch").

Wegen des hohen Ausstoßes an Methan als Treibhausgas (die Produktion einer Kuh entspricht der eines Mittelklasse PKWs an Treibhausgasen) und der immensen Produktion an stickstoffhaltigen Dünger (Mist), welcher auf die Felder der Landwirtschaft aufgebracht wird, gilt die *intensive Nutztierhaltung mittlerweile auch als einer der ganz großen Umweltbelastungsfaktoren*. Rechnet man den Flächenbedarf auf das Fleisch um, so zerstört jedes Kg Fleisch ca. 50 m^2 Regenwald!

Der Verzehr von Fleisch sollte auch wegen der *pietätlosen, tierquälerischen Nutztierhaltung* keine vorrangige Ernährungsform sein. Vor allem Fisch-, Schaf-, Hasen- oder Geflügelfleisch sind, sofern sie natürlich gefüttert, unter artgerechten Lebensbedingungen aufgewachsen, und nicht mit Schadstoffen kontaminiert sind, noch die gesündesten Varianten an Fleisch.

Fische

Fisch galt lange Zeit als die Ausnahmeerscheinung in Sachen Fleisch, da das Fleisch der meisten Fischarten an und für sich eine sehr gesunde Proteinquelle darstellen. Erst die veränderten Umwelt- und Lebensbedingungen der Fische in unserem hochtechnologisierten Zeitalter und die damit verbundene *zunehmende Umweltverschmutzung, sowie die industrielle Massenaufzucht, hat die Qualität der heute angebotenen Fische massiv verschlechtert.*

So gibt es heute immer mehr Arten von Fischen wo vor dem Genuss gewarnt wird, auch bezüglich ihrer Herkunft. Im Folgenden einige Beispiele solcher Warnungen: Vermeiden sie den Verzehr von *Raubfischen die am Ende der Nahrungskette stehen* wie z.B. Thunfisch, denn das Fleisch kann eine hohe Konzentration an Methylquecksilber, Schwermetallen oder sonstigen Schadstoffen, sowie eine erhöhte Radioaktivität, aufweisen. Bei Garnelen ist Vorsicht geboten, da diese vorwiegenden in den schlammreichen Flussmündungen der Meere gefischt werden wo sehr leicht die Gefahr einer erhöhten Belastung durch Industriechemikalien besteht. Auch bei Süßwasserfischen besteht die Gefahr, dass sie durch Schadstoffe kontaminiert sind, z.B. dort wo das Grundwasser verseucht ist (z.B. in großen Flüssen oder in Seen neben Industriegebieten). Problematisch kann auch der Genuss von Fischen sein, *die aus sogenannten Aquakulturen stammen, da bei dieser Aufzucht gerne Antibiotika, Hormone und ungeeignetes Futter eingesetzt wird,* der Stress durch die überfüllten Käfige tut dann noch das übrige.

Pflanzliche Lebensmittel

Zu den pflanzlichen Lebensmitteln gehören alle essbaren Teile der Pflanze (Wurzel, Knollen, Stängel, Blätter, Samen, Früchte, Blüten) die der Mensch zum Zwecke der Ernährung verwendet. Viele pflanzliche Lebensmittel können auch Roh, also lebendig, gegessen werden. Das Wort Leben bezieht sich hierbei einerseits auf die Lebendigkeit des Produkts und andererseits da es als Nahrung wiederum Leben spendet. Die relevanten Charakteristiken gewisser pflanzlicher Lebensmittel sind in den jeweiligen Kapiteln näher beschrieben.

Getreide und Getreideprodukte

Getreide hat einen sehr hohen Anteil an Kohlenhydraten (min. 60 %), wobei man aber hier meist zwischen Gluten haltigem und Gluten freiem Getreide unterscheidet, welche alle mehr oder weniger starke Säurebildner sind, je nach Verarbeitungsgrad des Endprodukts und der Verwertung des Körpers.

Der US-amerikanische Arzt Dr. W. Davis beschreibt in seinem Buch „Weizenwampe" sehr aussagekräftig die Probleme von Weizen. Der Inhalt gibt ein sehr genaues und umfangreiches, aber wenig bekanntes, wissenschaftlich nachgewiesenes Bild, was den Weizen, den Zucker und die Kohlenhydrate betrifft. *Allerdings muss man beim Getreide genauer differenzieren und nicht alles unter Generalverdacht stellen, so wie er das gemacht hat*, denn das eigentliche Problem stellt eher der hochgezüchtete und teilweise auch genmanipulierte Hartweizen dar, sowie die Verarbeitung zum Endprodukt.

Gleichzeitig muss man an den Aussagen von Davis kritisieren, *dass die Probleme, welche beim Verzehr von tierischen Produkten wie Fleisch, Eier, Milch und Käse auftreten, bei ihm weitestgehend ausgespart bleiben*. Es werden zwar einige Probleme, die bei der Aufnahme von zu viel gesättigten tierischen Fetten entstehen, aufgeworfen, auch die Wichtigkeit des Säure/Basishaushalts wird kurz umrissen, allerdings findet z.B. das Problem mit dem hohen Säuregehalt von tierischen Produkten, sowie das Laktoprotein-Problem bei Erwachsenen, bei ihm unverständlicherweise kaum Beachtung. Auf die genannten Probleme wird in weiterer Folge nochmals eingegangen.

Man hat den Eindruck als hätte er am Weizen den „Teufel" gefunden. Wenn auch der Großteil der Kritik an unseren modernen Weizen und den Produkten durchaus berechtigt sein mag, so bleiben andere wichtige Fragen offen, wie z.B. das Weizenproblem überhaupt entstanden ist und welche Alternative (außer tierischem) es gibt.

Im Folgenden sind die wichtigsten problematischen Inhaltsstoffe von Weizen aufgelistet, die aber auch andere glutenhaltige Getreidearten wie Dinkel, Roggen, und etwas weniger die Gerste oder den Hafer, betreffen. Dabei geht es in erster Linie um den neuen Begriff der *Antinährstoffe*, das sind Substanzen die natürlich in den Lebensmitteln vorkommen, welche aber für unseren Organismus, je nach Konzentration, ein mehr oder weniger großes Problem darstellen, da sie in gewisser Weise eine toxische Wirkung haben, *welche die Pflanzen einsetzen, um Fraß-Schädlinge abzuhalten (natürliche Pflanzenschutzmittel)*. Obwohl es sich in erster Linie um Substanzen handelt die auf oder in Pflanzen stecken, so kommen sie aber auch in tierischen Nahrungsmitteln vor.

Antinährstoffe

Die Gruppe der *Salizylate* kann man in die Kategorie der Antinährstoffe einteilen, da sie eine mäßig toxische Wirkung haben und sie daher die Pflanzen als natürliches Insektizid einsetzen. Besonders jenen die unter Nahrungsmittelintoleranz leiden und schon fast gar nichts mehr essen können, weil der Körper bereits auf allesmögliche hysterisch (allergisch) reagiert, wird oft empfohlen, auf den Salicylat Gehalt der Lebensmittel zu achten. Mehr zum Thema Salizylate im gleichnamigen Kapitel.

Die meisten Gemüse und pflanzlichen Lebensmittel bzw. Samen beinhalten Antinährstoffe, welche meist in oder direkt unter der Schale lokalisiert sind und bei Verletzung (Schnitt, Biss) der Pflanze (meist der Fruchtschale) austreten bzw. sich mit anderen Substanzen zu einem (für uns gemäßigten) Giftcocktail vermischen. Gut zu sehen ist so etwas, wenn man z.B. bei einer noch nicht ganz reifen Papaya die Schale einritzt, dann tritt eine weiße giftige Milch aus. Auch bei vielen Blattgemüsen kann man beobachten, wenn man die Blätter kleinschneidet, dass sie dann bitter schmecken. Das ist nichts anderes als *der natürliche Reflex der Pflanze gegen Tiere die die Blätter anbeißen*. Auch bei den Kernen (Samen) ist es ähnlich, diese besitzen meist eine Portion *Blausäure*, welche dieselbe Aufgabe erfüllt. Das hat die Natur deshalb so eingerichtet, damit diese nicht zerquetscht oder zerbissen werden, was dem Überleben bzw. der Fortpflanzung der Pflanze dient.

Amylase-Trypsin-Inhibitor (ATI)

Die ATIs sind natürliche Proteine, *Antinährstoffe die im Weizen vorkommen*. In den letzten Jahrzehnten wurden vor allem Hochertragssorten gezüchtet: Widerstandsfähige Pflanzen mit möglichst großen Körnern. Ebenfalls eine Neuzüchtung in modernem Weizen ist das ATI, der Amylase-Trypsin-Inhibitor. Bei diesen Pflanzen wird das Protein ATI (Adenosin-Triphosphat-Amylase) *als Insektizid zum Pflanzenschutz mittels Züchtung eingekreuzt* und ergibt ein weiteres Problem-Eiweiß im Weizen das inzwischen rund 3% des Gesamtproteins des Weizens ausmacht und *mittlerweile in fast allen Getreidesorten enthalten ist*. Durch ATI werden die Verdauungsenzyme Amylase und Trypsin gehemmt[144]. *Das bedeutet, die Verdauung wird durch ATI-veränderte Getreidesorten massiv gestört.*

"Seit Kurzem steht damit diese Familie von Proteinen unter Verdacht Unverträglichkeiten auszulösen" (Dr. Friedrich Longin, Uni Hohenheim). Die Schattenseite dieser Entwicklung: Immer mehr Menschen reagieren allergisch auf „herkömmliches" Korn![145] *„Nicht das Gluten, sondern ein erhöhter ATI-Gehalt in Hochleistungssorten ist verantwortlich für die Unverträglichkeit von Weizen"* (Prof. Schuppan, Universität Mainz)[146,147].

Weizen enthält das *Weizenkeim-Agglutinin* (WGA), ein natürliches und sehr effektives Bekämpfungsmittel (Toxin) gegen Fraß-Schädlinge, *weshalb es auch beim Mais gentechnisch eingebaut wurde[148]*. Zwar enthalten auch andere Getreide natürliche Gifte gegen Fraß-Schädlinge, *aber jene von Weizen sind die effektivsten.*

Gluten Proteine

Getreideproteine wie Gliadine, Glutenine (s. separates Kapitel) und Gluteomorphine führen über die Transglutaminase zum deaminierten Gliadin. α-, β-, γ- und ω- Gliadine und deaminierte Gliadin-Proteinepitope (DGP)[149], *sie sind als Antigene für die Zöliakie beim Menschen bekannt und können Auslöser für allergische Reaktionen sein[150]*.

Wenn Menschen das Getreideeiweiß nicht vollständig verdauen, dann können in dem Fall die unverdauten zurückbleibenden Peptide, auch *Exorphine* genannt, auf das Gehirn und Nervensystem *eine opioidartige Wirkung entfalten* (Casomorphin)[151]. Weizen-Glutenin ist ein Glutelin (Reserveprotein von Getreidesamen), ein exogenes opiathaltiges Peptid namens Gluteomorphin (Familie der Exorphine) *das Abhängigkeit schafft* und welches mit *Schizophrenie, Autismus und anderen psychischen Erkrankungen in Verbindung gebracht wird.* Menschen die aufgrund anderer physischer Umstände (wie z.B. Leaky Gut etc.) besonders intensiv auf Exorphine reagieren, können sie nur schwer meiden, denn sie verursachen ein kurzes Wohlgefühl, das nicht so leicht zu ersetzen ist, denn es ist ein natürliches Suchtmittel, wenn auch nur in abgeschwächter Form[152]. *Diese Exorphine können bei allen Getreideprodukten entstehen*, daher gibt es auch Meinungen die sogar empfehlen auf alle Getreidesorten zu verzichten, *auch auf glutenfreie Getreidesorten* wie Quinoa, Amaranth, Buchweizen, Reis, Mais, Sesam inklusive den stärkehaltigen Knollen wie Tapioca und Kartoffeln[153], wobei ich persönlich meine, daß den Knollen damit Unrecht getan wird und teilweise auch den glutenfreien Getreidesorten. *Exorphine kommen aber auch in anderen Nahrungsmitteln und Getränken vor u.a. in Milch, Kakao und Kaffee[154].*

Aflatoxine

Zu den Antinährstoffen zählen auch die Aflatoxine. *Aflatoxine sind natürlich vorkommende Pilzgifte* (Mykotoxine), gebildet von Aspergillus- und Penicilliumarten. Die in (pflanzlichen) Nahrungsmitteln auftretenden Aflatoxine sind das Aflatoxin B1, B2, G1 und G2. In Milch kommt Aflatoxin M1 und M2 vor. Sie stecken vor allem in Pflanzenteilen die viel Fett oder Kohlenhydrate enthalten: zum Beispiel in Pistazien, Mandeln, Paranüssen, Hasel- oder Erdnüssen. *Aflatoxine haben bei Konzentrationen um 10 µg/kg Körpergewicht akut hepatotoxische Wirkung (Leberdystrophie). Leider halten die meisten Schimmelpilze Hitze gut aus, Kochen tötet sie nicht ab[155].*

Ochratoxine

Ochratoxine sind eine Gruppe von *Mykotoxinen* (Schimmelpilzgiften). Ochratoxine entstehen gerne in Getreide, aber auch in Hülsenfrüchten, getrockneten Weintrauben, Kaffee, Wein, Bier, Traubensaft, Kakaoprodukten, Nüssen und Gewürzen. Sie kommen sogar im Tierfutter vor oder in Gemisch mit anderen Mykotoxinen wie Deoxynivalenol (DON), Zearalenon (ZEA), gebildet von Fusariumarten. Ochratoxin A verursacht Nierenerkrankungen und wirkt bei Ratten und Mäusen carcinogen[156].

Citrinin

Citrinin ist ein Mykotoxin (Schimmelpilzgift) gebildet von Aspergillus- und Penicilliumarten. Man findet das Schimmelpilzgift in Gerste, Hafer, Roggen, Weizen, Maismehl, Leinsamenschrot, Erdnüssen und den daraus hergestellten Produkten. Citrinin ist eine krebserregende und mutationsauslösende Substanz sowie ein potentes Nieren-, Leber- und Zellgift. Es hat zusätzlich eine antibiotische Wirkung[157].

Patulin

Patulin ist ein Mykotoxin, also ein Schimmelpilzgift. Patulin findet sich vor allem in fauligem Obst, in Gemüse und in Fruchtsäften. Als Zellgift greift es in die Atmungskette ein. In höheren Dosen eingenommen, kann das Schimmelpilzgift Übelkeit verursachen, sowie zu Magenschleimhautentzündung und Schädigung der Leber führen[158].

Das Mutterkorn (Secale cornutum)

Das Mutterkorn (Secale cornutum) ist eine längliche, kornähnliche Dauerform (Sklerotium) des Mutterkornpilzes (Claviceps purpurea). Für Mensch und Vieh stellt der Befall von Nahrungs- und Futtergetreide mit diesem Pilz ein Problem dar, denn *die im Mutterkorn enthaltenen Alkaloide weisen eine hohe Toxizität auf.* Sie sind durch eine Ergolin-Struktur gekennzeichnet. Zu den Mutterkornalkaloiden gehören beispielsweise Ergotamin, Ergometrin und α-Ergokryptin. Für den Menschen werden bis zu 0,1 mg/kg Körpergewicht als tolerierbare tägliche Maximaldosis genannt. In der EU-Verordnung für den Ankauf von Interventionsgetreide wird als Qualitätskriterium ein Wert von maximal 0,05 %, bzw. 1 mg/kg genannt[159].

Amylopektin A

Amylopektin ist der Hauptbestandteil (70–80 %) der natürlichen pflanzlichen Stärke, z.B. der Kartoffel-, Weizen- oder Maisstärke. Den zweiten Hauptanteil der Stärke bildet mit 20–30 % das Polysaccharid Amylose. Amylose ist eine lösliche Stärke, während Amylopektin eine kleisterartige, unlösliche und nur quellfähige Komponente der Stärke ist. Es werden drei Arten von Amylopektin unterschieden:

A - Form in Getreidestärken (Reis, Weizen, Roggen, Mais, Hirse, Gerste etc.)
B - Form in Kartoffeln/Amylo-Mais und die sogenannten retrogradienten
    (rückbildenden) Stärken.
C - Form in Hülsenfrüchten (Bohnen, Linsen)

Während A- und B-Formen echte kristalline Modifikationen sind, ist der C-Typ eine Mischform. Eine weitere stellt die V–Stärke in gequollenem Getreide dar.

Die Getreidestärken sind durch eingeschlossene Lipide stabilisiert. Bei Anwesenheit von Alkoholen ist die Quellung verbessert, da der Alkohol die Lipide löst[160].

Das Amylopektin A stellt für viele offenbar ein weiteres Problem des Weizens dar. Es ist dies eine Kohlenhydratform, welche wegen der hohen Verwertbarkeit im Darm den Zuckerspiegel noch rascher ansteigen lässt, als die einfachen Kohlenhydrate (Zucker)[161]. Eine Folge davon ist die Überbelastung der Bauchspeicheldrüse und eine zu hohe Insulinausschüttung. Durch einen zu hohen Spiegel des Hormons IGF-1 kommt es im Zuge der Glykierung zu einer vermehrten Erzeugung von AGE (Advanced Glycation End Products). Dieses AGE gilt erwiesenermaßen als einer der Ursachen für Diabetes I und II, steht aber auch mit einer Reihe anderer Krankheiten im ursächlichen Zusammenhang, wie z.B. der Zöliakie oder Pseudo-Zöliakie, Dermatitis, Haarausfall, Akne, Hautalterung und einer negativen Beeinflussung des Hämoglobinwerts (näheres zum AGE in einem separaten Kapitel).

Ein anderes Problem stellen die kleinen *LDL-Cholesterinmoleküle* dar, welche sehr leicht Gefäß-, Herz- bzw. Kreislaufprobleme verursachen können. *Durch die Gliadin-Antikörper entsteht auch eine Störung des pH-Gleichgewichts*, welche Knochenschädigung (Osteoporose), entzündliche Knochenveränderungen und deren mannigfaltige Folgeerscheinungen, verursachen kann.

Durch die besondere Kombination aus Gluten, Proteine und Amylopektin wird beim Weizen, neben den entzündlichen Reaktionen und ein Überschießen des Blutzucker- und Triglyzeridspiegels, wie oben bereits erwähnt, auch ein suchtartiges Verhalten durch sog. Exorphine (Polypeptide wie z.B. Gluteomorphin) ausgelöst. *Dabei passieren die Weizengluten die Blut-Hirnschranke und beeinflussen so das zentrale Nervensystem, indem sie Abhängigkeit wie Opiate schaffen, darüber hinaus kann sich die Wirkung von Gluten zusätzlich verstärken.* Im zentralen Nervensystem können sie auch psychische Störungen und Krankheiten wie Ataxie, Demenz, Alzheimer etc. verursachen, bis hin zu gravierenden Problemen des vegetativen Nervensystems, die i.d.R. irreversibel sind.

Interessant ist in dem Zusammenhang, *dass die gängigen Stärkequellen ALLE einen hohen Amylopektin-Gehalt aufweisen* wie die Tabelle[162] unten deutlich zeigt. Bestimmte Mais- oder Hirsesorten (spezielle Züchtungen) weisen sogar einen Anteil von 100% an Amylopektin auf. Ich möchte hier kein Fürsprecher des Weizens sein, doch *der Amylopektin-Gehalt ist offenbar kein „Weizenproblem"*, denn wäre der Amylopektin-Gehalt ein Problem, dann dürfte man auch keinen Reis, keinen Mais und auch keine Hirse essen, obwohl die letzt genannte als eine sehr gesunde Getreidearten gilt (nicht zuletzt auch wegen des hohen

Siliziumgehalts), die insbesondere bei den afrikanischen Naturvölkern als traditionelles Lebensmittel sehr geschätzt wird und bei denen, wie man weiß, die oben beschriebenen Zivilisationskrankheiten kaum vorkommen, es sei denn das Nahrungs- und Getränkeangebot der modernen Zivilisation hat auch dort schon Einzug gehalten.

Stärkequelle	Gehalt	
	Amylose (%)	Amylopektin (%)
Bohnen	24	76
Erbsen	35	65
Gerste	22	78
Hafer	27	73
Hirse	25	75
Kartoffel	23	77
Mais	28	72
Reis	18	82
Weizen	26	74

Tab. 4 Amylose und Amylopektin Gehalt

Phytase

Phytinsäure wirkt als Antinährstoff (natürliches pflanzliches Pestizid), *was im Darm die Aufnahme von Mineralien wie Kalzium, Magnesium, Eisen und Zink durch Komplexbildung verhindert*[163]. Das heißt, sie wirkt als Speicher für Phosphat und Kationen (für Kalium-, Magnesium-, Calcium-, Mangan-, Barium- und Eisen(II)-Ionen). Besonders viel Phytat ist in Mais, Soja sowie in Weizen-, Gersten- und Roggenkleie enthalten.

Phytase ist der Name für Enzyme, die Phytinsäure hydrolytisch abbauen und somit das gebundene Phosphat freisetzen. Phytase wird durch Fermentation gewonnen und durch Phytinsäure abgebaut[164,165]. *Das heißt, das Enzym Phytase neutralisiert Phytinsäure.* Phytase steckt in unterschiedlichen Mengen auch in Pflanzen, in denen Phytinsäure enthalten ist. *Um davon zu profitieren ist es nötig, Getreide, Nüsse und Hülsenfrüchte vor dem Verzehr einzuweichen*[166].

Weitere Antinährstoffe

Oxalate: Durch die Aggregation mit Mineralien können sich Nierensteine bilden. Etwa 80 % aller Nierensteine bestehen aus Calciumoxalat. *Eine zu hohe Konzentration an Oxalsäure verstopft die feinen Kanülen der Nieren*, die mögliche Folge ist eine Niereninsuffizienz bis hin zum totalen Nierenversagen. Neben weiteren Nierenkrankheiten können Oxalate auch für Gicht, rheumatoide Arthritis und Vulvodynie ursächlich sein. Cadmium katalysiert die Umwandlung von Vitamin C in die Oxalsäure[167].

Lektine: Enthalten vor allem in Gartenbohnen (Feuerbohnen). Sie können nur gegart genossen werden. Roh führen sie ab einer bestimmten Menge zu Kopfschmerzen, Erbrechen, Durchfall sowie zu Magen- und Darmbeschwerden, in extremen Fällen könnte der Verzehr tödlich enden[168].

Saponine: Kommen vorwiegend in den Nachtschattengewächsen wie Tomaten und Kartoffeln vor, welche die giftigen Steroidalkaloidsaponine enthalten. Sie werden durch Garen (Denitrifikation) entgiftet[169].

Enzym-Inhibitoren: Das bekannteste ist das *Adenosintriphosphat* (ATP). Das ATP hemmt als Inhibitor die Phosphofructokinase und auch die Pyruvatkinase. Eine irreversible Hemmung entfalten zum Beispiel Antibiotika und manche Pilze zu deren Schutz[170].

Gifte im unfermentierten Soja

Soja enthält Trypsin Inhibitoren die die Eiweißaufnahme einschränken und dadurch die Funktion der Bauchspeicheldrüse verschlechtern. Die Phytoestrogene des Sojas stören die endokrinen Funktionen und haben das Potential Unfruchtbarkeit und Brustkrebs hervorzurufen. So kann Soja Schilddrüsenprobleme bei Frauen hervorrufen oder ein Wachstum von östrogenabhängigen Tumoren verursachen.

Soja enthält auch Phytolsäure die die Aufnahme von Mineralien wie Calcium, Magnesium, Kupfer, Eisen und Zink reduziert. Soja erhöht außerdem den Bedarf an Vitamin D (50% der Amerikaner haben einen Mangel). Vitamin B12 Entsprechungen in Soja werden nicht absorbiert und erhöhen tatsächlich den Bedarf an B12.

Bei der Verarbeitung von Sojaproteinen entstehen giftiges Lysinoalanin und hoch krebserregende Nitrosamine. Freie Glutaminsäure (MSG), ein mächtiges Neurotoxin, wird bei der Sojaverarbeitung zusätzlich hinzugefügt, um den unangenehmen Geschmack von Soja zu dämpfen[171].

Natürliche Mittel gegen Antinährstoffe

Oben ist viel schwer Wiegendes über bestimmte Inhaltsstoffe des Getreides präsentiert worden. Nun, es gibt aber auch hier eine zweite Seite der Medaille, was die Problematik der sogenannten Antinährstoffen bzw. gewisser problematischer Inhaltsstoffe betrifft. *So muss man auch mit aller Deutlichkeit darauf hinweisen, dass einige einfache Hilfsmittel und Methoden, die der Mensch schon sehr, sehr lange Zeit nützt, dafür sorgen, dass die in den Lebensmitteln natürlich enthaltenen unverträglichen Inhaltsstoffe und Antinährstoffe abgebaut oder in ungefährliche oder nützliche Inhaltsstoffe verwandelt werden können.*

Gemeint ist damit das *Einweichen, Fermentieren* (enzymatische Aufbereitung) oder *Ankeimen*. Beim Einweichen werden z.B. Bohnen, Maniok Wurzeln, andere

Gemüse oder Früchte in Wasser (einige Stunden oder über Nacht) eingeweicht, um die damit an sich giftigen Lebensmitteln und seine Inhaltsstoffe für den Menschen nutzbar zu machen. Die heute verbreiteten industriellen Prozesse berücksichtigen dies nur selten. *Einigen Berichten zufolge lässt sich durch ein sorgfältiges und gut überdachtes Vorgehen das Gluten sogar nahezu vollständig abbauen*[172]. Die Lebensmittelchemie weiß genau über solche Prozesse Bescheid, doch die haben offenbar leider andere Interessen als der Gesundheit zu dienen.

Flüssigkeitszufuhr

Wenn hier die Rede von Flüssigkeit ist, dann ist damit i.e.L. das pure Trinkwasser gemeint. Auffallend ist, dass man heutzutage immer öfter gefragt wird, wieviel Flüssigkeit man täglich zu sich nimmt. Gleich vorweg, wieviel Flüssigkeit wir zu uns nehmen müssen, das entscheiden *im Normalfall* nicht wir, der Arzt oder sonst wer, nein, das entscheidet alleine unser Organismus, nämlich indem sich Durstgefühl einstellt. *Natürlich muss man auch rechtzeitig reagieren und nicht zuwarten bis der Körper zu sehr dehydriert ist.* Das ist aber prinzipiell bei allen anderen Erfordernissen des Körpers genauso (z.B. Stuhlgang), und nicht nur bei der Flüssigkeitsaufnahme. Natürlich gibt es auch Ausnahmesituationen wo eine Durchspülung notwendig sein kann (z.B. bei Vergiftungen etc.).

Was die erforderliche Menge anlangt, so gibt es zwar Durchschnittswerte bzw. Referenzwerte, doch auch die sind relativ. Relativ deshalb, da der Flüssigkeitsbedarf von einer ganzen Reihe an Faktoren abhängt, die insbesondere für Dritte, also für Außenstehende Personen, meist nicht bekannt sind. Zum einen ist die Menge durch unsere *Ernährungsweise* bestimmt und *welche Flüssigkeiten wir zu uns nehmen*, zum anderen von der *Umgebungstemperatur, Luftfeuchtigkeit, von der Schweißabsonderung und der Stoffwechselaktivität* (Schlaf vs. Anstrengung wie Arbeit, Sport, erhöhte Denkleistung etc.). Zusätzlich spielen aber noch *andere Faktoren wie Angst, Stress, psychische Belastung* eine Rolle, oder in welchen Zustand sich unser Körper befindet. *So besteht bei Krankheiten wie Infektionen, Entzündungen etc. ein zusätzlicher Bedarf.*

Bei Getränke und Speisen kommt es darauf an *wieviel an Flüssigkeit sie tatsächlich enthalten* und *wie stark gesalzen, gezuckert, gewürzt sie sind*, und *welche Zusätze sie sonst noch beinhalten*, die einen erhöhten Flüssigkeitsbedarf provozieren. Obst und Gemüse enthalten einen sehr hohen Anteil an Flüssigkeit. Getrocknete, fette und stark mineralstoffhaltige Nahrungsmittel haben hingegen einen niedrigeren Flüssigkeitsgehalt. Wenn es um die Menge der Flüssigkeitszufuhr pro Tag geht, dann muss man z.B. auch Suppen, Milch, Molke, Butter- oder Sauermilch, Kompotte, Fruchtsalat o.ä. als Flüssigkeit mit hinzurechnen, was oft nicht gemacht wird.

Grundsätzlich kann man sagen, *alles was der Organismus entsorgen muss, bedingt einen höheren Bedarf an Flüssigkeit*. Das können z.B. künstliche Zusätze wie Geschmacksverstärker (z.B. Glutamate), Konservierungs- oder Farbstoffe, Emulgatoren, Nitrate, Nitrite, Sulfite, Bromate etc. sein, aber auch Koffein, Alkohol, Nikotin, Medikamente u.v.a.m. *Auch ein Ungleichgewicht der Ernährungsbestandteile wie Protein, Fette oder Kohlenhydrate bedingt einen höheren Bedarf, ebenso Konzentrate die wir häufig verwenden wie z.B. Speiseöle, Essig, Würzmittel oder sonstige.* Machen wir eine *Entschlackungs- oder Fastenkur so ergibt sich daraus ebenfalls ein erhöhter Bedarf*, da die freiwerdenden Giftstoffe ausgeschieden werden müssen. Dasselbe gilt, *wenn wir einer erhöhten Konzentration an toxischen Stoffen ausgesetzt sind*, egal ob diese eingeatmet (z.B. Abgase, Dioxine, Lösungsmitteldämpfe), oral eingenommen (z.B. Mykotoxine, Pflanzen- und Tiergifte, verdorbene Nahrungsbestandteile, Chemikalien etc.) oder über die Haut aufgenommen werden (z.B. Lösungsmittel, Chemikalien etc.).

Die oben angeführte Liste an flüssigkeitsbeeinflussenden Bedingungen ist sehr lange und bei weitem nicht vollständig, sie zeigt aber ganz deutlich, dass es unmöglich ist, für eine bestimmte Person eine ganz konkrete Aussage zum Flüssigkeitsbedarf zu machen, umso erstaunlicher ist es, wenn einem eine fremde oder sogenannte fachkundige Personen einem einreden will, wieviel man an Flüssigkeit benötigt. Hierbei kann es sich nur um einen groben Richtwert handeln, denn wer kennt die genauen Lebensumstände anderer die all die beeinflussenden Parameter berücksichtigt. Hand aufs Herz, *die kennen wir bei uns selbst nicht einmal*, denn da müssten wir alle Umstände genauestens protokollieren und analysieren, aber wer macht das schon, außerdem wäre das in der Praxis wohl kaum möglich.

In Fachkreisen (Ärzte, Therapeuten, Apotheker, Heilpraktiker etc.), hört man immer wieder so um die 2 Liter pro Tag als Minimum. Wie diese Werte zustande gekommen sind ist mir nicht ganz klar, aber wahrscheinlich handelt es sich dabei um einen schulmedizinischen Standard oder sie wurden einfach anderswo übernommen, nach dem Motto „lieber ein bisschen zu viel als zu wenig". *Wahrscheinlich geht man auch davon aus, dass sich die Mehrzahl, oder sagen wir besser der Durchschnitt, ohnehin nicht sehr gesund ernährt*, z.B. durch zu stark gesalzene (Fertig-) Speisen oder zu stark gesüßte Mehlspeisen, und auch was die Getränke anbelangt sich ungesund versorgt, wie z.B. durch einen täglich zu hohen Kaffeegenuss und allgemein zu stark gesüßten Getränken, was dann automatisch einen höheren Bedarf an Flüssigkeit (Wasser) nach sich zieht.

In Betracht ziehen sollte man bei diesem Thema auch, *dass bei einem Zuviel an Flüssigkeit die Nieren mehr arbeiten müssen und daher etwas mehr belastet werden*, dieses Argument hört man jedoch in Fachkreisen nicht so häufig. Jene die einen geschwächten Organismus haben, aus welchen Grund auch immer, oder deren Nierenfunktion vielleicht eingeschränkt ist, kann ein Zuviel an Flüssigkeit auf Dauer mitunter (ernsthafte) Probleme bereiten. Das ist auch der Grund, warum die Flüssigkeitszufuhr bei Patienten mit eingeschränkter Nierenfunktion i.d.R. eingeschränkt wird. Sollte aber in dem Fall der Organismus aber aus irgendeinem Grund einen erhöhten Bedarf an Flüssigkeit haben (z.B. ernährungsbedingt) dann kann das ebenfalls kontraproduktiv sein und für noch mehr Komplikationen sorgen.

Inwieweit eine kurzfristige leichte Dehydratation vertragen wird, das hängt nicht zuletzt auch von der Konstitution und dem Gesundheitszustand der jeweiligen Person ab. So vertragen Personen die viel Sport betreiben kurzfristig durchaus eine gewisse Dehydratation im Zuge Leistungserbringung ohne Probleme (der Organismus mobilisiert dann gespeicherte extra Reserven). Der Körper gewöhnt sich auch daran und ist diesbezüglich auch entsprechend trainiert, was ich selbst als Sporttreibender bestätigen kann, was natürlich nicht heißen soll, dass man den Körper absichtlich Flüssigkeit vorenthalten soll, schließlich wäre es absurd wenn man sich selbst dadurch schaden würde. So haben auch Leistungssportler meist auch ein isotonisches Getränk bei sich, allerdings kann man auch nicht zu jeder Zeit trinken, denken wir dabei z.B. nur an Langstreckenschwimmer oder Fußballer.

Apropos Reserven: Die Flüssigkeitsreserven im Körper werden allgemein unterschätzt, so befinden sich im gesamten Gewebe und im Darm große Reserven. Nicht zuletzt wird vom Organismus auch das Blut als Puffer herangezogen und auch die Nieren können bei der Ausscheidung den Harn stärker konzentrieren und so Flüssigkeit rückgewinnen.

Problematische Nahrungs- und Ergänzungsmittel

In der Ernährung ist nicht das vorrangig und wichtig was wir hinzugeben (Ergänzungsmittel, Heilmittel), *sondern was wir weglassen. D.h. Nahrungsmittel die Ungesundes oder Schadstoffe beinhalten sind wegzulassen, dann bleibt das vermeintlich Gute übrig*, oder anders ausgedrückt sind nur solche Lebensmittel auszuwählen die nicht mit irgendwelchen Schadstoffen belastet sind. Zudem muss man dann noch die *negativen Umwelteinflüsse* weitestgehend vermeiden. Letztgenanntes ist sehr schwierig, da in der heutigen Zeit die natürlichen Ressourcen oft (latent) kontaminiert sind und *die allgemeinen Lebensumstände* zusätzlich die Gesundheit beeinflussen.

Problematische Nahrungsmittel beziehen sich mit ihren negativen Einfluss auf den Stoffwechsel, was dann in weiterer Folge den gesamten Organismus betrifft, daher sind solche Nahrungsmittel mehr oder weniger zu meiden, dies besonders in Abhängig vom *Alter, Geschlecht, dem Gesundheitszustand aber auch von erblichen und anderen spezifischen Faktoren*. Die gänzliche Meidung bzw. selektive Ausschließung dieser Nahrungsmittel ist hier als Beitrag zur allgemeinen Verbesserung der Gesundheit gedacht, besonders bei unspezifischen Symptomen, wie z.B. chronischen Entzündungen, ins Auge zu fassen. Auch Nahrungsmittel-Intoleranzen, bzw. -Unverträglichkeiten treten gegenüber beim Genuß solcher Nahrungsmittel sehr häufig auf. Dies betrifft besonders *hefe- oder glutenhaltige Produkte wie Backwaren oder Bier, oder Milchprodukte, stark salizylathaltige Lebensmittel wie bestimmte Gewürze oder bestimmte Nahrungsmittel wegen ihrer besonderen Zusammensetzung wie z.B. Nüsse, Süßigkeiten etc*. Im nachfolgenden sind einige solcher Nahrungsmittel und Produkte stichwortartig angeführt, welche aufgrund ihrer Inhaltsstoffe oder Wirkung auf den Stoffwechsel problematisch sein können und deshalb mehr oder weniger zu meiden sind, und warum (Einige der genannten werden in einem eigenen Kapitel beschrieben):

- Nahrungsmittel mit einem mehr oder weniger *hohen Säureanteil* (pH-Wert < 7) oder *Säurebildner:* Die meisten tierischen Produkte haben einen mehr oder weniger hohen Säureanteil. Einen besonders hohen haben z.B. Innereien, rotes Fleisch und Eier. Außerdem gelten viele davon als sog. Säurebildner. Es gibt aber auch pflanzliche Produkte die einen leicht erhöhten Säureanteil haben wie z.B. Hülsenfrüchte. Auch Sojaprodukte sind Säurebildner, natürlich abhängig von der Menge und der Produktart.

- *Konzentrierte verarbeitete Nahrungsmittel, je nach dem Verarbeitungsgrad,* ganz besonders Zucker (Mono- und Disaccharide), aber auch diverse Pulverprodukte (Mehle), Alkohol, sowie alle Nahrungsmittel die durch Extraktion, Destillation, Filtration oder durch sonstige raffinierte Verfahren „verfeinert" wurden. Dazu gehören u.a. tierische Fette, gesättigte Fettsäuren, gehärtete Pflanzenfette (z.B. Margarine), erhitzte Fette und Speiseöle. Zuviel Salz, speziell Kochsalz (mit Zusätze und ohne sonstigen Mineraliengehalt). Getrocknete oder verarbeitete Gewürze (frische „lebendige" Gewürze sind zu bevorzugen).

- *Künstliche Zusatzstoffe* (siehe separates Kapitel)

- *Kuchen, Backwaren und Süßigkeiten:* Sie vereinigen alle Nachteile von Eiern, Milchprodukten und Konzentraten wie Getreidemehlprodukte, gesättigten Fetten, Zucker, Gewürzen und Zusatzstoffen.

- *Kakao und Kakaoprodukte:* siehe Konzentrate

- *Schokolade* besteht nur aus Konzentraten, hauptsächlich aus Zucker, Milch, gehärtetes Fett und Kakao und ist daher 4-fach schlecht.

- *Speiseeis:* Eiscreme besteht meist und hauptsächlich aus Eiern, Milch, Zucker, Gewürze und Zusatzstoffe und vereint daher deren Nachteile. Die Früchte im Fruchteis machen die Eiscreme daher nicht wirklich gesünder.

- *Genussmittel* wie Tabak, Kaffee oder Schwarztee.
- *Nudeln:* Hier fallen die Probleme vom Hartweizen, Eiern und deren Verarbeitung (meist industriell unter Verwendung von Hitze etc.) zusammen. Nudeln sind ein denaturiertes, wertloses Nahrungsmittel mit einem hohen Kohlehydratgehalt und deshalb auch sehr sättigend.
- *Hefe und Hefeprodukte* (Backwaren, Bier, Wein etc.): Hefen sind Säurebildner. Alle weiteren problematischen Eigenschaften von Hefen sind in einem anderen Kapitel beschrieben.
- *Konserven, Kompotte und anderweitig konservierte* (denaturierte) Lebensmittel.
- *Wein, Bier:* Enthalten Hefe und Histamin. Problematisch ist auch der Säure-, Alkohol- und Gluten Gehalt, sowie gewisse Zusatzstoffe (z.B. Sulfite beim Wein) und andere konzentrierte Zutaten.
- *Alkohol:* Ethylalkohol in den alkoholischen Getränken schädigt insbesondere das Mikrobiom, die Schleimhäute, die Leber das Hirn und somit den gesamten Organismus.
- *Erfrischungsgetränke:* Inhaltsstoffe wie Kohlensäure, Zucker, Farb- und Konservierungsstoffe sind problematisch. Auch Chinin, Taurin und Coffein sind als anregende Stoffe eher als problematisch anzusehen.
- Nüsse: *Geröstete Nüsse* sind eher zu meiden, da sie aufgrund des Röstvorgangs schädliche Maillard-Produkte enthalten. Einige Nüsse weisen auch einen hohen *Blausäuregehalt* auf. Beim Verzehr größerer Mengen fetter Sorten, wie etwa Walnüsse, ist der Fettgehalt ebenfalls zu berücksichtigen. Ungeröstete und unbehandelte Nüsse wie z.B. Kokosnuss, Erdnüsse, Walnüsse oder Mandeln, sind zu bevorzugen.
- *Gelagerte oder fermentierte Speisen: Wieder aufgewärmte/erhitzte* und *zu lange gelagerte* Speisen oder Nahrungsmittel enthalten in der Regel schädliche Produkte der Maillard-Reaktion (schädliche Proteinspaltprodukte) und sind zudem stark Histamin haltig (z.B. wieder aufgewärmter Spinat). Bei unsachgemäßem Anbau und Lagerung von Getreide wie Weizen, Mais, Gerste und Hafer *kann durch Verderben der Ware Deoxynivalenol gebildet werden.* Alle fermentierten Nahrungsmittel sind stark histaminhaltig.
- *Der Protein-, Stärke- und Fettgehalt der Speisen ist an den Energieaufwand, abhängig von Alter, dem Gesundheitszustand des Geschlechts und der Konstitution, anzupassen.*
- Stärke: Polysaccharide werden in Glukose und Tryglizeride umgewandelt. Sie sollten auch sparsam konsumiert werden, nämlich nur in den Mengen die tatsächlich verwertet werden, damit sie nicht zur Fütterung von Schmarotzern wie z.B. dem Candida dienen (Mehr dazu im Kapitel Zucker und Kohlenhydrate). Polenta (mit Bio-Maisgrieß) hilft übrigens sehr gut bei Magenproblemen und wirkt auch gegen Übersäuerung. (Hinweise dazu im

Quellenverzeichnis; Link "Pharmazeutische-Zeitung").

- Getreide: Konsum von Produkten *glutenhaltiger Getreidesorten minimieren*, insbesondere alle Weizensorten (auch die Urformen) und Roggen, gilt weniger für Gerste. Hafer stellt normal kein Problem dar. Glutenfreie bevorzugen: Hirse, Buchweizen, Mais, Reis etc., aus garantiert biologischen Anbau ohne Chemie und nicht gentechnisch verändert.

- Stark eisenhaltige Lebensmittel wie schwarze Bohnen, Spinat etc. sollten auch nicht in Übermengen genossen werden, denn ein Zuviel an Eisen kann sich negativ auf die Gesundheit auswirken.

- Champignons und Speisepilze: *Sie können einen hohen Gehalt an Formaldehyd beinhalten.* Formaldehyd kann die DNA Ihrer Körperzellen schädigen und es wird sogar der Zusammenhang mit Leukämie diskutiert [BfgV[173]]. *Außerdem haben die meisten Pilze eine Affinität zu toxische Substanzen wie Schwermetalle, Chemikalien oder radioaktives Material*, sie nehmen diese auf, verstoffwechseln sie und der Organismus kann sie so kaum wieder loswerden, daher ist die Herkunft der Speisepilze besonders wichtig.

Aus den oben genannten Gründen wollte ich hier auch nur jene Lebensmittel anführen die kritisch zu betrachten sind bzw. welche besser vermieden werden sollten, denn wenn diese vermieden werden, dann bleiben nur mehr die unbedenklichen übrig, welche i.d.R. zur großen Gruppe der vegetarischen Kost wie Salat, Obst, Gemüse und bestimmte Getreidesorten gehören, aber auch weißes Fleisch, das ja nicht zum klassischen Fleisch zählt. *Die sorgsam ausgewählten Lebensmittel brauchen dann nur mehr schonend, gesund und vollwertgerecht zubereitet werden, wenn möglich abwechslungsreich und mit viel Rohkostanteil*, damit ist die gesunde Küche auch schon in einem Satz erklärt. Für den Durchschnittsmenschen wären dann Ergänzungsmittel ohnehin überflüssig.

Mit der fortschreitenden Industrialisierung und dem technischen-wissenschaftlichen „Fortschritt" im vergangenen Jahrhundert wurde der menschliche Organismus überschwemmt mit (industriell) künstlich veränderten und hochverarbeiteten Nahrungsmitteln, die fast nur mehr aus einer Mischung von Konzentraten bestehen und darüber hinaus noch jede Menge schädlicher Inhaltsstoffe enthalten. Als Folge davon nehmen zivilisatorische Krankheiten (Autoimmunkrankheiten, Allergien, Unverträglichkeiten, Entzündungen, Krebs u.v.a.m.) immer mehr zu, obwohl die medizinische Versorgung (angeblich) immer besser wird.

Da der durchschnittliche Konsument (Normalverbraucher) kein Labor zu Hause hat und auch nicht die Kenntnisse zur Analyse von Inhaltsstoffen hat, von dem die Industrie ausgehen kann, kann man annehmen, dass die Hemmschwelle eher gering ist, bedenkliche Zusätze in die Nahrungsmittel hinzu zugeben, womit der Konsument *nie hundertprozentig sicher sein kann*, was in den vorproduzierten Nahrungsmitteln und Fertiggerichten wirklich drinnen ist.

Konzentrate

Gemeint sind hier konzentrierte (raffinierte) Nahrungsmittel wie Zucker, Öle, Fette, Salz, Gewürze, diverse Pulverprodukte (Mehle), Alkohol sowie alle Nahrungsmittel die durch Extraktion, Destillation, Filtration oder sonstige Raffinierungsverfahren „verfeinert" wurden. Durch die Verarbeitung fallen immer wieder Substanzen weg oder werden in andere umgewandelt die zur Vollwertigkeit (Integrität) fehlen, *wobei die Bezeichnung vollwertig auch die Bioverfügbarkeit und die Naturbelassenheit ohne Verunreinigungen mit einschließen sollte*, denn sonst wäre der physiologische Vollwert nicht mehr gegeben. Der ist allerdings bei veränderten Substanzen ohnehin nicht mehr gegeben. Genau das geschieht aber i.d.R. bei der Nahrungsmittelherstellung und -Verarbeitung, der Aufbereitung, der Lagerung, dem Kochvorgang etc. Das heißt, der naturbelassene Zustand (Rohzustand) mit seiner natürlichen Ausgewogenheit und dem naturbelassenen Zustand seiner Inhaltsstoffe ohne jegliche künstliche Veränderung von außen, ist nicht mehr gegeben. Von Nahrungsmittel-Konzentraten kann man dann sprechen, wenn sie aus pflanzlichen oder tierischen Lebensmittel oder aus deren Sekundärprodukten extrahiert und konzentriert wurden, *so dass kleinere Mengen davon bereits einen großen Effekt haben. Die Konzentration macht das Gift, auch bei der Ernährung.*

Es kommt daher nicht von ungefähr, *dass Mikroorganismen und Kleinsttiere sehr sensibel auf Konzentrate reagieren, ihre Vermehrung durch Konzentrate verhindert wird, oder Konzentrate tödlich für sie sind.* Wir kennen das von der desinfizierenden und konservierenden Wirkung von Salz, Säuren (z.B. Zitronensäure, Essigsäure), Laugen, Alkohol, Öle oder anderer Konzentrate.

Wenn es um die Verträglichkeit der Lebensmittel geht, dann ist in erster Linie die *Stoffkonzentration* ausschlaggebend, sie macht den Unterschied, man könnte es auch den „*osmotischen Druck*" oder die *Dichte der Nahrungsbestandteile oder des Gemisches* nennen. *Diese Konzentration ist auch ausschlaggebend inwieweit eine Tendenz von Nahrungsmitteln (Stoffen) vorliegt, Verbindungen mit anderen einzugehen.* Erst nach diesem Kriterium folgt *als zweitwichtigstes die Menge des Substrates* (Nahrungsgemisch). *Die Menge, Konzentration und Zusammensetzung ist dann verantwortlich für den jeweiligen Effekt auf den Organismus.* Auch Paracelsus erkannte dieses Prinzip schon sehr früh, von ihm blieb als sein wichtigstes Vermächtnis der Satz: „*Die Menge macht das Gift*".

Zu allererst müssen wir uns aber die Frage stellen, was versteht man eigentlich unter Konzentrate? Chemisch gesehen entstehen Konzentrate überall dort, wenn man aus einem Gemenge (einer Verbindung mehrerer Grundstoffe) natürlich vorkommender Substanzen eine oder mehrere Substanzen entfernt oder auf natürliche Weise entfernt hat, *somit konzentriert sich der Reststoff auf eine oder mehrere der verbliebenen Substanzen*. Das kann soweit geschehen, bis nur mehr ein chemisches Element oder eine chemische Verbindung (Stoff) zu 100% vorhanden ist.

Auf Lebensmittel übertragen bedeutet das, wenn ein natürlich vorkommendes Ausgangsprodukt weiterverarbeitet wird, indem Inhaltsstoffe wegfallen, dann konzentriert sich das Produkt auf die verbliebenen Inhaltsstoffe, somit ist es bereits ein mehr oder weniger starkes Konzentrat. Konzentrate können z.B. durch Filtrierung, Auswaschung, Zerkleinerung, Ausdampfung, Extraktion, Trocknung, Fermentierung usw. entstehen. Konzentrate können sich aber auch auf natürliche Weise bilden wie z.B. bei Salzablagerungen.

Hier einige Beispiele an Nahrungsmittelkonzentraten die häufig Verwendung finden: Mehl, Zucker, Salz, Öle, Fette usw. Frisch gepresste Fruchtsäfte sind bereits Konzentrate, da sie das Fruchtfleisch nicht mehr beinhalten (z.B. Karottensaft). Auch getrocknete Pflanzenteile z.B. Samenkörner, Früchte, Blätter, Wurzel, die meist als Gewürze, Tees etc. Anwendung finden, sind schon (leichte) Konzentrate. Dies gilt auch für das Trockenfleisch. Eben alles was Wasser beinhaltet kann durch Austrocknung konzentriert und so konserviert werden.

Ausschlaggebend dafür wie verträglich (gesund/ungesund) ein Konzentrat als Nahrungsmittel ist, sind 3 Kriterien:

1. um *welche Substanz, Verbindung, Gemisch* (Nahrungsmittel) es sich handelt
2. wie hoch *der Grad der Konzentration* ist und
3. in *welcher Menge* man es zu sich nimmt

Es gibt natürlich eine Unzahl an Nahrungsmittel-Fertig und Zwischenprodukten die *aus mehreren Konzentraten zusammengemischt* sind (z.B. Süßwaren, Speiseeis, Backwaren, Wurst, Milchprodukte u.v.a.m.). Nahrungsmittel die aus mehreren Konzentraten bestehen sind natürlich schlechter in der Verträglichkeit (ungesünder), *da sich dabei die Nachteile der einzelnen Konzentrate addieren.* Das heißt im Normalfall, *je mehr konzentrierte Inhaltsstoffe ein Nahrungsmittel aufweist, umso ungesünder ist es in der Regel.* Ausnahme: Es sei denn ein Lebensmittel beinhaltet mehrere Inhaltsstoffe die alle nicht konzentriert sind und im natürlichen Zustand belassen wurden wie z.B. ein Fruchtsalat ohne andere Zusätze.

Warum sind Konzentrate, in einer zu großen Menge aufgenommen, ungesund? Das lässt sich ganz einfach dadurch erklären, da den Konzentraten irgendetwas fehlt was der Stoffwechsel kompensieren muss, und das stört das Gleichgewicht. *Bei fast allen Konzentraten fehlt nicht nur eine Substanz, sondern es sind gleich mehrere oder viele* die nicht mehr wie ursprünglich enthalten sind, wie z.B. bei Trockenfrüchten, bei denen ist nicht nur das Wasser verdampft, sondern es sind auch Vitalstoffe (z.B. Vitamine durch Oxydation) „verloren" gegangen oder sagen wir besser, sie haben sich in andere Substanzen verwandelt. Die *Stoffänderung* ist allerdings ein eigenes Thema und wird separat behandelt.

Salz (ohne künstliche Zusätze) hat dabei eine Sonderstellung, denn es wurde uns bereits als natürliches Konzentrat von der Natur so zur Verfügung gestellt, daher kann (soll) es bis zu einer bestimmten Menge ohne Probleme zugeführt werden. Mehr dazu in einem eigenen Kapitel.

Die negative Beeinflussung durch Konzentrate in den Speisen *ist weit verbreitet* und *wird sehr oft unterschätzt*. Oft werden wir erst dann daran erinnert, wenn wir im Spital eine restriktive Diät ohne Salz oder Zuckerzusatz über eine gewisse Zeit hinweg auskommen müssen.

Jeder kennt Beispiele wie dieses: „Wie viele Oliven müsste man wohl essen, um dieselbe Menge eines Esslöffel Öls zu erhalten?" Möglicherweise ein paar Kilo. Diese Menge an Oliven zu essen würde aber jeder für absurd halten. Oder wie viele Orangen müsste man essen, um damit die Menge eines Glas Orangensafts zu erhalten? Oder wie viel Zuckerrohr müsste man essen, für die gleiche Menge eines Esslöffels Zucker? usw. Diese Beispiele sollen nur zeigen, dass die Einnahme von Konzentraten kein ursprünglicher war, sondern von Menschen erst in einer relativ kurzen Zeitspanne, vermehrt ab der neolithischen Revolution (ca. 10.000 J. v. Chr.), verfolgt wurde. *Besonders in unserer modernen Welt werden wir mit Konzentraten überhäuft*, das hat auch die zunehmende Technisierung mit sich gebracht, was aber ein wesentlicher Grund für den immer schlechter werdenden Gesundheitszustand der Weltbevölkerung, insbesondere in den reichen Industriestaaten, ist. Daran ändert auch die bessere medizinische Versorgung nichts.

So finden sich in den meisten veganen Brotaufstrichen, die ja als moderne, gesunde und alternative Kost angepriesen werden, sehr oft hohe Mengen an Pflanzenölen, welcher oft mit 40 - 50 % angegeben ist. *Wenn man bei solchen Aufstrichen z.B. einen großen Becher isst, dann bedeutet das, man hat damit gleichzeitig ungefähr 1/16 Liter Pflanzenöl eingenommen*, also von einem Konzentrat wohlgemerkt! Ähnliche Beispiele dafür gibt es genug. Außerdem wird hier auch kein Öl der besten Sorte verwendet, sondern meist ein billiges und in riesigen Mengen hergestelltes, warmgepresstes Pflanzenöl (i.d.R. Sonnenblumenöl), mit einem hohen Anteil an gesättigten Fettsäuren und einen schlechten Omega 3 zu 6 Verhältnis. Und Vorsicht: *Dieser hohe Prozentsatz an Fett entspricht auch dem Fettgehalt der meisten Käsesorten (40 - 60%), bei dem die Hemmschwelle noch geringer ist, größere Mengen davon zu verspeisen, da man das Fett darin nicht so wahrnimmt.*

In fast allen Fertigprodukten findet sich zudem meist ein zu hoher Gehalt an Salz (z.B. Erdnüsse, Chips, Fertiggerichte etc.) und Zucker (z.B. Mehlspeisen, Backwaren, Konserven, Fertiggerichte etc.).

Viele Konzentrate haben ausserdem noch drogenähnliche Eigenschaften, da sie wie Opiate ein Glücksgefühl im Gehirn bewirken und damit eine gewisse Abhängigkeit erzeugen. Mehr dazu in den jeweiligen Unterkapiteln.

Mehr oder weniger raffinierte kohlenhydratlastige Produkte wie Mehl und Einfachzucker beinhalten auch nicht mehr die im Ausgangsprodukt natürlich vorhandene und ausgewogene Menge an Zucker, Vitamine (z.B. B-Komplex) und Mineralstoffe (z.B. Kalzium, Kalium, Magnesium etc.), sie sind daher als inkomplette Konzentrate anzusehen, bei deren Verzehr der Körper nach immer mehr verlangt, was aber irgendwie logisch ist, aber einer Abhängigkeit gleichkommt, da der Organismus diese Substanzen im ausgewogenen Verhältnis braucht, aber *mit der vermehrten Einnahme an Konzentraten wird ein immer stärkeres Ungleichgewicht erzeugt, wobei immer etwas (und immer mehr) für die ordnungsgemäße Verwertung fehlt.* Daher sollte man Konzentrate immer so sparsam als möglich verwenden, wie man es eben auch beim Salz und bei den Gewürzen tun soll. Genau genommen dürfte man eigentlich Zucker den Speisen und Getränken gar nicht zusetzen, denn die natürlichen Lebensmittel enthalten ausreichend Zuckerarten.

Zucker als Konzentrat

Alle Zuckerarten die im Kapitel Kohlenhydrate beschrieben wurden kommen in natürlicher Form, in den diversen Lebensmittel gebunden, in einer natürlichen Konzentration und Mischungsverhältnis vor, sodass diese Zuckerarten beim Verzehr dieser Lebensmittel keine Probleme verursachen. Erst wenn diese Zuckerarten vom Menschen aus den natürlichen Lebensmitteln technisiert entfernt werden, dann werden sie zu Konzentraten und werden dadurch für den Genuss problematisch.

Als wichtigster Vertreter gilt hierzu der Haushaltszucker aus Rüben oder Zuckerrohr gewonnen. Egal ob als weißer Zucker (die schlechteste Variante da er die meisten Raffinationsschritte durchmacht) oder als Braunzucker, *beide sind als zu starke Konzentrate zu betrachten und daher für den Menschen in der Form als Nahrungsmittelbeigabe nicht geeignet.* Die Schädlichkeit von Zucker für die Gesundheit wird auch in Fachkreisen immer deutlicher und vermehrt aufgezeigt. So gibt es auch schon viele Gesundheitsexperten die ihn als „das süße Gift" bezeichnen, und das nicht zu Unrecht.

Übeltäter Nummer eins in der Ernährung ist zweifelsfrei der Zucker. Die vermehrte Zufuhr von einfachen Kohlenhydratverbindungen wird in der heutigen Zeit zu einem immer größeren Problem. Solche Aussagen sind immer häufiger in den verschiedensten Gesundheitsfachartikeln zu finden. Zucker ist einer der unheimlichsten Produkte die jemals legal und ungestört als Nahrungsmittel verkauft werden durfte. So ist es auch kein Zufall, dass Ernährungswissenschaftler empfehlen die Gesamtzufuhr von Einfach- und Zweifachzucker auf maximal 10 % der Gesamtenergiemenge zu beschränken, der Rest des Kohlenhydratbedarfs soll durch stärke- und ballaststoffhaltige (komplexe) Kohlenhydrate (Polysaccharide) aufgenommen werden, die in Form von Stärke reichlich in Getreide, Kartoffeln und Gemüsesorten vorhanden sind und den Glukosespiegel nur langsam ansteigen lassen. Das wird aber leider vernachlässigt, und die Konsequenzen die sich dadurch für unsere Gesundheit ergeben sind fatal.

Einfachzucker wie Glucose lassen den Blutzuckerspiegel sehr rasch ansteigen, da dieser sehr rasch im Dünndarm aufgenommen wird. Da der Glukosespiegel im Blut eine geringe Schwankungsbreite hat wird eine Erhöhung sofort mit einem Anstieg des Insulinspiegels entgegengewirkt. Jetzt produziert die Bauchspeicheldrüse das Hormon Insulin, um dadurch den Blutzuckerspiegel wieder zu senken und die Glukose in die Zellen zu schleusen. Umso größere Mengen an Einfachzucker auf einmal aufgenommen werden, umso mehr Insulin muss die Bauchspeicheldrüse zur Kompensation aufbringen (Insulinausschüttung zur Regulierung des Glukosestoffwechsels), *das führt zu einer erhöhten Belastung der Bauchspeicheldrüse, aber auch für die Leber*, die an allen wichtigen Transformationsprozessen beteiligt ist. Passiert das über einen längeren Zeitraum, dann kann das zu Diabetes, im schlechtesten Fall sogar zu Krebs, führen.

Da der Zweifachzucker erst in der Leber zu Einfachzucker umgebaut wird hat dieser keinen sofortigen Einfluss auf den Blutzuckerspiegel, *allerdings, nachdem er in der Leber zu Glukose umgebaut wurde, schon, was viele vergessen*. Das heißt, auch der Zweifachzucker führt, wenn die Glukose nicht sofort gespeichert oder verbraucht werden kann, zu einer etwas verzögerten und erhöhten Insulinausschüttung.

Überschüssiger Zucker wird in Triglyzeride umgewandelt und an bestimmten Körperstellen gespeichert, *welcher bei der Rückumwandlung zu Glucose für Stoffwechselschlacken sorgt*, was einer leichten Vergiftung gleichkommt und einen zusätzlichen Bedarf an Vitaminen und Mineralstoffen provoziert. Zuviel Zucker *stört aber auch das Mikrobiom, da bestimmte Organismen (z.B. der Pilz Candida oder pathogene Bakterien; Dysbakterien) sich zu stark vermehren und so das Gleichgewicht beeinträchtigen.* Als Folge davon können u.a. Blähungen, Entzündungen, Mundgeruch, Haarausfall, Hautausschläge, Ekzeme etc. auftreten. *Pilze wie der Candida haben auch die Eigenschaft mit ihren Stoffwechselprodukten das Immunsystem so zu beeinflussen, damit sie die Darm-Blutbarriere (leichter) überwinden und sich so über den Blutkreislauf überall hin verteilen können*. Ist das Immunsystem bereits entsprechend geschwächt, dann sind gefährliche Krankheiten nicht ausgeschlossen.

Der Zuckerspiegel beeinflusst außerdem auch die Nachfrage nach Koffein oder Nikotin. Zudem trägt Zucker zu einer Übersäuerung des Körpers bei, was wiederum der Auslöser von entzündlichen Krankheiten sein kann. Bei zuckerreicher Ernährung kann es zu einer verstärkten hormonell gesteuerten Einschleusung von Arachidonsäure in die Zellen kommen. Arachidonsäure gilt als entzündungsfördernd[174]. Zucker vermindert außerdem die Intelligenz[175].

Kohlenhydrate die aerob „verbrannt" werden säuern nicht, also wenn z.B. die Zuckerarten sofort umgebaut und verwertet werden und das übriggebliebene CO_2 ausgeatmet wird. Das Geschieht bei ausreichender Bewegung und Sport, nur darf man nicht über den Hunger hinaus unnötig viel Kohlenhydrate, insbesondere Einfachzuckerarten, zuführen, *gerade so viel was nötig ist* und in der richtigen Aufteilung mit anderen Nährstoffen. Empfohlen wird ein Verhältnis von ca. 25% - 30% Protein, 55 - 60 % Kohlenhydrate und 10 - 20% Fett. Da unsere Zellen aber nur eine begrenzte Menge an Zucker aufnehmen können wird der restliche und überflüssige Zucker *als Speicherzucker (Glykogen) in der Leber und im Muskelgewebe eingelagert* (zwischengespeichert), *aber auch in Fett umgewandelt und in den Fettzellen gespeichert*. Bei Bedarf kann das Glykogen rasch wieder in Glukose zerlegt werden, vor allem bei kurzfristiger Anstrengung. Überschüssige Glukose die weder in den Muskeln „verbraucht" (umgewandelt) noch als Glykogen gespeichert werden kann wird in der Leber zu Fette (Glycerin) umgewandelt, welche in Form von Fettzellen im Gewebe, in der Muskulatur (Fettpolster) aber auch in der Leber als Energiedepot dienen. Weiterführendes dazu u.a. im Kapitel Fleisch.

Egal um welche Zuckerarten es sich handelt und egal ob pflanzlichem oder tierischem Ursprung, sobald diese aus den Grundstoffen gewonnen wurden sind diese als mehr oder weniger gesundheitsschädigende Konzentrate zu betrachten. Das mehr oder weniger bezieht sich hier nur auf die Menge und die individuelle Toleranzgrenze der jeweiligen Person (z.B. Alter, Gesundheitszustand, Resistenz etc.) und nicht auf die Schädlichkeit selbst, die außer Frage steht, egal ob es sich dabei um Produkte wie Sirup, Baumzucker (z.B. Ahorn- oder Birkenzucker), Traubenzucker, Malzzucker, Milchzucker, Honig oder sonstige Süßungsmittel handelt, auch die Stärkemehle gehören dazu. Sie sind alle Zuckerkonzentrate die aus ihren Grundstoffen gewonnen (entnommen) wurden. Von der weiteren Raffinierung (Verarbeitung), die fast alle dieser Zuckerprodukte durchlaufen, rede ich hier noch gar nicht, die kommen da noch erschwerend hinzu.

Auch wenn man meinen mag, dass Milchzucker ohnehin nur in Form von Milch genossen wird, so muss man darauf hinweisen, dass auch die Milch bereits ein konzentriertes Lebensmittel ist (das von Milchtieren erzeugt wurde), speziell nur für den heranwachsenden Organismus vorgesehen und geeignet

(Babynahrung). Nicht umsonst haben viele eine Laktose-Unverträglichkeit die aber meist eine Laktoprotein-Unverträglichkeit ist und die erstere noch zusätzlich verschärft (Näheres dazu im Kapitel Milch).

All jene die denken, dass der Honig eine gesunde Alternative sei, denen sei gesagt, dass der Honig ebenfalls ein Konzentrat ist, denn die Zuckerkonzentration ist für unseren Stoffwechsel viel zu hoch, auch wenn qualitativ hochwertiger Honig zweifellos sehr viele wertvolle Inhaltsstoffe besitzt, denn er ist reich an naturbelassenen Aminosäuren und Proteinen aus den Pollen. Der Honig ist von den Bienen für ihre Zwecke hergestellt worden und ist für den Menschen, zumindest in der Konzentration wie er am Markt angeboten wird, wenig geeignet. Schließlich haben wir einen ganz anderen Stoffwechsel als die Bienen. *Dem Honig muß man allerdings den Vorteil zusprechen, daß er einen höheren Anteil an Fruktose hat als Glucose. Daneben noch geringere Mengen anderer Zuckerarten. Fruktose ist für den Stoffwechsel weniger problematisch*, mehr dazu weiter unten.

Will man auf die Vorteile des Honigs als wertvolle Aminosäuren Quelle trotzdem zurückgreifen so eignen sich dafür besser die *Honigpollen, die ja die eigentlichen Träger der wertvollen Stoffe sind*. Zurecht werden Honigpollen, die eigentlich der Bienenkönigin vorbehalten sind, der „Nektar Gottes" genannt, denn es handelt sich dabei um *das reichhaltigste und kompletteste Lebensmittel überhaupt*, reich an Aminosäuren, Enzymen, Vitaminen und Mineralien und das ganze ohne Zuckergehalt. Honigpollen eignen sich hervorragend zum Frühstück in den Frischbrei oder in das Müsli[176].

Für Ray Schilling gibt es keinen Unterschied im Stoffwechsel zwischen den normalen Zuckern und dem Honig: "Es gibt keinen großen Unterschied zwischen Honig und Zucker, nur dass Honig etwas anders schmeckt. Aber unsere Bauchspeicheldrüse misst die Zuckerkonzentration in unserem Blut. In der Zeit wenn der Zucker oder Honig verdaut wird und sich im unserem Blut zeigt gibt es keinen messbaren Unterschied in den Zuckerspiegeln. Beides führt zu einer starken Insulinreaktion, die unseren Blutzucker senkt. Wiederholte Einwirkung von Honig oder Zucker führt zu wiederholten erhöhten Insulinspiegeln. Dies wiederum beeinflusst die Auskleidung unserer Arterien und bewirkt, dass die Glia (Bindegewebszellen) in unserem Gehirn Alpha-Amyloid- und Tau-Proteine produzieren. Dies ist eine klebrige Substanz, die das Denken von Alzheimer-Patienten verlangsamt und Gedächtnisverlust verursacht. *Hohe Insulinspiegel verursachen auch chronische Entzündungen in unserem System*. Es ist bekannt, dass dies zu Fettablagerungen führt, sowie Arthritis, entzündliche Darmerkrankungen und mehr verursachen kann. Mein bester Rat ist daher: Entfernen Sie Honig und Zucker aus Ihrer Ernährung und übernehmen Sie eine mediterrane Ernährung. Das ist alles was Sie tun müssen, um Ihren Stoffwechsel zu normalisieren!"[177]

Eines muss man den Honig allerdings schon zugestehen, *er stellt neben den Ahornsirup unter den Zuckerarten noch die bessere Alternative dar, da er einen erheblichen Anteil an Fructose aufweist, denn Fructose wird im Darm des Menschen unterschiedlich gut und vor allem langsamer als Glucose resorbiert.* Der Ahornsirup hat hingegen einen hohen Anteil an Saccharose das den Eigenschaften des braunen Rohrzuckers schon sehr nahe kommt.

Fructose fließt unreguliert ohne Energieaufwand entlang des Konzentrationsgradienten. Dies führt dazu, dass *Fructose niemals vollständig aus der Nahrung aufgenommen wird.* Ein hoher Fruktose Gehalt kann bei einer Fruktose-Malabsorption oder -Intoleranz für erhebliche gesundheitliche Probleme sorgen. Isolierte Fructose kann auch gefährlich sein. *Viele (konzentrierte) Fruchtsäfte enthalten zu konzentriert Fructose, das belastet die Leber, macht dick und stillt den Hunger nicht, da es das Hormon Leptin hemmt, welches das Sättigungsgefühl kontrolliert. Deshalb sind Lebensmittel denen Fruktose-Konzentrate oder Fructose künstlich zugesetzt wurden besonders problematisch,* wie z.B. dem High Fructose Corn Sirup (HFCS) aus der Familie des Maissirups. Auch wird darauf hingewiesen, dass eine Fructose Aufnahme die Lipogenese (Fettsynthese) stimuliert und dadurch die Einlagerung von Fetten aus der Nahrung gesteigert wird, daher kann zu viel Fructose auf Dauer sogar zu einer Fettleber führen. Es gibt Studien die besagen, dass beim Menschen Fructose vom Körper viel schneller in Körperfett umgewandelt wird als Glucose. Ferner wird ein Zuviel an Fruktose auch sehr stark mit dem Risiko für Gicht (Urikopathie) in Verbindung gebracht. Bei zu hohen Fructose Mengen in der Nahrung kann es zu einer osmotischen Diarrhoe (Durchfall) kommen, das ist einerseits zwar unangenehm, andererseits entleert es den Darm relativ schnell und kann so zur Entgiftung beitragen.

Studien die die natürliche Fruktose in den Früchten in Misskredit bringen, sind wohl kritisch zu betrachten, da der Stoffwechsel sehr individuell reagiert und von vielen weiteren Faktoren abhängt. So gibt es nachweislich viele Referenzen von sogenannten Frutarianern oder Personen die über viele Jahre hinweg immer regelmäßig große Mengen an süßen Früchten aßen und deswegen weder ein Gewichtsproblem noch ein gesundheitliches Problem bekommen haben (mich eingeschlossen). *Es wäre auch fast schon grotesk anzunehmen, dass die Früchte wegen der Fructose etwa ungesund wären, da uns die Natur die vielen Früchte als eine gesunde schmackhafte Rohkost gegeben hat, die sogar aus ethnischen Gründen ein 100%-ig einwandfreies Lebensmittel darstellen* (Pflanzen müssen durch den Verzehr nicht sterben). *Vielmehr ist es oft so, dass man einen* „Sündenbock" *für andere Ernährungsfehler zu finden sucht.*

Reine Fructose ist in der Natur kaum zu finden, daher gibt es beim Verzehr von Obst praktisch auch kein Problem, obwohl süßes Obst zu zwei Drittel aus Fructose besteht. *Da aber Frischobst auch viele andere Inhaltsstoffe hat entschärfen diese die Problematik der Fructose.* Kritsch sind unter diesem Gesichtspunkt aber die *Trockenfrüchte* zu sehen, denn *sie enthalten u.a. eine zu hohe Konzentration an Fructose* und in geringeren Mengen auch andere Zuckerarten.

Fructose eignet sich auch als hervorragendes Präbiotikum, denn nichtresorbierter Fruchtzucker wird von den Bakterien der Darmflora vorwiegend anaerob zu Kohlenstoffdioxid, Wasserstoff und kurzkettigen Fettsäuren abgebaut, ein bedeutsamer Vorteil der Fructose und ein wesentlicher Grund dafür, warum Obst und Früchte, neben den anderen Vitalstoffen, so wertvoll für die Ernährung sind.

Die Verwendung von Fructose führt zu einem geringeren Sättigungsgefühl, da diese keine Insulin-Ausschüttung induziert[178].

Das Pulver das man aus Samen gewinnt, von uns liebevoll Mehl genannt, ist an und für sich schon ein denaturiertes Konzentrat, mit einer Zusammensetzung, das so nicht optimal zum Verzehr geeignet ist und an dem eine Weiterverarbeitung (z.B. zum Brot) auch nichts ändert. Dies kann entweder darauf zurückzuführen sein, dass einerseits *die Wachstumsproteine im Korn für den menschlichen Organismus möglicherweise doch zu stark sind* und aus diesem Grund oftmals eine Intoleranz aufgebaut wird und andererseits, dass die Körner *von Natur aus bestimmte biologische Insektizid-Stoffe in sich tragen,* welche dem menschlichen Organismus ebenfalls nicht gut bekommen. Zudem sind *Mehlendprodukte denaturierte Produkte* die sogenannte *Verbindungsendprodukte* beinhalten (näheres dazu weiter unten). *Was das Getreide anlangt hat man sich womöglich zu lange Zeit, und jetzt noch immer, zu sehr auf die Vollwertigkeit konzentriert (das ganze/volle Korn), als auf den Aspekt der Verträglichkeit.* Wesentlich besser sieht die Sache aus wenn man die Sprossen betrachtet die aus den Körnern entstehen, die sind zu 100% verträglich und man kann sie so essen, ohne dass man das Korn aufbrechen muss, wie das beim Getreide üblich ist (das Mahlen).

Als ein möglicher Ersatzstoff für Zucker werden sogenannte Zuckerersatzstoffe angepriesen. Dabei handelt es sich *meist* um *Polyole* (Zuckeralkohole). *Da solche Zuckeraustauschstoffe dem Körper die Zuführung von Zucker vortäuschen, wodurch eine falsche Reaktion die Folge ist (erhöhte Magensäurebildung etc.), sind solche Ersatzstoffe eher schädlich als nützlich.* Solche Ersatzstoffe beinhalten i.d.R. leider auch Zusatzstoffe die, bezogen auf den Stoffwechsel, ab einer gewissen zugeführten Menge, kritisch zu betrachten sind, so wirken z.B. die Polyole *wegen ihrer Bitterstoffe abführend.* Darüber hinaus müssen Begleitstoffe auch in Hinblick auf ihre Art und Reinheit qualifiziert werden. Für die im Handel erhältlichen Austauschstoffe werden daher Obergrenzen an Tagesdosen empfohlen die nicht überschritten werden sollten. Grundsätzlich sind es vom Menschen geschaffene Kunstprodukte die mit zum

Teil erheblichem Aufwand gewonnen werden, *also auch bedenkliche Konzentrate.*

Als problematisch kann auch der synthetisch hergestellte Süßstoff Aspartam (E 951) gesehen werden, obwohl es *starke Indizien* dafür gibt, *dass Aspartam schädlich ist, vor allem neurologisch*, wurde die Schädlichkeit bisher durch keine Studie bestätigt aber auch nicht widerlegt. Da es von Seiten der Behörden eine strikte Einnahme-Obergrenze (Tagesdosis) gibt kann man davon ausgehen (präventiv sollte man davon ausgehen), das dieser Stoff eher schädlich ist, denn (gekaufte?) Studien werden von den Produzenten und Vertreibern häufig dafür missbraucht, um in der Öffentlichkeit die Unbedenklichkeit darzustellen und die Zulassung zu erwirken.

Sehr verbreitet sind u.a. der Birkenzucker (Xylit), Sorbit oder z.B. Stevia. Diese haben zwar eine süßende Wirkung wie Zucker sind aber in ihrer chemischen Zusammensetzung nicht mit dem Zucker zu vergleichen. Stevia wird aus den Blättern der Stevia Pflanze gewonnen und hat eine 30 Mal höhere Süßkraft als Zucker. Beim puren Genuss bleibt allerdings ein bitterer Nachgeschmack zurück. Stevia hat zwar die Zulassung als Nahrungsergänzungsmittel, trotzdem ist auch hier Vorsicht angebracht, denn schließlich ist es auch ein Konzentrat, es kommt daher auch nicht von ungefähr, dass Stevia Produkte kontrovers diskutiert werden. So soll beispielsweise Steviol keine schädlichen Wirkungen beim Menschen haben, *aber dem Steviosid wurde eine Gentoxizität bereits nachgewiesen.*

Immer problematischer zu sehen ist auch das erhöhte Angebot von speziell gezüchteten oder genetisch manipulierten Pflanzenarten, wie z.B. Pflanzen die bestimmte Sorten von Früchten hervorbringen die *weniger Fruchtsäure, aber dafür einen unnatürlich hohen Zuckeranteil aufweisen was diese Produkte länger haltbar macht.* Außerdem sind die ursprünglichen Eigenschaften oft so verändert worden, dass die Früchte größer werden und länger schön aussehen oder z.B. keine Kerne haben (Trauben). *Zudem werden oft gewisse Oberflächenaufbereitungsmaßnahmen mit Chemikalien durchgeführt oder die Bestrahlung eingesetzt, welche die Früchte ebenfalls unnatürlich verändern. Früchte werden zunehmend unreif geerntet, ohne jedoch dabei zu beachten, dass viele Sorten nicht mehr nachreifen, sondern verfaulen* (z.B. Ananas, Mangos etc.). Der Genuss unreifer Früchte sorgt dann zusätzlich für Verdauungsprobleme, *außerdem enthalten unreife Früchte mehr Antinährstoffe als reife.*

In letzter Zeit fällt auf, dass in immer mehr die sogenannte Unterzuckerung als gefährlicher Gegenpol zur Überzuckerung dargestellt wird. Argumentiert wird das meistens damit dass das Hirn permanent einen gewissen Glucose Spiegel für die ordnungsgemäße Funktion benötigt und sich ein zu geringer fatal auswirken kann. Dazu muss man eines ganz klar sagen, die Unterzuckerung ist mit der

Überzuckerung nicht vergleichbar, denn abgesehen von gewissen krankhaften Erscheinungsbildern, *kann der gesunde Organismus mit einem Ausfall von Zucker ganz gut umgehen.*

Steht nicht genügend Zucker zur Verfügung dann werden Fettreserven abgebaut und in Glucose umgewandelt. Erst nach dem Abbau von Fettreserven schaltet der Organismus zur Deckung des Energiebedarfs statt dem „Verbrennen" von Kohlenhydraten (Glukose) oder Fetten auf den Keton-Stoffwechsel um. Dieser Vorgang wird Ketose genannt (Keton Körper ersetzen dann die Glukose). Die Keton Körper werden aus Proteinen gebildet die dann als Energielieferant, insbesondere für die Hirnfunktion, dienen.

Dieser Zustand tritt besonders bei längeren Fastenkuren auf bzw. bei einer Umstellung auf den Fettstoffwechsel, wenn eine gewisse Zeit keine oder nur minimal Kohlenhydrate zugeführt werden. In diesem Stoffwechselzustand werden dann auch die problematischen Depots mobilisiert. Aber im Zuge der Ausscheidung (Entgiftung) entstehen damit temporär auch die unliebsamen Rückvergiftungserscheinungen wie Kopfweh, Müdigkeit, Nervosität, Reizbarkeit etc., dies hängt auch damit zusammen, dass die Keton Körper die Blut-Hirnschranke überwinden können und auch müssen, denn das Gehirn muss dann durch sie mit Energie versorgt werden, da zu wenig Glukose zur Verfügung steht.

Wäre dem nicht so dann würde jeder Fastende, oder jeder der eine strenge Zuckerdiät einhält, relativ schnell sterben. Natürlich müssen solche Kuren oder Diäten medizinisch sinnvoll durchgeführt werden. *Hier werden aber völlig unnötig Ängste geschürt, wodurch man den Eindruck gewinnt, dass zum Selbstzweck oder mit der Ironie des Selbstbetrugs, ungesunde Süßspeisen als „salonfähig", oder gar als gesund, dargestellt werden sollen.* Ähnliches erlebt man oft auch mit anderen ungesunden Nahrungsmitteln und Speisen, welche sehr häufig, manchmal auch in Fachkreisen, als gesund dargestellt werden, um das eigene Gewissen und auch das anderer, zu beruhigen, so nach dem Motto: *„Das essen doch alle und schmeckt sooo gut, das kann (darf) doch nicht ungesund sein..."*, sonst ist man womöglich nicht gesellschaftsfähig, oder ausgestoßen, *denn im Nahrungsangebot des Alltags ist wirklich gesundes eher Mangelware oder die Ausnahme.*

Salz

Salz ist ein Konzentrat das wie ein Würzmittel zu verwenden ist. Problematische Zusatzstoffe wie Rieselhilfen etc. sind möglich. *Umstritten ist ebenfalls die Zugabe von Jod. Neuesten Studien zur Folge beeinflusst eine erhöhte Menge von Jod die Schilddrüse negativ.*

Jodiertes Salz sorgt für eine geringere Freisetzung des Schilddrüsenhormons T3 was wiederum die Insulinfreisetzung durch die Bauchspeicheldrüse unterdrückt. Das sorgt unweigerlich für einen zu hohen Glukosespiegel im Blut. Der ganze Glukosestoffwechsel wird dadurch gestört und natürlich auch alle anderen Systeme die davon abhängen. Die chronisch entzündliche Schilddrüsenkrankheit Hashimoto-Thyreoiditis, *die als häufigste Autoimmunkrankheit in Europa gilt, wird durch Jodgaben beschleunigt.* Hashimoto beschrieb die Selbstauflösung der Schilddrüse, welche bereits bei 2 Prozent der Bevölkerung mit den entsprechenden Symptomen in Erscheinung tritt. Warum dem Salz Jod beigegeben werden soll verstehen heutzutage immer weniger. *Nicht einmal die Hersteller oder Behörden können das mit sinnvollen Argumenten erklären.*

Zu viel Salz bewirkt eine erhöhte Ausscheidung von NaCl was einen Wasserverlust bedeutet der wiederum Durst erzeugt und die Zurückhaltung von Wasser im Gewebe bewirkt (Wasserhaushalt). Da viele Menschen *parallel zu einem hohen Kochsalzkonsum sehr wenig reines Wasser trinken*, muss das zur Salz-Neutralisation verwendete Wasser aus den Zellen abgezogen werden. Wertvolles strukturiertes Zellwasser muss nun - als gäbe es nichts Wichtigeres - für die Entschärfung von billigem Industrie-Kochsalz geopfert werden.

Eine zu hohe Salzaufnahme kann auch die Nieren schädigen und führt indirekt auch zu einer Übersäuerung des Körpers. Auch der Blutdruck steigt höher als er sein soll, da dem Gewebe, zwecks Ausschwemmung des Salzes, Wasser entzogen wird, es trocknen die Zellen dort aus und die Giftstoffe in den Gewebezellen und der Organe konzentrieren sich, die Zellen werden anfälliger und sterben schneller ab, was einer schnelleren Alterung der betroffenen Körperstellen gleich kommt. Der Alterungsprozess all unserer Organe, unserer Haut und unseres Blutes wird dadurch rasant beschleunigt.

Da es früher für den Menschen schwierig war an ausreichende Mengen Salz zu gelangen wurde eine Salzaufnahme mit einer Dopamin-Ausschüttung belohnt, *daher werden die für den Salzappetit verantwortlichen Gene mit Drogensucht (Opiate) in Verbindung gebracht.*

Wie Studien belegen, ist das Problem bei der Salzzufuhr nicht das Salzen von Speisen an sich, sondern die Menge an „versteckten" Salzen die wir mit den Fertigprodukten zusätzlich, und daher zu viel, aufnehmen. Studien zeigen, dass *rund 75% unserer Salzaufnahme aus Fertigprodukten stammt, zusätzlich gesalzen wird erstaunlich wenig.*

Das Salz als mineralisches Konzentrat hat sich aus den Flüssigkeiten natürlich herausgebildet und wird vom Menschen gewonnen (z.B. aus den Salzgärten der Meere oder als „Steinsalz"). Entsprechend verdünnt in Flüssigkeiten, wie z.B. in den sog. isotonischen Getränken, ist das Salz ein wertvoller Mineralstoff- und Ionenlieferant (Natrium, Chlor etc.) und enthält in seiner natürlichen Form eine ganze Vielzahl an wichtigen Spurenelementen (vgl. „Schüssler-Salze").

Eine gewisse Menge an Salz ist für den Körper aber auch

überlebensnotwendig. *So benötigt der Organismus das Natrium (Na) in Form von Ionen für die elektrische Leitung durch die Nervenzellen, und das Chlor (Cl) zur Bildung der Magensäure.* Man darf auch nicht vergessen, dass Mineralsalze auch eine wichtige Rolle beim Knochenaufbau spielen. *Geringe Mengen an Salz werden auch für den Schweiß benötigt.* Die Mindestmenge für einen Erwachsenen wird von Experten mit 1,4 Gramm pro Tag und die ideale Tagesdosis mit 2,5 Gramm angegeben. Das entspricht *nur* ca. einen halben gestrichenen Teelöffel. *Weniger als 2 Gramm hemmt das Durstgefühl* und es besteht daher die Gefahr der Austrocknung durch zu wenig Flüssigkeitszufuhr, daher muss bei einer Salzreduktion oder gar einer Enthaltung, wie das im Spital z.B. mit einer salzfreien Diät gemacht wird, allerdings unter Zugabe von NaCl Infusionen (so kann man den Salzhaushalt besser kontrollieren), trotzdem genug Flüssigkeit zugeführt werden.

Speisefett und Speiseöl

Alle Speisefette und Speiseöle die aus Lebensmitteln (Samen, Früchte, Stängeln etc.) gewonnen werden *sind Konzentrate da sie in der Natur so nicht vorkommen*, weil das Produkt aus dem Rohstoff extrahiert (gepresst) wird, egal ob es sich dabei um tierischen (z.B. Schweinefett, Butter) oder pflanzlichen (z.B. Kernöle) Ursprungs handelt.

Gerade in diesem Bereich macht die vegane oder vegetarische Küche den größten und weitverbreitetsten Fehler, indem nämlich viel zu viel Öle in den Speisen verwendet wird, *um damit den geringen Nährwert (Brennwert) der pflanzlichen Kost zu kompensieren, bringen dadurch aber die Balance gehörig in die Schieflage und übersäuern den Körper dadurch zusätzlich.* Angeheizt wird der übermäßige Konsum (Gebrauch) von (meist nativen) Speiseölen zusätzlich durch den Omega-3 Hyp, der nahezu allgegenwärtig ist. Werden die Speiseöle zudem noch erhitzt (z.B. gebratene Gemüselaibchen), dann entstehen zusätzlich noch verschiedene Verbindungs-Endprodukte durch die Maillard-Reaktionen (siehe separates Kapitel).

Im Prinzip gilt das auch für omnivore Personen (Allesfresser), nur zeigt sich bei denen sie Sache nicht so drastisch, da tierische Produkte oft ohnehin einen zu hohen Fettgehalt aufweisen. Viele tierische Endprodukte (Schmalz, Butter, Käse) sind an sich schon in gewisser Weise Fettkonzentrate, wobei Produkte wie z.B. Fleisch oder Eier meist gebraten werden und das hocherhitzte Fett bei vielen Speisen mitgegessen wird (z.B. das Bratfett). *Tierische Produkte enthalten meist zu viel Cholesterin, ein Sterol, das erwiesenermaßen schädlich für die Gefäße ist und daher zur Gefäßverstopfung beiträgt, was mitunter einer der häufigsten Ursachen für einen Schlaganfall ist*[179]. In Analogie dazu haften eben solche Fette auch besser am Geschirr an, besonders Eingebranntes wie man weiß.

Cholesterin greift außerdem in alle wichtigen Hormonprozesse ein da es ein Hormon (Lipidprotein) ist, zudem enthalten tierische Fettkonzentrate noch andere tierische Hormone in zu hoher Konzentration[180]. Ausserdem enthalten tierische Fette zu viel an gesättigten Fettsäuren.

Cholesterin ist ein in allen tierischen Zellen vorkommender Naturstoff. Da zum Aufbau des Vitamin D3 Cholesterin notwendig ist, glauben viele, dass Veganer ein Problem beim Aufbau von Vitamin D haben. Diese Sorge ist unbegründet, da beim Menschen Cholesterin zum Großteil (90 %) im Körper selbst in einem komplizierten Prozess hergestellt (synthetisiert) wird. Die Biosynthese von Cholesterin aus DMAPP erfolgt über 18 Zwischenstufen. Das Ausgangsmaterial findet sich ausreichend in pflanzlicher Nahrung, ansonsten könnten auch rein pflanzenfressende Tiere nicht leben. Wichtig dabei ist die Versorgung mit ausreichend UV-B(A) Strahlung und den folgenden Stoffen. Ausgangspunkt der Cholesterinsynthese sind die Biomoleküle Dimethylallylpyrophosphat (DMAPP) und Isopentenylpyrophosphat (IPP), das im Mevalonatweg entsteht, also in eukaryotischen Zellen, sowohl bei Pflanzen als auch bei Tieren. Das Coenzym-A-Molekül setzt sich aus mehreren Komponenten zusammen: dazu gehören ein Nukleotid (Adenosintriphosphat, ADP), ein Vitamin (Pantothensäure, Vitamin B5) sowie eine Aminosäure (Zystein), die während der Synthese im Körper miteinander verknüpft und anschließend noch leicht modifiziert werden[181].

Essentielle Fettsäuren und Arachidonsäure

Von der frühen Menschheitsgeschichte an bis zu Beginn des Industriezeitalters lag das Verhältnis von Omega-3 zu Omega-6-Fettsäuren im Verhältnis 1:1. Nun weiß man aber, dass nicht alleine die mehrfach ungesättigten Fettsäuren des Omega 3 es sind die der Organismus benötigt, *sonders es sind beide*, sowohl Omega 3 als auch das Omega 6. *Wichtig ist in diesem Zusammenhang das Verhältnis*, denn es sollte, wenn nicht (1:1) ausgeglichen, das Omega 3 (stark) überwiegen. In der Ernährungswissenschaft wird ein Verhältnis von maximal 1:4 angegeben, welches nicht in Richtung an mehr Omega 6 überschritten werden sollte. *Leider hat sich im industriellen Zeitalter das durchschnittliche Verhältnis auf 1:20! erhöht. Da kann man schon von einer bedeutenden kollektiven Fehlernährung sprechen*, was den Konsum an ungesättigten Fettsäuren angeht. Es darf also niemanden wundern, wenn sich daraus ein gesellschaftliches Gesundheitsproblem entwickelt. Auch in dem Fall benötigen wir kein zusätzliches Omega 3, sondern nur eine Ernährung die reichhaltiger an Omega 3 ist, nämlich einfach gesagt, *eine gesündere Kost*, z.B. durch frische Fischkost u/o die sparsame Verwendung von kaltgepressten Ölen wie Leinöl oder Olivenöl und die gleichzeitige Reduktion, oder das Weglassen, von gesättigten, meist tierischen, Fetten.

Die Arachidonsäure wird synthetisiert über die essentielle zweifach ungesättigte Omega-6-Fettsäure der Linolsäure aufgenommen (nicht zu verwechseln mit der dreifach ungesättigten Omega-3 α-Linolensäure). Als Zwischenstufe dient hier die α-Linolensäure (z.B. Eikosapentaensäure EPA und Docosahexaensäure DHA). *Arachidonsäure ist ein semi-essentieller Nährstoff* und kann, wenn nicht ausreichend zugeführt, aus Linolensäuren vom Stoffwechsel synthetisiert werden. Dr. Mercola bemerkt dazu, dass Leinsamenöl eine kurzkettige Omega-3-Fett Alpha-Linolic-Acid (ALA) enthält, was ein Vorläufer der langkettigen Omega-3-Fette in Fisch, die DHA und EPA ist[182,183]. Der menschliche Körper eines Erwachsenen wandelt Omega-3- Fettsäuren pflanzlicher Herkunft zu einem geringen Teil in Eicosapentaensäure (EPA) und Docosahexaensäure (DHA) um. Gemessen wurde in einer Studie eine Umwandlungsrate von A-Linolensäure in Eicosapentaensäure von ca. 5 % und in Docosahexaensäure von unter 0,5 %. In einer anderen Studie sah man entsprechende Umwandlungsraten von 6 % und 3,8 %[184]. Barcel-Coblijn & Murphy kommen zu dem Schluss, *dass der Körper ausreichend DHA bilden kann, wenn genug α-Linolensäure (>1200 mg) pro Tag aufgenommen wird*[185]. *Das bedeutet, um eine möglichst hohe Umwandlungsrate zu erreichen sollte das Verhältnis Omega 3/6 möglichst hoch sein, also ein möglichst hoher Anteil an α-Linolensäure.* EPA kommt fast ausschließlich in tierischen Nahrungsmitteln vor, insbesondere in Meerestieren und Meeresfrüchten, pflanzlich nur in Portulaca Oleracea 0.01 mg/g[186]. Es wurde berichtet, dass eine genetisch modifizierte Form der Pflanze Camelina sativa signifikante Mengen an EPA erzeugt[187]. Empfohlen wird die tägliche Aufnahme von 250 mg EPA u/o DHA. Die Deutsche Gesellschaft für Ernährung (DGE) gibt gleiche Empfehlung ab.

Auf der Seite von Centrosan gibt es hierzu folgende Aussage:
„Die stark langkettigen EPA und DHA, die im Körper aus ALA hergestellt werden können, sind nur bedingt essenziell. Allerdings ist die Menge der im Körper hergestellten EPA und DHA sehr gering, so dass sie für eine gute Versorgung mit diesen beiden wichtigen Fettsäuren nicht ausreicht. ALA, EPA und DHA müssen daher regelmäßig aus der Nahrung aufgenommen werden. ALA ist in einigen Pflanzenölen, EPA und DHA vor allem in Fischölen enthalten. In den USA ist ein entsprechender Gesundheitshinweis auf Fischöl-Kapseln erlaubt. Ihre Zufuhr sollte auf übliche Mengen, bis maximal zwei Gramm EPA und DHA täglich, beschränkt bleiben. Innerhalb des Nervensystems können Fischöle auch dazu beitragen, Kopfschmerzen vorzubeugen. 60 Prozent unseres Gehirns bestehen aus Fett, die DHA hat daran einen Anteil von 25 Prozent. EPA und DHA stärken das Herz und die Gefäße, fördern den Blutkreislauf und wirken positiv auf Cholesterin-Werte. Sie erhöhen das "gute" HDL, senken das "schlechte" LDL, und sie verringern auch Triglyzeride"[188].

Bemerkenswert ist bei solchen Aussagen oft die Tatsache (so wie hier auch), dass einerseits die Wichtigkeit des Nährstoffs (hier hoher Anteil von Fettsäuren am Gehirn – was irrelevant ist, wirkt positiv auf Herz, Gefäße, Cholesterin, LDL/HDL, Triglyzeride) hervorgehoben wird, aber gleichzeitig ein Gesundheitshinweis bezüglich einer zusätzlichen Menge erfolgt (Kapseln mit max. 2 Gramm), *also wird wohl eine (zu hohe) zusätzliche Menge schädlich sein.* Außerdem sind die Angaben auf der Seite widersprüchlich zu der angegebenen Quelle. Die obigen Stellungnahmen der jeweiligen Quellen bezüglich DHA und EPA sind somit mit Vorsicht, also kritisch zu betrachten.

Der Stoffwechsel kann sich also die Menge die er braucht selbst aus den mehrfach ungesättigten Fettsäuren herstellen. Dies ist insofern von Bedeutung da *ein Zuviel an Arachidonsäure genauso schlecht ist wie zu wenig, das heißt die richtige Balance ist hier wichtig und das sollte besser der Stoffwechsel selbst durchführen,* indem man ihn mit Lebensmitteln versorgt die reich an mehrfach ungesättigten Fettsäuren sind (Omega-3) dafür aber wenig einfach-, zweifach und gesättigte Fettsäuren (Omega-6, 9) enthalten. Das Verhältnis (Omega-3/Omega-6) sollte, wie oben bereits erwähnt, im Idealfall 1:1 sein und maximal 1:4 betragen. Zudem sollte man Lebensmittel meiden die einen hohen Arachidongehalt aufweisen, hier gilt das Motto: *Umso geringer der Gehalt an Arachidonsäure, umso besser.*

Bei einer zuckerreichen Ernährung und einer Ernährung die überwiegend schnell abbaubare Kohlenhydrate enthält, wird die Arachidonsäure hormonell gesteuert vermehrt in die Zellen eingeschleust. Oxidative Prozesse führen zur Freisetzung der Arachidonsäure und zur Bildung der entzündungsvermittelnden Substanzen, die gleichzeitig ein gesteigertes Schmerzempfinden hervorrufen. *Der Arachidonsäurestoffwechsel spielt bei unterschiedlichen Erkrankungen wie u.a. Rheuma, Allergien, Neurodermitis oder Arteriosklerose eine Rolle*[189]. Auch Haarausfall, Hautprobleme, Unfruchtbarkeit sowie Schizophrenie, Depressionen und bipolare Störungen bringen Forscher mit einem Mangel an Arachidonsäure in Verbindung, da Arachidonsäure ein wichtiger Bestandteil des Gehirns ist[190].

Die vorher genannten Argumente werden von Personen die gerne und häufig tierische Produkte wie Fleisch essen, als Argument dafür verwendet, wie wichtig tierische Fette für den Körper seien, obwohl erwiesenermaßen feststeht, dass ein zu viel davon nicht nur einen hohen Cholesterinspiegel verursacht, mit all seinen negativen Auswirkungen, *sondern durch den hohen Anteil an Linolsäure, vor allem an Arachidonsäure, durch die inflammatorische Wirkung eine ganze Palette an gesundheitlichen Problemen verursachen kann,* insbesondere Entzündungen, Gefäßerkrankungen, unsymptomatische chronische Erkrankungen bis hin zum Krebs.

Besonders tierische Fette sind reich an Linolsäure, aber auch bestimmte pflanzliche Öle haben einen hohen Anteil an Linolsäure. *Hingegen ist*

Arachidonsäure ausschließlich in Nahrungsmitteln tierischer Herkunft enthalten[191,192]. Nachfolgend eine Auswahl an Pflanzenölen, deren Linolsäuregehalt[193] und Omega-3 zu Omega-6 Verhältnis (Tab. 5)[194]:

	Linolsäuregehalt (%)	Omega-3/6 Verhältnis (%)
Leinöl	14	1:0,26
Rapsöl	18–30	1:2,4
Walnussöl	55	1:4,3
Weizenkeimöl	40–55	1:7,1
Olivenöl	3–20	1:9,7
Maiskeimöl	34–62	1:60
Sonnenblumenöl	20–75	1:126
Distelöl (Safloröl)	55–81	1:160
Traubenkernöl	58-78	
Hanföl	50	
Sojaöl	49–57	

Tab. 5 Linolsäuregehalt und Omega 3/6-Verhältnis

Der Gehalt an Arachidonsäure kann sehr unterschiedlich sein. *Generell gilt, dass Innereien, rotes Fleisch und Eier einen hohen Arachidonsäure-Gehalt haben.* Fische wie Lachs enthält nur 65 mg, hingegen Thunfisch 245mg/100g.

Arachidonsäure spielt auch eine Rolle bei der Prostaglandin- und Leukotrien-Synthese, welche als Entzündungsmediatoren gelten. Aus Arachidonsäure stellt der Körper u.a. die sogenannten Eicosanoide her, spezifische Steuer- oder Signalmoleküle, welche Einfluss auf eine Vielzahl von Prozessen im Körper haben, darunter Hormone und Entzündungsprozesse. *Sie wirken entweder pro/oder antiinflammatorisch.* Arachidonsäure kann auch die antiinflammatorischen Effekte von Omega-3-Fettsäuren kontern. Laut Prof. Adam (München) erhöht die im Körper aus Linolsäure gebildete Arachidonsäure die Biosynthese der entzündungsfördernden Eicosanoide nur unwesentlich. Daraus könnte geschlossen werden, dass *die vom Körper selbst gebildete* (Anm.: Nicht die zugeführte!) Arachidonsäure wenig mit der Eicosanoidproduktion zu tun hat und wahrscheinlich nur dem Erhalt der ausreichenden Zellfluidität (Fließfähigkeit in den Zellwänden) dient[195].

In der äußerlich angewandten Kosmetik hat die Linolsäure nachgewiesener Massen die Eigenschaften Hautreizungen und chronische Lichtschädigungen entgegenzuwirken, sowie auftretende Flecken der lichtgeschädigten Altershaut zurückzubilden und Mitesser zu reduzieren[196].

Zusammenfassend kann man hier folgendes feststellen: Im Fall der Linol-/Linolensäure zeigt sich, dass diese in hergestellten Nahrungsmitteln (Konzentraten) wie Speiseölen oder anderen Fettprodukten wie Butter, Schmalz, Margarine etc. in sehr hohen Konzentrationen vorkommen, was aber in den natürlichen Lebensmitteln (Rohstoffen) nicht der Fall ist. Obwohl diese Fettsäuren als essentiell angesehen werden, ist es nicht ratsam, *den Bedarf aus Konzentraten zu decken*, sondern aus den natürlichen unverarbeiteten Lebensmitteln die den richtigen Gehalt und ein ausgeglichenes Verhältnis an solchen essentiellen Fettsäuren aufweisen. Vom Menschen hergestellte Speisefette und –Öle sollten daher nur ganz sparsam und in kleinen Mengen verwendet werden (ähnlich wie Gewürze), da sie Konzentrate sind. Dieser Umstand wird durch die Angabe von Prof. Adam, wie oben angeführt, argumentativ durch die Aussage erhärtet, dass „die vom Körper selbst gebildete Arachidonsäure wenig mit der Eicosanoidproduktion zu tun hat (…)", daher muss man logischerweise annehmen, *dass die erhöhte exogene Zufuhr an Arachidonsäure* durch eine ungesunde und nicht ausgewogene Ernährung *das eigentliche Problem einer überhöhten Eicosanoidproduktion und damit einer erhöhten Entzündungsneigung ist.*

Gewürze

Gewürze sind sehr selektiv zu betrachten. *Hier kommt es auf die Menge an, denn Gewürze sind an und für sich alle mehr oder weniger konzentrierte Genussmittel.* Man erkennt das sehr leicht daran, da Insekten die meisten Gewürze nicht attackieren, sondern nur Nahrungsmittel, umso naturnaher umso besser. Auch andere Tiere (ausgenommen Haustiere) mögen prinzipiell keine (stark) gewürzten Speisen.

Kakao ist ein stark fetthaltiges pflanzliches Konzentrat, man könnte es auch als ein konzentriertes Würzmittel betrachten, dass man auch zu den Genussmitteln zählen kann.

Künstliche Zusatzstoffe

Ein Großteil der im Handel angebotenen Nahrungsmittelprodukte enthalten künstliche Zusatzstoffe. Hierzu zählen z.B. Konservierungsmittel (Benzoesäure, Kaliumsorbit, Nitrite, Sulfite wie z.B. im Wein oder Pökelsalz in Fleisch und Wurstwaren etc.), Geschmacksverstärker, Farbstoffe, Triebmittel, Trennmittel, Feuchthaltemittel, Hilfsstoffe, Emulgatoren etc. *Konservierungsmittel sind besonders ungesund*, denn sie konservieren die Lebensmittel auch dort wo sie durch Bakterien verarbeitet werden sollten, nämlich im Darm und stören so nachhaltig das Mikrobiom. Indem sie die Lebensmittel vor Zersetzung durch Bakterien schützen haben sie auch eine antibiotische, also eine schädliche, Wirkung. *Alle künstlichen Zusatzstoffe sind stark konzentrierte Stoffe.*

Genussmittel

Dabei handelt es sich um Stoffe die der Mensch nicht zum Leben und auch nicht als Nahrung benötigt, sondern nur um den Genuss zu befriedigen. Sehr oft handelt es sich dabei um Stoffe die Abhängigkeit erzeugen, also um Suchtmittel. Die meisten solcher Mittel sind Konzentrate und enthalten auch Inhaltsstoffe die ab einer gewissen Menge eine (leicht) toxische und daher eine negative Wirkung auf die Gesundheit haben. Die harmloseren sind hier noch einige Gewürze oder Pflanzenkonzentrate wie Kakao etc. Die bekannteren Vertreter, die Abhängigkeit schaffen, sind sicherlich Tabak (Nikotin) und Kaffee (Koffein), aber auch Alkohol. Auch Schwarztee hat eine ähnliche Wirkung wie Kaffee.

Nikotin ist ein Suchtgift. Der Zigarettenrauch enthält zusätzlich noch eine ganze Reihe anderer gesundheitsgefährdender Stoffe wie z.B. Polonium, Benzpyren, CO, NOx u.v.a.m. *Außerdem werden den industriell gefüllten Zigaretten suchtverstärkende Substanzen beigemischt (z.B. Ammoniumchlorid).*

Koffein erzeugt Abhängigkeit, ist also ein leichtes Suchtgift. Kaffee hat auch einen hohen Säuregehalt und erzeugt wie jedes leichte Gift einen erhöhten Bedarf an Wasser zur Entgiftung.

Alkohol gilt in vielerlei Hinsicht als gesundheitsschädlich. So wirkt es u.a. schädigend auf das Zentralnervensystem, auf die Leber, wo es abgebaut wird, und auf den gesamten Verdauungstrakt, inklusive des Mikrobioms.

Der Zusatz von Chinin und Taurin in Getränken ist eher kritisch zu betrachten. Natürlich ist auch hier die Dosierung von Bedeutung. Chinin, das in Tonic Water als Zusatz gegeben wird, wirkt krampflösend, *ist aber in höheren Dosen ein Nervengift. Taurin das in Energy Drinks verwendet wird beeinflusst den Insulinstoffwechsel.*

Gentechnisch veränderte Lebensmittel

In unserer modernen, globalisierten und technisierten Zeit gibt es immer mehr Lebensmittel und Produkte die flächendeckend im Angebot der Märkte auftauchen, wo sie vor nicht allzu langer Zeit gar nicht verfügbar waren. Neue Kreuzungs-, Hybrid- und Gentechniken machen es bei vielen Pflanzen die in unseren Breiten bisher keine Wachstumschancen hatten und sehr oft nicht einmal bekannt waren möglich, sie auch hier verfügbar zu machen (meist Getreidearten, Früchte, Samen oder Gemüse aus fremden Ländern). Hierzu könnte man über Sinn oder Unsinn diskutieren. Fakt ist, dass der Handel durch solche überregionalen Produkte sein Sortiment bzw. die Produktpalette erweitert und durch das Anpreisen der vermeintlich besonderen Qualität bzw. den gesundheitsfördernden Fähigkeiten solcher fremder Lebensmittel und deren Produkte das für einen zusätzlichen Umsatz sorgt.

Dass man sich die Gentechnik für immer mehr Anwendungen zu Nutze macht, steht ebenfalls außer Frage. Die Einsatzmöglichkeiten werden immer zahlreicher, *i.d.R. stecken aber kommerzielle und nicht gesundheitsrelevante Gründe dahinter,* wie wir an der Züchtung von Sorten erkennen die z.B. resistenter gegenüber Schädlingsbekämpfungsmittel oder Fraß Schädlinge sind, sowie allgemein widerstandsfähiger auch gegenüber widriger Umwelteinflüsse und ertragreicher sind, ein schnelleres Wachstum garantieren, größere und schönere Früchte mit längerer Haltbarkeit produzieren u.a.m. Inwieweit sich solche Entwicklungen negativ auf unsere (Volks-) Gesundheit auswirken lässt sich heute noch gar nicht abschätzen, daher gelten solche Maßnahmen auch als legitim und fortschrittlich.

Metalle und Gifte in den Nahrungsmitteln

Hier geht es um die Anreicherung von Metallen in unserem Körper und deren Wirkung auf den Organismus. Von der medizinischen Seite her ist erwiesen, dass eine überhöhte Belastung an gewissen Metallen zu zahlreichen, meist chronischen, Krankheiten führen kann, und normalerweise auch führt.

Fast jeder kennt die berüchtigten klassischen Schwermetalle die erwiesenermaßen mehr oder weniger schädlich sind. Dazu gehören vor allem Quecksilber, Arsen, Nickel und Cadmium, aber auch Antimon, Thallium und Kupfer, welche schon in geringeren Dosen zu Erkrankungen führen können. Metalle sind allgegenwärtig, und eine gewisse Menge verschiedenster Metalle, meist eine sehr, sehr kleine, wird vom Organismus sogar benötigt. Diese werden als essentielle *Spurenelemente* bezeichnet. Hierzu zählen vor allem Eisen, Zink, Selen, Mangan, Molybdän, Kupfer u.a. Bei einigen Spurenmetallen ist sich die Wissenschaft noch nicht sicher, ob diese für den Organismus überhaupt nötig sind, ob sie nützen und inwieweit sie in einer höheren Dosis auch schaden. Dazu gehören Edelmetalle wie Gold, Silber, Platin, aber auch Chrom. *Das Leichtmetall Aluminium gilt erwiesenermaßen bereits als toxisch, obwohl es jahrzehntelang als harmlos eingestuft wurde*, kommt aber noch immer häufig in Nahrungsmitteln, Medikamenten oder Verpackungen vor. Doch was die Verträglichkeit angeht haben eigentlich *alle Metalle eine sehr niedrige Obergrenze die nicht überschritten werden darf*, deswegen kommen sie in den normalen gesunden Lebensmitteln von Natur aus in einer sehr limitierten Menge und einem ausgewogenen Verhältnis vor, daher auch der Name Spurenelemente. Das heißt, für den Organismus ist eine gewisse geringe Menge an metallischen Spurenelementen notwendig, jedoch ab einer gewissen Konzentration wirken diese toxisch, das bedeutet, die Dosis macht das Gift, wie bei anderen Substanzen auch. Daher gibt es auch bei den problematischeren, wie etwa Quecksilber, immer auch eine theoretische Obergrenze und unterhalb derer diese Substanz keinen Schaden anrichtet. Unser industrielles Zeitalter hat es aber mit sich gebracht, dass für unsere technischen Geräte eine ungeheure Menge an Schwermetallen aus der Erde extrahiert worden ist und das in Zukunft noch stärker getan wird, *extrahiert aus einem Bereich der Erde, wo diese sicher und ungefährlich gebunden waren. Metalle die dann weiter verarbeitet in unserem Umfeld in zu hoher Menge und Konzentration auftauchen, wo sie von Natur aus in dem Maße nie vorhanden waren.* Gemeint sind hier mit unserem Umfeld unsere Gebrauchsgegenstände, die vorwiegend industriell hergestellten Nahrungsmittel, das Trinkwasser, oberflächliche Umweltmedien wie die Umgebungsluft, das Meer und die Erdoberfläche.

Gut, das bis hierher gesagte ist vielen wohl hinlänglich bekannt oder bewusst. Hier kommen wir aber zu einem wichtigen Punkt, welcher wahrscheinlich vielen nicht so sehr bewusst ist, und falls ja, sträflich unterschätzt wird: Haben sie sich schon einmal Gedanken darüber gemacht wie unsere flüssigen und festen Lebensmittel gewonnen, transportiert, verarbeitet, verpackt, konserviert und verspeist werden. Wenn sie jetzt sagen, das kennen wir ja, da gibt's nichts Überaschendes. Nun, ich sage ihnen: vielleicht doch! Ich muss zugeben, auch ich habe mir früher keine großartigen Gedanken darüber gemacht. Für unsere Gesundheit könnte es sich aber auszahlen, wenn man diese anstellt. Überlegen sie einmal, inwieweit Metall in der Versorgungskette unserer Lebensmittel präsent ist, und ob dabei eventuell nicht erwünschte Mengen bestimmter Metalle in unsere Nahrung gelangen könnten. Natürlich gehen aus all diesen Inox-, Kupfer-, Alukesseln, Rohre, Behältnissen und Geschirr nur ganz geringe Mengen auf die darin befindlichen Nahrungsmittel über, *allerdings wirken diese Metalle auch bereits in ganz geringen Mengen.* Auch sollte man der Frage nachgehen, ob da wirklich immer so unbedenkliche Mengen austreten, denn das ist *u.a. auch eine Frage des Säuregehalts der darin befindlichen Nahrungsmitteln*, man denke dabei nur an fermentierte Sachen wie Sauerteig, Sauerkraut, vergorene Milch, Wein, Essig etc. oder an Lebensmittel die von Natur aus einen mehr oder weniger hohen Säureanteil aufweisen, wie etwa Pflanzenöle oder andere Fette, sowie schwache Säuren und Laugen von Obst und Gemüse. Aber auch die Temperatur, der Druck und der mechanische Abrieb beim Verarbeitungsprozess spielen hier eine große Rolle.

Aus der Chemie wissen wir wie leicht Metallpartikel aus der Oberfläche durch Säuren oder Laugen herauszulösen sind. Auch jene die keine Affinität zur Chemie haben, wissen wahrscheinlich, dass Säuren die Oberfläche von Metallen angreifen (siehe z.B. die Metallreiniger). Dabei brauchen die Säuren gar nicht besonders aggressiv sein. Spuren von Metallen werden schon mit sehr schwachen Säuren oder Laugen herausgelöst, welche in unseren Lebensmitteln vorhanden sind, insbesondere mit Lebensmitteln wo der pH-Wert stärker verschoben ist wie z.B. bei Obst, Vergorenem (z.B. Joghurt, Sauerkraut etc.), oder bei konzentrierten Lebensmitteln wie Pflanzenöl etc.

Nun brauchen wir nur noch überlegen, *in welchem Ausmaß unsere Lebensmittel mit Metallen in Berührung kommen und welche metallischen*

Elemente aus der Oberfläche herausgelöst werden könnten. An vorderster Stelle steht hier ohne Zweifel der überall und alltäglich eingesetzte Edelstahl der somit über jeden Verdacht erhaben scheint. Man denke nur an all die Rohre, Kessel und Behälter in der Nahrungsmittelindustrie, von der Schokoladeherstellung bis hin zum Sauerteig, oder in der Milchproduktion, oder in der Getränkeindustrie von der Bier-, Wein-, bis hin zur Saftherstellung. Nicht zu vergessen, auch im Haushalt kochen die meisten mit Edelstahlgeschirr, schneiden und löffeln die Speisen und Zutaten mit Edelstahlbesteck und verarbeiten die Nahrungsmittel mit Edelstahlwerkzeugen, sehr oft auch in Metallbehälter. Natürlich wissen viele, und wenn auch nur aus dem Bauchgefühl heraus, dass Keramik und Glas für die Aufbewahrung von Lebensmittel wohl besser geeignet und gesünder ist, den technischen Hintergrund dafür kennen aber schon viel weniger. Obwohl Keramikgeschirr und Messer schon seit längerem auf dem Markt sind, gibt es bis dato leider noch keine besonders geeigneten Produkte am Markt die die herkömmlichen metallischen Gabel, Löffel und andere metallischen Küchenwerkzeuge ersetzen könnten, das wird sich hoffentlich aber bald ändern, wenn das Bewusstsein dafür weit genug fortgeschritten ist. Edelstahl, auch Nirosta oder Inox bezeichnet, ist da allgegenwärtig. Kaum jemand ist das so richtig bewusst, denn die Benützung solcher Gegenstände und Materialien sind in unserem täglichen Leben so zur Gewohnheit geworden, dass diese auch kaum in Frage gestellt werden. Für all jene die nicht wissen aus welchem Material denn dieser Edelstahl eigentlich genau besteht sei gesagt: Dieser Edelstahl ist eine Stahllegierung (Gemenge aus Metallen) aus dem herkömmlichen (Kohlenstoff-)Stahl als Ausgangsmaterial dem ca. 10% Nickel und 18% Chrom zugesetzt wurden und daher nicht oxidiert, also damit „veredelt" wurde.

Man kann sich nun leicht vorstellen, ohne jetzt genauere Untersuchungen anstellen zu müssen, dass die Lebensmitteln mit all ihren Säuren und Laugen auch geringste Mengen dieser „Edel"-Metalle aus der Oberfläche mehr oder weniger stark herauslösen *und damit für eine nicht natürliche und überhöhte Konzentration dieser Metalle in unserer Nahrung und den Getränken sorgen.* Somit kann man davon ausgehen, *dass wir durch diese Umstände mit einer überhöhten Nickel- und Chrombelastung leben.* Wie oben bereits erwähnt gilt *Nickel als ein toxisches Schwermetall.* Aber auch Chrom ist nicht unumstritten. In der Wissenschaft ist man sich diesbezüglich noch uneinig. In der einschlägigen Fachliteratur wird Chrom einmal als entbehrlich angesehen, ein anderes Mal für gewisse Stoffwechselfunktionen als notwendig erachtet und ein anderes Mal als belastendes Schwermetall beschrieben. Mit Sicherheit kann man davon ausgehen, dass beim Chrom wie auch beim Nickel die Konzentration in den Lebensmitteln die den Metallen ständig ausgesetzt sind mit Sicherheit über den normalverträglichen Rahmen liegt, *zudem wird unser Stoffwechsel erst in unserem modernen Industriezeitalter mit einer dermaßen hohen Konzentration konfrontiert.* Die alten Blei Wasserrohre sind zum Glück schon (fast?) gänzlich verschwunden. Auch Kupfergefäße und -Rohre sind in dem Zusammenhang kritisch zu betrachten, denn einerseits werden Kupferkessel gerne bei der Verarbeitung mit höheren Temperaturen eingesetzt und andererseits gibt es dort wo Wasser und Sauerstoff mit dem Metall zusammenkommt auch eine oberflächliche Oxidation (z.B. in entleerten Kupferleitungen).

Auch Aluminium, ein Metall *welches am häufigsten auf unseren Planeten vorkommt* und das lange Zeit als harmloses Metall galt, ist hier nicht „reingewaschen". Einer kürzlich veröffentlichten Studie nach hat man *in den Gehirnen von an Parkinson erkrankten Verstorbenen eine stark überhöhte Menge an Aluminium festgestellt, dies bestätigt die These, dass sich viele Metalle, vor allem die edleren, sich immer auch in höheren Konzentrationen im Gehirn ablagern*, dies liegt u.a. auch daran, dass diese wegen ihres guten elektrischen Leitwertes und bei Überangebot dort andere Ionen ersetzen, bzw. deren Fehlen dort kompensieren. Auch Aluminium ist in der Nahrungsmittelaufbewahrung und -Verarbeitung sehr stark vertreten, man danke dabei nur an die innen mit Aluminium beschichteten Getränkeverpackungen, an Alufolien oder an das Alugeschirr.

Bedenklich ist auch das weitverbreitete Teflon-Geschirr. Die Teflon-Beschichtung besteht aus PTFE (Polyurethanfluorethylen), ein Kunststoff der nur bis 260°C zum Braten geeignet ist. Bei Überhitzung, insbesondere über 400°C (z.B. bei leerer Pfanne oder wenn man zum Ausschalten vergisst) entstehen giftige Pyrolyseprodukte wie COF_2 und giftige Dämpfe. Die Beschichtung wird dadurch auch zerstört. Noch problematischer ist aber der beigemischte Hilfsstoff PFOA (Perfluoroctansäure) der bei Überhitzung über 260°C auszudampfen beginnt. *Dieser Stoff gilt als reproduktionsschädigend, leberschädigend und krebserregend.* Wegen der extrem guten wasser- und fettabweisenden Eigenschaften werden Teflon Beschichtungen auch häufig in der Verpackungsindustrie eingesetzt, das reicht von Getränkeverpackungen bis hin zum Pizzakarton. Es ist auch nicht auszuschließen, dass auch beim Teflon noch andere Zusätze zum Einsatz kommen, die ebenfalls bedenklich sein könnten. In letzter Zeit kann man im Angebotssortiment immer häufiger auch keramikbeschichtetes Geschirr finden, dass es in dieser Varietät bisher noch nicht gab. Welche genaue Zusammensetzung die Keramik dabei hat ist meist unklar, da normalerweise nicht angegeben. Die Unbedenklichkeit bezüglich einer unschädlichen Nahrungsverarbeitung muss in dem Fall erst erbracht werden. Jedenfalls ist eine echte Keramikbeschichtung einem Metallgeschirr ohne Beschichtung oder eine mit Teflon, Emaille (gebrannter keramischer Lack) oder Kunststoff (Silikon etc.) der Vorzug zu geben.

Kunststoffe sind allgemein auch keine idealen Aufbewahrungsmaterialien für Lebensmittel, das ist aber auch nichts Neues. Kunststoffe sind organische

Kohlenwasserstoffverbindungen *denen verschiedene Substanzen wie z.B. Weichmacher (z.B. Chlor, Brom etc.) zugesetzt werden*, um damit die Produkteigenschaften zu verändern und so das Einsatzgebiet zu erweitern. Da die Molekülketten der meisten Kohlenwasserstoffverbindungen oft sehr einfach durch Einflüsse wie Hitze, Säure oder UV-Licht aufgebrochen und damit der Kunststoff zerstört werden würde, werden auch hier Zusätze eingesetzt, um dies zu verhindern oder den Prozess zu verlangsamen. Dabei haben alle Kunststoffe gemeinsam, dass Bestandteile immer mehr oder weniger in das Umfeld abgegeben werden, und wenn die vorher genannten Einflüsse noch dazu wirken, dann treten diese Bestandteile noch schneller aus. Der CH-Grundbaustoff ist ja im Normalfall unbedenklich, *bedenklich sind die Zusatzstoffe*, insbesondere wenn diese direkt in die Lebensmitteln abgegeben werden, wie das bei Behältnissen leicht der Fall sein kann.

Dann gibt es noch Zusatzstoffe für Behältermaterialien die als hormonell wirksam eingestuft werden. *Bisphenole* wie etwa BPA, BPC oder BPS *werden als Härtemittel z.B. in Beschichtungen von Konservendosen oder in Kunststoffvorrats- oder sonstigen Behältnissen eingesetzt: Sie lösen sich vor allem durch säure- oder laugenhaltige Stoffe wie Gemüse- oder Fruchtflüssigkeiten, noch schneller unter Hitzeeinfluss, auf, und gelangen so in die Nahrungsmitteln. Phenolverbindungen wirken nachweislich toxisch* (karzinogen, erbgutschädigend etc.). Das liegt auch daran, dass alle Phenole chemisch Benzol als Grundstruktur haben, was gesundheitlich als sehr problematisch einzustufen ist, zusätzlich enthalten Phenole im Stoffaufbau aber immer auch problematische Zusatzatome wie Fluor oder Schwefel. Statistiken zur Folge haben 95 bis 98 % der Menschen BPA in ihrem Urin, das zwar über die Nieren relativ rasch ausgeschieden wird, was aber der Schädlichkeit keinen Abbruch tut.

Auch die Tinte im recycelten Altpapier wird nicht restlos entfernt. Altpapier wird für Verpackungskartons von Lebensmitteln wieder verwendet, die Giftstoffe der Tinte (Rohölprodukte) gehen dann mehr oder weniger auf den Inhalt über wenn die Nahrungsmitteln mit der Verpackung in Kontakt treten.

Nahrungsergänzungsmittel, Vitaminpräparate und Dosierung

Noch nie zuvor erlebte der Markt einen derartigen Boom an medizinischen und homöopathischen Heil- und Nahrungsergänzungsmitteln. Auch Bioprodukte sind „inn" wie nie zuvor.

Es gibt wahrscheinlich zwei Hauptgründe warum viele Menschen Nahrungsergänzungsmittel einnehmen. Zum einen ist es *die Angst* (bewusst geschürt von der jeweiligen Branche) *das irgendetwas in der Nahrung fehlt* oder fehlen könnte, und zum anderen ist es *viel bequemer bestimmte Präparate einzunehmen*, als sich eine gesunde vollinhaltliche Nahrung selbst zusammenzustellen bzw. mit allen möglichen Zutaten *in einer mehr oder weniger aufwendigen Prozedur* zuzubereiten (was unsere Vorfahren wohl aber machen mussten). Die Sinnhaftigkeit der Einnahme von Ergänzungsmitteln für Spitzensportler oder sonstige Extremfälle lasse ich hier ausgespart, denn das sind auch keine Normalbedingungen (oder normale Verhaltensweisen). Jedenfalls ist die Sinnhaftigkeit auch in solchen Fällen eher anzuzweifeln.

Auch die Angebotspalette und die Werbemaßnahmen solcher Produkte werden ständig erweitert. Die dabei verfolgten Strategien sind aber trotzdem immer die gleichen. So wird in der Propaganda für Nahrungsergänzungsmitteln, besonders im Internet, aber auch durch Drogerien, Apotheken und sogar des Öfteren auch durch Ärzte, in erster Linie darauf hingewiesen, wie problematisch ein Fehlen bestimmter Vitamine, Mineralstoffe oder Spurenelemente für die Gesundheit sei, da wird meist auch schnell ein Argument hervorgebracht warum das so sein soll, z.B. wegen ausgelaugter Ackerböden, einseitiger Ernährung, ein höherer Bedarf aufgrund gewisser Umstände, Fehler bei der Zubereitung der Speisen, Verluste durch die Lagerung und Verarbeitung usw. Das hat natürlich auch seinen Grund, schließlich will der Handel so viel verkaufen wie möglich. Dabei sollte man aber bedenken, dass Nahrungsergänzungsmittel *bestenfalls vorübergehend* jemanden helfen können, wenn diese Person einer akuten Mangel- oder Fehlernährung ausgesetzt ist, oder wenn es sich um *außergewöhnliche Umstände* handelt, oder die Person sich in einem besonderen Zustand befindet (z.B. nach einem Unfall, Operation oder bei Schwangerschaft etc.). Allerdings kann ein Mangel an Vitalstoffen aufgrund einer Fehlernährung nicht dauerhaft durch irgendwelche Nahrungsergänzungen ausgeglichen werden.

Leider halten die meisten solcher „Ergänzungen" nicht das wofür sie eigentlich angepriesen werden, einfach gesagt, sie bringen den erhofften Effekt oder die versprochene Wirkung nicht. Diese Unzufriedenheit mit Nahrungsergänzungsmitteln überrascht nicht, *denn über die Wirkungslosigkeit vieler Nahrungsergänzungsmittel bei gesunden Menschen unter Normalbedingungen berichten zunehmend immer mehr Fachleute (zumindest jene, die kein geschäftliches Interesse mit dem Verkauf verbindet).* Das überrascht nicht, denn die Natur hat jedem naturbelassenen Lebensmittel die richtige Dosis und Zusammensetzung gegeben. Das heißt, die Zugabe einzelner Stoffe ist *nicht nur wirkungslos, sondern oft sogar kontraproduktiv*, da sie in der Regel für eine einseitige Über- oder Unterversorgung sorgen, dadurch *das natürliche Gleichgewicht stören* und *so das Gesamtsystem durcheinanderbringen*, in manchen Fällen kann sogar Gefahr davon ausgehen (meist bei langfristiger Anwendung). Auch Metalloxide produzieren nur Rost und dessen pH Wert ist sauer (May-Ropers).

Einzelwirkstoffe oder Kombinationen können *nie* die vollständige Ausgewogenheit haben, welche zur optimalen Verwertung der Substanz notwendig ist und auch nicht die optimalen Mengenverhältnisse, so wie sie in den natürlichen Lebensmitteln vorkommen. *Bei jedem künstlichem Eingriff ist immer irgendetwas Zuviel oder Zuwenig* oder dürfte erst gar nicht angewendet werden, denn trotz des wissenschaftlichen Fortschritts, können einzelne künstliche Eingriffe, Maßnahmen oder Nahrungsergänzungen nie ein nachhaltiger und vollwertiger Ersatz für das natürlich individuell Entstehende, oder der natürlichen Regulierung des jeweilig-individuellen Stoffwechselvorgangs Entspringende, sein, denn dazu sind die Vorgänge und Zusammenhänge in der biologischen Mikrowelt einfach zu komplex.

Eine Ausnahme bildet die Einnahme bestimmter Medikamente oder Ergänzungsmittel die zu Therapiezwecken über einen bestimmten Zeitraum eingenommen werden müssen, wie z.B. im Falle einer akuten Erkrankung, allerdings nur temporär und nicht langfristig. Mehr dazu etwas weiter hinten. *Unter Normalbedingungen sind Nahrungsergänzungsmitteln aber völlig überflüssig und fehl am Platz.* Das Thema Spitzen- oder Leistungssport, sowie gewisse andere exzessive Aktivitäten unter Randbedingungen, wo der Körper bis ans Limit der Erträglichkeit herangeführt wird, sollen hier ausgeklammert sein, denn das sind auch *keine Normalbedingungen*.

Neueste Untersuchungen belegen, dass die meisten Vitaminpräparate zu hoch dosiert sind. Nur wenige befassen sich mit dem Umstand, dass es auch Vitalstoffe gibt, bei deren Überdosierung auch negative gesundheitliche Folgen auftreten können. I.d.R. ist es bei der Überdosierung gleich wie beim Mangel, wobei, abhängig von der Dosis, *nicht immer sofort* Symptome erkennbar sind. Dazu gehören u.a. Mineralien wie Fluor, Selen, Kupfer, Chrom, Eisen, Lithium, Zink, Mangan, Kobalt, Schwefel, Salz (NaCl), Kalium, Phosphor und Kalzium (die zwei letztgenannten müssen übrigens im richtigen Verhältnis zueinander stehen), Magnesium, die Vitamine D (Calciol), B9 (Folsäure), Vitamin B6 (Pyridixinchlorid), Vitamin B3 (Niacin, Nicotylamid) und Vitamin A (β-Carotin, für Raucher gibt es hier sogar eine strikte Obergrenze). Zusätzlich ist hier noch zu sagen, dass es noch eine ganze Reihe von Mineralien und anderer Wirkstoffe gibt (z.B. Enzyme, Proteine, Hormone, seltene Spurenelemente etc.) bei denen die Eigenschaften und Wirkungsweisen noch nicht ausreichend erforscht sind und *wo es meist auch keine offiziell festgelegten Tagesdosen gibt*. Dazu zählen u.a. Vanadium, Zinn, Germanium, das Co-Enzym Q10 (Chinon-Derivat), Lecithin etc.[197].

Ich habe mich bereits in meiner Jugendzeit intensiv mit Nahrungsergänzungsmitteln auseinandergesetzt und vieler solcher Präparate probiert. Einige Jahrzehnte später habe ich mich im Zuge der Recherchen für dieses Buch nochmals die Mühe gemacht, über einen Zeitraum von ca. 2 Jahren hinweg, alle möglichen Nahrungsergänzungsmittel (inklusive Entgiftungsmittel) zu testen die in irgend einer Form eine gesundheitliche Verbesserung versprechen oder einen vermeintlichen Mangel an bestimmten Stoffen ausgleichen sollen, denn schließlich ich bin der Meinung, dass man nicht über das Thema Ergänzungsmittel schreiben sollte, wenn man diese nicht an sich selbst ausprobiert hat bzw. deren Wirkung selbst nicht beobachten/feststellen konnte. Zudem dachte ich auch, vielleicht könnte das eine oder andere jetzt doch helfen, da ich inzwischen auch um einiges älter geworden bin, könnte es ja sein, dass der Körper von dem einen oder anderen doch zu wenig hat? Also auch ich verfalle noch immer manchmal *in die (unsinnige) Denkweise, vielleicht fehlt doch was*. Dazu muss ich vorausschicken, dass ich mich selbst relativ abwechslungsreich und gesund ernähre und auch sonst einen überdurchschnittlich gesunden Lebensstil führe, um hier etwaigen Missverständnissen vorzubeugen.

Gleich vorweggenommen, *kein einziges Nahrungsergänzungsmittel, von allen die ich* (ausreichend lange und laut Beschreibung) *probiert* (oral eingenommen) *habe, hat wie versprochen gewirkt*. Das heißt, ich konnte zwischen der Einnahme und der Nichteinnahme dieser Produkte *überhaupt keine gesundheitlichen Veränderungen* feststellen. Daher muss ich aufgrund meiner jahrzehntelangelangen Erfahrung mit Nahrungsergänzungsmittel (natürlich nur für mich) feststellen, dass solche Mittel, insbesondere Vitamin- oder Mineralstoffpräparate, nicht den Effekt bringen den man sich von ihnen erhofft.

Hier eine kleine Auswahl an Ergänzungsmittel: Noni-Saft, MSM (methyl–sulfonyl–methan), Alfalfa–Sprossen und Tee, Flohsamen (Psyllium), Lupinenprotein (Süßlupinensamenpulver), Traubenkernmehl, Astaxanthin, Lapacho-Rinde (als Tee), Grapefruitkern-Extrakt, Gerstengras (als Pulver), Zinnkraut, Curcuma, Gelenk Depot-Tabletten, Multivitaminpräparate, „Täglich alles von A-Z"- Kapseln (alle Vitamine, Mineralien und Spurenelemente inkl. ein paar Enzyme in Tagesdosis), Magnesium-Brausetabletten, Vitamin B12 + Folsäure, Probiotika (Omnibiotik 10 und activ Probiotic 11), Omega 3 Kapseln, Vitamin D3 Tropfen, rotes Weinlaub mit Rosskastanie und Buchweizen Kapseln, sämtliche glutenfreie Mehle und Brote, Entgiftungspulver wie Zeolithe, Bentonit, grüne Mineralerde, Heilerde u.a.m.

Präparate zur Entschlackung oder Entgiftung können allerdings durchaus Sinn machen. Im Kapitel „Entgiftungsmaßnahmen" sind welche aufgeführt die ihre Wirkung, zumindest bei mir und vielen anderen auch, so erfüllten wie man das von diesen erwartet. Eine nähere Beschreibung inklusive der beobachteten Wirkung der genannten Ergänzungsmittel findet man im Anhang.

Die braune Löß-Heilerde kann nicht nur zur Entschlackung, sondern auch zur Mineralstoffversorgung verwendet werden (am besten als Mikropulver) denn sie ist reich an natürlichem Silizium, Kalzium, Kalium, Eisen, Magnesium und diversen Spurenelementen (was auch schon die braune Farbe und der Geruch verrät).

Wenn sie bei mir selbst nicht gewirkt haben, dann bedeutet dies natürlich nicht automatisch, dass sie deswegen bei anderen wirkungslos sind, schließlich kann es auch sein, dass der Organismus aus irgendeinem Grund diese nicht resorbiert, oder resorbieren wollte. Dies kann aber wiederum verschiedenste Ursachen haben, *z.B. kann es an der empfohlenen Dosis, der Zusammensetzung, der Aufbereitung, der Konsistenz, der Darreichungsform, am individuellen Stoffwechsel bezüglich der Reaktion und Absorption, oder an anderen Faktoren liegen*. Möglich ist auch, *dass die Wirkstoffe in ausreichenden Mengen vorhanden sind und der Organismus diese nicht mehr benötigt* und daher, ohne gewirkt zu haben, ausscheidet, was zwar kein Nachteil für die Gesundheit bedeutet aber auch keinen Vorteil, und auch keinen für die Einschätzung des Präparates.

Das bedeutet, wenn es um die Wirksamkeit von Ergänzungsmitteln geht, dann spielt das Thema *Resorption und Verwertung* auch eine große Rolle. Speziell bei Menschen die gesund sind und keinen Mangel an Vitalstoffen aufweisen, bei denen werden Nahrungsergänzungsmittel oft nur in geringen Mengen, wenn überhaupt, aufgenommen, oder sehr häufig der größte Teil davon sofort wieder ausgeschieden. So nimmt der Körper beispielsweise das Kalziumgluconat nur zu 5% auf, der Rest wird ausgeschieden. Chelat-Verbindungen sind hier besser, da soll die Resorbtionsrate bei wenigstens 50% liegen. Am besten ist die Aufnahme von Mineralien im kolloidalen Zustand, idealerweise in Verbindung mit Aminosäuren (May-Ropers). *Die Menge der tatsächlichen Aufnahme und Verwertung, und folglich auch der Nutzen, sind individuell sehr unterschiedlich und hängen von vielen Faktoren ab, sodass man keine generelle Aussage darüber machen kann*. Dieser Umstand spielt den Verkauf solcher Produkte sehr in die Hände, denn aufgrund dieser Tatsache kann man immer einen möglichen Nutzen suggerieren.

Flüssigkeiten, oder in Flüssigkeiten aufgelöste Bestandteile, werden im Verdauungstrakt zuerst aufgenommen und gelangen so schneller als feste ins Blut, *deshalb ist bei Flüssigkeiten noch größere Vorsicht geboten*. Dies betrifft besonders den gelösten Zucker, künstliche Zusatzstoffe, sowie sämtliche in Flüssigkeiten gelöste Stoffe, die auch *organische Lösungen* genannt werden, welche eine *höhere Absorptionsrate* aufweisen. Daher sind vor allem in Asien und Amerika Ergänzungsmittel in Mode gekommen, die als sogenanntes *„Super Food"* angeboten werden. Dabei handelt es sich um ganz kleine Portionen fein gemahlener, faserreicher Pflanzenstoffe in Kapsel- oder Tablettenform, die mit Wasser zusammen getrunken werden. Bei Wirkstoffen in Pulverform müssen allerdings die Substanzen in Flüssigkeit gelöst werden, um dadurch bioverfügbar zu sein. Doch auch wenn es sich dabei um ein flüssiges Produkt (z.B. Lösung, Extrakt) handelt, dann können die darin enthaltenen Moleküle noch immer zu groß sein, um direkt von den Zellen aufgenommen zu werden, bzw. dort rasch zu wirken, wo es notwendig ist, vielleicht kommen sie dort auch gar nicht an. Den

Beweis für eine nicht ausreichende Wirkung aufgrund unzureichender Partikelgröße zu erbringen, ist für den Endverbraucher ohnehin kaum möglich. Allerdings durch die technischen Möglichkeiten von heute werden am Markt immer mehr Produkte angeboten, deren Wirkstoffpartikel in Molekülgröße (Nanobereich) vorliegen. Dabei handelt es sich um sogenannte *kolloidale Lösungen*, welche eine sehr hohe Resorptionsrate aufweisen da sie ohne weitere Verkleinerung direkt von den Zellen aufgenommen werden können. Kolloidale Lösungen lassen sich auch für den Hausgebrauch durch Elektrolyse (gepulste elektronische Elektrolysegeräte) ebenfalls relativ einfach herstellen.

Die oben angesprochenen Kritikpunkte lassen vermuten, dass die Zahl jener, bei denen Nahrungsergänzungsmittel nicht die erhoffte Wirkung(en) gebracht haben, wahrscheinlich sehr hoch sein wird. Hier ist aber zu bedenken, dass womöglich sehr viele *das eigentliche Grundproblem (Ursache) nicht behoben haben, daher konnte es auch keine nachhaltige positive Wirkung durch die Ergänzung geben.*

Dann gibt es wiederum andere die total zufrieden oder sogar begeistert sind, da das Produkt anfänglich eine positive Wirkung zeigte, die dann womöglich gleich in der anfänglichen Euphorie eine positive Bewertung abgegeben haben, denn *die meisten Bewertungen entstammen einer anfänglich positiven (oder negativen) Wirkung.* Oft lässt aber nach einer gewissen Zeit, wenn sich der Körper an die neue Substanz gewöhnt hat, die Wirkung relativ schnell wieder nach und das ursprüngliche Dilemma kehrt zurück, d.h. die Nachhaltigkeit wäre so nicht auf Dauer gegeben und auch die überhastete Bewertung würde dann ein falsches Bild zeigen.

Auch wenn der positive Effekt länger anhält und nach einem Absetzen der Einnahme das Problem wieder auftaucht, dann sollte man sich ernsthaft darüber Gedanken machen, ob nicht ein bestimmtes latentes Grundversorgungsproblem vorliegt, denn andernfalls wäre man fast genötigt das Ergänzungsmittel auf Dauer oder für immer einzunehmen, was auch nicht die optimale Lösung sein kann.

Auch eine Placebo-Wirkung spielt manchmal eine Rolle. Aber gerade in dieser Phase des Kennenlernens eines Produkts spielen oft auch *ändernde Lebensumstände* (z.B. Ortswechsel, Ernährungsumstellung, physische oder psychische Veränderungen etc.) und *Parallelmaßnahmen* mit eine Rolle, die sich manchmal kontraproduktiv oder aber auch verstärkend auswirken können. Das sind dann oftmals *Fälle wo mehrere Produkte gleichzeitig probiert werden*, wobei in dem Fall *die Wirkung keinem der Produkte eindeutig und direkt zugeordnet werden kann* (fehlende Ausschließung).

Auch eine *falsche Dosierung, Anwendung, Erwartungshaltung* oder andere widrige Umstände können die Zufriedenheit erheblich beeinflussen. Zu guter Letzt kommt dann noch der Umstand hinzu, dass *jeder Organismus*, und damit auch jede Person, *mehr oder weniger individuell reagiert*, so kann es vorkommen, dass das gleiche Produkt gleich angewandt bei einer Person wirkt, bei der anderen nicht. Auch unterschiedliche oder unerwartete Nebenwirkungen oder Effekte sind möglich (meist negative). Wie bei jeder anderen Maßnahme hängt die Wirkung bei Ergänzungsmitteln natürlich auch von den individuellen Hauptfaktoren wie *Alter, Geschlecht, Konstitution, Erbfaktoren und dem Gesundheitszustand* ab.

Aufgrund all dieser vorher genannten Umstände ist es nicht verwunderlich, dass eine objektive Bewertung eines Heilbehelfs allgemeingültig nicht möglich ist, da so etwas immer von individuellen und subjektiven Momentfaktoren abhängig ist.

Wenn man sich nicht sicher ist, ob man ein Präparat braucht und ob dieses oder jenes überhaupt für einen nützlich sei, dann suchen viele den (fachkundigen) Rat anderer. Das kann ein Arzt, die Drogistin, der Therapeut, die Verkäuferin oder eine sonstige Personen sein, aber heutzutage immer mehr auch die Angaben auf den diversen Internetseiten oder in anderen Medien. Allgemein kann man sagen, dass solche Ratschläge immer mit Vorsichtig zu genießen sind, *da in den meisten Fällen eine Verkaufsabsicht dahintersteckt.* Sehr häufig sogar bei fachkundiger Beratung, am wenigsten vielleicht noch beim Arzt oder Therapeuten. Als besonders problematisch sind Kritiken, Bewertungen und Stellungnahmen im Internet und in den diversen Medien einzuschätzen, da hier negative Meinungen zum Produkt durch Zensur meistens entweder gar nicht, oder verfälscht veröffentlicht werden. Oft wird auch nur das Service bewertet und nicht das Produkt selbst.

Der vielzitierte Satz in den Produktbeschreibung oder den Gebrauchsinformationen von Nahrungsergänzungsmitteln: „Hierbei handelt es sich um ein (…), es ersetzt nicht eine ausgewogene vollwertige Ernährung", werden sie sicherlich kennen. Nun, *er bedeutet nichts anderes im Umkehrschluss, wenn man sich ausgewogen und vollwertig ernährt, dann bräuchte man das Präparat eigentlich gar nicht.*

Eines amüsiert mich immer wieder: Wenn von "sachkundiger" Seite her, egal ob in einer Sprechstunde, im Internet oder bei einem Vortrag, propagiert wird, ja dies und jenes sei für das oder jenes gut, unterstützt dies oder hilft bei [...] etc. etc. Sie kennen sicher all diese Aussagen zu genüge, trotzdem fallen sehr viele immer wieder darauf rein, obwohl das Zeug überhaupt nichts bringt. Dies *gilt nicht für Medikamente, die in akuten Fällen eingenommen werden müssen,* z.B. um das Überleben zu sichern, sondern dies gilt vielmehr für all die Nahrungsergänzungsmittel, homöopathischen oder sonstigen Arzneimittel bzw. Medikamente, wo meist nur herumprobiert oder simpel eine Notwendigkeit suggeriert wird, ohne dass dabei eine nachhaltige Lösung des Problems herauskommt, denn der Handel mit solchen Mittelchen ist natürlich ein "bomben" Geschäft für die Hersteller und alle die damit zu tun haben, außer für den Betroffenen selbst.

So wird z.B. auch in kompetenten Fachkreisen darauf hingewiesen, dass die alleinige Zugabe von Kalzium (um hier nur ein Beispiel zu nennen) nicht nur keinen Sinn hat, sondern auch kontraproduktiv ist, da dadurch das Gleichgewicht an Mineralstoffen und Spurenelementen gestört wird, denn mehr Kalzium "verlangt" u.a. nach mehr Magnesium und außerdem wird dadurch der gesamte Vitaminbedarf verändert oder gestört, insbesondere was das Vitamin D anlangt. Des Weiteren weiß man auch, dass z.B. Raucher oder jene die viel Alkohol trinken, Medikamente oder sonstige beeinflussende Substanzen einnehmen (z.B. Koffein, Aufputschmittel, Schlafmittel, Drogen etc.) oder aufgrund einer physiologischen oder psychologischen Belastung oder Krankheit (die möglicherweise gar nicht bekannt ist) *einen anderen* (unausgewogenen) *Tagesbedarf an bestimmten Vitaminen und Mineralstoffen haben, als der gesunde Durchschnittsmensch.*

Kritisch kann man auch den zahlreichen Produkten gegenüberstehen die aus vermeintlich unsicheren Quellen stammen, welche z.B. aus weit entfernten Gegenden importiert wurden wo die Qualitätsstandard nicht so hoch sind wie wir das vom mitteleuropäischen Standard her kennen. Dies betrifft u.a. z.B. die überall angepriesenen und hochgelobten Algenprodukte wie Sango Coral, Chlorella, Spirulina etc. Die meisten dieser Produkte stammen aus China, Japan oder anderen asiatischen Ländern. *Da solche Produkte, in einer nicht mit Schadstoffen verunreinigten Qualität, sich sehr gut zur Entgiftung und Mineralstoffversorgung eignen, ist das Interesse und die Nachfrage entsprechend groß.* Die dabei auftretenden Bedenken bezüglich Kontamination werden im Internetverkauf mit sogenannten Qualitätszertifikaten, die in Form einer gescannten Kopie herunterladbar sind u/o durch die beigefügte Produktbeschreibung, versucht zu zerstreuen. *Meiner Meinung nach könnte man sich solche Zertifikate ruhig sparen*, denn erstens könnte ohnehin jeder so eine "Schmähzettel-Kopie" ins Internet stellen, zweitens sind diese i.d.R. von Instituten des Herkunftslandes ausgestellt, wobei eine Überprüfung auf Echtheit einen enormen Aufwand verursachen würde, wahrscheinlich auch nicht ganz unabsichtlich, und sollte dies tatsächlich jemand machen und feststellen, dass das Dokument an einem anerkannten Institut ausgestellt wurde, dann heißt das eben noch nicht, dass dem auch so ist, was da drauf steht. Und sogar wenn das zutreffen würde, dann sagt das auch nichts darüber aus, ob nicht in der großen Produktmenge möglicherweise Chargen dabei sind, die den Angaben der Analyse nicht entsprechen, aus welchen Gründen auch immer, und da kann es viele Gründe geben. *Jede Überprüfung ist eben nur eine Momentaufnahme, auch wenn diese noch so genau und seriös ist.* Wenn man sich eine Reihe solcher Zertifikate ansieht, dann ist eines auffällig, dass *immer irgendeine (oder sogar mehrere) potentielle Schadstoffart(en) nicht dabei ist (sind) die ebenfalls analysiert gehören sollte(n).* Also wie sinnvoll und vertrauenswürdig solche

Zertifikate wirklich sind, das kann sich jeder selbst denken.

Organisches Germanium 132

Organisches Germanium 132: Es gibt Nahrungsergänzungsmittel die einerseits als wahre Wundermittel angepriesen werden, bei denen aber andererseits die Ungefährlichkeit bzw. Unbedenklichkeit nicht hinreichend feststeht. Eines dieser Beispiele ist das organische Germanium 132. (s. im Anhang Germanium).

Entdeckt vom Japaner Kazihiko Asai, soll organisches Germanium die Fähigkeit besitzen, das Immunsystem des Körpers zu stärken, die Sauerstoffversorgung des Körpers zu fördern, toxische freie Radikale zu zerstören, vor Strahlung zu schützen und die Ausscheidung von Schwermetallen und anderen Giften aus dem System zu unterstützen.

Es ist halt nur bemerkenswert, warum man eigentlich Germanium als Ernährungszusatz verwenden soll, wenn sich in gewissen Lebensmitteln wie z.B. in Knoblauch, Tomaten oder Bohnen ohnehin Spuren davon befinden. Warum dieses Germanium von Natur aus in einer so verschwindend geringen Menge in den Lebensmitteln vorkommt, das wird schon seinen Grund haben. Dabei erinnere man sich an die Aussage von Hippokrates, nämlich: *"Die Nahrungsmitteln sollen eure Heilmitteln sein"*. Anmerkung dazu: *Und nicht die Nahrungsergänzungsmittel*, denn, wie oben bereits erwähnt, bringen die nur das natürliche Gleichgewicht durcheinander, darum nützen sie auch nicht, sondern können womöglich auch schaden. *In der Vermeidung liegen die Kraft und das Geheimnis zur Gesundung* und nicht in den Zusätzen, das kann man indirekt auch dieser Aussage entnehmen und wenn man genau überlegt, dann macht das auch Sinn.

Zubereitung und Verarbeitung von Nahrungsmitteln

Die Zubereitung hat einen großen Einfluss auf die (physiologische) Qualität der Nahrung. Ein wesentlicher Faktor ist dabei die Veränderung der Inhaltsstoffe in den Nahrungsmitteln und Speisen durch Denaturierung. Die Diskussion bezüglich Denaturierung schließt automatisch die Auseinandersetzung mit den Thema *Vollwert der Nahrung*, sowie die Frage: *Was man unter einer lebendigen und was unter einer toten Nahrung versteht*, mit ein. Die nachfolgenden Kapitel werden sich daher mit diesen Fragen beschäftigen.

Üblicherweise gelten diejenigen Nahrungsmittel als denaturiert, welche durch Hitze (Abb. 4) oder Säuren verändert wurden. „Der steile Übergang zur entfalteten Form über ein sehr kurzes Temperaturintervall zeigt an, dass Entfaltung oder Denaturierung ein kooperativer Prozess ist, bei dem der Bruch der ersten schwachen Bindungen die Wahrscheinlichkeit stark erhöht das der Rest reißt" [198].

Das ist allerdings eine sehr oberflächliche Betrachtung, denn *grundsätzlich sind alle künstlich veränderte Lebensmittel nicht mehr vollwertig, das heißt, sie sind denaturiert. In der Regel sind sie dann auch nicht mehr lebendig, sondern tot*, das heißt, *sie können in dem Zustand selbst auch kein Leben mehr hervorbringen*. Eine Denaturierung kann außer den vorher genannten Methoden u.a. auch durch Zerkleinern (z.B. mahlen, reiben, pressen), in dem Fall entsteht die Denaturierung meist durch Oxidation, oder durch Bestrahlung (z.B. UV, radioaktiv), durch trocknen, einweichen (z.B. hydrieren), räuchern, fermentieren (Umbau von Inhaltsstoffen durch Mikroorganismen), behandeln mit Chemikalien (z.B. Konservierungsmittel) erwirkt werden. Dabei entstehen auch mehr oder weniger starke Konzentrate (siehe gleichnamiges Kapitel).

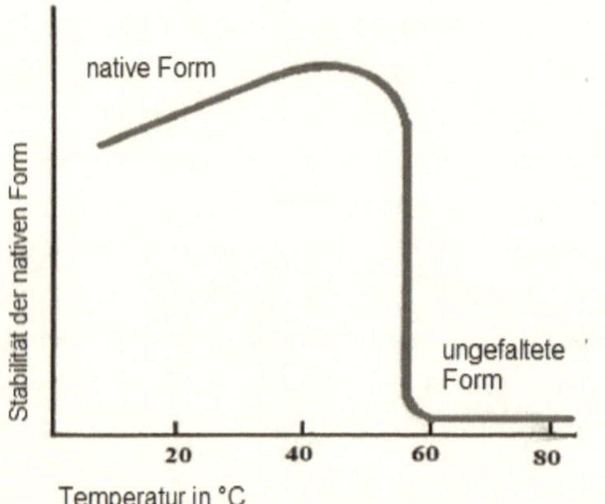

Abb. 4 Thermische Schmelzkurve von Protein

Inwieweit der jeweilige Denaturierungszustand des Nahrungsmittels negativen Einfluss auf die Ernährung und die Gesundheit ausübt, das hängt einerseits davon ab, *wie intensiv und lange* der Denaturierungsprozess vollzogen wurde, und andererseits, *welches Endprodukt dabei herauskommt*, das heißt, *welche Qualität* das Essen für die Gesundheit hat.

Ein Kriterium für die Qualität der Zubereitung der Nahrung ist neben dem wie auch das wo, und wer die Nahrung zubereitet. Die eigene Zubereitung von Speisen liegt in erster Linie in der Verantwortung des Zubereiters selbst. Er oder Sie entscheidet letztlich in der Art und Weise der Zubereitung, ob sich hier nochmals gesundheitsrelevante Kriterien zum positiven oder negativen ergeben. Die Art der Zubereitung kann man beim Selbermachen am besten beeinflussen, und es ist unbestritten, dass sich, sowohl was die Lagerung der Nahrungsmittel als auch die Zubereitung der Speisen betrifft, gesundheitsbeeinträchtigende Wirkungen ergeben.

Köche neigen dazu, zu sehr den Geschmack und das Aussehen in den

Vordergrund zu stellen, die Lebensmittelindustrie und die Gastronomie zudem noch die Produktionskosten, den Gewinnfaktor und den Folgekonsum (Erzeugung von Abhängigkeit). So kommt es dann sehr oft vor, dass die Speisen in Gastronomiebetrieben zu stark gewürzt sind damit die Nachfrage ansteigt.

Ernährungs-Anthropologie

Aus den Fakten kann man klar erkennen, dass *weder die Ernährungswissenschaften noch Anthropologen genau wissen* wie sich der Steinzeitmensch *in der langen Periode von ungefähr 2,4 Mio. Jahren bis zur Jungsteinzeit* (der neolithischen Revolution vor ca. 10 Tausend Jahren), *tatsächlich* ernährt hat, *man kann es nur vermuten.* Erst ab der neolithischen Revolution, was in Betrachtung der gesamten Menschheitsgeschichte nur ein sehr kleiner Zeitraum ist, findet man gerade noch so viel verwertbares Material, dass man die Lebensgewohnheiten in dieser Epoche einigermaßen nachvollziehen kann.

Die Funde zeichnen die Wanderungen unserer Vorfahren nach die sie wahrscheinlich auf der Suche nach Nahrungsquellen und besseren Lebensbedingungen unternahmen. Dabei waren sie den unterschiedlichsten klimatischen und vegetativen Bedingungen ausgesetzt, bis hin zu einschneidenden Ereignissen, wie z.B. den Eiszeiten, als Nahrung wahrscheinlich knapp war, aber genau *das macht es u.a. so schwierig, bzw. unmöglich, die Fakten dieser Zeitspanne historisch genau nachzuvollziehen bzw. zu rekonstruieren.* Vieles darüber entstammt daher der logischen Überlegung, manche Theorien werden durch Fundstücke erhärtet, aber vieles darüber bleibt nach wie vor im Dunklen, die realen Fakten dazu werden wir vielleicht nie in Erfahrung bringen.

Man kann allerdings mit großer Wahrscheinlichkeit davon ausgehen (bis zu einem gewissen Grad ist das auch nachgewiesen), dass sich unsere Vorfahren hauptsächlich in Gewässernähe aufgehalten haben (Flüsse, Seen, Meeresküste). Das ist nicht weiter verwunderlich, denn auch die Mehrheit der heutigen Weltbevölkerung lebt in Gewässernähe. Denn Wasser bringt viele Vorteile und der wichtigste davon ist, Wasser spendet Leben.

Man kann auch annehmen, dass die vielen unterschiedlichen Ur-Völker in den verschiedensten Regionen und Erdzeiten sich sehr unterschiedlich ernährt haben mögen, *je nach Nahrungsangebot* und was gerade zur Verfügung stand, bzw. *was man „erbeuten" konnte.* Man kann annehmen, dass sich unsere Vorfahren bereits in einem sehr frühen Stadium von Fischen, kleineren Land- und Wassertieren wie z.B. Reptilien, Gras Hüpfer, Ameisen, Maden, Würmer, Schnecken, Krebsen, Muscheln, Eiern etc. ernährten, also alles was man relativ einfach fangen oder sammeln konnte. *Das sind alles hochwertige Proteinträger,* die *wahrscheinlich* (zum Großteil) *roh und lebendig (frisch)* gegessen wurden, *so konnte eine 100%ig optimale und vollwertige Ernährung erreicht werden*, denn Tiere im ganzen roh und lebendig zu verspeisen (wie das z.B. Reptilien tun) bedeutet, dass alle essentiellen Proteine, Fette und Vitalstoffe in einer natürlichen und unveränderten Balance vorhanden sind, daher ist es auch nicht verwunderlich, dass es bereits heutzutage wieder Leute gibt die solche Tiere (Insekten) essen. *Trotzdem nimmt man aber an, dass sich unsere Vorfahren zu einem Großteil aus pflanzlicher Kost ernährt haben.*

Daran kann man sich heute noch orientieren z.B. mit Rohkostsalaten und (nicht mit Schwermetallen oder Radioaktiven Müll kontaminierten) rohem Fisch. Inwieweit *gegarte* Lebensmitteln in der Steinzeit, zu bestimmten Zeiten, welche Rolle spielte, weiß man nicht, *auch nicht inwieweit (manuell) weiter be- (ver-) arbeitete oder gewonnene Produkte eine Rolle spielten* (z.B. Mehl aus geriebenen Körnern, Nüssen oder Samen oder die Milch von den Tieren).

Auch *der Überbegriff des sogenannten „Sammler und Jägers"*, welcher immer wieder in diesem Kontext auftaucht ist eine *sehr populäre und generalisierte Sichtweise*, die eher *unserer Vorstellungskraft entstammt*, als dies mit den Fakten genau zu belegen ist. So weisen Indizien darauf hin, dass der Frühmensch (Altsteinzeit) *eher ein Sammler war und weniger ein Jäger*. Besonders die immer zahlreicher werdenden Anhänger der Paleo-Diät neigen dazu, dass sie aus einer *fiktiven Vorstellung* heraus versuchen sich wie Steinzeitmenschen zu ernähren, mit dem Hauptargument, dass sich der Mensch *den überwiegenden Teil seiner Entwicklung* wie ein „Sammler und Jäger" ernährt haben soll und daher der Organismus und der Stoffwechsel optimal an diese Ernährungsbedingungen angepasst wurde. Bei dieser Betrachtungsweise geht man davon aus, dass sich die Menschen damals von jener Nahrung ernährt haben mögen die für einen robust gebauten Urzeitmenschen entweder leicht zur Verfügung standen (Pflanzen, Früchte, Insekten, Kleintiere etc.) oder mit primitiven Hilfsmitteln (Waffen, Fallen etc.) zu erbeuten waren (Vögel, Fische, Büffel etc.). Möglicherweise spielte sogar Kannibalismus eine Rolle. Bei näherer Betrachtung *wirft* die Vorstellung, wie sich Steinzeitmenschen ernährt haben mögen, *mehr Fragen auf, als es konkrete Antworten gibt. Fest steht allerdings, dass mittlere bis große Tiere erst mit dem Besitz geeigneter Waffen und Fallen in einem größeren Ausmaß erbeutet werden konnten (ca. Mittelsteinzeit).*

Wie schon oben erwähnt, gibt es nur Annahmen wie sich der Homo Erectus im zeitlichen Verlauf ernährt haben mag, hierzu müsste man auch die *unterschiedlichsten Lebensbedingungen* (Sozial, Umwelt, Klimatisch) und *das Nahrungsangebot aufgrund des jeweiligen Aufenthaltsorts (Wanderbewegungen) über einen unermesslichen Zeitraum von ca. 2,4 Mio. Jahre hinweg rückwirkend rekonstruieren, was unter den derzeit gegebenen Möglichkeiten unmöglich ist* und wahrscheinlich auch in absehbarer Zukunft nicht eruierbar sein wird.

Allgemein könnte man davon ausgehen, dass *aufgrund der Naturverbundenheit* dieser Frühzeitmenschen und *einer intakten Umwelt, sie vermeintlich gesünder waren als wir es heute sind. Fakt ist aber, dass es keine konkreten Aussagen über den Gesundheitszustand unserer Urahnen gibt.* Beim derzeitigen Wissensstand ist alles reine Spekulation. Aus diversen Fundstücken weiß man zwar, *dass die Menschen nicht so alt wurden wie heute, das kann aber verschiedenste Ursachen haben* wie z.B. größere Gefahr, Krankheiten, erschwerte Lebensbedingungen, kriegerische Auseinandersetzungen, genetische Disposition o.ä. Jedoch ist es durchaus möglich, dass einige, oder bestimmte, sogar sehr alt (oder relativ alt) wurden.

Ein paar Dinge kann man sich durch logische Überlegung wohl schon vorstellen: *Ein gewalttätiges, raubtierartiges und aggressives Verhalten geht Hand in Hand mit einem Konsum von viel rohem Fleischanteilen von Wildtieren (Fleisch, Blut etc.) und den darin enthaltenen Hormonen die gerade so ein Verhalten mit verursachen.* Geschuldet ist dieses Verhalten natürlich auch dem Umstand, dass in den genannten Zeitraum der Mensch den Gefahren der natürlichen Umgebung (gefährliche Tiere, Umwelteinflüsse) stärker ausgesetzt war als heute, *aber auch das ist relativ.* Allerdings wird es nicht immer die Möglichkeit gegeben haben größere Tiere zu erlegen, gleichzeitig kann man wiederum davon ausgehen, *dass pflanzliche Nahrung und Kleintiere fast immer vorhanden waren, außer vielleicht bei Umweltkatastrophen vorübergehend nicht.* Da der Mensch bereits in einem sehr frühen Stadium Feuer benutzte und primitive Werkzeuge und Behälter hatte, *kann man ebenfalls davon ausgehen, dass die Ausgangsprodukte der Nahrungsmittel schon in einem sehr frühen Stadium der Menschheitsgeschichte, in Hinblick auf eine bessere Verwertung, bereits aufbereitet wurden (z.B. das Garen von Fleisch und Pflanzenteile durch Erhitzen etc.). Auch wurden gewisse Lebensmittel mit ziemlicher Sicherheit bereits aufbewahrt bzw. konserviert*, für Zeiten mit wenig Nahrungsangebot (z.B. durch Trocknung, im Eis vergraben, durch kühl lagern, einsalzen etc.). Näheres dazu im nächsten Kapitel.

Zusammenfassend kann man sagen, dass dem Menschen bereits von Beginn an die ganze Bandbreite an rohem oder gegartem Fleisch aus der Jagd bzw. an tierischen Produkten wie Eier und Milch und die ganze Palette der pflanzlichen Kost zur Verfügung standen, aber in bestimmten Regionen in bestimmten Zeiträumen sehr wahrscheinlich auch ein großer Mangel an Nahrung geherrscht haben mag. Auch dass der Mensch bereits sehr früh lernte die Lebensmittel aufzubereiten. *Aus dieser Vielfältigkeit, aber auch aus dieser Unsicherheit heraus, kann man guten Grund zur Annahme haben, dass es auch bereits sehr früh ernährungsbedingte Erkrankungen gab, einige Tausende Jahre zurückverfolgt gilt das auch als erwiesen, und da hat es die Umweltproblematik und Industrialisierung wie heute noch nicht gegeben,* möglicherweise aber dafür natürliche Gefahren denen man mehr ausgeliefert war wie heute (z.B. Infektionskrankheiten, Unwissenheit über die Gefährlichkeit von möglichen schädlichen Beimengungen in Nahrungsmitteln etc.).

Eine Änderung der Ernährungsgewohnheiten über einen so langen Zeitraum bedeutet aber auch, dass sich der Stoffwechsel und Organismus verändert („Man ist was man isst"). Da sich zusätzlich über diese lange Zeitspanne in Form einer gewaltigen Transformation auch die Umgebung und die Lebensgewohnheiten unserer Vorfahren bis hin zu uns drastisch verändert haben, *können wir uns eine Ernährungsweise die schon so lange zurückliegt wohl nicht mehr als Vorbild nehmen, da unser Stoffwechsel sich in all den Mio. Jahren ebenfalls Schritt für Schritt an die jeweils gegebenen Verhältnisse angepasst und verändert hat.* Wir würden mit der Ernährung der Altsteinzeit kaum zurechtkommen und umgekehrt die „Altsteinzeitler" mit unserer auch nicht. Was ich mir wohl vorstellen kann, ist, dass wir weniger Probleme mit der *vermeintlichen* Ernährung der „Altsteinzeitler" hätten als umgekehrt. Ein kleines Trostpflaster für die Paleo-Anhänger.

Die Altsteinzeit

Die ältesten Funde hominider Menschenaffen (Frühmenschen) wie z.B. aus der Gattung des Australopithecus belegen, dass diese vor ca. 4,2 bis 1 Mio. Jahren im südlichen Afrika lebten. Es gibt keine gesicherten Beweise für den Gebrauch von Werkzeugen dieser Menschaffen. Zu dieser Zeit breiteten sich im südlichen Afrika Savannen aus die ein relativ hartes Nahrungsangebot zur Verfügung stellten (z.B. Gräser, Samen, Wurzeln). *Funde ergaben, dass sich diese Frühmenschen hauptsächlich von Pflanzen ernährt haben, für sie gilt die Einschätzung des „Sammlers", eingeschlossen tierische Nahrung die ohne Waffen leicht gefangen werden konnten (z.B. Kleintiere, Fische, Insekten), oder Aas.*

Vor etwa 2,5 Mio. Jahren, ab den Beginn der Altsteinzeit, haben sich dann parallel zu den ältesten Menschenaffen andere hominide Kulturen entwickelt, wie z.B. der sogenannte Oldowan, der Homo ergaster, Homo habilis (ca. 2,1 bis 1,5 Mio. J.) oder der Homo rudolfensis (2,5 bis 1,8 Mio. J.). Der Beginn der Altsteinzeit wird auch mit der Herstellung erster Steinwerkzeuge verbunden, dies belegen Funde von Steinwerkzeugen aus dieser Zeit (Faustkeile, Schneidekeile). Der Gebrauch noch älterer Steinwerkzeuge (etwa 2,6 Mio. J. alt) ist mutmaßlich einem noch nicht bekannten Vorfahren des Homo ergaster zuzuschreiben. Indizien weisen darauf hin, aber es ist nicht gesichert, dass der Homo rudolfensis der erste Hominid war der Steinwerkzeuge nutzte. *Affen beweisen das heute noch eindrucksvoll, indem sie Nüsse mit Steine aufbrechen.* Aufgrund von Zahnuntersuchungen geht man davon aus, dass er überwiegend Pflanzenfresser war[199].

„Der Mensch ist das einzige Tier, das gekochte oder anderweitig verarbeitete Nahrung aufnimmt", schreiben Chris Organ und sein Team von der Harvard University im Magazin „PNAS". *Die Evolutionsbiologen haben herausgefunden, dass der Mensch bereits vor 1,9 Mio. Jahren das Kochen erfand* – und dass er sich damit seine Überlebenschancen und die Fitness seiner Art signifikant verbesserte: *Die Forscher kommen zu dem Schluss, dass vermutlich schon der Homo erectus sein Essen kochen konnte.* Diese ausgestorbene Art der Gattung des Frühmenschen lebte vor rund 2 Mio. Jahren in Afrika, Asien und Europa. Fundstellen wie die Höhle von Choukoutien in Peking, in der verkohlte Knochen gefunden wurden, oder auch die Reste von Hütten mit Herdstellen in der Terra Amata bei Nizza zeigen, dass der Homo erectus das Feuer beherrschte. *Das lässt den logischen Schluss zu, dass bereits in dieser Epoche primitive Gefäße z.B. aus Stein zum erhitzen bzw. kochen verwendet wurden*[200].

Im Gegensatz zur üblichen Vorstellung spräche daher auch nichts dagegen, dass der Frühmensch bereits in der Altsteinzeit primitiven Ackerbau und Viehzucht bestrieben hätte. So weiß man, dass sogar Insekten wie Ameisen primitiven Ackerbau betreiben, wie z.B. das Verteilen von Samenkörnern, und in gewisser Weise auch Viehzucht in dem sie Blattläuse halten und melken. Wenn sogar bestimmte Insekten so etwas vollbringen, warum soll dann nicht unseren Vorfahren primitiver Ackerbau und Viehzucht zuzutrauen sein, wo sie solche Techniken doch von ihrem natürlichen Umfeld lernen konnten, und wahrscheinlich sogar noch effizienter umzusetzen vermochten, vielleicht auch angetrieben durch Nahrungsknappheit, wenn schlechte Umgebungsbedingungen herrschten. *Debra Brock von der Rice University in Houston (Texas) hat herausgefunden, dass sogar Amöben (Dictyostelium) primitiven „Ackerbau" betreiben indem sie Bakterien sammeln, aufbewahren und an einem anderen Ort „aussäen"*[201].

Die Mittel- bis Jungsteinzeit

Erst viel später (Mittel- bis Jungsteinzeit), als bereits Speere, Steinkeulen, Steinäxte, Steinschleudern und andere primitive Waffen vorhanden waren, konnten größere Tiere erlegt werden. Das ist logisch nachvollziehbar und wird auch durch Funde belegt. Das bedeutet logischerweise, dass sich mit dem Einsatz von Jagdwerkzeugen auch der Anteil an tierischer Nahrung (Fleisch etc.) erhöhte. Erst ab dieser Epoche würde man wohl erst von einem „Sammler und Jäger" ausgehen können. Als einer der ältesten Waffen gelten die Schöninger Speere, sie sind mindestens 270.000 Jahre alt und fallen in das Mittelpaläolithikum, die Zeit des Neandertalers[202]. Der Gebrauch von Steinwerkzeugen zum Entfleischen geht bis zum Homo Antecessor und Homo Heidelbergensis bis auf etwa 780.000 Jahre zurück. *Man könnte daher annehmen, dass unsere Vorfahren vor etwa 200 bis 800 Tausend Jahren begannen im stärkeren Masse Fleisch zu essen.* An den Funden aus der Höhle von Arago bei Tautavel in Südfrankreich wurden die Abnutzungen der Zähne mikroskopisch untersucht. Die Ergebnisse ließen auf eine raue Nahrung schließen, die zu mindestens zu 80 Prozent aus pflanzlichen Anteilen bestand – dies entspricht ungefähr der Nahrungszusammensetzung, wie sie auch bei heutigen „Jägern und Sammlern" üblich ist[203]. *Diese Feststellungen zeigen, dass sogar in einer Zeit des verstärkten Einsatzes von brauchbaren Jagdwaffen zur Nahrungsbeschaffung, trotzdem ein Überhang hin zur pflanzlichen Ernährung herrschte.*

„Auch in Deutschland begann sich in früher Vorgeschichte vor rund 150.000 Jahren, der mittleren Altsteinzeit (Jungpleistozän), die gesamte Esskultur durch das Zubereiten von Mahlzeiten allmählich zu verändern", schreibt Professor Gunther Hirschfelder vom Institut für Völkerkunde der Universität Bonn in seinem Buch „Europäische Esskultur – Geschichte der Ernährung von der Steinzeit bis heute". *Die Speisen wurden nicht nur gebraten, sondern auch gekocht.* Erdgruben, etwas größer als ein Topf, wurden gut abgedichtet und mit Wasser gefüllt. Dann warf man durch Feuer erhitzte Steine hinein und brachte das Wasser auf diese Weise zum Sieden. Vielleicht entstanden in diesen Kochgruben die ersten Suppen. Vegetarische Kost verbreitete sich stärker. Einkorn und Emmer hießen die wichtigsten Getreidesorten dieser Zeit. Hirschfelder: *„Das Getreide wurde gedarrt, also leicht geröstet, damit es besser haltbar war, und schließlich zu Schrot und Mehl gemahlen. Brot wurde in unterirdischen Kuppelöfen gebacken"*[204].

Der Übergang vom Neandertaler zum Cro-Magno-Menschen fällt in eine Kaltzeit, der sogenannten Dryaszeit, in der der Großteil Mitteleuropas eine Tundra Vegetation hatte und große Teile mit Eis bedeckt waren, die Menschen lebten daher vorwiegend in Höhlen. Während der Neandertaler überwiegend das Fleisch großer Pflanzenfresser verzehrte, ernährte sich der Cro-Magnon-Mensch des mittleren Jungpaläolithikums (vor ca. 20-30 T. Jahren) zu einem erhöhten Anteil an Fischen und Muscheln. Dies belegen Funde aus der Höhle Arene Candide, den britischen Fundplätzen von Gough's Cave, den spanischen Fundplatz Balma Guilanyà und des französischen Saint-Germain-de-la-Rivière. Der Anteil von Fisch an der Gesamtdiät wird mit 20 bis 30 % beziffert, daneben auch noch Großwild[205].

Die neolithische Revolution

Die Zeit ab der neolithischen Revolution (vor ca. 10-20 T. Jahren) gilt sozusagen als Neuzeit in der Ahnenforschung, *da aus dieser Epoche sehr viele Artefakte vorliegen und die Lebensweise des Menschen in dieser Zeit schon relativ gut nachvollziehbar ist*. Die neolithischen Revolution gilt als der Übergang des Menschen vom sogenannten „Sammler und Jäger" und der vorwiegenden Aufgabe des Nomadentums, hin zur Sesshaftigkeit und dem *(vermehrten) Übergang zum Ackerbau und der Viehzucht*. Die Skelettfunde aus dem Neolithikum belegen, dass die Körpergröße der Menschen in dieser Phase deutlich abnahm, was Rückschlüsse auf ihren Ernährungsstatus zulässt. *Die Lebenserwartung sank signifikant im Vergleich zum Paläolithikum. Nachweislich erkrankten wesentlich mehr Menschen als vorher, vor allem an Infektionen.* Die meisten dürften durch häufigen und engen Kontakt mit Vieh nach der Einführung der Viehzucht entstanden sein. Innerhalb größerer Populationen vermehren sich die Erreger besser und sterben nicht aus wie in kleinen Gruppen[206]. *Es gibt aber auch in dieser Zeit keinen Grund daran zu zweifeln, dass sich der Mensch auch in dieser Epoche vorwiegend pflanzlich ernährt hat.*

Es gibt aber viele kritische Stimmen (hauptsächlich Paleo-Diät Anhänger) die in nicht ganz unberechtigter Weise meinen, *dass der erhöhte Kohlenhydratanteil aus Getreide* (jetzt 60 % aus Getreide, in der Steinzeit 40% aus Gemüse) *der Gesundheit schadet* und dies einer der Hauptgründe für die modernen Zivilisationskrankheiten sei, da sich unser Stoffwechsel und die Gene erst in ca. 1000 Generationen auf die neue Situation einstellen mussten, da sich die Menschheit über 120 000 Generationen hinweg wie „Sammler und Jäger" ohne Getreide ernährt haben mögen. *Allerdings weist auch der Reis einen sehr hohen Kohlenhydratanteil auf und muss zudem noch gekocht werden, und trotzdem ist er schon seit tausenden von Jahren ein fixer Bestandteil einer gesunden asiatischen Küche.* Auch wenn der Reis kein Gluten enthält, so wird man dem Gluten im Weizen wohl, historisch gesehen, auch nicht die ganze Schuld an einer degenerativen Ernährung zuschreiben können. Dazu soll noch der Anteil an Verzehr von tierischen Proteinen umso größer sein, je weiter man vom Äquator weg, hin zu kälteren Zonen kommt, wie dies die Eskimos belegen, die fast nur Fisch und Robbenfleisch essen. Angeblich sollen die Skelette von „Jägern und Sammlern" so gesund sein, dass sich Paleo-Pathologen ärgern darüber[207].

Fakt ist allerdings, *dass man leider nicht weiß, und das ist wesentlich, welchen Gesundheitszustand die Steinzeitmenschen bis zur neolithischen Revolution tatsächlich hatten und auch die näheren Lebensumstände einzelner Gruppierungen und Völker bleibt nahezu unbekannt.* Das sollten Anhänger der Steinzeit-Diät mit berücksichtigen. Denn was die Wissenschaft nicht weiß, das kann sie auch nicht veröffentlichen. Hier glauben schon so manche etwas pro Paleo-Diät hineininterpretieren zu müssen nur weil es keine wissenschaftlich belegbaren Angaben dazu gibt. Eines weiß man allerdings mit Gewissheit, den industrialisierten Dreck von heute haben sie zu dieser Zeit nicht gehabt, das war gewiss ein großer Vorteil was die Ernährung anlangt.

Nur kommt es auch immer wieder vor, dass Erkenntnisse aus Studien oder einer vorherrschenden Meinung, oder Dogmen, später widerlegt werden. Nachfolgend zwei Beispiele die für die kürzer zurückliegende Jungsteinzeit anthropologisch gesehen einige Berichtigungen brachten:

So hat man vor kurzem im Österreichischen Salzkammergut Reste alter Siedlungen aus der Jungsteinzeit entdeckt die wesentlich größer waren als vorher angenommen, auch der Salzabbau wurde damals wesentlich intensiver betrieben als vermutet[208].

Es ist schon öfters vorgekommen, dass Anthropologen durch neue Funde erstaunt feststellten, dass Völker in manchen Epochen an den jeweiligen Orten besser entwickelt waren, als vorher angenommen. Die berühmte Mumie „Ötzi" aus den Ötztaler Alpen (Grenzregion zwischen Österreich und Italien) *wird ebenfalls in die Kategorie des Jäger und Sammlers eingestuft.* Die Mumie stammt aus der Kupfer- oder Jungsteinzeit, datiert mit einem Alter von ca. 5200 Jahren. Man konnte nachweisen, dass der Ötzi an Rheuma und anderen entzündlichen Krankheiten gelitten hat. Des Weiteren konstatierte man bei ihm Karies, einen erhöhten Cholesterinspiegel und eine Arterienerkrankung. Alles typische Zivilisationskrankheiten die mit hoher Wahrscheinlichkeit zum Großteil seiner Ernährung geschuldet waren. *Wahrscheinlich einem zu hohen Konsum an tierischem Eiweiß und Fett und zu wenig basischer Lebensmittel. Möglicherweise ist dadurch auch eine permanente Übersäuerung des Körpers, über einen längeren Zeitraum hinweg, entstanden.* An der Mumie und in seinen Magen fand man Reste von Trockenfleisch und Spuren von Früchten. In den Haaren von Ötzi fand man aber auch eine höhere Metallkonzentration, insbesondere Kupfer, welche einer ersten und primitiven Kupfer- bzw. Metallverhüttung geschuldet waren. Diese Metallbelastung hat sich wahrscheinlich zusätzlich belastend auf seinen Gesundheitszustand ausgewirkt.

Der Mensch konnte aufgrund seiner Intelligenz allerdings schon sehr früh auf die Gewinnung und Verarbeitung von Lebensmitteln setzen, um so neue Nahrungsformen und -quellen mit dichterem Energiegehalt zu erschließen, dies allerdings mit dem Handicap der Denaturierung (Kochen, Braten usw.). Unsere Verdauung muss sich erst langsam an die verändernden Verhältnisse gewöhnen und das ist ein sehr langsamer, lang andauernder, evolutiver Prozess. Wohin das genau führen wird ist noch nicht abzusehen, nur eines ist klar, die natürlichen Gegebenheiten und Vorgänge lassen sich nicht künstlich überlisten, denn bei all dem technischen Fortschritt müssen wir uns bewusst sein, *dass wir nicht in die natürlichen Abläufe eingreifen dürfen, da wir sonst gesundheitlichen Schaden davon tragen.*

Was andere Einflüsse auf unsere Gesundheit anlangt, z.B. demographische, welche sich ebenfalls im Laufe der Zeit verändert haben, wie etwa die Bevölkerungszunahme, die technische Entwicklung und die Umweltvergiftung durch Raffinate und Konzentrate, gewonnen aus der erdgebundenen Umgebung, möchte ich auf die Kapitel weiter unten verweisen. Wie sich gentechnisch oder zuchtmäßig veränderte Tiere und Pflanzen auf unsere Gesundheit zukünftig auswirken werden ist derzeit noch nicht geklärt. Kurzfristig wird es wohl Probleme geben, *da sich unser Stoffwechsel nur sehr langsam und generationsübergreifend anpassen kann.* Die Veränderungen die in den letzten Jahrzehnten durchgeführt wurden (z.B. am Getreide oder an anderen Kulturpflanzen) *haben bereits nachweislich für eine Verschlechterung der Bevölkerungsgesundheit gesorgt* (z.B. die zu hohe Konzentration an Klebereiweis bzw. an Gluten im amerikanischen roten Zwergweizen). Wie sich solche Manipulationen langfristig auswirken kann man nicht voraussagen, nur eines schon, sie werden unseren Stoffwechsel und Organismus erheblich beeinflussen, *allerdings entwickelt sich auch die Gentechnik parallel dazu weiter.* Über Generationen hinweg unterliegt unsere körperliche und geistige Entwicklung ohnehin einem ständigen Wandel.

Denaturierung

Sowohl das Kochen als auch die Magensäure denaturieren Proteine, daher wäre es sehr informativ und notwendig festzustellen, ob beide Prozesse zu genau der gleichen Entfaltung der Proteinstruktur führen. *Dies ist jedoch nicht der Fall*, da hier unterschiedliche Mechanismen vorherrschen. *Das menschliche Verdauungssystem verwendet mehrere verschiedene proteolytische Enzyme und da die Proteinverdauung in mehreren, ganz deutlich voneinander getrennten Schritten, abläuft, müssen die einzelnen dreidimensionalen Protein-Strukturen jedem Enzym für jeden Schritt, um erfolgreich zu sein, in der richtigen Reihenfolge präsentiert werden. Da das Kochen nicht genau die gleichen physikalischen Strukturen wie die Säuredenaturierung produziert, ist bereits der erste Verdauungsschritt „falsch". So werden aber auch nicht die richtigen Strukturen für den zweiten Schritt geschaffen und der gesamte sequentielle Verdauungsprozess wird dadurch gestört und verzerrt*[209].

Bei fast allen Denaturierungsvorgängen kommt es zu einem (exogenen) Eingriff in die Struktur der Proteine. Es gibt nur ganz wenige Ausnahmen bei denen das sehr wenig oder kaum ins Gewicht fällt. Eine davon ist das Auspressen von Gemüse oder Früchten zu Saft, der sofort frisch getrunken wird, oder wenn der frische Fisch roh gegessen wird (z.B. Sushi), obwohl auch bei diesen Ausnahmen bereits eine geringe oxydative und enzymatische, oder fermentative Veränderung (beim Fisch sofort nach dem Fang, beim Obst und Gemüse nach der Ernte) einsetzt die sich während Lagerung kontinuierlich fortsetzt. Am Beispiel des frisch gepressten Saftes, ist dieser sofort nach dem Pressen sogar einer erhöhten Oxydation ausgesetzt. *Wirklich frisch im Sinne von vollwertig und nicht denaturiert wäre z.B. der Verzehr von frisch gepflückten Früchten, Samen, oder sonstigen lebensfähigen pflanzlichen Bestandteilen.*

Allen Denaturierungsvorgängen durch Proteinspaltung ist gemeinsam, dass durch Energiezufuhr die einzelnen Proteinbausteine, d.h. Nukleotide und Aminosäuren und dadurch auch die ganze Molekülkette, so sehr ins Schwingen gebracht werden, dass Bindungen und wirkende Kräfte (Wasserstoffbrückenbindungen, hydrophobe Effekte, Disulfidbrücken) zwischen verschiedenen Bereichen der Molekülkette aufgelöst bzw. überwunden werden.

Da sich in der Folge ungesteuert neue oder andere Bindungen zwischen den Kettenabschnitten, oder auch zu benachbarten Molekülen, ausbilden, *resultiert aus der Denaturierung eine Veränderung der Sekundärstruktur, Tertiärstruktur und damit auch der Quartärstruktur von Proteinen, ohne dass sich die Reihenfolge der Aminosäuren (Primärstruktur) ändert.* Die Kettenstruktur und Abfolge der Bausteine (Primärstruktur) bleibt also erhalten. Die kovalenten Peptid-Bindungen der Primärstruktur werden also nicht gespalten, *ausgenommen die Disulfid-Brücken*.

Bei dieser Proteinspaltung werden die Makromoleküle in ihre Bausteine aufgespalten, *daher erleiden Enzyme und andere funktionelle Proteine als Makromoleküle einen Verlust ihrer biologischen Aktivität, sowie eine Abnahme der Löslichkeit.* Letzteres macht sich oft als „Ausflocken" oder „Gerinnung" bemerkbar.

Die Denaturierung kann durch chemische Einflüsse, wie zum Beispiel durch Säuren, Salze oder organische Lösungsmittel, als auch durch physikalische Einwirkungen, wie hohe oder tiefe Temperaturen oder Druck, herbeigeführt werden. Auch durch falsche oder zu lange Lagerung verändern sich wertvolle Inhaltsstoffe oder gehen „verloren" (werden umgewandelt) und damit auch die natürliche Balance, was ebenfalls oft unterschätzt wird. *Beim Räuchern als traditionelle Konservierungsart entsteht Benzpyren das als krebserregend gilt, ebenso Carbonyle wie Formaldehyd sowie Brenzkatechin, allesamt gelten als gesundheitsschädlich.*

Der Denaturierungsvorgang ist in der Regel nicht umkehrbar, das heißt, dass der ursprüngliche dreidimensionale räumliche Aufbau nur dann reversibel (umkehrbar) ist, wenn die strukturellen Veränderungen noch nicht zu tiefgreifend sind, ist aber in der Regel meist irreversibel (unumkehrbar)[210].

Durch Denaturierung ändern sich die physikalischen und physiologischen Eigenschaften von Proteinen. RNA/DNA-Stränge werden durch die Denaturierung aufgebrochen und in der Folge bilden sich ungesteuert neue bzw. andere Bindungen zwischen den Kettenabschnitten oder auch zu benachbarten Molekülen in Abhängigkeit der ursprünglichen Aminosäuresequenz. Um diese Proteine verwerten zu können müssen sie vom Stoffwechsel bis auf die

Primärstruktur gespalten und wieder neu zusammengesetzt werden, *es erfolgt daher ein komplizierter Umbau und Abbau denaturierter Proteine*[211].

Durch reaktive Sauerstoffspezies können Proteine oxidiert werden. Dieser Vorgang nennt sich *Proteinoxidation* und spielt bei Alterungsprozessen und einer Reihe von pathologischen Zuständen eine wichtige Rolle. *Die Oxidation kann zu einem weitgehenden Funktionsverlust und zur Ansammlung von degenerierten Proteinen in der Zelle führen*[212].

Bei der Proteinspaltung und Synthese spielt der pH-Wert (das Säure-/Basenumfeld) eine große Rolle. Dies soll anhand des sogenannten isoelektrischen Punkts (IEP) kurz erklärt werden:

Wird mit einer Aminosäurelösung eine Elektrolyse durchgeführt, dann kann man feststellen, dass die Aminosäuremoleküle wandern. Führt man den Versuch bei unterschiedlichen pH-Werten durch, wird man einen pH-Wert finden, an dem die Aminosäuremoleküle nicht wandern. Dieser pH-Wert wird isoelektrischer Punkt genannt. Liegt der IEP im Bereich zwischen dem pH-Wert 5 bis 6,5, so klassifiziert man die Aminosäure als eine neutrale Aminosäure. Liegt der IEP unter dem pH-Wert 5, so spricht man von einer sauren Aminosäure, liegt er über 6,5, so handelt es sich um eine basische Aminosäure.

Da beim IEP gleich viele negative und positive Ladungen existieren, können die Moleküle in einem durch Gleichspannung erzeugten elektrischen Feld nicht zu einer Elektrode wandern. Verändert man nun aber den pH-Wert einer Aminosäure-Lösung, dann verändert sich auch das chemische Gleichgewicht. Säuert man die Lösung z.B. an, dann ist der IEP größer als der pH-Wert der Lösung und die Aminosäure nimmt ein Proton auf. Dadurch wird die Aminosäure zu einem Kation und wandert im elektrischen Feld zur Kathode (Minus-Pol). Auf diese Art kann man ein Aminosäure-Gemisch trennen. *Die Methode nennt man Elektrophorese.* Für die Spaltung einer Peptidbindung wird im Vergleich zur Ester Spaltung sehr viel Energie benötigt.

Die Einwirkung von Hitze

Die Temperatur, bei der die Denaturierung der Proteine beginnt, ist je nach Art und Aufbau recht unterschiedlich. Der Anstieg der Temperatur beeinflusst eine ganze Reihe von intramolekularen Wechselwirkungen. Zunächst betrifft dies die Interaktionen zwischen weiter entfernt liegenden Bereichen der Polypeptidkette (Long-range-Interaktionen), die für die Aufrechterhaltung der Tertiärstruktur essentiell sind. Das Protein wird flexibler und als Folge davon gelangen, auch normalerweise weiter innen liegende Aminosäurereste, auf die Oberfläche des Proteins. Dieser Vorgang ist noch reversibel.

Bereits *über Temperaturen von 42° C* werden *Veränderungen in der molekularen Struktur* von Proteinen herbeigeführt. Nucleinsäuren denaturieren innerhalb eines recht engen Temperaturintervalls (auch „Schmelzpunkt" genannt), der meist oberhalb von 80 °C liegt.

Bei weiterer Erhitzung, ab einer Temperatur von ca. 95° C, werden die internen Wasserstoff-Brücken gelöst, Wasserstoffbrücken und helicale Strukturen brechen auf, es kommt zur sogenannten *Polymerase Kettenreaktion* (polymerase chain reaction, PCR) die je nach Primer-Ausstattung (Hydroxide), Einwirkzeit und Temperaturverlauf unterschiedlich ausfällt. Die Tertiär und Quartiärstruktur wird aufgelöst (Entfaltung oder Strang-Trennung). Die Aminosäuren gehen nun Verbindungen mit Wasser-Molekülen ein. Das Protein entfaltet sich mehr und mehr. Fast alle Proteine werden durch Hitze irreversibel denaturiert und präzipitiert und *die Proteine aggregieren beim Abkühlen unter Bildung neuer interner Wasserstoff-Brücken (Proteinsequenzen)*. Die native Konformität kann nicht wiedererlangt werden, weil die neu gebildeten Wasserstoff-Brücken zuerst wieder vollständig gelöst werden müssten, um dann durch eine korrekte Faltung die native Form wieder herzustellen, was aber extrem unwahrscheinlich ist. Das Protein ist nun irreversibel denaturiert. Es gibt aber auch Lebewesen die sogar Temperaturen weit über 80 °C aushalten, wie z.B. die Enzyme hyper-thermophiler Archaen, das sind aber Ausnahmen[213].

Muttermilch (Rohmilch) büßt bei 74° C die fettspaltenden Fermente (Lipasen) ein, Proteine und Fette können dann nicht mehr voll ausgenutzt werden, außerdem tritt neben der Vitaminbeseitigung auch eine Denaturierung ein. Kollath nannte eine derart denaturierte Kost eine „Wissenschaftskost" oder Mangelkost. Neben Quantität spielt beim Eiweiß vor allem *die Qualität der Aminosäuren* eine erhebliche Rolle. Eine besondere Bedeutung hat dabei das *Redox-Potential, denn reduzierte Stoffe sind im Organismus energiereicher, denn sie können zu Synthesen führen, außerdem kann nur durch Oxydation das abgebaut werden, was vorher durch Reduktion aufgebaut wurde*[214].

Höhere Kochtemperaturen können chemische Reaktionen zwischen Aminosäuren, Kreatinen und Zuckern verursachen - Reaktionen, die gefährliche Karzinogene und Mutagene hervorrufen können (Verbindungen die unsere DNA schädigen können). Jetzt haben wir plötzlich "ungesunde" Verbindungen in den sonst "gesunden" Lebensmitteln wie Kartoffeln, Fische, Vollkornprodukte usw.[215]. Näheres im Kapitel „Kochen schafft schädliche Verbindungen".

Neben der Denaturierung verursachen *hohe Kochtemperaturen die Vernetzung einiger Proteine*, was Nahrungsmittel wie z.B. Eier oder Brote *beim Kochen oder Backen noch härter macht, was auch die Fähigkeit diese Proteine richtig zu verdauen reduziert, oder sogar unmöglich macht. Also kochen muss nicht unbedingt die Nahrungsverwertung steigern, sondern kann auch das Gegenteil bewirken*[216].

Aus den oben genannten Gründen ist es daher umso wichtiger die *einzelnen Nahrungskomponenten* (stark kohlenhydrat-, fett- und proteinhaltige), *wenn möglich, nicht zusammen zu erhitzen* (kochen) *und erst nach dem Abkühlen, auf zumindest Körpertemperatur, zusammenzumischen!*

Zulange Kochzeiten u/o Überhitzung der Lebensmittel zerstören fast alle wertvollen Vitalstoffe (Vitamine und Enzyme) und denaturieren Proteine und Aminosäuren. Wertvolle Mineralstoffe gehen verloren, wenn z.B. Gemüse oder Nudeln gekocht werden und das Kochwasser anschließend ausgeschüttet wird. Hier bietet gerade das Dämpfen eine Alternative. Allerdings sind die meisten Dämpfeinsätze aus Metall, was nicht gerade optimal ist, denn die Zubereitung von Speisen in metallischen Behältern und die Verarbeitung mit metallischen Werkzeugen ist problematisch, was in einem anderen Kapiteln ausführlich dargelegt wird. Will man dabei aber Metallkontakt vermeiden, da die meisten Dämpfeinsätze aus Metall sind, könnte man alternativ dazu z.B. die Gemüseknollen mitsamt der Schale dämpfen und diese erst nach dem Dämpfvorgang schälen.

Gekochtes Essen hat nicht nur Nachteile sondern bietet auch einige Vorteile[217]:

- Es kann Lebensmittel sicherer machen
- Es kann den Geschmack und Aromen konzentrieren
- Es kann ein rasches Verderben der Lebensmittel reduzieren
- Es kann harte Lebensmittel erweichen
- Es erhöht die Menge an Energie die unser Körper aus dem Essen erhalten kann
- Es bricht Stärkemoleküle in verdaulichere Fragmente
- Es denaturiert Proteinmoleküle

Ein weitverbreiteter Irrtum ist, wenn beim Kochen oder sieden immer von Temperaturen die Rede ist die fast immer *auf das Wasser bezogen* wird. So geht man beim Kochen davon aus, dass ungefähr eine Temperatur von 100° C herrscht (Siedepunkt von Wasser) oder beim Backen die eingestellte Temperatur des Backofens als Backtemperatur angegeben wird.

Tatsächlich ist es in der Praxis jedoch so, dass jedes Nahrungsmittel egal ob Gemüse, Getreide, Obst oder Fleisch *die tatsächliche Kochtemperatur gegenüber der theoretischen oder gedachten verzerrt ist, da durch die Nahrungsmittelinhaltstoffe (Proteine, Kohlenhydrate und Fette) der Siedepunkt verändert (herabgesetzt) wird.* Deutlich zu sehen ist dieser Effekt, wenn man z.B. Mais oder Getreide in das heiße Wasser gibt, dann fängt das Wasser viel früher zum Sprudeln oder Blubbern an (was man landläufig als Kochen versteht) als das beim purem Wasser der Fall wäre. Ich denke jedem der selbst schon gekocht hat ist das aufgefallen. Insofern wird meistens mit einer niedrigeren Temperatur gekocht als man glaubt, denn wahrscheinlich hält niemand tatsächlich einen Thermometer in die Suppe und überwacht die Kochtemperatur. So etwas kommt möglicherweise in Labors vor, aber nicht in der Hausküche. Daher kann man davon ausgehen, dass die tatsächlich in der Praxis beim Kochen mengenmäßig entstehenden Stoffverbindungen und AGEs geringer ausfallen als theoretisch angegeben. Gut, Ausnahmen gibt es immer und überall. Auch beim Backen ist die *tatsächliche Temperaturexposition des Backgutes* (z.B. der Brotteig) *außen* (Kruste) *und innen unterschiedlich.* Dasselbe gilt für Speisen die im Mikrowellenherd erhitzt werden, die Wärme ist über die Speise immer ungleichmäßig verteilt.

Um die gesundheitlich nachteiligen Effekt verschiedener Kochmethoden bei der Denaturierung durch Erhitzen oder Erwärmen besser zu verstehen, muss man die physikalisch biologischen Zusammenhänge beim Erwärmungsvorgang näher betrachten. Bei der traditionell herkömmlichen Erwärmung der Speisen geschieht das in Form von Wärmeübertragung durch Wärmeleitung. Das heißt, die Wärme geht von einem wärmeren Stoff auf den benachbarten kälteren Stoff über, indem die Speise langsam *von außen nach innen* über das aufgeheizte umgebende Medium (Luft, Wasser, Metall) indirekt erwärmt wird (konventionelles Aufwärmen oder Erhitzen).

Konventionelles Aufwärmen

Eines ist bei jeder Erwärmung gleich, egal um welche Art der Energiezufuhr es sich handelt: *Wärme als Energieform repräsentiert die kinetische (Bewegungs-/Schwingungs-) Energie ihrer Atome und Moleküle im jeweiligen Stoff (Atomverbund)*[218]. Wird in einem System oder Medium (z.B. umgebende Luft oder Wasser) diese kinetische Bewegungsenergie (Schwingung, Fluktuation, Rotation, Bewegung) der angeregten Partikel (Elektronen, Atome, Moleküle) *an ihre Nachbarpartikel weitergegeben, dann versetzen sie diese in Schwingung,* das heißt, *die Wärmeenergie der Bereiche mit einem höherem thermischen Energiezustand fließt* (durch Konvektion, Strahlung, Leitung) *immer in Richtung des niedrigeren Energiezustands.* Die Temperatur verhält sich analog dazu, indem die Bereiche mit höherer Temperatur die Bereiche mit niedrigerer aufwärmen, dabei kühlt sich der wärmere Bereich analog dazu ab, *es findet ein Energieaustausch / Temperaturaustausch statt, solange bis ein Gleichgewicht zwischen den unterschiedlichen Niveaus hergestellt ist.* Das heißt, dass die thermische Energie als Teil der inneren Energie die Summe aller kinetischen Energien der Teilchen bildet. Die Wärme charakterisiert die Änderung des Systemzustandes[219]. Erreicht nun dieser Stoff (System) eine bestimmte Temperatur so kann es dadurch zu einer Veränderung des Stoffes kommen, nämlich dann, wenn die Teilchenbewegungen (ungeordnete Fluktuationen) so stark werden, dass dadurch die chemische Bindungsenergie zwischen den Atomen überwunden wird, dadurch wird die atomare Struktur verändert und ein

oder mehrere neue Stoffe entstehen (z.B. die Gerinnung von Eiweiß ab ca. 42°
C).

Jeder der selbst kocht weiß, oft erreicht man eine gleichmäßigere Wärme oder
Hitzeexposition nur durch Umrühren (Beim Aufwärmen oder Kochen) oder durch
Wenden (z.B. beim Grillen, Backen, Braten). Insofern ist es *äußerst schwierig bis
unmöglich pauschale und verlässliche Angaben über Wertverluste oder
Denaturierungswerte für erhitzte Nahrungsmitteln zu machen.* Auch deshalb
nicht, da bei der Nahrungszubereitung zu viele sich permanent in ihrem Wert
ändernde Faktoren im zeitlichen Verlauf eine entscheidende Rolle spielen. So
müsste man für jeden Punkt im Nahrungsmedium im zeitlichen Verlauf die
exakten Werte von Temperatur, Druck, Feuchtigkeit, Konsistenz, pH-Werte, die
genaue Materialzusammensetzung, Umgebungsbedingungen,
Durchmischungsrate u.a.m. bis zum Erkalten auf die Esstemperatur
messtechnisch erfassen und auswerten, was bei der Fülle an möglichen
Nahrungsmitteln und Kombinationen ein Ding der Unmöglichkeit ist. Dazu kommt
noch, dass auch exakt gleiche Nahrungsmittel immer stoffliche (Qualitäts-)
Unterschiede aufweisen. *Jedes Gramm unserer Nahrung ist individuell
unterschiedlich*, wie alles Stoffliche eben. *So bleiben uns realistisch gesehen nur
grobe Einschätzungen über die Verhältnisse in der Speise während des
Kochvorgangs*, daran werden auch noch so gute wissenschaftliche Studien (unter
Laborbedingungen) nicht so schnell etwas ändern können.

Mikrowellenherd

*Beim Mikrowellenherd ist es so, dass die Elektronen in den Nahrungsmitteln
durch die schneller wirkende elektromagnetische Ausstrahlung auch viel schneller
in Schwingung versetzt werden, im Gegensatz zur herkömmlichen
Wärmeübertragung (Wärmeleitung).* Beide wirken allerdings von aussen nach
innen auf das Medium (Nahrungsmittel) ein.

Beim Mikrowellenherd kann es allerdings vorkommen, daß das Zentrum des
Aufwärmgutes sich stärker erhitzt als die Aussenseite. Dies kommt dadurch
zustande, da die Strahlung von allen Seiten her auf das Aufwärmgut einwirkt und
sich so in der Mitte trifft (konzentriert). Der Effekt ist aber abhängig davon von wo
aus die Strahung im Mikrowellehherd ausgesandt wird, ob sich das Aufwärmgut
dreht und ob es in der Mitte des Raumes liegt.

*Da die Strahlung viel schneller in das Aufwärmgut eindringen kann, als das
durch die Weitergabe der schwingenden Atome bei herkömmlicher
Wärmeübertragung (Wärmeleitung) der Fall ist, wärmt sich die Speise im
Mikrowellenherd viel schneller und auch gleichmäßiger auf* (die Mikrowellen
dringen sofort direkt in die Masse der Speise mehr oder weniger stark ein), daher
wird weniger Zeit benötigt, als bei herkömmlicher Aufwärmung. Das heißt die

Anregung durch Mikrowellen dringt relativ schnell durch die Speise hindurch und versetzt dabei die Atome der Speise in Schwingung die sich dadurch rascher erwärmt. *Für bereits denaturierte Speisen hat das nur dann eine gröbere Auswirkung, wenn sie dabei zu stark erhitzt (oder wieder „aufgeheizt") werden und sich dadurch schädliche Produkte der Maillard-Reaktion bilden.*

Problematisch ist sich die Sache hingegen beim Erwärmen oder Auftauen von Rohkost, da in dem Fall die Vitamine, Enzyme und gewisse Proteine viel schneller denaturiert bzw. zerstört werden als beim herkömmlichen Erwärmen im Geschirr, auf der Heizplatte oder im Backrohr. Noch problematischer stellt sich die Sache für lebendige Mikroorganismen dar, die in den Speisen vorhanden sind, denn die können sich nicht an eine kontinuierliche Temperaturerhöhung anpassen wie bei der Wärmeleitung (z.B. beim Brotbacken oder in der Suppe), sondern werden gleich mit einer erhöhten Dosis an Mikrowellen von Beginn an bestrahlt und *damit viel wirksamer vernichtet.* Im Fall von unerwünschten Mikroorganismen wie pathogene Bakterien oder Pilze mag das sinnvoll sein, aber für nützliche Bakterienstämme, wie sie z.B. im Joghurt vorkommen, ist das alles andere als vorteilhaft, da diese Probiotika dadurch leichter und schneller zerstört werden können. Dies betrifft vor allem bakteriell oder mit Hefen fermentierte Nahrungsmittel und Speisen wie Käse, fermentierte Salate, das Müsli mit Joghurt oder Früchten. Das betrifft natürlich auch alle anderen Lebensmittel, die ein natürliches Spektrum an nützlichen Mikroorganismen aufweisen, z.B. wenn diese „nur kurz" im Mikrowellenherd aufgewärmt werden.

Werden hingegen Nahrungsmittel die Mikroorganismen enthalten wie z.B. der Brotteig von außen durch konventionelle Wärmeleitung erwärmt, so werden die Mikroorganismen mit der Wärmeströmung (Wärmeleitung in der festen/flüssigen Masse) und dem Temperaturgefälle hin zu einem Bereich niedrigerer Temperatur in der Masse mitwandern, damit die Übertemperatur sie nicht zerstört, abgesehen davon herrschen im Inneren eine niedrigere Temperatur als aussen, dadurch können bei dieser Art von Erhitzung auch mehr nützliche Mikroorganismen im Inneren überleben, außerdem verbleiben mehr wertvolle Enzyme und Vitamine in der Speise.

Kochen schafft schädliche Verbindungen

Hitze plus Nahrungsmoleküle können mehrere Produkte im Prozess der chemischen Umwandlung beim Kochen schaffen.
Zu den bemerkenswertesten Endprodukten gehören[220]:

* *Heterocyclische Amine* (HCAs) und *polyzyklische aromatische Kohlenwasserstoffe* (PAHs)
* *Advanced Glycation Endprodukte* (AGEs)

- *Acrylamid* (AA)

Die Produkte der Maillard-Reaktion

Die nicht-enzymatische Glykierung von Proteinen durch trockene Gartechniken ab ca. 140° C (z.B. Grillen, Backen) wird als *Maillard-Reaktion* bezeichnet. Bei dieser Reaktion verbinden sich Proteine mit Karbonhydrat- oder Fettmoleküle, es werden AGEs gebildet. Bei diesen Prozessen entstehen des Weiteren reaktive Carbonylverbindungen wie Glyoxal und Methylglyoxal und führen gleichzeitig zu weiteren Glykierungsschritten.

Maillardreaktionsprodukte entstehen *nicht nur endogen*, sondern *auch exogen* im Rahmen von Erhitzungsprozessen in Lebensmitteln. Diese werden synonym auch als *Glycotoxine* bezeichnet, da sie möglicherweise ähnliche pathologische Effekte haben wie endogen gebildete AGEs.

Die Carbonylverbindungen Glyoxal und Methylglyoxal, sowie AGEs sind u.a. mit Diabetes, vaskulären Erkrankungen und mit Entzündungen allgemein assoziiert. Sie beeinflussen die Signaltransduktion verschiedener Zellen u.a. über die Interaktion mit *RAGE* (receptor for advanced glycation endproducts). Die Aktivierung von RAGE führt zu einem Anstieg an intrazellulärem oxidativen Stress, sowie zu einer Aktivierung des *Nuklearen Transkriptionsfaktors* NF-kB. Da oxidativer Stress nicht nur durch die Interaktion mit RAGE induziert, sondern die Expression von RAGE damit auch erhöht wird, unterliegt dieser Rezeptor einer positiven Feedback-Kontrolle. Die Interaktion mit RAGE führt in Endothelzellen und Makrophagen u.a. zu einer *vermehrten Ausschüttung von proinflammatorischen Cytokinen*. Durch die positive Feedback-Kontrolle entsteht folglich ein Teufelskreis, durch den inflammatorische Prozesse weiter gefördert werden[221].

Bei der Maillard-Reaktion, die über eine „Schiff'sche Base" zum *„Amadori-Produkt"* verläuft, kommt es nicht zur Ausbildung eines Glykosids, sondern durch Umlagerung zu einem α-Aminoketon $R-NH-CH_2-C(O)-R$. Bei diesem Prozess entsteht eine ganze Reihe von gesundheitsschädlichen Verbindungen. Einige der dabei entstehenden farbigen Reaktionsprodukte gehören zu den *Melanoidinen*. Personen mit Diabetes bzw. Nierenfunktionsstörungen weisen einen erhöhten Melanoidinspiegel auf.

Die im Labor erzeugten Maillard-Produkte blockierten bestimmte Proteine (Lektine) die den Zusammenhalt von Krebszellen bewirken und damit die Metastasen Bildung beschleunigten. Die Maillard Reaktion kann selbst *ohne Hitzeeinwirkung bei langer Lagerung proteinhaltiger Lebensmittel* auftreten. Durch die Maillard-Reaktion kann sich der *Aminosäuregehalt* von Lebensmitteln *um bis zu 20 %* verringern[222].

HCAs und PAHs

Was sind HCAs (heterocyclic amines) und PAHs (polycyclic aromatic hydrocarbons) und woher kommen sie? HCAs werden gebildet, *wenn Kreatine und Aminosäuren* (beide in Fleisch aufzufinden) *zusammen unter Hitze reagieren.* PAHs umfassen über 100 verschiedene Verbindungen, die durch die unvollständige Verbrennung von organischer Substanz (z.B. Öl, Gas, Kohle, Nahrungsmittel usw.) bei Temperaturen von mehr als 392 Grad F (200° C) gebildet werden[223].

Die Wärme beim Kochen bildet HCA-Verbindungen. Rohe Lebensmittel haben weder HCAs noch PAHs. In der Tat kommen mehr als 90% der Exposition durch HCAs und PAHs aus gekochtem Essen. Die am stärksten konzentrierten Quellen sind gegrilltes und verkohltes Fleisch, sowie Fisch. Allerdings haben auch fertig zubereitetes Frühstücksgetreide, verarbeitete Kohlenhydrate, Fette / Öle und Tabakrauch ebenfalls hohe Mengen an PAHs. In Gemüse und Früchten treten vor allem durch Umweltverschmutzung von Luft und Boden PAHs auf.

Vier Faktoren beeinflussen die HCA-Bildung:

- Die Art der Speisen
- Die Kochmethode
- Die Temperatur
- Die Kochdauer

Die Temperatur ist der wichtigste Faktor. Die Probleme beginnen bei 212 F (100 ° C), wobei die extrem schädlichen HCAs erst bei etwa 572 ° F (300 ° C) entstehen.

PAH-Bildung wird beeinflusst durch:

- Die Kochtemperatur
- Die Dauer des Kochens
- Die Art der Erhitzung
- Der Abstand von der Wärmequelle
- Der Fettgehalt der Nahrung

Im Wesentlichen gilt, je heißer und länger ein Fleisch gekocht (erhitzt) wird, umso mehr HCAs und PAHs werden gebildet. Direkte Wärmeverfahren wie Braten und Grillen produzieren dabei mehr als indirekte Wärmemethoden wie Dünsten, Dämpfen, Pochieren oder Blanchieren. Für die US-Population gibt es Studien, die eine durchschnittliche Aufnahme von 26 ng / kg Körpergewicht / Tag an HCAs schätzen[224].

Warum sollten wir uns darüber Sorgen machen?

HCAs stehen auf der offiziellen Liste der Krebs verursachenden Stoffe die von der NIH veröffentlicht wird. Wir kennen sie seit den 70 er Jahren und sie sind geradewegs gentoxisch, was bedeutet, dass sie auf der DNA-Ebene arbeiten und *dort Mutationen, Löschungen und Einfügungen verursachen.* Bisher wurden 17 verschiedene HCAs identifiziert die das Krebsrisiko erhöhen können. Zusammen mit dem Häm-Eisen (Nichtproteinteil von Hämoglobin), Nitrate / Nitrite, HCAs und PAHs dürften die Hauptgründe sein, dass "Fleisch" mit Krebs überhaupt assoziiert ist. Eingelegtes, geräuchertes, gegrilltes und verarbeitetes Fleisch (z.B. Speck, Schinken, Wurst, gepökeltes Fleisch, Räucherfleisch etc.) scheinen die meisten gesundheitlichen Probleme zu verursachen, da auch rotes Fleisch am stärksten mit dem Krebs-Risiko in Verbindung gebracht wird. Andere dichte Protein-Nahrungsmittel wie Milch, Eier, Hülsenfrüchte und Organfleisch haben sehr wenig oder keinen HCA-Gehalt, egal ob naturbelassen, oder gekocht[225].

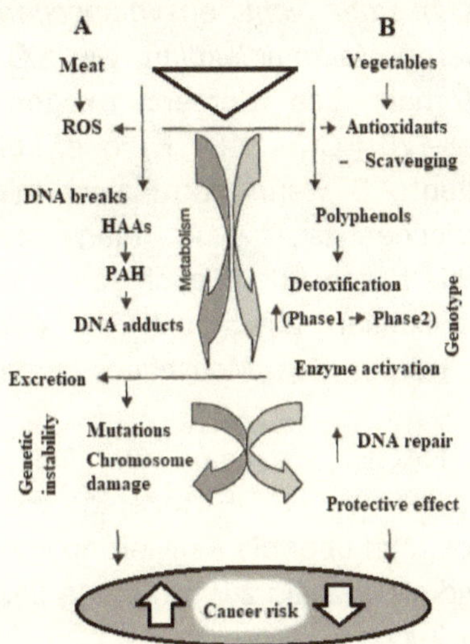

Abb. 5 Fleisch/Gemüse Krebs Zusammenhang[226]

„A) Verzehr von gebratenem / gegrilltem Fleisch, das DNA-Schäden verursacht und das Krebsrisiko aufgrund der Anwesenheit von polyzyklischen aromatischen Kohlenwasserstoffen (PAHs), heterocyclischen aromatischen Aminen (HAAs), reaktiven Sauerstoffspezies (ROS) erhöht; (B) Der Verzehr von Gemüse, was das Auffangen von ROS und die modulierende Aktivität von entgiftenden Enzymen der Phase 1 und 2 aufgrund von antioxidativen Vitaminen und Polyphenolen erhöht und zu einer Verringerung des Krebsrisikos führt"[227].

Was können wir dagegen tun?

Wir können unsere *Kochmethoden ändern.* Man kann sich für langsame und indirekte Hitze als Kochmethode entscheiden, wie Blanchieren, Dünsten, Schmoren oder Dämpfen. Wir können mehr pflanzliches in unseren Diäten einbauen, denn rohe pflanzliche Ernährung enthält typischerweise unwesentliche Mengen an HCAs und moderate Mengen an PAHs, daher kann eine pflanzliche Ernährung das Ausmaß der DNA-Schädigung und Oxidation durch diese Verbindungen verringern. HCAs und PAHs müssen vom Körper durch die Leber entgiftet werden. Pflanzen haben nicht nur weniger HCA / PAH-verursachende Verbindungen, sondern sie helfen auch die Wirkungen dieser Verbindungen zu bekämpfen[228].

AGEs

AGEs (aromatic glycation endproduct) *entstehen bei der Zubereitung von Zuckern mit Proteinen u/o Fetten unter Hitzeeinwirkung.* Leider kann diese Reaktion den Nährwert senken und giftige / karzinogene Endprodukte, einschließlich fortgeschrittener Glykosylierungs (oder Glykations)-Endprodukte (AGEs) produzieren, die auch als Glykotoxine bekannt sind, obwohl sie möglicherweise das Aroma und den Geschmack dieser Nahrungsmittel erhöhen (charakteristisches Aroma von Karamell)[229].

Die *Glykosylierung* beschreibt eine Reihe enzymatischer oder chemischer Reaktionen, bei der die Kohlenhydrate an Proteine, Lipide oder andere Aglykone gebunden werden. Das so entstandene Reaktionsprodukt wird als Glykosid, im Falle von Proteinen als Glykoprotein oder Peptidoglycan, bezeichnet.

AGEs sind mehrteilige komplexe Gruppen von Verbindungen, die durch Auflösung der Molekülketten einzelner Stoffe schädliche Produkte bilden. Die exogene Glykation erfolgt, *wenn Kohlenhydrate in einer nicht- enzymatischen Weise mit Aminosäuren von Proteinen und anderen Makromolekülen*, wie z.B. Fett, *reagieren*. Dies geschieht sowohl außerhalb des Körpers exogen, bekanntermaßen durch Erhitzen der Speisen über 120 ° C (~ 248 ° F), oder bei niedrigeren Temperaturen und längeren Kochzeiten (z.B. wenn man Fleisch mit Gemüse kocht), oder was noch problematischer ist, wenn man die Nahrungsmittel gemeinsam mit Fett bratet oder frittiert, wobei dann auch das sehr schädliche Acrylamid entstehen kann. AGEs entstehen aber auch bei der Lagerung. AGEs entstehen auch endogen im Körper des Menschen durch chemische Prozesse.

AGEs fördern durch die Aktivierung von RAGE (Rezeptor für AGE) Entzündungen in den Zellen. AGEs binden sich an den RAGE-Rezeptor von Monozyten, Makrophagen und Endothelzellen. Dies führt über die Aktivierung von NFkB zur Bildung proentzündlicher Mediatoren und gleichzeitig zur Erhöhung der Rezeptorexpression von RAGE („positiver" feedback-loop).

Durch eine zu hohe Einnahme oder "Eigenproduktion" (siehe unten), fördern AGEs somit Entzündungen bzw. chronische Erkrankungen die mit entzündlichen Prozessen zu tun haben, daher werden die oral resorbierten reaktiven auch als "Glykotoxine" oder *diätetische AGE-Produkte* (dAGEs) bezeichnet. Die dAGE-Produkte sind bekannt dafür, dass sie zu erhöhten oxidativen Stress und Entzündungen beitragen, was wiederum zu Diabetes und Herz-Kreislauf-Erkrankungen führen kann.

Höhere Konzentrationen davon werden bei älteren Erwachsenen gefunden. Auch wenn man in jungen Jahren noch nichts, oder nicht so viel davon merkt, AGEs sammeln sich bei stetig höherem Konsum an und können in der Folge ab dem 60. Lebensjahr die oben genannten Schwierigkeiten immer mehr forcieren. Eine Ernährung die einen hohen Prozentsatz an ausgewogener

Frischkost, also Rohkost, inkludiert, ist einer der besten Möglichkeiten eigene chronische Krankheiten in den Griff zu bekommen bzw. solche zu vermeiden[230].

AGEs können in unserem Körper Zellalterung und einen hohen Blutzuckerspiegel bewirken. Aber wir essen auch AGEs. Nahezu jede Nahrung die einer extremen Hitze ausgesetzt ist kann verbrennen und erzeugt so AGEs. Allerdings können auch bei der Pasteurisierung, beim Trocknen, Räuchern, Braten, in der Mikrowelle und beim Grillen AGEs produziert werden. Bei jeder Nahrung, die Zucker, Fette und Proteine enthält kann das vorkommen. *Trockene Hitze auf ungekochtem kann den Gehalt an AGEs um das 10 bis 100 fache erhöhen.*

Die Standard-US-amerikanische Diät enthält wahrscheinlich täglich etwa 16.000 ± 5.000 kU AGEs. Dies ist dreimal höher als die von Gesundheitsorganisationen empfohlene Sicherheitsgrenze. Pflanzliche Diäten enthalten niedrigere Mengen, es sei denn, sie sind auf verarbeiteten und gebratenen Nahrungsmitteln aufgebaut. Diäten mit hohem Anteil an rohen Lebensmitteln enthalten in der Regel nur minimal AGEs[231].

Speisen mit dem höchsten Gehalt an AGEs[232]:

Fleisch (auch stark erhitzter Tofu)
Butter
Industriell verarbeiteter Creme-Käse
Margarine
Mayonnaise
Raffinierte Öle
Geröstete Nüsse

Speisen mit den niedrigsten AGEs[233]:

Unverarbeitetes Getreide
Gemüse
Brot
Milchprodukte
Salate
Früchte

Warum sollte das uns Sorge bereiten?
Einmal im Körper drinnen beeinflussen AGEs die Mehrheit der Zellen, Gewebe und Organe negativ. Wenn weniger AGEs im System zirkulieren, bedeutet das ein geringeres Risiko an Herz, Kreislauf, Nieren und Diabetes oder an Alzheimer zu erkranken.

In Tierversuchen trugen AGEs zu folgenden Problemen bei:

- Entzündungen
- Arteriosklerose
- Nierenschäden
- neurodegenerative Erkrankung
- Muskelverlust
- Krebszellmetastase
- Insulinresistenz
- Veränderungen der Zellrezeptoren
- ein kürzeres Leben
- Oxidation

Allerdings deutet einiges darauf hin, dass Ratten / Mäuse nicht an die Aufnahme von gekochten Lebensmitteln gewöhnt sind und daher möglicherweise kein genaues Studienmodell abgeben, das auf Menschen transferiert werden kann. Nur 10% der diätetisch eingenommenen AGEs werden tatsächlich aufgenommen. Von diesen 10% werden etwa 1/3 durch den Urin, innerhalb von drei Tagen, wieder ausgeschieden. Das heißt, diese hängen wahrscheinlich im Körper nur herum um Verwüstung anzurichten. Im Folgenden eine Grafik die den Gehalt von AGEs veranschaulichen soll[234]:

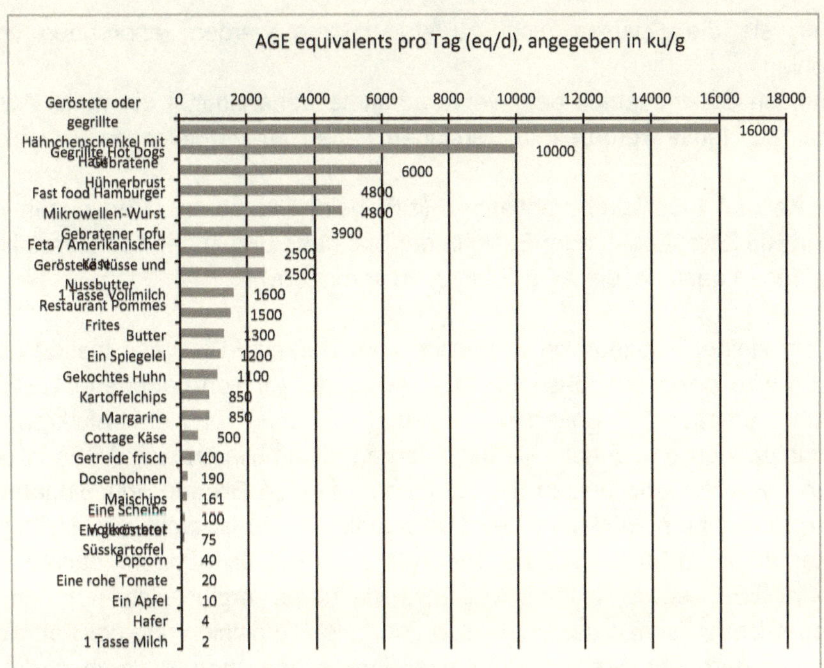

Abb. 6 AGE-Gehalt von Nahrungsmitteln, angegeben in ku (kilounit)/g[235]
(1000 AGE ku = 1 AGE equivalent)

Was können wir dagegen tun?

"AGEs sind allgegenwärtig und können süchtig machen, da sie den Nahrungsmitteln den Geschmack verleihen. Aber sie können durch einfache Methoden des Kochens gesteuert werden, wie durch das Geringhalten der Hitze und das Hochhalten des Wassergehalts in der Nahrung, sowie durch die Vermeidung von vorverpackten Speisen und Fast-Food". *Die Methode der Lebensmittelzubereitung ist hier entscheidend*. Kochmethoden die die Speisen über 446 Grad F (230° C) aufheizen scheinen am problematischsten zu sein. Zum Beispiel können die gleichen 90 Gramm an Hühnerbrust eine Variation von 1000 bis 9000 an AGEs aufweisen:

- Braten, Grillen, Rösten oder Backen: 4000 bis 9000 AGEs.
- Kochen, Dämpfen oder Pochieren: 1000 AGEs.

Der *sofortige Verzehr* von Blanchiertem, Eintopf oder gedämpften Mahlzeiten ergibt 50% weniger AGEs. Diese 50%-ige Reduktion kann den Plasmaspiegel von AGEs innerhalb eines Monats um 30% senken. Daher:

- Kochen Sie das Essen bei niedrigerer Temperatur.

- Lassen sie die Speisen nicht zu stark braun werden, anbrennen oder verkohlen.
- Vermeiden Sie industriell oder vorverarbeitete Lebensmittel die mehr AGEs haben. Zu Hause vorbereitete Versionen haben im Vergleich dazu weniger AGEs.
- Beim Kochen Flüssigkeit verwenden (z.B. beim Schmoren). Verwenden Sie Säuren wie Zitronensaft oder Essig in der Marinade und in der Kochflüssigkeit, diese tragen dazu bei die AGE-Bildung zu verringern[236].

Hier ein kleiner Auszug von J. Barone vom Berkeley-Wellness Institut über AGEs: „Es wird geschätzt, dass 10% der AGEs die wir von gebratenen Burger oder Huhn erhalten in unserem Gewebe absorbiert und im Blutkreislauf aufgenommen werden können. Mit der Alterung akkumulieren sich AGEs in den Zellen und der Blutbahn wegen der Jahrzehnte langen Bildung und Einnahme, zusammen mit einem Rückgang der Nierenfunktion. Es ist nicht nur ein hoher Blutzucker in die erhöhte Bildung von AGEs verwickelt, sondern auch Fette (Lipide) im Blut, sowie oxidativer Stress (letzteres ergibt sich aus einem Ungleichgewicht zwischen der Produktion von freien Radikalen und der Fähigkeit des Körpers dem entgegenzuwirken oder ihre schädlichen Wirkungen durch Neutralisation mittels Antioxidantien zu entgiften). *Die Akkumulation von AGEs kann zellulären Chaos anregen*, was wiederum zum oxidativem Stress, zu chronischen Entzündungen und zur vorzeitigen Alterung beiträgt. Es ist auch mit vielen chronischen Erkrankungen und Zuständen assoziiert, einschließlich Insulinresistenz, Typ-2-Diabetes, Herz-Kreislauf-Erkrankungen, Alzheimer, Parkinson, rheumatoide Arthritis, Katarakte, Krebs und Nierenerkrankungen. Und trotzdem, obwohl AGEs eine ursächliche Rolle dabei spielen, werden sie in Fachkreisen kontroversiell diskutiert.

Es gibt sogar Diskussionen darüber wie die AGEs überhaupt im Körper und in der Nahrung gemessen werden sollten, da sie aus unterschiedlichen chemischen Reaktionen resultieren, von denen einige nicht vollständig verstanden werden. Des Weiteren wird auch nicht gut verstanden, wie gut die AGEs der Speisen im Darm absorbiert werden und ob Vitamine und andere Nährstoffe die sie begleiten ihre Auswirkungen im Körper beeinflussen.

Mikrowellen produzieren wegen der relativ kurzen Kochzeiten angeblich nur wenige AGEs. Trotzdem muss man auch hier vorsichtig sein, denn Speisen die in der Mikrowelle aufgewärmt werden, werden sehr oft überhitzt.

Die tierischen Proteinquellen wirken sich auch auf die Erzeugung von AGEs aus, wobei Rindfleisch im Allgemeinen die meisten produziert und *Fische* (es sei denn gebraten oder frittiert) *am wenigsten. Das Fett in Fleisch neigt dazu die meisten AGEs zu enthalten.* Kohlenhydratreiche Pflanzennahrung wie Obst,

Gemüse und viele Getreideprodukte haben einen geringen Gehalt an AGEs, auch wenn sie gekocht werden".

Ein Großteil der jüngsten Forschungen bezüglich AGEs wurde von mehreren Forschern am Mount Sinai Medical Center in New York durchgeführt und konzentriert sich weitgehend auf das Risiko von Typ-2-Diabetes. Zum Beispiel: In einer Diabetologie-Studie im Jahr 2016, wählten die Mount Sinai Forscher zufällig 61 übergewichtige Menschen mit metabolischen Syndrom (einschließlich Insulin-Resistenz, ein Risikofaktor für Typ-2-Diabetes) in zwei Gruppen aus: Die eine Hälfte erhielt eine Diät niedrig an AGEs (für sie wurde untersagt Gebackenes, Gegrilltes oder Gebratenes zu essen), während die andere Hälfte eine amerikanische Standarddiät bekam, die in AGEs hoch war. Nach einem Jahr hatte die Low-AGE-Gruppe einen niedrigeren Blutspiegel an AGEs, eine Verringerung der Insulinresistenz, eine Abnahme der Marker für Entzündungen und oxidativen Stress, sowie eine geringe Gewichtsabnahme. Ähnlich verhielt es sich in einer kleineren australischen Studie die in der American Journal of Clinical Nutrition im Jahr 2016 veröffentlicht wurde, bei der gesunde übergewichtige Menschen die auf eine Low-AGE-Diät für zwei Wochen gesetzt wurden, sich die Insulinsensitivität, im Vergleich zu denen auf einer High-AGE-Diät, verbesserte. In einer italienischen Studie, veröffentlicht in der Zeitschrift der klinischen Lipidologie im Jahr 2016, wurden Menschen mit Pre-Diabetes entweder auf eine Low-AGE oder Standard-Diät gesetzt. Nach 24 Wochen hatte die Low-AGE-Gruppe den Cholesterinspiegel und das C-reaktive Protein (ein Marker für Entzündungen) gegenüber der Kontrollgruppe reduziert[237].

Wie oben schon angeführt gibt es auch Endprodukte die durch die Reaktion mit Fetten entstehen, die sogenannten ALE (advanced lipid glycation endproduct), sowie α und β-dicarbonylhaltige Derivate. Die gängigen Methoden der Nahrungsmittelverarbeitung durch das Erwärmen, Sterilisieren oder Ionisieren neigen alle dazu, auf eine nicht-enzymatische Weise die Zugabe von nichtreduzierenden Zuckern zu freien NH_2-Gruppen von Proteinen und Lipiden zu beschleunigen. Der AGE und ALE-Gehalt dieser verarbeiteten Lebensmittel wird *nicht nur durch die Art des Kochens, der Temperatur und der Dauer der Hitzeeinwirkung bestimmt, sondern auch durch die Lebensmittelzusammensetzung.* Besonders die Anwesenheit von Fetten, welche die Hauptgeneratoren freier Radikale sind, können oxidative Prozesse ermöglichen, auch Butter und Margarine verursachen hohe AGE- und ALE-Werte. So wurden die höchsten AGE-Werte bei tierischen Produkten mit hohem Protein- und Fettgehalt beobachtet, wie z.B. bei Fleisch und Käse. Darüber hinaus wurden in (industriell) vorverarbeiteten Lebensmitteln aus tierischen Produkten wie Frankfurter, Speck und Eiweißpulver im Vergleich zu den unverarbeiteten Formen hohe AGE-Werte beobachtet. In allen Kategorien vermehrte eine erhöhte Temperaturexposition den AGE- und ALE-Gehalt (für gleiche

Lebensmittelgewichte). Das Temperaturniveau schien dabei kritischer zu sein als die Dauer. *Auch die Mikrowelle erhöhte den AGE-Gehalt im Vergleich zu herkömmlichen Kochmethoden schneller.* Ferner wurden noch andere Arten von Glykotoxinen als spezifisches Serum in der Diät, im Blut und in Urin gemessen: N-Carboxymethyllysin (CML) und Methylglyoxal-abgeleitete Derivate wie z.B. Hydroimadazolidin (MG-H1). Dazu gibt es noch eine Art von fortgeschrittenem Lipoxidationsendprodukt (ALE) - N-Carboxyethyllysin (CEL), das ist die pathogenetische Substanz von AGEs[238].

Auch induzieren diätetische Glykotoxine und Androgen Überschuss eine entzündliche Umgebung für die Niere, die ihre Struktur und Funktion weiter verschärfen könnte. Dazu sind weitere Studien notwendig, um die Mechanismen zu erhellen, über welche eine androgene Zunahme und die nachteilige Wirkung von exogen abgeleiteten AGEs auf die Niere entsteht[239].

Acrylamide

Acrylamid ist eine weitere toxische Substanz der Endprodukte der Maillard-Reaktion, welche sich bildet, *wenn Asparagin mit natürlich vorkommendem Zucker in Nahrungsmitteln mit hohen Kohlenhydrat- und geringen Proteinanteil bei hohen Kochtemperaturen reagiert. Acrylamid entsteht bei hohen Temperaturen über 180° hinaus* (Grillen, Rösten, Frittieren, Braten, Backen oder Bräunen), vor allem bei stärkehaltigen Produkten wie z.B. Kartoffeln, kommt u.a. aber auch im Tabakrauch vor. Die Reaktionen beginnen bei 120 Grad C. Je höher die Kochtemperatur und je länger die Kochdauer, desto mehr Acrylamid. Ein ähnliches Problem ergibt sich durch das Erhitzen des Pflanzenöls auf hohe Temperaturen: Bei einer Temperatur von 250° C bildet die schädliche Substanz 3-Chlor-1,2-Propandiol (3-MCPD) Verbindungen mit Fettsäuren. In Tierversuchen führte diese Substanz zur Bildung gutartiger Tumore.

Die Frühtierforschung zeigt, dass Acrylamid genotoxisch, krebserzeugend und neurotoxisch sein kann, und reproduktive Probleme hervorbringt. Es wird derzeit als "wahrscheinlich krebserregend" eingestuft. Andere Quellen weisen noch konkreter darauf hin: „Untersuchungen haben ergeben, dass Acrylamid das Erbgut von Zellen verändert und somit Krebs auslösen kann"[240].

Andere Quellen wiederum verharmlosen eher die Gefahr: „Dennoch zeigen die Ergebnisse von menschlichen Studien, dass die Einnahme von Acrylamid auf gegenwärtigem Niveau keine messbare Neurotoxizität oder Krebserhöhungen hervorruft. Die durchschnittliche Aufnahme wird auf 0,3 bis 2 µg Acrylamid / kg Körpergewicht / Tag für entwickelte Länder geschätzt. Die WHO kam zu dem Schluss, dass für den Menschen eine Aufnahme von 1-4 µg / kg Körpergewicht über ein Leben lang eine ausreichende Sicherheitsspanne ergibt"[241]. Es gibt leider auch Aussagen die so tun, als wüsste man nicht, welchen Schaden das

Acrylamid im Körper anrichtet, warnen aber trotzdem zur Mäßigung: „Solange man nicht sicher weiß, welchen gesundheitlichen Schaden Acrylamid verursacht, sollte man am besten die Exposition begrenzen, um damit lieber auf der sicheren Seite zu sein"[242].

Die meisten Lebensmittel die Acrylamid enthalten, sind kommerziell verarbeitete (erhitzte, gekochte) Nahrungsmitteln. Man denke nur an Pommes frites, Kartoffelchips, Cornflakes, Cracker, Brezeln, Kaffee, Gebäck etc. Wenn diese Lebensmittel Teil der regelmäßigen Einnahme sind, dann sollte man sich tatsächlich Sorgen um zu viele Acrylamide in den Arterien machen.

Acrylamid wird aber nicht nur bei der industriellen Herstellung von Lebensmitteln erzeugt, sondern auch bei einiger Hausnahrung. Eine signifikante Bildung erfordert Temperaturen von mehr als 120° C. Speisen die reich an gebackenen oder gebratenen und stärkehaltigen Nahrungsmitteln sind enthalten größere Mengen an Acrylamid. Speisen die reich an Rohkost sind (einschließlich Tierprodukte) haben hingegen einen viel niedrigeren Gehalt. Wir können es auch einatmen und irgendwie sonst aufnehmen. Man findet Acrylamid in Körperlotionen, Shampoos, Tabakrauch, Lebensmittelverpackung und menschlicher Muttermilch (betrifft Babys)[243].

Die Blutformel nach Kouchakoff

Der Schweizer Arzt Dr. P. Kouchakoff, nominiert für den Nobel Preis, stellte folgendes fest[244]:
"Nach jeder Dosis von Nahrung beobachteten wir auch eine allgemeine Vermehrung der weißen Blutkörperchen und eine Veränderung der Korrelation ihres Prozentsatzes. Dieses Phänomen wurde bisher als physiologisch betrachtet und heißt *Verdauungsleukozytose*. Nach dem Verzehr der gleichen natürlichen Nahrungsmittel die durch Hochtemperatur verändert wurden erkennen wir, dass sich die allgemeine Anzahl der weißen Blutkörperchen verändert hat, aber die Korrelation ihres Prozentsatzes ist gleich geblieben. *Nach dem Verzehr von verarbeiteten Lebensmitteln hat sich nicht nur die Anzahl der weißen Blutkörperchen verändert, sondern auch die Korrelation des Prozentsatzes zwischen ihnen.*

Alle unsere Versuche haben gezeigt, dass es nicht die Quantität, sondern die Qualität der Nahrung ist die bei der Veränderung unserer Blutformel eine wichtige Rolle spielt, und dass 200 Milligramm, oder sogar 50 Milligramm Lebensmitteln, dieselbe Reaktion hervorbringen wie hohe Dosen.

Gibt es das nur, wenn solche Lebensmittel bis zum Siedepunkt erhitzt werden oder ist es das gleiche Phänomen, das durch niedrigere Temperaturen hervorgerufen wird? *Es scheint, dass jedes rohe Nahrungsmittel seine eigene Temperatur hat, die bei der Erwärmung nicht übertroffen werden darf, sonst* verliert es seine ursprünglichen Tugenden und ruft eine Reaktion im System hervor. Gewöhnliches Trinkwasser, das für eine halbe Stunde auf eine Temperatur von 87° C erwärmt wird, ändert kein Blutbild, aber das gleiche Wasser, das auf 88° C erwärmt wird, ändert es. Wir haben diesen Effekt den Namen "kritische Temperatur" am höchsten Punkt der Temperatur gegeben, bei dem ein bestimmtes Nahrungsmittel gekocht werden kann, ohne unsere Blutformel zu ändern. Diese kritische Temperatur ist nicht für alle Rohkost gleich. Es variiert innerhalb eines Bereichs von zehn Grad:

Die niedrigste kritische Temperatur für Wasser beträgt 87°; für die Milch 88°; für Getreide, Tomaten, Kohl, Bananen 89°; für Birnen, Fleisch 90°; für Butter 91°; für Äpfel und Orangen 92°; für Kartoffeln 93°; für Karotten, Erdbeeren und Feigen 97°.

Nach über 300 Experimenten an zehn Individuen unterschiedlichen Alters und Geschlechts sind wir zu folgenden Schlussfolgerungen gekommen:

1. Die Vermehrung der Zahl der weißen Blutkörperchen und die Veränderung der Korrelation des Prozentsatzes zwischen ihnen, die nach jedem Konsum von Nahrung stattfindet, und das bisher als physiologisches Phänomen betrachtet wurde, ist in Wirklichkeit ein *pathologisches*, es wird durch die Einführung in das System *der durch Hochtemperatur veränderten Lebensmittel und durch komplizierte Behandlungen von gewöhnlichen, von der Natur erzeugten, Produkten hervorgerufen.*
2. *Nach dem Verzehr von frischen Rohstoffen, die von der Natur produziert werden, ändert sich unsere Blutformel im Laufe der Zeit nicht, auch nicht in Folge von Kombinationen.*
3. *Nach dem Verzehr von natürlichen Lebensmitteln die durch hohe Temperatur verändert werden, findet eine Vermehrung der allgemeinen Anzahl von weißen Blutkörperchen statt*, aber die Korrelation des Prozentsatzes zwischen ihnen bleibt gleich.
4. *Nach dem Verzehr von natürlichen Lebensmitteln die durch Herstellungsprozesse verändert werden findet eine Vermehrung der allgemeinen Anzahl von weißen Blutkörperchen, sowie eine Änderung der Korrelation ihres Prozentsatzes, statt.*
5. Es hat sich erwiesen, dass es möglich ist, jede Art von Nahrung die gewöhnlich gegessen wird einzunehmen, ohne dabei die Blutformel zu wechseln, aber nur, indem man die folgende Regel befolgt, nämlich, dass die Nahrung auf eine bestimmte Art eingenommen werden muss.
6. In einem gesunden Organismus ist es nicht möglich durch den Verzehr von irgendwelchen Lebensmitteln die Blutformel zu verändern, denn der Einfluss der gekochten Nahrung auf die Blutformel des Menschen korreliert mit dem

Prozentsatz zwischen den weißen Blutkörperchen, ohne ihre allgemeine Zahl zu vergrößern.

7. Lebensmittel scheinen keinen Einfluss auf den Übergang und die polymorphonuklearen Eosinophiles zu haben, und die Korrelation des Prozentsatzes zwischen ihnen wird nicht verändert.
8. Wir können unsere Blutformel in der Richtung ändern, so wie wir das durch die Diät entsprechend wünschen.
9. Die Blutuntersuchung kann nur als Diagnose eine Bedeutung haben wenn sie auf den nüchternen Magen gemacht wird"[245].

Aminosäuren-Gehalt nach Denaturierung

Wie oben schon erwähnt wird in der öffentlichen Diskussion dem Getreide und insbesondere dem Weizen die Schuld an zahlreichen gesundheitlichen Problemen gegeben. Argumentiert wird dies mit seinem hohen Gehalt an sogenannten Gluten-„Kleber"-Eiweiß Komponenten, ein Stoffgemisch aus Proteinen, der sogenannten *Osborne-Fraktionen*[246], *wie Albumine, Globuline, Prolamine und Gluteline.* Diese Protein-Komponenten werden beim Weizen Leukosin, Edestin, Gliadin und Glutenin genannt. Beim Weizen stehen Prolamin (in Alkohol lösbar) und Glutelin (unlöslicher Rest) im Verhältnis 1:1. Globuline verklumpen bei 60 °C, außerdem werden sie durch Fällungsmittel denaturiert. *Abgebaut werden sie von Enzymen und durch Hydrolyse.* Globuline haben zahlreiche Funktionen, unter anderem als *Enzyme, in der pH-Wert-Regulierung, als Energielieferanten, Transporter und in der Hämostase.* Ihre Hauptaufgabe ist aber in der natürlichen und der erworbenen *Immunität gegen Fremdkörper* zu sehen[247].

Gliadine werden alle Reserveproteine des Weizens bezeichnet die in Ethanol löslich sind. Sie werden je nach Löslichkeitsverhalten in α-/β-, γ- und ω-Gliadine eingeteilt. Diese Gliadine werden als Antigene bei Zöliakie oder als Auslöser für entzündliche Darmkrankheiten (z.B. das leaky-gut-syndrom) oder Allergien beim Menschen verantwortlich gemacht. Im Gegensatz zu Glutenin, einer zweiten Osborne-Fraktion, ist Gliadin in 70%igem Ethanol löslich. Gliadin weist eine hohe Dehnfestigkeit auf, ist aber wenig elastisch, daher eignet es sich sehr gut zum Brotbacken[248].

Nun wissen wir aber, wie oben bereits beschrieben, dass der Weizen und auch andere Lebensmittel wie etwa Hülsenfrüchte oder Hühnerfleisch nicht roh gegessen werden, denn niemand isst z.B. das Mehl oder die Bohnen roh. Auch die Milch ist pasteurisiert und der Käse fermentiert. Ausgenommen vielleicht das Steak nicht ganz durchgebraten oder das weiche Eigelb beim Frühstücksei. Im Normalfall werden auch alle Getreidearten denaturiert (Brot, Flocken, gepufft etc.). Was ich damit sagen will ist folgendes, am Beispiel von Weizen: Beim

Weizen wird immer das Protein (Glutenin) für die Unverträglichkeit verantwortlich gemacht, was aber so gar nicht korrekt ist. Denn *bei allen Weizenprodukten wird das Weizen denaturiert*, das heißt im Klartext, wie oben schon erwähnt, bei der Denaturierung wird das Protein aufgespalten, dabei bleibt nur das Grundgerüst (Primärstruktur, Aminosäuren als Grundbestandteile) des Proteins und je nach Tiefe der Denaturierung eventuell auch die Sekundärstruktur übrig.

Bei der Brotherstellung wird das Korn gemahlen und gelagert, es entsteht das Mehl, das durch Oxydation schon ein wenig denaturiert ist. Dann wird das Mehl zu Teig verarbeitet das Protein wird dabei hydrolysiert, wenn ein Sauerteig dazukommt, dann ist der bereits fermentiert, also werden die Proteine dadurch zusätzlich verändert. Beim Backen erstarrt das Klebereiweiß zu einem geronnenen Klebergerüst, *spätestens hier werden alle Proteine bis auf die Aminosäuren gespalten (Strukturzerlegung)* und diese verbinden sich dann mehr oder weniger mit den umgebenden Kohlenhydraten oder Fetten und *bilden dann die Lipid- oder Glykolisierungs-Endprodukte (AGEs)*. Selbst beim Abkühlen und Erstarren des Brotes verändern sich, oder reagieren nochmals, die verbleibenden Aminosäuren und Proteinverbindungen. *In dem Zustand ist das Brot ein total denaturiertes Nahrungsmittel, das die Verdauung in der (Protein-) Zusammensetzung so nicht kennt, also weitestgehend fremd ist. Genau hier setzt die Immunabwehr,* im Falle einer Unverträglichkeit, Intoleranz oder Allergie, *gegenüber bestimmten Inhaltsstoffen in Speisen ein*, so wie es Kouchakoff beschrieben hat. Denn an Rohkost und an wenig gegartem Fleisch hat sich der menschliche Organismus (Verdauung) über Millionen von Jahren gewöhnt, nicht aber an die denaturierten Speisen des Menschen der letzten paar Tausend Jahre. Dazu gehören, am Beispiel des Getreides, auch andere gern gegessene denaturierte Produkte wie *Nudeln, Gries oder Flockenprodukte oder das Bier*. Stärke aus denaturiertem Getreide (z.B. Mais) oder auch Gemüse (z.B. Kartoffeln) steckt fast überall drinnen.

An dem Punkt täuschen sich viele, denn wir essen bei denaturierten Nahrungsmitteln nicht mehr die Proteine die im rohen Zustand darin vorhanden sind, denn *alle* ursprünglich vorhandenen Proteine wurden bei der Denaturierung bereits zerlegt, was übrig bleibt sind andere Proteinverbindungen, die veränderte Struktur (durch Gerinnung) der Proteine, und falls die Aminosäure keine Verbindung eingehen konnte, dann verbleibt sie als Aminosäurerest.

Das ist aber noch nicht alles. Im Magen werden dann die vorhandenen veränderten Proteine und Proteinverbindungen durch die Magensäure endgültig bis auf ihre Aminosäuren zerlegt (H^+ Protonierung und Hydrolyse). *Bei der Analyse des Speisebreis erkennen allerdings die Magenrezeptoren, welche Aminosäuren frei vorhanden sind* (die können auch sofort aufgenommen werden) und *welche „Fremd"-Proteine (im Falle von denaturierten Proteinen) gespalten werden müssen*. Was übrig bleibt sind dann die spezifischen Aminosäuren des jeweiligen Lebensmittels, denn die Aminosäuren selbst haben sich bei all den Denaturierungsprozessen nicht verändert. Ausgenommen sind natürlich jene Aminosäuren die bei der Denaturierung eine Verbindung mit Kohlenhydraten oder Lipiden (Fetten) eingegangen sind, *die dann auch aufgespalten tatsächlich das artfremde (meist die schädlichen Substanzen) an der Speise ausmachen.*

Das heißt, mit anderen Worten, wenn man die bei der Denaturierung entstandenen Proteinverbindungen einmal bei Seite lässt, dann ist in erster Linie bei der Auswahl der Lebensmittel wichtig, welche Aminosäuren sie beinhalten und nicht die „oberflächliche" Betrachtung ihrer Proteine. Das heißt konkret, beim rohen natürlichen Lebensmittel sind die kleinsten Bestandteile wichtig, (Aminosäuremoleküle) und nicht wie ihre gröberen Stoffverbindungen (Proteinmoleküle, Proteinstruktur) heißen.

Aus dem vorher genannten Grund sollen bestimmte Lebensmittel und Speisen die üblicherweise verwendet werden in ihrem Aminosäuregehalt verglichen werden. Hierzu gibt es im Anhang eine Tabelle die den Gehalt an den wichtigsten Aminosäuren einiger ausgesuchter Nahrungsmittel und Speisen zeigt[249]. Folgende Lebensmittel wurden verglichen:

Weizen, Roggen, Hafer, Hirse, Quinoa, alle im Rohzustand als Getreide-Vertreter.

Für das denaturierte Getreide wurde der Vollkorn-Weizen, das Weizen Graubrot, das Roggen Graubrot mit Schrotanteilen und der Vollkorn Reis gegart angeführt.

Als Vergleich dazu das stärkehaltige Wurzelgemüse, die frische Kartoffel, geschält und gegart.

Als Vertreter der Hülsenfrüchte die frische weiße Bohne, gegart.
Als Vertreter tierischer Produkte wurde die Kuhmilch in der Form von Trinkmilch, pasteurisiert und vollfett, gewählt, dazu als Fleisch-Vertreter Rinderbratenfleisch (mittelfett) frisch gegart und das Hühnerei (Dotter mit Eiklar) frisch gegart.

Als Gemüse-Vertreter wurden Lebensmittel gewählt die man auch roh essen kann, wie z.B. frische Karotten (Wurzelgemüse) und frischer Kopfsalat (als grünes oberirdisches Salatgemüse).

Die Tabelle zeigt natürlich *nur ein winziges Abbild der wichtigsten Aminosäuren*, wenn man bedenkt, dass alleine die Albumine aus 584 bis 590 Aminosäuren bestehen! Unter diesen Aspekt ist es durchaus möglich, dass in Zukunft die eine oder andere Aminosäure noch entdeckt wird, welche z.B. dem Weizen eindeutig seine problematischen Wirkungen zuteilen können, denn wenn man die Wirkungen der derzeit bekannten Aminosäuren zwischen den tierischen Produkten und dem Weizen vergleicht, dann ist der Weizen noch das geringere Übel. Hier hat die Forschung noch viel Nachholbedarf, *denn die meisten Aminosäuren sind in ihrer Art und Wirkung noch völlig unbekannt, auch unter diesen Aspekt kann sich noch einiges in unserer derzeitigen Festlegung bezüglich gesunder Ernährung ändern.* Das Albumin Leukosin hält beim Weizen übrigens sogar 10%, und trotzdem sind brauchbare Informationen zu dieser Aminosäure Mangelware. Was das Histidin anlangt so enthalten alle diese Nahrungsmittel praktisch ausschließlich chemisch gebundenes L-Histidin als Proteinbestandteil, jedoch kein freies L-Histidin[250]. Beim Weizen überwiegen in der primären Aminosäuresequenz die Aminosäuren Glutamin und Prolin.

Wenn man nun den Weizen mit anderen Getreidearten vergleicht, dann fällt sofort sein relativ hoher Glutaminsäure-Gehalt auf (ca. 60% höher als der von Hirse oder Quinoa). Die Glutaminsäure dürfte offenbar die problematische Aminosäuresubstanz sein, allerdings enthalten auch die anderen vermeintlich gesunden Getreidearten größere Mengen. *Tierische Produkte liegen in ihrem Gehalt aber noch höher als Getreide,* besonders reich an Glutaminsäuren sind Käse und Fleischprodukte. Das zeigt aber auch gleichzeitig die Problematik tierischer Produkte, was unter notorischen Fleischessern wohl zu wenig Beachtung findet. Dieser Umstand ist besonders wichtig für all jene die fett- und proteinreiche Nahrung bevorzugen und kohlenhydratreiche ablehnen (Low-Carb) und bei denen pflanzliche Kost eher in geringen Mengen verzehrt wird wie z.B. das die Anhänger der Paleo-Diät tun. Heute weiß die Forschung, dass *eine zu große Menge an Glutaminsäure im Körper in der Lage ist Nervenzellen zu schädigen.* Viele Speisen enthalten zu viel an *Glutamat,* einem Salz der Glutaminsäure, *das nachweislich eine neurotoxische und eine suchterzeugende Wirkung besitzt[251,252].* Eine erhöhte Glutaminsäurezufuhr wird auch mit dem RLS Syndrom (restless-leg-syndrome) in Verbindung gebracht. Es besteht auch der begründete Verdacht, dass zu viel Glutaminsäure ein Auslöser für zahlreiche entzündliche und chronische Krankheiten ist (z.B. Darmentzündung, Arthritis etc.).

Hafer enthält zwar Gluteline und so viel Glutaminsäure wie Roggen, seine Prolaminfraktion unterscheidet sich aber in der Aminosäuresequenz von jeder anderen Getreidegattung und scheint nicht im gleichen Umfang schädigend zu sein[253].

Die ältesten Weizensorten wie Kamut (Khorasan-Weizen; Triticum turgidum × polonicum), Einkorn (Triticum monococcum) und Emmer (Zweikorn; Triticum dicoccum) wurden schon seit dem präkeramischen Neolithikum (ab 10.000 J. v. Ch.) angebaut[254]. Diese Sorten werden heutzutage wieder wegen ihres besseren Rufes geschätzt, da sie die ursprüngliche Form des Weizens repräsentieren ohne gentechnische Veränderungen. Ob diese heutzutage tatsächlich gentechnikfrei sind, sei dahingestellt, und ist für die Analyse hier auch unerheblich, da die Daten über den Aminosäuregehalt aus den USA stammen und deshalb mit dem normalen Weizen verglichen werden können, dessen Daten ebenfalls aus den USA stammen und die wiederum mit deutschen Daten in etwa korrelieren. Der Vergleich mit dem herkömmlichen Weizen zeigt ganz deutlich, dass die Ursorten einen noch wesentlich höheren Anteil an Aminosäuren aufweisen (auch an Glutaminsäure und Prolin) als der herkömmliche. Dies lässt den Schluss zu, dass die Ursorten, was die Aminosäuren anbelangt, noch weniger verträglich sein müssten als der „moderne" Weizen.

Da sowohl Weizen, Roggen wie auch die meisten tierischen Nahrungsmittel einen hohen Glutamin Säuregehalt aufweisen kann es natürlich auch sein, dass nicht der Glutamin Säuregehalt alleine das Problem für die Gesundheit darstellt, sondern möglicherweise auch die denaturierten Proteinverbindungen (nächstes Kapitel) durch die Verarbeitung (z.B. Erhitzen) das noch größere Übel sind, sehr wahrscheinlich ist es die Kombination von beiden, egal ob pflanzlicher oder tierischer Herkunft.

Rohkost versus gekochte Kost

J. Barron beschreibt in seinem Newsletter auf einer website die Situation folgendermaßen:

Seiner Empfehlung nach sollte eine Diät zu 70-75% aus Rohkost bestehen, mit einem Schwerpunkt auf Salate, Gemüse und frischen Säften. Auch er warnt davor, dass die Verarbeitung und das Kochen wichtige Enzyme in Lebensmitteln zerstören. Ab ca. 48-54° C werden praktisch alle Enzyme zerstört. *„Man ist das einzige Tier, das sein Essen kocht"* (Anmerkung: Deshalb sind wir auch Menschen geworden). Enzymreiche Lebensmittel können durch die Wirkung ihrer eigenen Enzyme in einem Prozess namens autolytische Verdauung die Speisen vorverdauen. *Bevor die Magensäure in den Prozess eintritt, können demnach diese natürlichen Enzyme tatsächlich 75% der Mahlzeit spalten.* Ohne diese "autolytische" Verdauung zwingt man den Körper, durch die Herstellung von Magensäure und Verdauungsenzymen in der Bauchspeicheldrüse, dies zu kompensieren, um die "tote" Nahrung zu spalten.

Das Essen von gekochtem und verarbeitetem Essen übt daher einen unglaublichen Stress auf den ganzen Körper aus, besonders auf die Bauchspeicheldrüse da es massive Mengen an Verdauungsenzyme produzieren muss, weil diese mit dem Essen nicht Schritt halten kann. Je weniger eine Vorverdauung vor dem Dünndarm stattfindet, desto größer ist der Stress auf das endokrine System. Nach Barron ist es daher kein Wunder, dass das Vorkommen von Diabetes in der entwickelten Welt explodiert, da das Essen überwiegend aus gekochten und verarbeiteten Lebensmitteln besteht. Dann sind ergänzende Verdauungsenzyme die minimale Bedingung für Gesundheit. *Eine Nahrungsmitteldiät mit überwiegender Rohkost nimmt hingegen den Stress von der Bauchspeicheldrüse und damit vom ganzen Organismus*, das ist einer der Hauptvorteile einer Rohkost-Diät.

Die Denaturierung zerbricht nicht die Peptidbindungen der konstituierenden Aminosäuren, sondern stört die normalen Alpha-Helix- und Beta-Blätter in großen Proteinen, wodurch sie sich in zufälligen Formen abwickeln und sich umstrukturieren. Manche Lebensmittel werden allerdings gekocht, um die Proteine dadurch absichtlich zu denaturieren, damit sie in kleinere, leicht verdaulichere Ketten zerfallen und durch Enzyme leichter gespalten werden können (z.B. Fleisch und Getreide). *In diesen Fällen macht die Denaturierung komplexe Proteine verdaulicher. Es gibt auch Fälle bei denen durch das Kochen der Gehalt an bestimmten nützlichen Inhaltsstoffen sogar erhöht wird.* Ein gedämpfter Brokkoli erhöht z.B. seinen Gehalt an Glucosinolaten, das sind bekanntermaßen sehr gesunde Verbindungen.

Andererseits können aber diese zufälligen Ketten durch die Protein-denaturierung schwere Allergie- und/oder Verwertungsprobleme mit sich bringen. Zudem werden durch die Hitzeeinwirkung *wertvolle Vitamine* (vor allem der B-Komplex und C) *zerstört* und alle *Fettsäuren erzeugen schädliche Varianten*[255].

Eine Studie, veröffentlicht in der Zeitschrift the Journal of Agricultural and Food Chemistry, kommt zu dem Schluss, „dass ein richtiges Kochen die Freisetzung von Antioxidantien aus der pflanzlichen Matrix verhindert und neue, potenziell nützliche, antioxidative Verbindungen bildet. Darüber hinaus wurde festgestellt, dass das Kochen die Fasermatrix des Gemüses erweicht, *wahrscheinlich* auch die Extrahierbarkeit dieser Nährstoffe aus dem Gemüse erhöht und sogar zu ihrer Umwandlung in aktivere Formen beitragen kann"[256].

(Anmerkung dazu.: Die Verwendung des Wortes „wahrscheinlich" in einer Studie ist wenig nützlich und hilfreich, sie wertet die Studie ab, es wird leider immer üblicher in der Wissenschaft, dass solche Wörter wie wahrscheinlich oder möglicherweise verwendet werden, das beweist nur das Nicht-Wissen, aber das ist nicht Wissenschaft im eigentlichen Sinn, sondern geht in Richtung Spekulation. Man soll sich daher von Studien nicht zu sehr verunsichern lassen und sich stattdessen mehr auf die eigenen Erfahrungen und Beobachtungen stützen, sowie der Logik und dem Instinkt mehr Vertrauen schenken. Zudem gibt es viele Fachartikel und Studien die nicht unabhängig geschrieben wurden und zudem noch von der Nahrungsindustrie gesponsert werden).

Der Economist hat einen Artikel über die evolutionäre Rolle des Kochens veröffentlicht. Laut Dr. Richard Wrangham von der Harvard University bringt das gekochte Essen drei wichtige Vorteile:

* Es bricht Stärkemoleküle in verdaulichere Fragmente.
* Es "denaturiert" Protein-Moleküle, so dass sich ihre Aminosäure-Ketten entfalten und Verdauungsenzyme sie leichter angreifen können, dadurch werden die Inhaltsstoffe verfügbarer.

- Hitze erweicht das Essen physikalisch, das macht es leichter zu verdauen und dadurch benötigt der Körper weniger Kalorien, um es zu spalten.

Die Frage dabei ist nur, ob das Essen dann auch tatsächlich gesünder ist und wie es mit der Qualität der Inhaltsstoffe aussieht. Manchmal wird auch die Frage gestellt, ob Rohkost wirklich lebendiger ist als gekochtes? (Dieser Frage wird weiter unten nachgegangen).

„Wenn man eine Ur-Diät verfolgt und rohes Fleisch wie empfohlen verzehrt, dann sollte man aber daran denken, dass dabei die Ernährung durch qualitativ hochwertige organische Quellen spezifiziert sein soll und nicht die Rede von einem Pfund alter Hamburger vom lokalen Supermarkt ist, der künstlich in Kohlenmonoxid badet, damit er rosa und frisch aussieht. Und wenn man so eine Ur-Diät verfolgt, dann soll man auch sicherstellen, dass man nur Wasser mit einem hohem pH-Wert trinkt, um den Körper alkalisch zu halten" (eventuell durch einen Alkalisator oder einem Wasser-Ionisator).

Sushi, oder auch Sashimi, würde sich demnach auch als Teil einer Rohkost-Diät qualifizieren (Anm.: Sushi ist keine reine Rohkost, denn gekochter Reis ist nicht roh). Hierzu gibt es jedoch zwei Problempunkte:

- Erhöhte Quecksilbergehalte (und andere Gifte) - auch wenn man die "fragwürdigen" Stufen von Jeremy Piven nicht erreicht.
- Die Tatsache, dass der Sushi-Wahnsinn die Ozeane der Welt von vielen seiner größeren Fische beraubt, was letztlich nicht nachhaltig ist.

Barron ist auch kein großer Fan von Molkereiprodukten (Anm.: Das wird seine Gründe haben): „Unvollständig verdaute große Molkereiproteine wie Casein werden zu Antigenen (Substanzen die Immunreaktionen hervorrufen) sobald sie in den Blutkreislauf bei Personen eintreten die empfindlich auf sie sind. Außerdem ist die Milch vom Handel oft mit Antibiotika und Wachstumshormonen beladen. Wenn man Milch trinken muss, dann sollte das rohe Bio-Milch sein, die aber kaum zu finden ist"[257].

Was das Thema Rohkost betrifft, so wurde in Deutschland eine groß angelegte Studie in den Jahren von 1996 bis 1998 an der Universität Gießen im Fachbereich für Ernährungswissenschaften unter der Leitung von Claus Leitzmann durchgeführt, welche unter dem Titel *„Die Gießener Rohkost-Studie"* bekannt wurde[258]. Das Ziel dieser Studie war: „Die verschiedenen Richtungen der Rohkost in Deutschland zu erfassen, sowie das Ernährungsverhalten und den Gesundheitsstatus von Rohköstlern zu untersuchen".

Die Studienteilnehmer waren zwischen 25 und 64 Jahre alt und ernährten sich zu mindestens zu 70 % von Rohkost (Anm.: angeblich). Sie mussten Nichtraucher sein und sich seit mehr als 14 Monaten in dieser Weise ernähren. In der Hauptphase gab es noch über 700 Teilnehmer, vollständige Datensätze lagen zum Schluss *nur* von 201 Personen vor. 63 davon ernährten sich fast ausschließlich von Rohkost, 49 bis zu 80□% und 73 bis zu 90%. 57 Personen waren Veganer, 88 Vegetarier, 56 omnivore Rohköstler, die auch (ungekochtes) Fleisch und Fisch verzehrten. Die Nährstoffversorgung wurde durch Blutuntersuchungen ermittelt.

Die wesentliche Ergebnisse der Studie: 57□% der Studienteilnehmer hatten Untergewicht, nur 1□% Übergewicht. Innerhalb von vier Jahren hatten die Männer im Schnitt fast 10 kg Gewicht verloren, die Frauen etwa 12 kg, und zwar unabhängig vom Ausgangsgewicht. Etwa ein Drittel der Frauen unter 45 Jahren hatte keine Menstruation mehr, litt also unter Amenorrhoe. Die Zufuhr der Vitamine A, C, E, B1, B6, Folsäure, Betacarotin, Selen und Antioxidantien war überoptimal, lag also über den empfohlenen Richtwerten. Bei Calcium, Zink, Iod, Vitamin D und Vitamin B12 wurde ein deutlicher Mangel festgestellt. Die Magnesiumzufuhr über die Nahrung war ausreichend, trotzdem lagen die Blutwerte unter den Richtwerten. Außerdem war die Zufuhr an Eisen nicht ausreichend, sodass 43□% der Männer und 15□% der Frauen an Anämie litten. Sie wurde umso häufiger festgestellt, je länger ein Studienteilnehmer bereits Rohköstler war. Leitzmann leitete aus den Studienergebnissen ab, dass eine fast ausschließliche Rohkosternährung, aus gesundheitlichen Gründen, nicht empfehlenswert ist[259].

Meiner Meinung ist diese Studie völlig wertlos. In der Regel sind überhaupt alle Studien die so angelegt sind, abzulehnen. Hierzu meine Hauptkritikpunkte:

- Die große Anzahl an nicht retournierten oder nicht vollständig ausgefüllten Formularen zeigt ein geringes Interesse der Kandidaten ordentliche und vertrauenswürdige Angaben zu machen, gerade deshalb darf man auch nicht davon ausgehen, dass diejenigen, die vollständig ausgefüllt wurden, alles korrekte Angaben sind. Die große Anzahl der Teilnehmer, die lange Zeitspanne der Diät und der Studienerstellung verstärkt diese Befürchtung zusätzlich.
- Alle Teilnehmer mussten auf Formularen umfangreiche Angaben zu ihrem Gesundheitsverhalten, den gesundheitsrelevanten Daten (Impfungen, Krankheiten, Verletzungen, Operationen, Medikationen, Beschwerden, Menstruation u.v.a.m.) dem Lebenswandel, dem Umweltverhalten, dem Wissen über Rohkost, ihre psychische Einschätzung, der Dauer und dem Ausmaß der Rohkostdiät etc. machen. Zudem noch ein 7-Tage Ernährungsprotokoll führen. All diese Daten, die ausschließlich von den Teilnehmern selbst angegeben wurden, dienten als Basis für die statistischen Berechnungen.

Erfahrungsgemäß weiß man, dass Personen die so umfangreiche Formulare ausfüllen und dazu noch persönliche Daten angeben müssen, bei denen sie oftmals selbst nicht wissen was sie angeben sollen, da werden dann meist plausible, aber eben falsche Daten, angegeben, auch deshalb, weil durch unrichtige Angaben für sie kein besonderer Nachteil erwächst.

- Es kann nicht überprüft werden, ob sich die Teilnehmer privat wirklich so ernährt haben wie angegeben. Aber gerade das ist wesentlich, was die Teilnehmer genau gegessen haben und ob sie sich an die Vorgaben gehalten haben, da helfen auch statistische Fehlerbandbreiten wenig. Außerdem kann man auch *ungesunde Rohkost oder scheinbar gesunde vegane Kost* zu sich nehmen, das obliegt alles der subjektiven Einschätzung der Teilnehmer.

- *Studien die auf nicht überprüfbare Daten beruhen sind abzulehnen.*

- Auch wenn die Blutproben genaue Daten über die Nährstoffversorgung liefern, so sind das doch *nur Momentaufnahmen* die wichtige Lebensumstände zum Zeitpunkt der Abnahme oft nicht berücksichtigen (z.B. wenig Sonnenexposition bzgl. Vitamin D, Stress, Überanstrengung, erhöhte psychische Belastung, leichte Krankheiten, Allergien, zu wenig Schlaf, oder Schwächen durch Infektionen u.a.m.). *Solche Fehler werden allgemein auch bei Vorsorgeuntersuchungen gemacht.*

- Da nicht einmal ein Drittel vegane Rohköstler dabei waren, aber bei allen Teilnehmern ein starker Mangel an Vitalstoffen festgestellt wurde, lassen ebenfalls starke Zweifel an der Aussagekraft der Studie aufkommen. Dieser Umstand deutet eher darauf hin, dass sich *alle* Teilnehmer, auch die omnivoren, sehr ungesund, also unvollständig, zu wenig ausgewogen und mit Lebensmitteln schlechter Qualität, ernährt haben mögen, trotz Rohkost. Es wäre interessant gewesen, wenn man zum Vergleich an einer Gruppe mit derselben Anzahl (201) an Teilnehmern, aber keine Rohköstler, sondern Normalköstler, die gleichen Untersuchungen durchgeführt hätte.

Lebendige versus tote Nahrung

Da es beim Lebensstil, bei der Ernährung und bei der Gesundheit immer um Leben geht, sollten wir uns genauer ansehen was mit der Definition „lebendig" überhaupt gemeint ist, oder was man unter lebendig versteht. Wie wissen wir, ob etwas lebt? Lawrence J. Forti beschreibt das so: „Der beste Test auf den ich gekommen bin ob etwas lebt, ist der folgende: Ob etwas lebt erkennt man daran, dass es essen, ausscheiden und reproduzieren muss. Eine andere Qualität könnte die Fähigkeit zur Selbstreparatur sein. Enzyme, die nur Proteine sind, manifestieren keine dieser Eigenschaften, die für Lebewesen einzigartig sind".

Diese Form der Definition ist meiner Meinung zu sehr auf ganze Kulturen von Lebewesen bezogen, denn *leben kann etwas auch ohne dass es sich reproduziert* (z.B. unfruchtbare Lebewesen), *abgesehen davon reproduziert sich überhaupt kein Individuum, denn alles was es auf unserer Welt gibt ist einzigartig und verschieden*, nichts gleicht 100%ig dem anderen, auch wenn noch so große Ähnlichkeit herrscht. Das geht bis zu den kleinsten Teilen der Atome hinab. Ob es im atomaren und subatomaren Partikelbereich völlige Gleichheit gibt oder geben kann, das wird auch in der Wissenschaft kontrovers diskutiert.

Die Definition von Essen und Ausscheiden, also Energie zuführen und absondern (vgl. Pflanzen) ist auch kein hinreichendes Kriterium für leben, denn das gibt es auch bei der sogenannten „toten" Materie.

Bereits E. Howell meinte, dass in den Enzymen Lebensenergie stecke: "Ich hafte an der Philosophie, dass sowohl der lebende Organismus als auch seine Enzyme von einem lebenswichtigen Prinzip oder Lebensenergie bewohnt sind, die von der kalorischen Energie getrennt ist". Da die strikte physikalische Konformität des Enzyms als Nahrungsmittelprotein, auf das er sich bezieht, auf die Bioaktivität eingehen muss, wird diese enge komplementäre Beziehung häufig als "Lock and Key" -Modell bezeichnet. *Zerstört man diese höheren Strukturen und die Chemikalie wird höchstwahrscheinlich biologisch inaktiv.*

Die lebendige Nahrung könnte man auch als Rohkost bezeichnen. Doch wenn man sie „nur" als Rohkost bezeichnet, dann hinterlässt das nicht den nötigen Nachdruck bzw. erreicht nicht die nötige Aufmerksamkeit, als wenn man sie als „lebendig" bezeichnen würde.

Missverständnisse über Vollwert

In der einschlägigen Literatur werden mit dem Begriff der Vollwertkost bzw. Vollwertnahrung jene Nahrungsmittel und Vollkornprodukte bezeichnet die frisch und unverarbeitet sind. *Das heißt Vollwert steht für frisch und unverarbeitet. Das* würde auch von der Logik her Sinn machen, *denn unverarbeitet steht auch für den Urzustand, den Rohzustand. Bei den meisten pflanzlichen Lebensmitteln, und auch bei einigen tierischen (z.B. bei frischen Eiern), könnte man mit dem Rohzustand auch den lebendigen Zustand assoziieren.* Frische würde in dem Fall bedeuten, dass zum Zeitpunkt des Verzehrs des Lebensmittels noch keine, oder möglichst geringe altersmäßige Veränderungen eingetreten sind, also (fast) *alle Inhaltsstoffe qualitativ und quantitativ (beinahe) noch in der Zusammensetzung und im dem Zustand vorhanden sind, wie dies im Rohzustand der Fall ist.*

Nehmen wir nun als Beispiel das Getreidekorn. Ein Getreidekorn kann man im Rohzustand zweifellos als vollwertig betrachten, denn es beinhaltet alle Baustoffe die für das Heranwachsen eines neuen Lebens (Getreidepflanze) notwendig sind. Der gesundheitliche Wert ist in dem Fall, als *naturbelassenes Samenkorn*, mehr als bestätigt. Nicht umsonst hat das „American Institute for Cancer Research" (AICR) in einer neuen Studie bestätigt, das die regelmäßige Einnahme von

Vollkorn das Risiko an Dickdarmkrebs zu erkranken reduziert. Gemäß der Aussendung genügt schon die tägliche Einnahme von 90 Gramm, um damit das Risiko um 17 % zu verringern[260]. Doch was passiert mit dem Samenkorn heutzutage?

Sobald das Korn gemahlen (also aufgebrochen und zerrieben) wurde, ist das dadurch entstehende Pulver (Mehl) sofort dem Luftsauerstoff ausgesetzt, der Sauerstoff verbindet sich mehr oder weniger mit den Inhaltsstoffen im Pulver. *Die Inhaltsstoffe sind also einer Oxydation ausgesetzt, sie oxidieren.* Das bedeutet, Sauerstoff kommt hinzu und verändert die Stoffe, was wiederum bedeutet, *dass dann weder die natürliche Zusammensetzung noch der Zustand als ursprünglich (Rohzustand) anzusehen ist.* Das heißt der Vollwert ist verloren gegangen, das Lebensmittel wurde denaturiert, und das nur durch das Mahlen, ganz abgesehen davon, was mit dem Mehl in weiterer Folge sonst noch passiert. Auch die Frische ist verloren gegangen, denn der Oxydationsprozess schreitet kontinuierlich voran bis die Inhaltsstoffe in selektiver Weise soweit oxidiert sind, dass eine Sättigung eintritt, also der Oxydationsvorgang abgeschlossen ist (Kollath).

Was bedeutet das aber in der Praxis? In der Praxis sieht das so aus, dass all das Pulver (Mehl) oder andere Produkte wie Öl etc., welche aus verschiedenen Samen, Früchten, Blüten, Knospen, Wurzeln etc. produziert wurden, nicht mehr vollwertig sind.

Leider wird mit dem Begriff *Vollkorn wird Vollwert suggeriert, dem ist aber nicht so.* Sie kennen vielleicht den Aufdruck auf der Verpackung von Vollkornmüsliflocken: „Im Vollwert stabilisiert nach Prof. Kollath". Dies ist nicht nur irreführend, sondern schlichtweg falsch, denn, obigen Aussagen logisch folgernd, *gibt es keine Vollwertflocken*, sondern bestenfalls Vollkornflocken. Dies ist nur ein Beispiel von vielen, wie der Ausdruck Vollwert mit Vollkorn irreführend und fälschlich angewendet bzw. verwechselt wird. In anderen Sprachen wird der lateinische Begriff *„Integral"* dafür verwendet, was hier so viel bedeutet wie *„alles beinhaltend"*. Auch dieser Ausdruck sagt nichts über die tatsächliche Beschaffenheit des Lebensmittels aus. *Man kann nur davon ausgehen, dass ein vollwertiges Lebensmittel verarbeitet wurde, was es jedoch nach der Verarbeitung nicht mehr ist*, da die natürliche Zusammensetzung nicht mehr gegeben ist, stimmt auch die Balance (Ausgewogenheit) der Inhaltsstoffe nicht mehr. Dies ist insofern von Bedeutung, da man bei den Umwandlungs-, Zersetzungs- oder Spaltungsprozessen Verbindungen in einer Konzentration entstehen, die vorher so nicht da waren. Dabei beeinflussen die Verhältnisse im umgebenden Medium (Enzyme, Temperatur, pH-Wert, Anwesenheit bestimmter Stoffe, Feuchtigkeit) und die Anwesenheit von Mikroorganismen (z.B. Pilze, Bakterien), sowohl im umgebenden Medium als auch im Nahrungsmittel selbst, das Lebensmittel im zeitlichen Verlauf. Da bei diesen Prozessen gewisse Inhaltsstoffe in ihrer ursprünglichen Art verlorengehen (z.B. ausdampfen) oder in andere umgewandelt werden, *kann man dabei von einem Konzentrationsprozess sprechen.* Umso mehr ein Lebensmittel weiterverarbeitet (denaturiert, raffiniert) wird, umso konzentrierter ist das Ergebnis. Werden im Zuge eines Verarbeitungsprozesses allerdings auch andere Stoffe zugesetzt, dann kann das Nahrungsmittel durchaus aufgewertet werden, die natürliche Zusammensetzung ist aber trotzdem nicht mehr gegeben. Eine kleine Ausnahme bilden hier vielleicht jene Nahrungsmittel die wiederum durch Mikroorganismen „weiterverarbeitet" wurden, dabei sind zwar einerseits diese Mikroorganismen auch als Lebewesen einzustufen und daher als vollwertig zu betrachten, die aber andererseits schädliche „Abfallprodukte" wie z.B. Alkohol, Säuren oder sogar Toxine produzieren, womit das Nahrungsmittel dadurch nicht nur aufgewertet, sondern auch abgewertet werden kann.

Generell kann man also sagen, dass jegliche Verarbeitung bzw. Weiterverarbeitung eine weitere Konzentration und Denaturierung mit sich bringt, folge dessen kann man mit Fug und Recht behaupten, dass *alle künstlich* (durch Menschenhand) *hergestellten Lebensmittel* (oder alles was zum Verzehr bestimmt ist) *mehr oder weniger starke Konzentrate bzw. Raffinate sind.* Was das bedeutet liegt auf der Hand, der natürliche physiologische Vollwert ist nicht mehr vorhanden, daher kann es den Organismus auch nicht mehr voll „helfen" (z.B. beim Zellaufbau) was wiederum bedeutet, dass *gewisse Stoffe vom Organismus von anderer Stelle* (z.B. aus den Depots) *abgezogen werden müssen, um dadurch die fehlenden Stoffe zu kompensieren.* Problematisch ist die Situation dann ohnehin schon, aber noch prekärer wird die Lage, *wenn keine geeigneten (Bau-)Stoffe über eine längere Zeit hinweg vorhanden sind. Dann behilft sich der Organismus mit weniger geeigneten, oder sogar mit schädigenden Stoffen* (siehe Schwermetalleinlagerungen). Die Formel ist einfach: Umso stärker das Konzentrat, umso stärker muss es auch verdünnt werden (s. Zucker, Speiseöl, Salz, Gewürze etc.) und umso schädlicher ist dann eine Überdosierung. Milch ist in gewisser Weise auch ein Konzentrat, da es von Natur aus für den heranwachsenden Körper entwickelt wurde (hohe Laktoproteinkonzentration etc.), daher ist sie in dieser ursprünglichen Form für den Erwachsenen nicht mehr geeignet.

Also wenn sie das nächste Mal ein Vollkornmehl kaufen oder irgendein Pulver ins Müsli geben (z.B. Maca, Lupinenmehl o.ä.) dann denken sie daran, dass es kein Vollwertlebensmittel ist, da nützt auch die Zugabe anderer Mittelchen nichts, *denn die exakte natürliche Zusammensetzung wird der Mensch niemals imitieren können.*

Etwas anders sieht es bei den natürlich veränderten Lebensmitteln aus. Ein Beispiel wäre das natürliche Nachreifen von bestimmten Früchten, die ja praktisch noch leben, obwohl sie bereits geerntet wurden. Ein anderes Beispiel wären die Keimlinge (Sprossen) aus Saaten. Obwohl die Inhaltsstoffe beim Keimvorgang durch Photosynthese und der Aufnahme von Wasser umgewandelt werden und das Korn in eine Minipflanze verwandelt wurde, ist das Ergebnis ein vollwertiges Lebewesen, also mit allen Inhaltsstoffen ausbalanciert ausgestattet und frisch, so dass man es physiologisch auch vollwertig nennen kann. Dasselbe kann man auch von allen Pflanzenteilen behaupten *die noch in der Lage sind zu leben bzw. zu wachsen* (z.B. Wurzelgemüse, viele Früchte, Samenkörner). Etwas schwieriger zu verstehen ist die Situation bei jenen Pflanzenteilen die selbst nicht leben oder Leben hervorbringen können, bzw. nur ein Teil der gesamten Pflanze sind, wie z.B. das Fruchtfleisch, die Stängel, Blätter etc. Hier hat die Natur dafür gesorgt, dass vom Stoffwechsel bestimmte Inhaltsstoffe aufgenommen werden, unbrauchbares wird ausgeschieden oder abgebaut, und *ein Zuwenig an bestimmten Stoffen wird von anderen Pflanzenteilen besorgt, vorausgesetzt man ernährt sich ausgewogen und vielfältig* (wie die Pflanzenwelt ja ist). Geht man davon aus, dass die Pflanzenteile keine schädlichen Stoffe beinhalten, dann kann man sich auch so einigermaßen, oder sogar total, vollwertig ernähren (z.B. wie die Kühe wenn sie frische Gräser fressen).

Bei Tieren bzw. beim Fleisch sieht die Sache so aus: Nur das ganze Tier lebendig zu essen ist vollwertig (z.B. Insekten, Larven, Würmer etc.), da es nur so alle Inhaltsstoffe in der nötigen Zusammensetzung und Frische in sich trägt. Fehlen Teile, die lebenswichtige Stoffe beinhalten, wie z.B. die Leber, so kann das nicht mehr behauptet werden. Also alle Tiere die andere ganz (oder zumindest zum Großteil) und lebendig verschlingen ernähren sich ohne Zweifel vollwertig. Trotzdem ist es so, dass im Tierreich nicht jede Nahrung frisch sein muss (z.B. Aasgeier) und auch nicht immer das ganze Tier verschlungen werden muss, damit sich der Fresser vollwertig ernährt. Dafür sorgt auch der Umstand, dass gewisse nicht denaturierte Proteine in der Lage sind Vitamine ganz oder teilweise zu ersetzen. Außerdem enthält das (frische) Blut auch so ziemlich alle Vitalstoffe die für eine ausreichende Versorgung notwendig sind.

Das vorher gesagte gilt natürlich nur für wildlebende Tiere in ihrer natürlichen Umgebung. Bei den domestizierten Haus- oder Zuchttieren sieht die Sache schon wieder anders aus. Was manche Menschen den Haustieren zu fressen geben, das spottet jeder Beschreibung. Da gibt es viele die füttern ihre lieben Katzen oder Hunde die ganze Zeit *nur mit* (industriell erzeugtem) *Trockenfutter*. Das wäre so ähnlich als würden wir Menschen die ganze Zeit nur Chips, Popcorn, Knabbergepäck o.ä. zu essen bekommen, ich denke das würde von uns niemand akzeptieren. Da wundert es nicht, dass viele Tiere ähnliche Zivilisationskrankheiten bekommen wie der Mensch, die sie in freier Wildbahn aber niemals bekommen würden (vorausgesetzt die Umweltbedingungen sind in Ordnung). Dieser Vergleich sollte uns zu denken geben. Nicht umsonst ist das beste und gesündeste Fleisch von jenen Tieren, welche die beste Ernährung und die beste (artgerechteste) Behandlung bekommen.

Regeln wie man Nährstoffverluste minimiert

Die Nährstoffverluste bei der Zubereitung in der Küche halten sich in Grenzen wenn man wenig kocht, dafür mehr dünstet und dämpft und sich an die anderen oben genannten Regeln hält. Die immer wieder gepredigten Sätze wie: "Beim Kochen werden *alle* Vitamine vernichtet" stimmt so nicht. Hierzu ein paar praktische Tipps wie man Nährstoffverluste minimiert:

- Lebensmittel immer so kurz wie möglich kühl und dunkel lagern.
- Beim Erhitzen die Temperatur möglichst gering und die Zeitdauer möglichst kurz halten.
- Besser dämpfen, dünsten, kochen, (backen und grillen)* als in Fett braten.
  *) temperaturabhängig
- Wenn gekocht wird, das Kochwasser verwenden und nicht wegschütten.
- Das Kochgut wenn möglich in großen Stücken und mit Schale belassen.
- Lebensmittel in warmen oder heißem (nicht kaltem) Wasser ansetzen.
- Frisch gepresste Säfte oder frisch gemixte Smoothies sofort trinken.
- Betacarotin- und lycopinreiche Lebensmittel – ob gekocht oder nicht – unmittelbar vor dem Verzehr gut zerkleinern, z.B. mixen oder pürieren (Karotten, rote Rüben etc.), ansonsten gut kauen.
- Anthocyane, Flavonoide und phenolische Substanzen behalten ihre volle Aktivität nur, wenn das Lebensmittel als Rohkost verzehrt wird.

Angekeimte Samenkörner und Sprossen

Erstens stellen grundsätzlich alle angekeimten Samenkörner und Sprossen, sofern sie verträglich sind, für den Menschen eine extrem gesunde Nahrungsquelle dar, weil ein hoher Gehalt an essentiellen Vitalstoffen wie Vitamine, Enzyme, Mineralstoffe, Spurenelemente, Proteine, essentielle Aminosäuren (z.B. DNA, RNA in einer nicht denaturierten Form) *in vollwertiger Ausgewogenheit* vorliegt, was einen sehr wichtigen Beitrag zum Gesamtstoffwechsel, insbesondere zur Zellerneuerung und damit zur Aufrechterhaltung der Gesundheit, leistet.

Zweitens wird im Zuge des biologischen Keimungsprozesses, durch die Photosynthese und dem Gasaustausch in Verbindung mit Wasser, das Spektrum und die Menge an wichtigen Inhaltsstoffen um das Vielfache erhöht.

Drittens entsteht durch die optimale Zusammensetzung, Ausgewogenheit, Konsistenz und der Form wie diese Inhaltsstoffe für die Verwertung vorliegen, eine sehr hohe Bioverfügbarkeit. Da diese Kost meist in Form von Salaten roh gegessen wird, steht der ganze Vollwert mit all seinen Inhaltsstoffen auf eine optimal ausbalancierte Art und Weise dem Körper zur Verfügung. Sprossen stellen daher eine echte vollwertige Kost dar.

Viertens können zur Keimung auch Gluten haltige Getreidekörner verwendet werden (z.B. Weizen, Gerste etc.), da unverträgliche Proteine bei der Keimung in verträgliche umgewandelt werden. Allerdings sei an dieser Stelle auch auf die Problematik von genverändertem Saatgut hingewiesen (besonders beim sog. roten Hartweizen), denn eine gentechnische Veränderung verändert auch die Zusammensetzung mehr oder weniger wesentlich in Richtung größerer Unverträglichkeit und das kann sich wiederum nachteilig auf die Gesundheit auswirken.

Der einzige Nachteil der Sprossen ist, dass der Keimvorgang etwas Geduld und Zeit in Anspruch nimmt, außerdem ist dieser nicht immer ganz einfach zu bewerkstelligen.

Welche Ernährungsform ist die richtige?

Bevor man sich dieser Frage widmet, muss man die Fehler in der Ernährung abstellen, denn es bringt nichts, wenn man sich einerseits vermeintlich gesund ernährt, aber daneben wesentliche Ernährungsfehler begeht, denn *jedes Fehlverhalten wiegt wesentlich schwerer* als daneben (neben dem Ungesunden) etwas gesundes zu essen oder zu trinken. Erst wenn man die Fehler eliminiert hat kann man die optimale Ernährung so gut es geht perfektionieren, denn dann macht es Sinn, vorher nicht. Auch ist es illusorisch zu glauben man könne sich zu 100% gesund ernähren, im Normalfall genügt aber schon der Versuch zur Perfektion, also gegen 100% zu streben, dann wird sich erfahrungsgemäß ein ausreichend hoher Prozentsatz einstellen.

Ernährungsfehler

Ironisch könnte man meinen: „Beim Auto weiß jeder, dass der falsche Kraftstoff den Motor schädigt, dass eine falsche Ernährung den Menschen schadet, das wollen die meisten nicht verstehen".

Vorab ein paar wichtige Regeln oder Grundsätze:

- *Ungesundes weglassen* ist noch wichtiger als etwas Gesundes zu essen.
- *Tierische Produkte belasten* den Organismus *mehr als pflanzliche, gekochte mehr als rohe.*
- Mit den natürlichen Antinährstoffen hat der Körper über Millionen von Jahren hinweg gelernt umzugehen, sie stellen daher nicht *das* große Problem dar.
- Extreme vermeiden und *die richtige Balance* in allen Belangen anstreben.
- Positive Veränderungen und die Nachhaltigkeit in Sachen richtige Ernährung *bedürfen ein hohes Maß an Selbstdisziplin.*

- *Qualität geht vor Quantität.*

Fehlernährung wird verursacht durch *falsche Ernährungsweisen*, ungesunde Lebensmittelzusatz- oder -Inhaltsstoffe, eine ungesunde Zubereitungsart, Denaturierung und möglicherweise auch durch Qualitätsminderung bzw. Schädigung (Kontaminierung mit Umweltgiften, Bestrahlung etc.), durch Konservierung, Lagerung, durch den Transport, der Verarbeitung und durch gentechnische Veränderungen der Lebensmittel. Nicht zu vergessen ist auch der *Nahrungsergänzungsmittelmissbrauch*. Aber auch Mangelernährung kann zu gesundheitlichen Problemen führen, besonders bei einer sehr *einseitigen Ernährung* über einen längeren Zeitraum hinweg.

May-Ropers drückte das so aus: „Die Zerstörung der Nahrung schreitet voran, doch wenn wir unsere Nahrung zerstören, dann werden keine gesunden Körpersäfte mehr erzeugt, es sammeln sich tote Körpersäfte, tote Körpersäfte wiederum erzeugen tote Zellen, diese führen zu totem Gewebe, totes Gewebe bildet tote Organe und tote Organe bedeuten den Tod". In den USA gibt es den Spruch: „Wir graben uns mit den eigenen Gabeln das Grab".

Besonders gefährdet sind diejenigen, denen Disziplin in der Ernährung ohnehin zuwider ist. „Gegessen wird alles was schmeckt und satt macht - oder auf den Tisch kommt". Viele dieser Personengruppe sind der Meinung, man weiß ohnehin nicht was krank macht und auch nicht was alles in den Nahrungsmitteln und in den Fertigprodukten enthalten ist, „sterben müssen wir alle einmal, die einen früher und die anderen später, also macht man sich darüber keine großen Gedanken, solange man lebt will man eben auf nichts verzichten, auch nicht auf die Bratwürste mit Pommes und dem Glas Bier dazu, oder die Schokoladentorte zum Kaffee als Nachspeise". Auch wenn man jetzt meinen mag, dass solche Leute ohnehin früher oder später gesundheitliche Probleme bekommen werden, so gibt es unter jenen auch welche die sich zwar nicht ganz gesund, aber dafür traditionell ernähren und mit viel Bewegung in frischer Luft, inmitten einer intakten Umwelt und der familiären Umgebung ohne Stress leben, und damit oft eine Zeit lang nicht so falsch liegen, soweit gewisse Grenzen nicht überschritten werden, was bei jenen aber erfahrungsgemäß häufig vorkommt.

Der Mensch pendelt in seinem Verhalten leider immer von einem Extrem zum anderen und das ist leider auch in der Ernährung so, das hat bereits Kollath in den 50er Jahren schon festgestellt[261]. Egal ob das Zusätze, Nahrungsergänzungsmittel, Gewürze, Konzentrate, Protein-, Kohlehydrat- oder den Fettkonsum betrifft, pflanzliches vs. tierisches, Rohkost vs. gekochtes, der Mensch übertreibt sehr häufig in eine (x-beliebige) Richtung, je nachdem welchen Informationsstand er/sie hat und welche Notwendigkeiten gegeben sind (Sorge um Defizite, Gewichtsausgleich, Therapie usw.). Dabei wäre die richtige Balance anzustreben, das heißt *theoretisch die richtige Nahrung* (Inhaltsstoffe,

Zusammenstellung und Art der Speisen und Getränke, Art der Verarbeitung und Konsistenz) *in der richtigen Menge* (Volumen, Nährwert, Proportion) *zum richtigen Zeitpunkt* (Tageszeit, Reihenfolge) einzunehmen.

Mögliche Risiken durch falsche Ernährung

Hormone und andere Medikamente die an Tiere, z.B. zwecks rascherem Wachstum oder zur Behandlung von Krankheiten (die aus der Nutzhaltung entstehen) als Zusatz in das Futter gegeben werden, finden sich dann auch mehr oder weniger wieder in unseren Fleischgerichten. Das grundsätzliche Problem beim Konsum tierischer Nahrung ist die Tatsache, dass Fleisch und andere tierische Lebensmittel vorwiegend, oder sagen wir fast ausschließlich, gegart (gekocht, gebraten, gegrillt) gegessen werden (müssen). Das bedingt, dass wir damit nur denaturierte tierische Proteine zu uns nehmen die unseren *Stoffwechsel einerseits übersäuern*, andererseits mit einer *zu hohen Menge an tierischen Hormonen wie Histamine, Prostaglandine etc.* versorgen die in allen tierischen Produkten (Fleisch, Milch, Eier u.a. – weißes Fischfleisch ist hier eher die Ausnahme) in hoher Konzentration vorhanden sind, und zum dritten *die Menge an tierischen Proteinen allgemein zu hoch ist*, das betrifft insbesondere Menschen im fortgeschrittenen Alter die nicht mehr so einen hohen Bedarf an Proteinen haben als der heranwachsende Organismus. Diese große Menge an Proteine, welche durch den Stoffwechsel abgebaut werden müssen, und die Hormone, sorgen für eine *erhöhte Entzündungsneigung* die sich dann meist an den sogenannten „Schwachstellen" (Bereiche mit individueller Sensibilität/ Anfälligkeit) im Körper manifestieren.

Problemtisch ist die Sache für den Konsumenten immer dann, wenn gesundheitliche Probleme *unspezifischer Art* auftreten. Das heißt jene, *wo nicht rasch genug oder gar keine Ursache erkennbar ist*. Probleme unspezifischer Art sind immer eng mit Entzündungsreaktionen verknüpft bei der die auslösende Ursache nicht klar eingegrenzt werden kann. An dieser Stelle muss man sich aber bewusst werden, dass es fast immer einen Zusammenhang zwischen schädigenden Einflüssen und Entzündungsreaktionen gibt.

Der Genuss an zu viel Proteine, Fette und Kohlenhydrate führt zugleich auch zu einer vermehrten Ausscheidung an Stoffwechselprodukten über die Haut. Als Folge davon können vermehrt Hautschuppung, Schuppenflechte, Akne, Hautpilzkrankheiten oder Dermatitis auftreten, um nur einige Krankheitsbilder zu nennen.

Der Organismus entscheidet für sich selbst autonom was zu tun ist, im Normalfall Bedarf es da keinen Eingriff des Menschen, doch der Mensch mit seiner „Intelligenz" versucht hier immer eingreifen zu wollen, obwohl ihm die meisten biologischen Vorgänge tatsächlich unklar sind. Dies wirkt sich vor allem negativ bei der Ernährung und Prävention aus, denn würde da mehr biologisches Verständnis herrschen, dann würde man den Organismus helfen den Körper gesund zu erhalten und es bräuchte weniger (oftmals problematische) Interventionen des Menschen im Krankheitsfall.

Qualität der Lebensmittel

Wenn man sich für die Art der Lebensmittel interessiert, dann muss man sich nicht nur mit ihrer Zubereitung, sondern auch grundlegend mit der Qualität der Lebensmittel ernsthaft auseinandersetzen.

Die Qualität der Nahrungsmittel wir hauptsächlich durch die Umweltfaktoren und die Behandlung bei der Aufzucht vorgegeben. Die Problematik dabei ist, wenn man sich auch vermeintlich gesund ernährt, so kann man durch bestimmte Umweltgifte, welche die Nahrungsmittel aufgenommen haben, trotzdem erkranken. Dazu kommt noch das Problem, dass fast alle industriell produzierten Halb- und Fertigprodukte zu viele ungesunde Inhaltsstoffe aufweisen. Leider sind die Einkaufsmärkte immer mehr und mehr gefüllt mit solchen Produkten, *bei denen Aussehen, Haltbarkeit und die günstigen Produktionskosten die wichtigsten Faktoren darstellen*, um damit den höchsten Ertrag zu erzielen. Die Folge davon ist, dass die Produkte mit künstlichen Konservier- und Farbstoffen, Glutamaten und sonstigen ungesunden Zusatzstoffen vollgestopft sind, was sich aber letztendlich auf die Qualität der Produkte extrem negativ auswirkt.

Aus der Perspektive der Volksgesundheit dürften die meisten solcher Produkte erst gar nicht angeboten werden. Trotz Deklarationspflicht werden die kleingedruckten Inhaltsstoffe von den meisten Konsumenten gar nicht wahrgenommen bzw. ignoriert, da *das Bewusstsein für die schädigende Wirkung grundsätzlich fehlt*. Hierzu besteht in unserer Gesellschaft auch eine Verantwortung den Jungen gegenüber schon rechtzeitig darüber aufzuklären. Das Problem dabei ist nur, dass man der Wirtschaft auch nicht wehtun will, denn da geht's letztendlich um Arbeitsplätze, wird argumentiert, aber das auf Kosten der Volksgesundheit, da „beißt sich die Katze in ihrem eigenen Schwanz" denn, die damit verbundenen *erhöhten Krankheitskosten aufgrund von Fehlernährung* gehen dann wiederum *zu Lasten aller.*

Leider wird durch das Überangebot an besagter ungesunder Nahrungsmittel und der gleichzeitigen Verdrängung gesunder Nahrungsangebote der Konsument oft genötigt ungesunde Nahrungsmittel in ungewollter Weise einzukaufen. Gesunde Kost und Lebensmittel zu kaufen ist *schwierig* und teilweise auch sehr *kostspielig*, das können sich viele auch nicht leisten. Andere wiederum sind ohnehin zu faul, um sich die kleindruckten Inhalts Stoffe durchzulesen, oder haben *keine Kenntnisse über deren Bedeutung*, oder sie ignorieren das mit der Begründung man wisse ohnehin nicht was wirklich drinnen ist, aber auch in solch einer Aussage ist leider etwas Wahres dran. Da die Produktion, die Vermarktung, die Deklaration und die Kontrolle von Lebensmitteln alles nicht im Verantwortungsbereich des Konsumenten selbst liegt, denn der kann schließlich im Zuge des Erwerbs keine genauen Analysen durchführen, ist dieses gesamtgesellschaftliche Problem nur politisch unter Einbeziehung aller Entscheidungsträger und Betroffenen zu lösen.

Im Zeitalter der smoothies und Fruchtsäfte muss man sagen, dass der Wert der Fruchtsäfte allgemein überschätzt wird, auch wenn es sich dabei um frischgepresste Fruchtsäfte handelt, denn diese enthalten in der Relation zum Ausgangsmaterial zu viel an Fruktose. Man braucht dabei nur zu überlegen wieviel an Früchte man essen müsste, um dieselbe Quantität an Fruchtsaft zu erhalten, die man trinkt. Dass zu viele Fruktose, und vor allem isolierte, schädlich sein kann, wurde oben schon erwähnt. Noch viel schlechter sieht die Situation bei den pasteurisierten Fruchtsäften aus, denn die sind außerdem denaturiert. Ganz schlecht sind Getränkegemische oder Erfrischungsgetränke, denn die beinhalten zusätzlich noch jede Menge bedenklicher Inhaltsstoffe.

Falsche Nahrungskombinationen

Führende Humanmediziner warnen davor, dass die meisten Gifte in unserem Verdauungstrakt durch *falsche Nahrungskombinationen* entstehen, welche dann *im Verdauungstrakt zu unerwünschten Reaktionen führen* (Royal Society of Medicine). So wurde eine Vielzahl an Giftstoffen identifiziert die sehr aggressiv sind und großen Schaden anrichten können, wie etwa Phenol, Indol, Skatol, Sulfide, Ammonium, Methyl, Mistidin, Lendiamin, Putrescin, Cadaverin, Sepsin, Neurin, Choline, Muscarin, Botulin, Thyramin, Butylsäure, Agamatine, Tryptophane, Sulfurglobulin u.a.m.

Ein weiteres Problem stellt die *Versorgung mit genügend Energie* durch die Nahrung dar. So passiert es häufig, dass stark kohlenhydrathaltige Speisen als Ersatz für stark fetthaltige (z.B. Getreideprodukte wie Brot, Nudeln, Süßspeisen etc. statt Fleisch), oder auch umgekehrt (z.B. bei der Low-Carb-Diät), Verwendung finden, da aber der Körper auch Proteine benötigt wird dann zusätzlich noch reichlich proteinlastige Nahrungsmittel wie Fleisch, Milchprodukte, Eier etc. verzehrt, die aber gleichzeitig sehr fetthaltig sind. So entsteht dann eine zu hohe Menge an Kohlenhydrate, Fett oder Proteine, oder an allen dreien. Idealerweise sollte die Nahrung im Durchschnitt ungefähr *die Proportionen an Makronährstoffen aufweisen, wie sie in gesunden pflanzlichen Nahrungsmitteln im Durchschnitt vorkommen.*

Wenig beachtet wird der Umstand, dass die Umgebungstemperatur Einfluss auf die Auswahl der Nahrung nimmt, bzw. nehmen soll. *So wehrt sich z.B. der Körper, wenn zu hohe Eiweißmengen bei hohen Umgebungstemperaturen über*

30°C, aufgenommen werden. Der Körper verbrennt das Eiweiß dann in einer gesteigerten Intensität, vermag aber die frei werdenden Kalorien nicht zu verwerten, sondern gibt sie über die physikalische Wärmeregulation ab (nach Rubner die „spezifisch-dynamische Eiweiß Wirkung"), als Zeichen einer Abwehrreaktion[262].

Verweildauer der Nahrung und Kauvorgang im Mund

Zu kurze Verweildauer der Nahrung und unzureichender Kauvorgang im Mund ist eine weit verbreitete Erscheinung klassischen Fehlverhaltens mit unterschätzten gesundheitlichen Risiken.

Der mechanischen Zerkleinerung der Speisen im Mund wird allgemein zu wenig Bedeutung beigemessen, obwohl sie einen wesentlichen Anteil an einer raschen Verarbeitung und der Aufnahme der Nahrungsbestandteile hat. Dies geht aus der Tatsache hervor, dass nur Nahrungspartikel die kleiner als 2-3 mm sind vom Pylorus Sphinkter (Ausgang des Magens in den Dünndarm) durchgelassen werden. Werden also zu große Brocken hinuntergeschluckt, dann dauert die gastrale Phase eben länger und erfordert im Magen eine erhöhte Anstrengung die Nahrung mittels Säure und Peristaltik zu zerkleinern. Dass das nicht gut für den Magen und den gesamten Stoffwechsel ist, das liegt auf der Hand. Eine gute Zerkleinerung der Nahrung durch den Kauapparat ist besonders bei schwer verdaulichem Essen wie (fette) feste Speisen, wie z.B. festes Fleisch oder Fleischprodukte, sehr wichtig, da sonst der Speisebrei zu lange im Magen verarbeitet werden muss und dort „liegen bleibt". Das betrifft besonders die Zeit einige Stunden vor dem Schlafengehen. In dieser Zeit sollte keine schwer verdauliche Mahlzeit eingenommen werden, da sonst das Einschlafen, aber möglicherweise auch die Nachtruhe, beeinträchtigt wird. Erwachsene sollten daher auch *vermehrt wieder auf Brei-Speisen zurückgreifen*, wie das bei Kleinkindern und älteren auch der Fall ist. Auch unsere Vorfahren aßen viel mehr Brei wie man weiß, Naturvölker tun das heute noch. Wie oben schon erwähnt läuft bereits im Mundraum ein Teil der Vorverdauung von Kohlehydraten ab, ausserdem können hier bereits bestimmte Substanzen direkt in den Blutkreislauf gelangen, daher ist die Verweildauer besonders auch unter diesem Blickwinkel sehr wichtig (Näheres dazu in einem eigenen Kapitel).

Zu reichhaltiges Angebot an Lebensmittel

Es gibt viele kritische Stimmen die meinen, dass nur regional gewonnene Lebensmittel und deren Produkte zur Ernährung verwendet werden sollen, nämlich dort, wo die Pflanze (oder das Ausgangsmaterial) auch tatsächlich in ihrer natürlichen Umgebung vorkommt. Dies hat auch damit zu tun, *da sich der Organismus und der Stoffwechsel einerseits an die jeweilig vorkommenden*

Lebensmitteln über eine sehr lange Zeitspanne hinweg angepasst hat, und andererseits die vorhandenen Nahrungsquellen in Form von pflanzlichen und tierischen Lebensmitteln *von der Natur evolutiv so zum Angebot bereitgestellt* wurden, da gerade diese *optimal für das Leben in der jeweiligen Region abgestimmt* sind, das heißt, jene Zusammensetzung und Inhaltsstoffe aufweisen, die für die Lebewesen in der jeweiligen Region optimiert sind. Aus dieser Sichtweise heraus ist der Nutzen zusätzlicher, fremdartiger Produkte kritisch zu hinterfragen, obwohl viele solcher Produkte durchaus ein sehr hohes ernährungsphysiologisches Potential aufweisen. Eine langjährige (oder generationsübergreifende) Gewöhnungszeit des Stoffwechsels an solche Produkte wird hier wohl eine große Rolle spielen.

So enthält z.B. das Gluten freie Getreide Quinoa, was traditionell in den Anden beheimatet ist, beispielsweise viele wichtige Mineralstoffe die in der Hinsicht, z.B. mit der Hirse, durchaus konkurrieren kann, aber außerdem noch alle essentiellen Aminosäuren in größeren Mengen enthält, also *ein perfektes Grundnahrungsmittel*. Auch die Hirse selbst wurde früher in unseren Breiten nicht angebaut, erst die größere Nachfrage und die Sortenanpassung hat dies geändert. Unsere heimische Hirse hat allerdings aufgrund anderer Wachstumsbedingungen eine geringfügig unterschiedliche Zusammensetzung, so ist sie z.B. etwas fetthaltiger als ihr Wüstenpendant. Auch die Süßkartoffel übertrifft in ihrer Zusammensetzung die bei uns beheimatete Speisekartoffel. Sie hat, entgegen ihren Namen, keinen höheren Kohlenhydratwert wie man vielleicht aufgrund ihrer Süße annehmen könnte, enthält aber sehr viel Vitamin A, was die normale Kartoffel wiederum überhaupt nicht enthält.

Dann gibt es Samenarten wie das Chia (od. Ghia), das jetzt so richtig in Mode gekommen ist, überall angeboten wird und ebenfalls aus der Andenregion stammt. Wenn man sich die Inhaltsstoffe ansieht, dann gibt es allerdings nichts, was man besonders hervorheben könnte, außer vielleicht das gute Omega 3/6 Verhältnis. Es gibt auch Studien die belegen, dass eine zu hohe Aufnahme Beschwerden auslösen könnten die von allergischen Symptomen begleitet sind. Dies kann eventuell am dem hohen Anteil metallischer Mineralien liegen (Kupfer, Zink, Mangan und Eisen).

Was in unseren Breiten kaum diskutiert wird, da bei jedem Produkt zuerst die Vorteile angepriesen werden, ist das Problem, dass die sehr kleinen Samenkörner, wie etwa die des Chia- oder Amarants, aufgrund ihrer winzigen Größe *vor dem Weiterverarbeiten oder der Zubereitung häufig nicht mehr gewaschen werden*, was wiederum die Gefahr in sich birgt, dass mögliche Reste schädlicher Spritzmittel die beim Anbau verwendet wurden, dann direkt in die Speise gelangen. Dies ist grundsätzlich ein heikles Thema, denn auch größere Getreidekörner, wie etwa der Weizen, *werden an und für sich nach der Ernte nur mehr geputzt aber nicht gewaschen, und logischerweise auch vor dem Mahlen nicht.* Sollte aber der Weizen aus einem Feld stammen, dass mit Insektiziden oder sonstigen Chemikalien behandelt wurde, oder einfach den kontaminierten Umgebungsstaub oben drauf hat, dann hat man diese schädlichen Substanzen im Mehl drinnen. Diese Gefahr ist natürlich umso größer, wenn das Getreideprodukt aus sehr großen Anbaugebieten, wie das etwa in den USA üblich ist, stammt. Womit aber auch gleichzeitig das Risiko sehr hoch ist, *dass man bei einer eventuellen Behandlung durch solche Gifte davon nichts erfährt*, denn das wäre sehr schlecht für das Geschäft. So ist auch bemerkenswert, dass man zwar in den Medien immer wieder sieht, dass dort und da großflächig giftige Chemie, auch beim Getreideanbau, eingesetzt wird, aber die geernteten Körner dann frei von Chemikalien sein sollen. Wie sollte das wohl funktionieren? Da müsste man vor der Ernte immer abwarten bis der Regen die Spritzmittel abgewaschen hat, was sicher nicht immer möglich ist, aber auch wenn der Regen die Spritzmittel wegwäscht, dann gehen diese in den Boden über und werden so von den Pflanzen über die Wurzeln aufgenommen. Daher sollte man Mehlprodukte die aus Getreide gemacht wurden genauer unter die Lupe nehmen, insbesondere *welche aus wenig vertrauenswürdigen Anbaugebieten stammen. Auch das Bio-Zertifikat oder das Wissen um die regionale Herkunft ist hier nicht immer hilfreich*, denn deklariert wird heutzutage vieles irgendwie, und Bioanbauflächen könnten von benachbarten mit Gift verunreinigten Feldern oder sonstigen schädlichen Einflüssen kontaminiert worden sein.

Übersäuerung und Irrtümer bezüglich dem Säuregehalt

In unserem Körper finden sämtliche chemische Umsetzungen im wässrigen Milieu statt, daher muss der pH-Wert immer mitberücksichtigt werden. Damit sich die Gleichgewichte der Reaktionen nicht ständig wandeln, muss der Organismus penibel genau auf einen stabilen pH-Wert achten (zwischen 7,38 und 7,42; idealerweise bei 7,4), *daher versucht der Organismus Schwankungen sofort auszugleichen* (Berghold, Grillhösl). Bei *Übersäuerung (Azidose)* bedeutet das, dass die *alkalischen Basendepots*, die reichlich Kalzium, Magnesium, Karbonat u.a. basische Mineralien beherbergen, wie z.B. Zähne, Knochen, Haut, Haare, Nägel, Bindegewebe etc., angegriffen (aufgelöst) werden und dort Entzündungen oder Schwächungen aufgrund des Mineralstoffmangels entstehen können. Auch der umgekehrte Fall eines Basenüberschuss (Alkalose) ist möglich, z.B. stoffwechselbedingt durch Kaliumüberschuss oder z.B. nach Erbrechen.

Bei der Messung und Beurteilung des pH-Werts treten sehr häufig Irrtümer und Fehler auf, denn *gemessen werden* die Blutwerte oder der Harn, also *extrazelluläre Medien* (Blutplasma, Urin, Speichel etc.), *da man intrazellulär* (in den Zellen selbst) ja *nicht messen kann.* Das bedeutet, *wird z.B. durch Messung extrazellulär ein Basenüberschuss festgestellt, was normalerweise ein gutes*

Zeichen ist, dann Fehlen in den Zellen aber Kaliumionen, die Zellen sind *übersäuert*, da sie durch Wasserstoffionen ersetzt worden sind die in die Zelle hineintransportiert wurden. Das heißt in Wahrheit würde der Betroffene in dem Fall nicht an einer Alkalose leiden, sondern an einer Azidose, da die Zellen übersäuert sind. Das heißt, *die Messung des pH-Werts ist nicht so aussagekräftig wie es scheint*, denn der Stoffwechsel wird ständig vom Organismus reguliert. Letztendlich kommt es aber darauf an, ob die Zellen übersäuert sind, und weniger was die Messung der Medien ergibt. *Ein saurer Urin kann somit fehlgedeutet werden*. Vielmehr ist es so, wenn bei wiederholtem Test des Urins dieser stark basisch ist und vielleicht auch nach Ammoniak riecht (das Ammoniak stammt von den Nieren, die versuchen die Säure durch Ausschüttung von Ammoniak zu neutralisieren), dann ist davon auszugehen dass der ganze Körper übersäuert ist. Umgekehrt zeigt ein leicht saurer Urin, dass der Körper nicht übersäuert und somit alles in Ordnung ist. Nur verlassen darf man sich darauf nicht zu hundert Prozent. *Also insofern kann die Messung schon einen Aufschluss über den Säure/Basen-Zustand geben, sofern dieser auch richtig gedeutet wird*. Das Laborergebnisse gerade in der Hinsicht oft nicht korrekt dargestellt werden, das habe ich selbst auch schon in Erfahrung bringen können.

Was den *pH-Wert oder pK-Wert* anlangt so gibt es zu beachten, dass dieser *eine logarhytmische Größe* ist, das bedeutet jede Veränderung des Wertes um *eine ganze Stelle* nach oben oder unten *verändert den Neutralwert um den Faktor 10* und *jede weitere Stelle multipliziert diesen mit 10. Das bedeutet ein Wert von pH 6,0 ist um den Faktor 10 saurer als der Neutralwert pH 7,0 und ein Wert von pH 5,0 um den Faktor 100 saurer als pH 7,0.* Ein pH-Wert um 5,0 wird oft bei Schwerkranken gemessen. Die Säure-Basen Balance wird sehr häufig von ärztlicher Seite her zu wenig ernst genommen. *Übersäuerung kann auch ein Auslöser für Krebs sein, denn Krebs benötigt für sein Wachstum ein saures Milieu*[263].

Obwohl der Säuregehalt von Lebensmittel in den diversen Tabellen leicht einzusehen ist, möchte ich hier trotzdem nochmals darauf hinweisen, dass die Sache oft unwissentlich missverstanden wird. So gibt es immer wieder Personen, die keine Zitrusfrüchte oder sauer schmeckende Früchte essen, denn die würden den Körper übersäuern, das ist natürlich ein Unsinn und ein sehr verbreiteter Irrtum. Dabei bräuchten sich jene, die das behaupten, nur die Lebensmitteltabellen genauer ansehen und natürlich auch das verstehen was darin steht, denn dann wäre die Sache sofort klar, daher hier nochmals zur Info:

Alle Früchte die bei uns normalerweise auf den Speiseplan stehen, sind basenbildend, das heißt sie haben einen negativen PRAL-Wert, obwohl sie einen mehr oder weniger sauren pH-Wert haben. Das kommt daher, da der saure Anteil (Säuren) verstoffwechselt (verbrannt) wird und all die alkalischen Mineralien wie Kalium, Magnesium, Calcium basenbildend übrig bleiben und *Früchte haben ohnehin einen hohen Gehalt an Basen.* Der PRAL-Wert orientiert sich danach wie stark die Nieren durch Fruchtsäuren belastet werden, oder anders ausgedrückt, *bei den Früchten werden die Fruchtsäuren durch den alkalischen Anteil überkompensiert (überneutralisiert).* Also alle Früchte (ich wüsste keine Ausnahme) und die meisten Gemüsepflanzen sind basenbildende Lebensmittel.

Das ist deshalb so wichtig zu wissen, da gerade viele wegen Übersäuerungsprobleme keine säuerlichen Früchte essen und daher auf eine große Gruppe von Lebensmitteln die wichtige Vitamin- und Mineralstoffträger sind verzichten. *Zudem sorgen die genannten Lebensmittel für eine Entsäuerung und nicht für eine Versäuerung des Stoffwechsels.* Vorsicht ist allerding bei Fruchtsäften geboten die nicht mehr die natürliche Zusammensetzung aufweisen, denn die könnten dann tatsächlich zu einer Übersäuerung beitragen.

Die Entstehung von Gärung oder Fäulnis sollte vermieden werden da beides zu einer Übersäuerung führt (z.B. durch zu hohe Verdünnung der Verdauungssäfte, oder zu spät eingenommene Rohkost abends oder vor dem Schlafengehen).

Die Folgen chronischer Übersäuerung sind vielfältig und können hier gar nicht ausreichend behandelt werden. Jedenfalls werden bei einer Übersäuerung zur Neutralisierung der Säuren basische Mineralstoffe von den Depots (Zähne, Knochen, Knorpel, Haare, Finger- und Zehennägel, aber auch Gewebe, Haut etc.) abgebaut, was dort lokal zu einem Mangel an Mineralstoffen (besonders Kalzium) führt und welche dann oft an den genannten Stellen die „klassisch-zivilisatorischen" Entzündungserscheinungen, aufgrund der gestörten Mikro-Balance, hervorrufen. *Übersäuerung hat aber noch andere negative Folgen, so wird dadurch auch die Ausgewogenheit des Mikrobioms nachhaltig gestört.* Dies verursacht wiederum eine Schwächung des Immunsystems und die Anfälligkeit gegenüber Infektionskrankheiten, kann aber auch Auto-Immunkrankheiten zur Folge haben.

All jene die nicht ausreichend Obst, Gemüse und Salat essen übersäuern i.d.R. den Körper. Um einer Übersäuerung entgegenzuwirken sollte man vorwiegend basische oder Basen bildende Nahrungsmittel zu sich nehmen. Sehr gut eignen sich dafür kaliumreiches Gemüse wie etwa Knollengemüse (Kartoffeln, Rüben, Sellerie, Karotten etc.) Kräuter oder Tomaten und Früchte wie z.B. Feigen, Melonen, Papaya etc.

Dabei ist auch auf die Zubereitung zu achten, denn z.B. alleine durch das Erhitzen werden wichtige Proteine denaturiert (Molekülketten aufgebrochen), Vitamine zerstört und wichtige Verbindungen (z.B. Schwefelverbindungen) in ihrer verwertbaren Zusammensetzung zerstört. Dadurch kann es, außer einem Mangelzustand, auch zu einem Säureüberschuss kommen, *da viele Substanzen in denaturierter Form säurebildend wirken. Das gleiche gilt für konservierte oder raffinierte Lebensmittel* die nicht mehr alle ihre natürlich vorhandenen

Inhaltsstoffe aufweisen. Möglich ist das auch durch eine genetische Veränderung der Ausgangsprodukte, denn die ist ja künstlich durch den Menschen erfolgt und nicht durch den biologisch-evolutiven Prozess. Ein wohl überlegter Ernährungsplan kann hier Abhilfe schaffen.

Sehr viele Menschen leiden an einer permanenten Übersäuerung durch eine nicht ausgewogene Ernährung. Das Problem ist, dass die Nahrungsmittel oder die Getränke entweder einen zu hohen Säureanteil (pH-Wert stark oder weniger stark negativ) aufweisen oder im Organismus als Säurebildner fungieren. Das Säure-Basen Verhältnis muss im Gleichgewicht stehen, ansonsten wird der Körper übersäuert. Der Organismus versucht zwar die Übersäuerung auszugleichen, muss dabei aber auf wertvolle Basendepots (z.B. Kalziumdepots) zurückgreifen die dort abgebaut werden und für einen Mangel sorgen. Geschieht das über einen längeren Zeitraum hinweg, dann entstehen die typischen *Übersäuerungskrankheiten die immer mit Entzündungen einhergehen* wie z.B. Hyperurikämie, Gicht, Rheuma, Arthrose etc., zusätzlich verfallen oder entzünden sich jene Stellen, wo zu viel abgebaut wurde, Krankheiten können die Folge sein. Bei der Gicht z.B. erkennt man das an den Knotenbildungen, bei einer Arthrose kann das zu einer Einschränkung der Bewegungsfreiheit des betroffenen Gelenks führen (Steifheit), bis hin zur Deformation des betroffenen Bewegungsapparates.

Chronische Übersäuerung kann sehr vieles auslösen. In der einschlägigen Literatur werden folgende Krankheiten genannt: Arthritis, Hyperurikämie, steife Gelenke, Auto-Immundefekte, Allergien, systemischer Lupus Erythematodes (SLE), Sjörgren Syndrom (SS), Mykosen, Psoriasis, Juckreiz, Depression, Pankreatitis, Zöliakie, Nahrungsmittelunverträglichkeiten, Entzündungen und Infekte des Verdauungstraktes, Hepatitis, Sarkiodose (Granulomen), Leberzirrhose, Cholangitis, Hämoglobinmangel, Fatigue Syndrom (Erschöpfung), trockene Haut, Xerostomie, Rhinitis sicca, Morbus und Morbus Crohn, in weiterer Folge auch Osteomyelitis, Morbus Wilson, Renaud Syndrom, Fibromyalgie Syndrom, Morbus Waldström, Myalgie, sowie Anfälligkeiten auf virale Infekte wie Hepatitis, EBV, BCG, HIV, Variola, Rubela, Parotitis, Salvitis, Malaria, etc., bakterielle Infekte wie Typhus etc. oder Tumore, Parasiten, Krebs, Leukämie.

Übersäuerung hat aber noch andere negative Folgen. Wie oben bereits erwähnt, wird dadurch auch die Ausgewogenheit des Mikrobioms nachhaltig gestört. *Pilze (z.B. Candida alb.) oder andere dysfunktionale Bakterien können dann die Oberhand gewinnen, welche wiederum durch ihre toxisch wirkenden Stoffwechsel-Nebenprodukte das Immunsystem negativ beeinflussen*, um sich auf diese Weise noch besser vermehren zu können. Auch bilden Pilze Substanzen, welche die Durchlässigkeit der Darm-Blutbarriere derart beeinträchtigen, dass diese somit verstärkt in den Blutkreislauf gelangen und sich so im ganzen Körper ausbreiten können. Diese Schwächung bzw. Beeinflussung des Immunsystems hat auch zur Folge, dass eine leichtere Anfälligkeit gegenüber

Infektionskrankheiten durch Bakterien oder Viren gegeben ist. Ferner können dadurch auch Auto-Immunkrankheiten wie Arthritis, Lebensmittelintoleranzen, Allergien etc. entstehen oder eine Überreaktion des Organismus, wobei vermehrt Lymphozyten, Eosinophile und Histamine ausgeschüttet werden, welche wiederum Entzündungen in den verschiedensten Bereichen z.B. in den Nebenhöhlen (Sinusitis/Rhinitis) oder in den Gelenkskapseln herbeiführen, oft auch begleitet von anderen Symptomen wie Kopfschmerzen, grippeähnlichen Symptomen, Juckreiz, Hautauschlag, Müdigkeit, Schwäche, Depression, Nervosität, Menstruationsbeschwerden, Menopause etc.

Übersäuerung kann leicht durch folgende Nahrungsmittel, ihren Inhalten oder deren Produkte verursacht werden: *Hefen, Eier, Kaffee, Medikamente, Fleisch, Weizenmehl, Milchprodukte, Konserven, Kompotte, denaturierte Nahrungsmittel, Margarine, Konservierungsmittel und künstliche Zusatzstoffe, Kuchen, Schokolade, Schwarztee, tierisches Fett, Salz, Alkohol, Wein, Bier, Erfrischungsgetränke, Kohlensäure, möglich sind auch pflanzliche Produkte wie z.B. Hülsenfrüchte oder Nüsse.*

Auch die Muskelbewegung produziert Säure (Glukose/Milchsäure-Stoffwechsel), *daher wird der Körper bei Sport oder Schwerarbeit übersäuert.* Wird dabei das Kohlendioxyd nicht im ausreichenden Masse ausgeatmet, trägt das ebenfalls wesentlich zur Übersäuerung des Blutes bei. Deshalb braucht der Körper während und nach so einer Anstrengung *viel Flüssigkeit und basische Mineralstoffe* um dies auszugleichen, und *eine gewisse Zeit*, um diese Salze (Schlacken) wieder abzubauen, daher ist der Körper nach jeder erhöhten Anstrengung auch viel anfälliger. Die wichtigsten Basenmineralien sind *Kalzium, Kalium, Magnesium, Natrium, Hydrogen(bi)karbonat* und Zink. Große Mengen davon befinden sich in den Knochen, in den Gelenkskapseln zwischen den Knochen, sowie in Knorpeln und Sehnen. In bestimmten Fällen kann man vorübergehend und ersatzweise zur Kompensation auch zu Ergänzungsmitteln greifen (z.B. Natriumhydrogencarbonat + Magnesium - Tabletten), das sollte aber keine Dauerlösung sein, denn das ist auch eine einseitige Maßnahme und stört daher das natürliche Gleichgewicht im Stoffwechsel.

Natürlich kann man den pH-Wert (7 ist neutral, weniger ist sauer) des Urins im nüchternen Zustand selbst relativ einfach bestimmen (z.B. durch Messstreifen). Die Aussagekraft ist allerdings eingeschränkt, *denn der Wert lässt sich nicht ohne weiteres auf den Säure/Basengehalt der Nahrungszufuhr zurückführen*, vielmehr kommt es darauf an, *wie der Organismus den Urinstoffwechsel steuert*, so kann es z.B. trotz einer basenüberschüssigen Ernährung zu einem pH-sauren Urin kommen, oder umgekehrt.

Der Versuch die perfekte Ernährung zu finden

Die Vererbung genetischer Veränderungen

Wissenschaftler haben *epigenetische Erinnerungen* beobachtet, die an 14 Generationen weitergegeben wurden. In einem Bericht vom April 2017 mit dem Titel „Die Vergangenheit lebt weiter" berichtete Signe Dean über die Entdeckung wie lange das Umfeld eine genetische Expression hinterlassen kann, durchgeführt von ein Team aus Wissenschaftlern der European Molekular Biology Organization (EMBO) in Spanien.

Die Forscher haben durch die Versuche mit einer Dynastie von C. Elegans Nematoden (Rundwürmer) entdeckt, dass *umweltgenetische Veränderungen für satte 14 Generationen in einem Tier weitergegeben werden können, die größte Zeitspanne, die jemals bei einer Kreatur beobachtet wurde.* Ein Protein der Nematoden Würmer wurde dafür genetisch so manipuliert, dass sie ein fluoreszierendes Transgen trugen. Wenn man dieses Gen aktivierte, leuchteten die Würmer unter ultraviolettem Licht.

Der wichtigste Satz von genetischen Anweisungen, die wir alle bekommen, kommt von unserer DNA, die über Generationen weitergegeben wird. Aber *die Umwelt, in der wir leben, kann auch genetische Veränderungen vornehmen.* Im Versuch wurde die Temperatur der Behälter der Nematoden verändert. Bei 20 ° C hat man eine niedrige Aktivität des Transgens gemessen - was bedeutete, dass die Würmer überhaupt kaum glühten. Wenn sich die Würmer aber in ein wärmeres Klima von 25 ° C bewegten, dann leuchteten sie plötzlich wie kleine Wurmbäume, was bedeutete, dass das Fluoreszenzgen viel aktiver geworden war. Danach wurden die Würmer wieder zu den kälteren Temperaturen zurückbewegt, um zu sehen, was mit der Aktivität des Fluoreszenzgens passieren würde. Überraschenderweise glitzerten sie weiterhin hell, was darauf hindeutete, dass sie das "Umweltgedächtnis" des wärmeren Klimas behalten haben und dass das Transgen noch sehr aktiv war.

Darüber hinaus wurde diese Erinnerung an sieben nachkommende hellglühende Generationen weitergegeben, von denen keiner die wärmeren Temperaturen erlebt hatte. Die Babywürmer erbten diese epigenetische Veränderung durch Eier und Sperma. Danach wurden nochmals 5 Generationen bei 25 ° C gehalten und ihre Nachkommen auf kältere Temperaturen verbannt, auch ihre Nachkommen hatten weiterhin eine höhere Transgenaktivität, obwohl diese nie in der wärmeren Umgebung lebten.

Das war die längste Zeitperiode die jemals Wissenschaftler über umweltbedingte genetische Wandel beobachtet haben. In der Regel dauern Veränderungen der genetischen Expression nur wenige Generationen. „Man weiß nicht genau warum das passiert, aber es könnte eine Form der biologischen Vorplanung sein. Würmer sind sehr kurzlebig und vielleicht übermitteln sie Erinnerungen an vergangene Bedingungen, *um ihren Nachkommen vorauszusagen, wie ihre Umwelt in der Zukunft sein könnte"*, so die Stellungnahme einiger der beteiligten Wissenschaftler[264].

Es gibt einen guten Grund, warum die Wissenschaftler C. Elegans als Modellorganismus aussuchten, denn bei diesen dauert die Entwicklung von 14 Generationen nur etwa 50 Tage, aber sie können wichtige Hinweise dafür geben, wie die umweltgenetische Veränderung bei anderen Tieren und Menschen weitergegeben werden. "Vererbte Effekte sind beim Menschen nur schwer aufgrund der langen Generationszeitspannen zu messen inklusive den damit verbundenen Schwierigkeiten mit einer genauen Aufzeichnung". Es deutet aber einiges darauf hin, dass *Ereignisse in unserem Leben tatsächlich die Entwicklung unserer Kinder, und vielleicht sogar die Folgegenerationen, beeinflussen können* – und das alles ohne Veränderung der DNA. Zum Beispiel haben Studien gezeigt, dass sowohl bei den Kindern und Enkelkinder von Frauen die die niederländische Hungersnot von 1944-1945[265] überlebt hatten eine erhöhte Glukoseintoleranz im Erwachsenenalter gefunden wurde. Andere Forscher haben festgestellt, dass die Nachkommen der Holocaust-Überlebenden niedrigere Ebenen des Hormons Cortisol hatten, was dabei half, dass sich Ihr Körper nach dem Trauma wieder normalisiert hat.

Die neuere Studie über Nematoden ist ein wichtiger Schritt für mehr Verständnis über unsere eigene epigenetische Vererbung – auch deshalb, weil sie zeigt, wie langlebig solche intergenerationellen Effekte sein können[266].

Was wir von Tieren lernen können

Die „clean & green eating" Bewegung versteht sich auf eine Rückbesinnung zu einer naturverbundenen, ökologisch-sinnvollen Ernährungsweise (Anm.: Erinnert mich ein wenig an die Woodstock Bewegung). Es sollen frische regionale Zutaten aus einer nachhaltigen, biologischen Landwirtschaft in möglichst wenig und schonenden Verarbeitungsschritten zubereitet werden. Der Spruch eines ihrer „Gurus" lautet: *„Wenn es von den Pflanzen kommt, iss es, wenn es aus Pflanzen gemacht wird, nicht"* (Michael Pollan), was so viel heißt, dass wir der Umwelt und der Nachhaltigkeit zuliebe *nur die Früchte und Produkte* essen sollten die uns Pflanzen und Tiere zur Verfügung stellen, *aber nicht sie selbst*. Dies klingt auf den ersten Blick ganz vernünftig und deckt sich sogar weitgehend mit den Lehren des Buddhismus, denn man muss keine Lebewesen töten, um selbst leben zu können. Doch wenn man sich das genauer überlegt, warum sollten nur wir Menschen die Produkte der Pflanzen (z.B. Früchte, Samen) und die der Tiere (z.B. Eier, Milch) essen, *Tiere tun das ja auch nicht*, die fressen sehr oft auch gleich die ganze Pflanze oder das ganze Tier, und *den Tieren wird man sicher nicht vorwerfen können, dass sie sich nicht nachhaltig ökologisch verhalten. Wenn wir es ganz streng nehmen würden, dann dürften wir nicht einmal die*

Samen (z.B. Nüsse) essen und auch keine Knollen, denn sie sind der Nachwuchs der Pflanze, demnach dürften wir auch keine Eier essen. Und wenn wir die Milch betrachten, so müssen wir zu deren Gewinnung Nutztiere halten, was ebenfalls ökologisch gesehen nicht nachhaltig und außerdem klimaschädigend ist. Kaum vorzustellen, wenn es eine andere Spezies auf der Erde geben würde die nicht uns, sondern nur unsere Produkte essen würden, und was haben wir für welche? Wir legen keine Eier, geben kaum Milch (außer ein bisschen Muttermilch), wir produzieren i.e.L. nur unsere Babys, das wäre ein Alptraum….

In der Tat können wir als die höchst entwickelte Spezies auf Erden viel von den Tieren (den „niedrigeren" Lebewesen) lernen, insbesondere was die Ernährung und das Verhalten anlangt, denn höher entwickelte Säugetiere sind uns im anatomischen Aufbau und im Metabolismus sehr ähnlich. Warum sollten wir aber gerade vom Verhalten der Tiere etwas lernen können, wo wir doch in der Entwicklungsstufe viel weiter fortgeschritten sind als diese? Nun, das lässt sich ganz einfach beantworten: Tiere sind nicht von monetären Gesichtspunkten oder Intrigen beeinflusst wie wir (ausgenommen vielleicht höher entwickelte wie Primatenaffen in ihrem Belohnungs- und Sozialverhalten) und verhalten sich in ihrer natürlichen Umgebung instinktiv so wie sie genetisch programmiert wurden, wie sie die natürliche Umgebung formt und wie sie diese wahrnehmen. Voraussetzung dafür ist allerdings eine intakte natürliche Umgebung in der diese Tiere artgerecht leben. Haustiere, oder sagen wir besser vom Menschen gehaltene (domestizierte) Tiere, scheiden dabei kategorisch aus, denn die leben alle samt nicht mehr artgerecht, auch wenn sie vermeintlich „gut behandelt" werden, so ist es doch eine künstliche Gefangenschaft mit einer Fütterung die vom Menschen zu sehr beeinflusst ist, auch wenn es damit nur gut gemeint wird.

Da der Stoffwechsel von wild lebenden und höher entwickelten Säugetieren ähnlich dem unseren ist, können wir aus ihren Fressverhalten viel für unser eigenes Verhalten bezüglich der Nahrungsaufnahme lernen, was leider allgemein und auch in der Wissenschaft zu wenig Beachtung findet. Dies gilt natürlich auch für alle anderen natürlichen Vorgänge die von uns Menschen *noch* weitestgehend unbeeinflusst sind (das sind ohnehin nicht mehr so viele), denn unsere natürliche Umgebung, mit all ihren komplexen Zusammenhängen, die sich über Milliarden von Jahren im Zuge der Evolution perfektioniert hat, kann wohl auch in absehbarer, wahrscheinlich nicht einmal in ferner Zukunft, von keiner Wissenschaft hinreichend erklärt werden, deshalb wird es bis auf weiteres notwendig sein, auch die Wissenschaft tut das, sich von den natürlichen Vorgängen in unserer Umgebung etwas abzuschauen und sinnvoll einzusetzen (das machen auch die Tiere so).

Was bedeutet das insbesondere für die Ernährung? Nun, das bedeutet z.B. dass wir vom Fressverhalten wild lebender Tiere wertvolle Erkenntnisse bezüglich unseres Ernährungsverhaltens gewinnen können. Hierzu ein einfaches aber wichtiges Paradebeispiel, was in dieser Art und Weise kaum diskutiert wird: Haben sie sich schon einmal gefragt warum wild lebende Tiere keinen (Tier-) Arzt brauchen und welche Tiere einen nötig haben? Richtig, obwohl die Tiere in freier Wildbahn nichts über irgendwelche biologischen Vorgänge wissen und auch keine Nahrungsergänzungsmittel oder Medikamente nehmen, *brauchen eigentlich nur die domestizierten Haustiere einen Arzt, wild lebende nicht.* Aber haben sie sich schon einmal darüber Gedanken gemacht warum das so ist? Die Erklärung ist ganz simpel und kann allein durch logische Überlegung beantwortet werden. *Nur die richtige Ernährung und Lebensweise macht den Unterschied!* Da wild lebende Tiere über ihr ganzes Leben lang hinweg sich zu 100% perfekt (artgerecht und instinktiv richtig) ernähren treten im Normalfall auch keine Krankheiten auf. Krankheiten treten nur dann auf, wo der Mensch „regulierend" in die natürliche Nahrungskette eingreift, indem er z.B. die Nahrungsauswahl in Richtung ungesund (unnatürlich) verändert (bei sich selbst und auch bei „seinen" liebsten Tieren, z.B. durch einseitige Fütterung), oder durch die Beseitigung von natürlicher Nahrung, oder durch sonstige Eingriffe, wie z.B. die Vergiftung der natürlichen Ressourcen (Wasser, Luft, Pflanzen, Tiere) durch Umweltgifte.

Betrachten wir die Sache einmal aus der Sicht eines fleischfressenden Tieres wie z.B. der Schlange oder einer Katze, und eines pflanzenfressenden wie z.B. die eines Feldhasen. Auffallend bei den meisten *wildlebenden Tieren* ist, dass sie im Gegensatz zum Menschen oder den Haustieren *fast keinen Wasserbedarf* haben. Nun, wir wissen aus der Biologie, dass Pflanzen und tierische Lebewesen zu einem sehr hohen Prozentsatz aus Wasser bestehen. Ca. 60 bis 95 % je nach Spezies. Da Tiere ihre Nahrung logischerweise, im Gegensatz zum Menschen, nicht Würzen (z.B. Salz, Zucker, Würzmittel etc.) und die Nahrung in ihrer natürlichen Zusammensetzung frisch (ausgenommen Aasfresser) und roh verzehren, erhalten sie über ihre Nahrung, außer den notwendigen Proteinen, Mineralien, Fettsäuren und anderen essentiellen Inhaltsstoffen, auch gleichzeitig die richtige Menge an Flüssigkeit, sie müssen daher nicht zusätzlich Wasser aufnehmen. Tiere die das trotzdem tun, tun das meist in nur ganz geringen Mengen. Hingegen steigt der Wasserbedarf bei jenen (Haus-) Tieren überproportional an, die nicht mehr ihre artgerechte natürliche Ernährung bekommen und auch die Lebensweise anders ist, wie das z.B. bei Haushunden oder Hauskatzen der Fall ist, besonders dann, wenn sie mit einem zu hohen Anteil an Trockenfutter oder industrialisierter Nahrung gefüttert werden. In dem Fall steigt dann auch das Risiko beträchtlich an, dass das Tier erkrankt bzw. zivilisatorische Leiden bekommt, wie es beim Menschen üblich ist. Das ist eben vorwiegend der Nahrung geschuldet. *Nur am Beispiel der Tiere erkennen wir das besser, bei uns selbst wollen wir das nicht sehen, oder wahrhaben.* Zu groß ist da die Verlockung der süchtig machenden Nahrungsbestandteile an die sich unser Organismus im Laufe unseres Lebens gewöhnt hat, welche wir als solche nur sehr schwer wieder loswerden. Zumindest dauert so eine Umgewöhnung eine längere Zeitspanne, denn die Gewöhnung an ungesunde Nahrung erfolgte auch nicht von heute auf morgen. Damit sind wir auch schon bei dem wichtigsten Prinzip, welches in unserer Überflussgesellschaft, mit all den industriell verarbeiteten Lebensmitteln, zur Erlangung einer nachhaltigen Gesunderhaltung des Körpers durch eine gesunde Ernährung notwendig ist, angelangt, nämlich *DISZIPLIN*. Ohne Disziplin und Selbsteinschränkung ist keine nachhaltige Umstellung und Verbesserung in Hinblick auf eine gesunde Ernährung möglich. Mehr dazu etwas später.

Bleiben wir aber vorerst noch bei den fleischfressenden Tieren. Fleischfressende Tiere verzehren i.d.R. die Beute fast zur Gänze, es bleibt davon nur sehr wenig übrig (z.B. der Pelz, die Haut oder der Darmtrakt). Man kann sagen die Tiere ernähren sich somit tatsächlich zu 100% vollwertig oder integral (alles beinhaltend), denn das lebende Beutetier beinhaltet alles was der Organismus des fressenden Tiers benötigt. Der Terminus „vollwertig" wird in unserer Begriffswelt häufig missverstanden, denn er wird sehr häufig auch für Lebensmittel verwendet die den vollen (lebendigen) Wert des Lebensmittels nicht mehr aufweisen (Näheres dazu im Kapitel „Missverständnisse über Vollwert").

Auch bei Pflanzen ist es ähnlich, sie ziehen all die Nährstoffe aus dem Boden die sie benötigen, fehlt etwas (wichtiges), dann werden auch sie krank, sterben ab, geben keine Früchte oder fristen ein behindertes (unterentwickeltes) Leben. Wir kennen das alle wenn eine Pflanze nicht die richtige Bodenbeschaffenheit hat die sie für ein gesundes Wachstum benötigt.

Kurz um, das Zauberwort heißt: *LEBENDIGE (lebende) NAHRUNG!* Das wäre das eigentliche Prinzip einer richtigen und gesunden Ernährung an dem wir uns orientieren sollten. Kommen wir nochmals zum Tiervergleich zurück, es klingt vielleicht etwas ironisch, aber Tiere kochen oder braten ihre Nahrung nicht, sie fermentieren sie auch nicht, nur manchmal verstecken sie ihre Beute, um sie so für den späteren Verzehr aufzuheben z.B. in Eis, vergraben sie, oder wickeln sie ein (Spinne), oder lassen sie austrocknen, das sind auch gleichzeitig die ältesten Konservierungsmethoden. Es gibt auch Tiere (Ameisen) die sich andere Tiere (Blattläuse) als Nutztiere halten die sie melken. Ach wie nett, das kennen wir ja von unserer Viehwirtschaft mit Milchkühen, nicht wahr? Schon, nur mit dem Unterschied, dass im Gegensatz zu unseren Milchkühen die Blattläuse zu 100% artgerecht gehalten werden und somit für die Ameisen eine 100%-ige Symbiose darstellen, ähnlich der nützlichen Bakterienstämme in unserem Darm, *sofern unsere Darmbakterien artgerecht mit Präbiotika gefüttert werden*, anders ausgedrückt, mit ordentlichen natürlichen Lebensmitteln gefüttert werden.

Weiter will ich auf das Ernährungsverhalten von Tieren nicht eingehen, das würde erstens hier den Rahmen sprengen und zweitens auch nicht ganz dem Ziel des Buches entsprechen. Was man bei diesem kurzen Ausflug ins Tierreich aber schon an Kenntnis mitnehmen soll ist die Tatsache, *dass man aus dem Verhalten von Tieren, Pflanzen und durch Vergleiche viel lernen kann.*

Kurz zusammengefasst kann man aus den vorher dargelegten schlussfolgern, wenn sich jemand vollwertig ernährt, dann können theoretisch auch keine Mangelerscheinungen auftreten und sollten auch ernährungsbedingt keine gesundheitlichen Probleme zu erwarten sein, vorausgesetzt, dass keine sonstigen ungesunden Einflüsse die Lebensmittel schädigen, verändern oder beeinträchtigen.

Was es bezüglich Ernährung sonst noch zu beachten gibt

Es gibt so viele widersprüchliche Aussagen, auch in Fachkreisen, was die richtige Ernährung anlangt. Der Mensch gilt ja, was seine Gattung angeht, als „Allesfresser" oder sogenannter omnivore. Aus dieser Grunddisposition heraus haben sich aus vermeintlich gesundheitlichen oder ethnischen Gründen dann ein paar unterschiedliche Ernährungsformen herausgebildet.

Da gibt es zum einen die Getreidegegner (meist Paleo- oder Low-Carb-Diät Anhänger), insbesondere was Weizen und glutenhaltiges anlangt. Dann gibt es jene die alle tierischen Produkte kategorisch ablehnen, wie die Veganer, oder welche die nur Fleischprodukte ablehnen, wie die Vegetarier. Zudem gibt es auch noch die sogenannten Frutarianer, die sich hauptsächlich von Früchten ernähren. Nicht zuletzt gibt es auch die sogenannten Rohköstler die vorwiegend rohe Kost essen. Der Orang-Utan (in Süd-Ost Asien) ernährt sich vorwiegend von Früchten, das bedeutet, *viel Früchte zu essen das kann auch für den Menschen nicht schlecht sein.*

Viele Anhänger solcher Diäten sind sich selbst auch nicht immer im Klaren, was denn die richtige Ernährungsform sei, so stützen sie sich einerseits auf relevante Informationen die sie haben, andererseits auf ihre eigene Erfahrung wie ihnen die jeweilige Nahrung bekommt, zudem gibt es auch welche die aus ethnischen, religiösen oder traditionellen Gründen eine bestimmte Ernährung verfolgen. Dabei gibt es aber immer wieder welche, die eine bestimmte Zeit lang eine restriktive Diät halten, aber aus sonst irgend einem Grunde nicht damit zufrieden sind und deshalb irgendwann wieder auf ihre ursprüngliche Ernährungsgewohnheit zurückkommen, wissentlich, das ihnen das auch nicht bekommt, so dass es dann letztendlich für viele schwerfällt, für sich selbst die richtige Diät zu finden, besonders wenn man gesundheitliche Probleme hat.

In so einer Situation bleibt eigentlich nur der Selbstversuch übrig, *denn wer heilt hat immer recht*, das heißt, man probiert das aus von dem man glaubt das es hilft, und falls ja, dann hat man die richtige Diät gefunden, falls nein, dann muss man weiter nachforschen. Das klingt einfach, aber so einfach ist es dann auch nicht, denn das Problem steckt im Detail. Meiner jahrzehntelangen Erfahrung nach sind folgende Punkte, die Ernährung betreffend, wesentlich:

- *Alter des/der Betroffenen* (In den jungen Jahren hat man mehr Resistenz und verträgt vieles, was später im fortgeschrittenen Alter nicht mehr möglich ist).
- Bei Beschwerden, die Art der Erkrankung bzw. der Symptome (*Analyse*).
- *Aneignung von möglichst umfangreichem Wissen über Ernährung und Gesundheitsmaßnahmen in jeder Hinsicht, und gebietsübergreifend, damit man mögliche Gefahrenquellen sofort erkennt und gegensteuern kann.*
- *Die Qualität der Lebensmittel, der Getränke, des Wassers, der Luft, der Umgebung und die Lebensweise analysieren.*
- *Mit Disziplin die gesetzten Maßnahmen (Änderungen) über einen ausreichenden Zeitraum durchführen, Veränderungen feststellen und darauf reagieren.* Manche Restriktionen brauchen auch nur eine gewisse Zeit eingehalten werden (Heilungsphase), um dann auf ein normales Niveau zurückzukehren.

Wenn es um eine gesunde Ernährung geht, dann ist der Konsum von Kohlenhydraten auch mit eines der wichtigen Themenbereiche. Die geeignetsten der Kohlenhydratträger für die Ernährung sind ohne Zweifel die Polysaccharide in den Gemüsesorten (z.B. Kartoffel) und in bestimmten Getreidesorten wie z.B. Reis oder Mais. Fast alle Gemüsearten sind basisch, Gluten frei und besitzen schwer verdauliche (komplexe) Kohlenhydrate, welche den Glukosespiegel nur ganz langsam ansteigen lassen. Ein langsam ansteigender Glukosespiegel bedeutet, dass erstens kein unnötiger Überschuss an Glukose als Energieträger entsteht und damit die Energie zum Verbrauch gleichmäßig über einen längeren Zeitraum hinweg verteilt und gezielt eingesetzt werden kann (kurzfristige Lastspitzen sind da auch kein Problem, denn die können z.B. aus den Depots der Leber abgerufen werden), außerdem werden keine oder nur geringe Fettreserven gebildet (da kaum eine Umwandlung nötig ist) und die Insulinproduktion zur Kompensierung kann auf einem niedrigem Niveau gehalten werden, beides schont wiederum die Bauchspeicheldrüse.

Natürlich ist der Gewinn von Polysacchariden aus den Kohlenhydratträger in der Regel mit einer Denaturierung verbunden, z.B. durch das Kochen von Bohnen, Kartoffeln, Kürbis, Reis, Mais etc., da solche Lebensmittel, bis auf einige Ausnahmen (z.B. Rote Rüben, Karotten etc.), meist nicht roh gegessen werden können. *Auch wenn solche Lebensmittel denaturiert wurden, so können sie als Ergänzung zur Rohkost einen wertvollen Beitrag zur Ernährung leisten.* Dazu sollte man aber ein paar wichtige Regeln beachten, wie man diese so zubereitet, sodass die physiologische Qualität und die Inhaltsstoffe möglichst erhalten bleiben:

- Das *Ausgangsprodukt sollte möglichst vollwertig* sein (z.B. Vollkornreis) und höchste biologische Qualität haben (z.B. geprüfte Bio-Qualität). Das heißt, ohne die Verwendung von Kunstdünger und chemischen Pflanzenschutzmitteln herangewachsen und nicht gentechnisch verändert.
- Das Nahrungsmittel sollte möglichst *frisch* sein (beim Gemüse wichtig).
- Das Nahrungsmittel sollte möglichst *schonend zubereitet* werden, das heißt, einer möglichst geringen Temperatur nur so lange als nötig ausgesetzt sein. Am besten eigenen sich hier das Dämpfen statt Kochen im Wasser, ausgenommen davon, wenn das Wasser nicht weggeschüttet wird wie z.B. beim Reis.
- Das Nahrungsmittel sollte grundsätzlich alleine (sortenrein) *nicht in Verbindung mit anderen Nahrungsmitteln gemischt gekocht* (erhitzt) werden. Also kein Gemüse und Getreide zusammen, und auf gar keinen Fall mit stark eiweißhaltigen oder fetthaltigen Nahrungsmitteln wie Eier, Fleisch, Milch, Käse, Butter, Speiseöl, Speisefett etc. zusammen, gekocht werden, denn dann entstehen die oben genannten schädlichen Verbindungen.
- Nur natürliche vollwertige Gewürze verwenden und so sparsam wie möglich.

Grundsätzlich gelten diese Punkte auch für tierische Nahrungsmittel. Andere typische (gemischte) Kohlenhydrat-Speisen wie Backwaren, Pizza, Nudeln, Süßwaren sind hier absichtlich nicht erwähnt, denn diese sind grundsätzlich auch *keine* gesunden Nahrungsmittel. Dazu zählen auch alle gesüßten und konzentrierten Frucht- oder Gemüsesäfte, insbesondere pasteurisierte bzw. denaturierte.

Ein *Zuviel an Proteine und Kochsalz* führt unweigerlich zu *Harnsäureüberschuss* und zu einem Müllproblem im Körper. Harnsäurekristalle werden in den Nieren oder der Gallenblase eingelagert. Auch das Bindegewebe oder die Gelenke sind eine beliebte „Sondermüll-Endlagerstätte" im menschlichen Körper. Leider entwickeln sich auf diese Weise im Laufe der Jahre oft Nierensteine, Blasensteine, Gallensteine, Cellulite, Gicht, Arthrose etc.

Wenn man seinen Gesundheitszustand nachhaltig verbessern will, dann kommt man kaum an einer grundlegenden Ernährungsumstellung vorbei, die aber gerade in der Anfangszeit relativ restriktiv ausfallen muss, damit sich auch eine positive Wirkung einstellt. Eine restriktive Ernährungsumstellung erfordert zumindest einmal 1 Woche strikte Disziplin, welche dann auch für eine längere Periode mehr oder weniger restriktiv eingehalten werden muss. *Sehr viele scheitern an der dafür notwendigen Disziplin, sie ist in der Tat der Schlüssel zum Erfolg.* Die Praxis sieht meist so aus: Menschen die in so einer Umstellungsphase berufstätig sind haben es besonders schwer, denn zumeist lässt sich das mit den Anforderungen der Tätigkeit und der Zeitknappheit nicht vereinbaren. Dazu kommt noch, dass bei Partnerschaft und Familie auch die Interessen anderer berücksichtigt werden müssen. Die knappe Freizeit, insbesondere den Urlaub, will man natürlich genießen und braucht diesen auch zur Entspannung und Regeneration, daher ist es extrem ungünstig, gerade den Erholungsurlaub für eine einschränkende Ernährungsumstellung (ungewohnte Diät) zu opfern. So schiebt man halt dann den Vorsatz immer wieder weiter nach vorne hinaus und es vergehen oft Jahre oder Jahrzehnte, ohne dass man so etwas tatsächlich realisiert, bis womöglich dann (gröbere) gesundheitliche Probleme („aus dem Nichts") auftauchen. Es ist natürlich nicht leicht die Sucht und das Verlangen streng zu kontrollieren und auch das Geschmacksempfinden zu ändern, wie das halt bei jeder Entwöhnung der Fall ist. Dabei ist eine nachhaltige Ernährungsumstellung noch schwieriger durchzuführen als vorübergehendes Vollfasten. Dazu kommen oft noch finanzielle Überlegungen hinzu, denn gesunde Lebensmittel und Produkte sind sehr teuer, und viele müssen genau überlegen, ob das budgetmäßig auf Dauer überhaupt zu schaffen ist.

Leider werden Studien hauptsächlich aus geschäftlichem Interesse heraus in Auftrag gegeben und weniger aus gesundheitsfördernden Überlegungen. So kommt es z.B., dass immer wieder Mittelchen kreiert werden bei denen ein enormer Profit zu erwarten ist (z.B. Ein Mittel das die Zellen erneuert, oder eins das sogar die Lebenszeit verlängern könnte), hingegen gibt es kaum Studien die nur der Gesundheit und dem Wohlergehen des Menschen dienen (z.B. die physiologischen Werte der polysacchariden Kohlenhydrate in den Lebensmitteln zu vergleichen, um herauszufinden, welche Produkte für eine gesunde Ernährung zu empfehlen sind). *Was es allerdings zum Thema Ernährung zu Hauf gibt sind Meinungen, aber leider wenig verlässliche Fakten.*

Sehr oft machen sich Menschen erst dann über die Ernährung Gedanken, wenn ein gesundheitliches Problem auftaucht oder bereits ein Schaden entstanden ist, z.B. wenn man im Spital „landet" und gezwungen wird, über eine gewisse Zeit hinweg, eine strenge Diät zu halten. Aber sogar in diesem Zustand träumen die meisten bereits wieder, was sie nach der Entlassung an Ungesunden essen werden. Hier kommt wieder die Sucht zum Tragen, z.B. nach bestimmten Kohlenhydraten, nach salzigem oder nach fetten Speisen, denn Fett ist ja auch ein guter Geschmacksträger. Also viele kehren just zu jenen Nahrungsmitteln und Ernährungsgewohnheiten zurück, welche sie erst in diese unangenehme Lage gebracht haben, egal ob wissentlich oder unwissentlich. Jedenfalls konnte ich erfahrungsgemäß bei solchen Personen i.d.R. wenig bis gar keine guten Vorsätze erkennen was eine sinnvolle Ernährungsumstellung anlangt, obwohl normalerweise in allen Spitälern und Sanatorien Ernährungscouches und Diätolog/innen für eine Beratung zur Verfügung stehen. Eine Hilfestellung könnte sein, was mir ein Spitalsarzt einmal gesagt hat: Wenn man etwas köstliches aber sehr ungesundes essen oder trinken möchte, also einen Gusto darauf hat, dann soll man an die negativen Folgen und Schmerzen denken die der Konsum solcher Speisen verursachen kann bzw. schon verursacht hat, dann überlegt man es sich möglicherweise zweimal solche Speisen einzunehmen oder solche Getränke zu trinken (z.B. zu viel Zucker, Süßspeisen, gehärtete Fette, Transfette, künstliche Zusatzstoffe, zu viele Salz, Backwaren, Alkohol, Wurstwaren, zu viel Milchprodukte etc.). Dasselbe gilt natürlich auch für das Rauchen.

Gerade das Frühstück sollte einen hohen Stellenwert einnehmen, da es die erste Kost des Tages auf den leeren Magen ist und dadurch vom Körper sehr schnell verarbeitet und aufgenommen wird, und nicht zuletzt auch die Grundlage für das weitere Wohlbefinden über den ganzen Tag hinweg ist. So hat sich z.B. der Haferbrei (am besten in Rohkostform, anstatt von Getreideflocken), als die bessere (gesündere) Variante zum Frühstück herausgestellt und bei vielen, die sich intensiv mit gesunder Ernährung beschäftigt haben, durchgesetzt. Stattdessen würden sich auch andere Getreidevarianten anbieten, wie z.B. Tapioca oder Hirse. Am besten in Kombination mit frischen Früchten und Nüssen. Als Zugabe würde sich u.a. noch Blütenpollen, Zimt und Kurkuma anbieten.

Dazu R. Ehlers vom „Verein für richtiges Essen und Lebensgestaltung": „(...) Die Menge des Haferbreis, der auf den leeren Magen den Sonderweg der direkten Beschickung des Dünndarms nutzen kann, ist nur begrenzt. Selbst wenn zu viel Wasser auf einmal am Magenpförtner ankommt, schließt sich dieser bereits, erst recht, wenn in der Flüssigkeit viele Nahrungspartikel gelöst sind. In meinen Experimenten habe ich festgestellt, dass erst eine Menge Haferbrei von mehr als 20 Gramm (inkl. zugesetzter Geschmacksträger wie Honig oder Apfelmus) dazu führt, dass der Magenpförtner schließt und das Standardprogramm des Magens übernimmt.

Lange Zeit war ich der Meinung, dass die schnelle und intensive Verstoffwechslung im Dünndarm nur möglich wäre beim Einsatz roher getrockneter und gemahlener Saaten. Schließlich hatte ich die überraschenden mentalen Wirkungen im Jahre 2000 erstmals nach dem Verzehr eines chinesischen Produkts (KUIKE) erlebt, bei dem die Inhaltsstoffe Reis, Soja und Konjakmehl in nicht gekochter Form verwendet wurden. Für die Nutzung roher Zutaten sprach auf dem Papier der Umstand, dass nur bei rohen Pflanzen die Verstoffwechslung wesentlich unterstützender Nahrungsenzyme voll funktionsfähig erhalten sind. Aus der Bauspeicheldrüse und Leber kommen aber körpereigene Enzyme, die für die komplette Verstoffwechslung der nur kleinen Menge an Haferbrei ausreichen sollten. Zudem werden die Nahrungsenzyme nicht schon bei kurzfristiger Erhitzung zerstört, sondern erst nach einer längeren Zeit. *Im höheren Alter allerdings werden die Nahrungsenzyme immer wichtiger, weil die Menge an körpereigenen Enzymen dann sehr stark zurückgeht.* Alte Menschen sollten daher ihren Haferbrei bewusst nicht kochen sondern, falls nötig, nur leicht erwärmen.

Im Ergebnis zeigt sich, dass die Anregung des körpereigenen Aufbaus des Wohlfühlhormons Serotonin wohl auch mit in jedem Haushalt immer verfügbaren gesondert gemahlenen Haferflocken oder mit Hafermehl möglich ist, also die native Kost auf den leeren Magen zu sich nimmt, zur Lockung von Serotonin. Wie sehr gerade Kinder davon profitieren, ist abhängig vom bei ihnen vorhandenen zerebralen Serotoninlevel. Ich gehe davon aus, dass auch ausdauernde Bewegung („runners high"), besondere Hitze- und Kältereize (Sauna, Eisbaden) und die Wirkung des vollen Spektrums des Sonnenlichts zum Serotoninaufbau beitragen. Man kann derzeit relativ sicher sagen wann ein Mensch nicht ausreichend mit Serotonin versorgt ist, nämlich wenn sich bereits typische Störungen zeigen wie schlechte Stimmung, Depressionen, Burnout und Migräne.

Die alte Gewohnheit, *jeden Tag mit einem Schälchen Haferbrei zu beginnen hat sich jedenfalls als das beste Frühstück erwiesen*, dass man sich und seinen Kindern gönnen kann. Eine Schlussbemerkung: Es gibt nur wenige Menschen die Hafer nicht vertragen, weil es ein wenig Klebereiweiß (Gluten) beinhaltet. Dann macht man sich eben einen Reis- oder Hirsebrei oder greift zu Buchweizen oder Amarant (…)"[267].

Die optimale Ernährung ist immer ein Balanceakt. Kurz zusammengefasst sollten die nachfolgenden Kriterien, so weit als möglich, erfüllt werden:

- *Ernährungsfehler, problematische Nahrungsmittel und Zusatzstoffe sind zu vermeiden, oder auf ein Minimum zu reduzieren.*
- *Der überwiegende Anteil der Nahrung sollte pflanzlich sein.*
- *Ein möglichst hoher Anteil der Nahrung sollte in Form von Rohkost eingenommen werden.*
- *Gewürze und Konzentrate sollten auf ein Minimum, viele davon am besten auf null, reduziert werden.*
- *Sehr hohe Priorität sollte auf die Qualität (Vollwert, keine Schadstoffe, nicht genetisch verändert, Bio) und die frische des Produkts gelegt werden.*
- *Eine Denaturierung sollte, falls notwendig, sehr schonend (geringe Hitze, kurze Dauer, wenig Verluste an Inhaltsstoffen) oder natürliche Formen (z.B. Hydrierung, Fermentierung) erfolgen.*
- *Alle anderen Essensgewohnheiten und Einflüsse wie Menge, Art der Nahrung, Reihenfolge, Zeitpunkt, Kombination, Flüssigkeitszufuhr, Essverhalten (Stress, zu hastiges Essen dgl.) sollten unbeeinflusst den natürlichen Instinkten, den natürlich logischen Gesetzmäßigkeiten folgen und individuell angepasst sein (Alter, Gesundheitszustand, besondere Umstände usw.).*

In der Praxis sieht das Ganze dann so aus:
Eine ausgewogene, abwechslungsreiche, vollwertige Kost, am besten durch Salat, Gemüse, Kräuter, Obst, Samen und Nüsse, davon idealerweise so viel als

möglich in Rohkostform, oder schonend zubereitet (z.B. Getreide, Gemüse). Das sorgt zum einen für reichlich viel Vitalstoffe und *trotzdem kann man davon so viel essen wie man mag. Wer gesund leben will muss sich für die Ernährung Zeit nehmen und selbst das Essen besorgen und zubereiten, auch wenn es manchmal aufwendig ist.*

Damit die essentiellen Fettsäuren nicht zu kurz kommen, sollte man den Salat (Marinade z.B. aus Meersalz, Zitronensäure etwas Öl), dem Gemüse oder Getreide *etwas* (wenig) hochwertiges Pflanzenöl (reich an ungesättigten Fettsäuren und einem guten Omega 3/6 Verhältnis wie z.B. Leinöl, Rapsöl oder Olivenöl) zugeben.

Als Proteinquelle und Quelle von wichtigen essentiellen Fettsäuren empfiehlt sich besonders *biologisch einwandfreier frischer Fisch ohne Schadstoffe* (wegen der Fettsäuren EPA, DHA und dem hochwertigen Proteinen) idealerweise als Rohkost. Alternativ auch *moderate (angepasste, geringe) Mengen* anderer Fleischsorten, besonders Schaf-, Hasen-, Enten-, Hühnerfleisch aus biologisch artgerechter Aufzucht und Fütterung, aber auch das Fleisch von anderen Wildtieren, bevorzugter Weise Pflanzenfresser die nicht vom Menschen gefüttert werden. *Wichtiger als die Quantität der Protein- und Fettaufnahme ist die Qualität.* Das heißt auch, das (übermäßige) künstliche Hinzufügen von Fett, Proteine oder Kohlenhydraten zu den natürlichen Nahrungsmitteln ist nicht zu empfehlen.

Eier und Milchprodukte sind je nach Verträglichkeit, Art und Qualität nur (sehr) eingeschränkt (bedingt) zu empfehlen (siehe in den jeweiligen Kapiteln).

Asiatische Kost

In Zeiten wie diesen, wo viele oft neidisch auf eine traditionell gesunde asiatische Küche blicken, gewinnt man den Eindruck, dass z.B. die japanische Gesundheitsküche mit ihrem Goya (grüne Kürbisart), dem Combu (Seetang), der Sojaprodukte (leichter verdaulich als andere Proteinquellen), dem Sushi (hauptsächlich Reis mit rohem Fisch und Algen) und vieler anderer regionaler Köstlichkeiten, diese Kost eine bessere gesundheitliche Lebensqualität bei gleichzeitig steigender Lebenserwartung beschert. Nun, ist dem wirklich so?

Untersuchungen in diesen Regionen zeigen, dass *eine längere Lebenserwartung bei gleichzeitig längerer Vitalität nur für die Vorkriegsgeneration galt* die sich noch traditionell mit hochwertigen Produkten ernährt haben. Die Nachkriegsgeneration, also jene bis zum Pensionsantrittsalter, sind schon *zu sehr negativ beeinflusst durch industrialisierte Nahrungsmitteln, veränderte ungesunde Essgewohnheiten, eine schlechte Qualität der Lebensmittel aufgrund der Umweltverschmutzung, schädlicher Aufzuchtmethoden und einer ungesunden Zubereitungsart.* Bei den Jüngeren unter ihnen macht sich zusätzlich der Trend zur Fastfood-Ernährung negativ bemerkbar. So kommt es nicht von ungefähr, dass aus dieser Konsequenz heraus die Menschen in Asien heutzutage, trotz dem Mehrwissen an traditioneller Heilkunst, sehr viele mit den gleichen gesundheitlichen Problemen zu kämpfen haben als in unseren Breiten.

Japaner haben traditionell einer der gesündesten Ernährungsformen, nämlich rohen Fisch mit rohen Algen und dazu Reis. Diese Kombination enthält große Mengen an naturbelassenen Proteinen, essentiellen Fettsäuren, wichtigen Vitaminen und vielen wertvollen Mineralstoffen in einer ausgewogenen Zusammensetzung. Ab den zweiten Weltkrieg bis heute wurden jedoch die Meere immer mehr verschmutzt (Ölrückstände, Chemikalien, Radioaktiver Abfall, Schwermetalle, Plastikmüll usw.). Eine Konsequenz daraus ist, dass die Qualität von Fischen und Meeresfrüchte erheblich schlechter geworden ist, denn die im Meer gewonnenen natürlichen Lebensmitteln enthalten zunehmend Schadstoffe die sich extrem schlecht auf die Gesundheit auswirken können. Teilweise sind das Schadstoffe die schon in sehr geringen Mengen toxisch auf den menschlichen Organismus wirken können (z.B. Arsen, Blei, Quecksilber, Dioxine, radioaktive Substanzen u.v.a.m.). *Man kann sich überlegen was schwerer wiegt, die Verunreinigung durch Schadstoffe oder der Nutzen eines vorteilhaften Lebensmittels.* Aber auch die Ernährungsgewohnheiten der Japaner haben sich in den letzten Jahrzehnten massiv verändert. Fastfood und industrielle Fertignahrungsmittel haben Einzug gefunden. Dazu kommt noch der verminderte Konsum wertvollerer Rohkost (da teuer) und *hin zu vermehrt gekochten Speisen.* Hinzugekommen sind hier vor allem *Nudelgerichte und zu viel an gebratenem rotem Fleisch und gebratenen Gemüse, meist in stark überhitztem Fett oder Pflanzenöl,* wie dies vor allem in China weit verbreitet ist (z.B. Wok-Pfannengerichte), dazu z.B. noch gebratene oder gekochte Teigwaren was alles denaturierte, schwer verdauliche Kost ist.

Powerfood

Neuerdings sind sogenannte smoothies als „Super- oder Powerfood" bei vielen sehr beliebt geworden, da sie als frische Rohkost in flüssiger Form mit einem hohen Gehalt an Vitalstoffen für eine schnelle, köstliche und effiziente Nahrungs- und Energiequelle sorgen sollen. Diese Ernährungsform entspricht unserem modernen Zeitgeist: Es muss alles schnell gehen, bequem und einfach in der Handhabung sein, aber trotzdem wollen wir die ganze Energie und alle Vitalstoffe, geballt auf einmal, aufnehmen. Dies gerade deshalb, da in unserer heutigen schnelllebigen Zeit, diese knapp ist. Solche „frisch" gepressten Mischsäfte haben zwar einerseits den Vorteil, dass sie im Verdauungstrakt schneller verarbeitet und die Substanzen rascher aufgenommen werden können, doch andererseits werden solche Nahrungsmitteln in Form von Flüssigkeiten wie

Wasser hinuntergeschluckt, das hat zur Folge, dass die nahrhafte Flüssigkeit, welche sehr häufig einen hohen Anteil an Polysacchariden aufweist (besonders Gemüsesäfte), *dann nicht wie erforderlich durch die Speichelamylase vorverdaut werden können und somit die spätere Verdauung in Dünndarm einer erhöhten Belastung aussetzt.* Der Smoothie-Mixer übernimmt dabei den Zerkleinerungsvorgang und ersetzt damit praktisch den natürlichen Kauvorgang mit der Konsequenz, dass nicht nur der Brei (Saft) zu wenig mit Speichelamylase vermischt wird, sondern auch das Geschmackserlebnis der einzelnen Fruchtstücke verlorengeht und der Kauapparat zu wenig gefordert wird.

Zudem haben solche Säfte den Nachteil, *dass sie die natürlichen und an und für sich gesunden Bestandteile jedoch in einer zu hohen Konzentration (Menge) beinhalten, was ebenfalls das Gleichgewicht im Stoffwechsel empfindlich stören kann.*

Paleo- und Low-Carb Diäten

Die Ungewissheit über die richtige Ernährungsform hat ein paar unterschiedliche Lager herausgebildet:

Da sind zum einen die diejenigen, die behaupten, dass das Grundübel die Kohlenhydrate sind. Jene behaupten Kohlenhydrate machen dick und krank und sind ohnehin entbehrlich, da der Organismus auch ohne Kohlenhydrate auskommt. Das ist auch richtig, denn Glukose wird in dem Fall ausreichend aus Proteinen und Fetten generiert. Die Proteine und Fette dienen dabei auch als Träger von Vitaminen, Mineralstoffen und Spurenelementen. Die Kohlenhydrate wären somit entbehrlich und werden von jenen zusätzlich auch als bedenklich eingestuft. Verfechter dieser Ernährungsform werden trotz Vegan-Hype immer zahlreicher. Was nur die kritische Argumentation gegenüber den Kohlenhydraten betrifft, so ist ein Zuviel ähnlich schlecht wie ein Zuviel an Fetten oder Proteinen. Viele Anhänger dieser Ernährungsform sehen die perfekte Ernährung in der (völligen) Aussparung der Kohlenhydrate (vor allem durch das Weglassen von Zucker und Getreide) bei gleichzeitiger (Über-) Versorgung durch Nahrungsmittel die vorwiegend Proteine und Fette beinhalten. Es gibt sogar welche die so weit gehen, dass sie alle tierischen Fette (auch Schweineschmalz) ohne Mengenbeschränkung als gesund darstellen![268]

Dann gibt es wieder welche, die sich mehr auf die Vermeidung von Gluten haltigem Getreidemehl konzentrieren (vgl. Dr. W. Davies „Weizenwampe"). Ihnen ist jedoch gemeinsam, dass sie eine Art „Paleo-Diät" für die beste und gesündeste Variante halten, vor dem Hintergrund, da sich der Mensch in seiner Entwicklung (vermeintlich) am längsten dieser Art von Ernährung als sog. „Sammler und Jäger" bedient haben mag. Als einer der wesentlichsten Kritikpunkte kann man hierzu folgendes anführen: Eier und Milchprodukte seien in unbeschränkter Menge erlaubt, ebenso Fleisch, Fisch und gewisse Obst- und Gemüsesorten, sofern diese Lebensmittel und alle Produkte die daraus hergestellt werden aus artgerechter Bio-Tierhaltung stammen und industriell nicht verändert wurden, was aber die meisten der Verfechter dieser Diät gar nicht so genau nehmen, Hauptsache keine (oder wenig) Kohlenhydrate wie etwa Backwaren, Nudeln, Getreide und die Produkte daraus. *Doch das eigentliche Problem so einer Diät steckt im Übergenuss von Eiern, Milch, gewissen Fleischarten und deren Produkte, sowie an zu viel Fett.*

Viele wissen (auch die Paleo- oder Low-Carb-Diät Anhänger), dass Proteine und gewisse Fettsäuren essentiell für den Organismus sind und der Mensch theoretisch auf Kohlenhydrate verzichten kann. Vielleicht ist das auch mit ein (der Haupt-) Grund warum Paleo- oder Low-Carb-Diät Anhänger immer wieder Argumente pro Fett vorbringen, denn bei einer starken Reduktion oder dem völligen Verzicht von Kohlenhydraten muss der Körper die Energie aus anderen Quellen beziehen und da bleiben in dem Fall nur Fett und Proteine übrig.

Auch Dr. Bass versuchte immer wieder in seinen Statements Argumente für die Wichtigkeit des Fett- Konsums zu präsentieren. Folgt man seinen Argumenten, dann erscheinen sie zunächst logisch und schlüssig, doch viele seiner Thesen und Argumente wurden bereits durch neuere wissenschaftliche Erkenntnisse widerlegt. Nachfolgend dazu ein paar Auszüge eines Interviews mit Dr. Bass, indem er auf die Frage antwortete, wie bekannt es sei, dass vegetarische oder vegane Kost gesundheitliche Probleme verursachen kann. Zweifelhafte oder bereits widerlegte Aussagen sind am Ende mit (?) markiert:

„Etwa die Hälfte unseres Gehirns und des Nervensystems besteht aus komplizierten, langkettigen Fettsäuremolekülen. Die Wände unserer Blutgefäße brauchen sie auch. Ohne sie können wir uns nicht normal entwickeln. Diese Fettsäuren treten bei Pflanzen nicht auf (?).

Fettsäuren in einer einfacheren Form kommen vor, aber sie müssen in die langkettigen tierischen Moleküle umgewandelt werden - was ein langsamer, zeitaufwändiger Prozess ist. Hier kommen die Pflanzenfresser ins Spiel. Im Laufe der Zeit wandeln sie die einfachen Fettsäuren die in Gräser und Samen gefunden werden in intermediäre, kompliziertere Formen um, die wir brauchen.

Unser Gehirn ist wesentlich größer als das eines jeden Affen. Rückblickend auf die Fossiliengeschichte von frühen Hominiden zum modernen Menschen sehen wir eine ganz bemerkenswerte Zunahme der Gehirngröße. Diese Erweiterung benötigte große Mengen der richtigen Fettsäuren. Es hätte niemals geschehen können, wenn unsere Vorfahren kein Fleisch gegessen hätten (?). Die menschliche Milch enthält die für die große Gehirnentwicklung benötigten Fettsäuren nicht, auch Kuhmilch nicht. Es ist kein Zufall, dass unser Gehirn in relativer Hinsicht etwa fünfzigmal so groß ist wie das einer Kuh.

Der Vegetarier wird wohl enttäuscht sein zu erkennen, dass, während Sojabohnen reich an kompletten Proteinen sind, sowie Körner und Nüsse auch kombinieren um vollständige Proteine zu liefern, aber keine enthält die Fette die für die richtige Entwicklung des Gehirns wesentlich sind (?).

Obwohl das Essen von Fetten heute von einigen erkannt wird, um darin eine Ursache von Herzerkrankungen zu entdecken (irrtümlich, siehe Cholesterin Mythos), wissen wir, dass unsere Vorfahren große Mengen an Fett gegessen haben. Tierschädel wurden aufgebrochen und ihre Gehirne ausgeschöpft; lange Knochen wurden ebenfalls wegen ihres Markinhalts aufgebrochen. Sowohl Gehirn als auch das Mark sind sehr reich an Fett. .... "[269]

Wer jetzt denkt, dass die permanente Zufuhr größerer Mengen an Fett, auch wenn es ein qualitatives hochwertiges ist, auf Dauer erträglich und gesund ist, irrt, denn, genauso wie bei allen deponierten Sachen, greift auch der Organismus zuerst auf die frisch zugeführten Fette zu, erst wenn zu wenig Energie zugeführt wird, werden die Depots genutzt, und erst wenn die Depots genutzt werden beginnt die eigentliche Entgiftung des Körpers, das heißt, wer regelmäßig genügend Fett isst wird schädliche (und oft unschöne) Depots niemals los.

Beim Fleisch weiß man, dass es sehr viel Proteine und je nach Art auch genügend Fette enthält. Bei den pflanzlichen Lebensmitteln sieht das, bis auf wenige Ausnahmen, ganz anders aus, denn viele pflanzliche Lebensmittel machen den Eindruck, dass Fett und Protein dazugegeben werden muss, da sie selbst arm an diesen seien. *Diese Sichtweise täuscht, denn jede Pflanze enthält außer Kohlenhydrate auch Fettsäuren und Proteine in einem ausgewogenen Verhältnis, dabei ist der physiologische Wert meist sogar noch höher einzustufen als bei tierischen Nahrungsmitteln,* insbesondere was die Menge an mehrfach ungesättigten Fettsäuren und die Qualität der Proteine anlangt. Rohe pflanzliche Kost ist vollwertig, die Inhaltsstoffe sind im richtigen Verhältnis zueinander und die natürliche Balance ist gegeben, man braucht also nichts hinzufügen (z.B. Fette, Säuren, Proteine etc.). Zudem gibt es eine sehr große Palette an pflanzlichen Lebensmitteln die man auch roh essen kann, so kann man „ernährungstechnisch" auch nichts falsch machen, was bei tierischen meist nicht der Fall ist, denn tierische Kost muss zum Großteil denaturiert werden (durch braten, kochen etc.). Hier wird der hohe Wert pflanzlicher Lebensmittel nochmals anschaulicher, *denn die nicht denaturierten, naturbelassenen Inhaltsstoffe haben den höchsten und optimalen Wert für jeden verwertenden Organismus, besser geht es nicht.* Dabei ist es sehr oft auch nicht notwendig (größere Mengen) Aufbereitungsmitteln (z.B. Speiseöl, Salz, Essig, Zucker, Würzmittel etc.) zur besseren Aufschließung (z.B. Fermentierung) zuzugeben, um dadurch eine bessere Verdauung zu erreichen (z.B. Dressing bei Salaten) oder damit die pflanzliche Kost besser schmeckt (z.B. beim Obst).

Einige pflanzliche Produkte die man nicht roh essen kann, muss man auch durch kochen, dünsten etc. aufbereiten (z.B. Kartoffel, Bohnen, Reis, etc.), aber auch diese Nahrungsmitteln sollten zumindest so einen hohen Wert haben als denaturierte tierische Produkte. Aber genau hier scheiden sich die „Geister", denn pflanzliche Lebensmittel mit einem hohen Anteil an Polysaccharid-Kohlenhydraten (wie z.B. Produkte aus Getreide und Kartoffeln) werden z.B. von den Low-Carb und Paleo Anhängern gemieden. Andere wiederum verurteilen nur die Gluten haltigen Getreideprodukte.

Natürlich weiß man heute aus der Ernährungswissenschaft, dass zu viel Proteine und Hormone, z.B. durch den Konsum von zu viel Fleisch, Eier, Milchprodukte oder anderer Proteinträger, oder sogar pflanzlicher wie z.B. durch zu viel Hülsenfrüchte, entzündliche Prozesse ausgelöst werden können, bzw. für entzündliche Prozesse (z.B. Gelenksentzündungen etc.) sogar nachweislich verantwortlich gemacht werden. Verschärft wird die Situation der Übersäuerung oft zusätzlich durch den Konsum anderer säurebildender Nahrungsmittel und Stoffe wie Kaffee, Zucker, kohlensäurehaltige Getränke, Alkohol, Zigarettenrauch, schlechte Umgebungsluft, zu wenig Bewegung u.a.m. Eine Übersäuerung muss der Stoffwechsel mit viel basischen Mineralstoffen kompensieren, das sind vorwiegend Calcium, Magnesium und Kalium plus einiger Spurenelemente. Zu diesem Zweck zieht der Organismus basische Reserven aus den Depots (Skelett, Zähne, Bindegewebe, Haare, Nägel etc.) ab, wodurch dort ein Mangel entsteht, die Folge sind die dafür typischen entzündlichen Krankheiten. *So kann es sein, dass trotz ausreichender mineralstoffreicher Ernährung, i.d.R. wenn zu proteinreich* (z.B. durch die Milch als Kalziumquelle), *ein Mangel an basischen Mineralstoffen entsteht.* Dieser Umstand wurde auch von Seiten der Ärzte, Apotheker und der Nahrungs-Ergänzungsmittelbranche aufgegriffen und ein gutes Geschäft daraus gemacht, obwohl man dieses Problem mit der richtigen Ernährung und vielleicht zusätzlich mit ein paar anderen Komplementärmaßnahmen wie z.B. weniger Genussmittel, mehr Bewegung, ausbalancierte Psyche etc. leicht beheben könnte. Ein guter Beitrag bezüglich Übersäuerung ist im „Spiegel"-Magazin zu finden[270].

Vegan und Vegetarisch

Veganer meiden gänzlich alle tierischen Produkte, Vegetarier hingegen akzeptieren bestimmte tierische Produkte wie z.B. Eier, Milch, Käse oder Honig. Gemeinsam ist diesen beiden Ernährungsformen der Umstand, dass die Kohlenhydrate aus Vollkorngetreide als gesund angesehen werden, mit der Einschränkung, dass es auch hier wieder welche gibt die Gluten haltige Produkte ablehnen oder vermeiden. In den meisten Fällen handelt es sich hier um eine Personengruppe die bereits Erfahrung mit irgendwelchen gesundheitlichen Problemen zivilisatorischer Art gesammelt haben (z.B. Allergien,

Unverträglichkeiten, Hautprobleme, Verdauungsprobleme, erhöhte Anfälligkeiten, Hypersensibilitäten etc.) und ihr „Heil" daher sozusagen in der Homöopathie bzw. in einer vermeintlich gesunden Ernährung suchen, dabei steht bei ihnen die Herkunft und die Qualität der Lebensmittel bzw. der Produkte im Vordergrund und weniger, ob diese Produkte oder Lebensmittel tatsächlich gesund bzw. sinnvoll sind. Ein Beispiel dazu:

Egal welcher Käse, Hauptsache Bio vom regionalen Hersteller mit Gütesiegel und Kennzeichnung, obwohl vielleicht eine Unverträglichkeit gegen (gewisse) Milchprodukte vorliegt. Oder bei Fertiggerichten: Egal ob das Gericht mit heißen Öl gesättigt mit schädlichen Transfetten zubereitet wurde, Hauptsache es ist aus vegetarischen Biorohstoffen. Viele solcher Personen lassen sich dazu noch von der Propaganda alles Mögliche an nutzlosen Ergänzungsmitteln einreden, denn *es könnte ja sein, dass irgendetwas fehlt* (wie z.B. „Ja unsere Böden sind schon so arm an gewissen Mineralstoffen", usw., das müsse man alles extra zuführen….). Diese Personengruppe ist auch sehr anfällig alles Mögliche an Besonderheiten am Markt zusammenzukaufen und auszuprobieren. Es sind meist diejenigen, die alle möglichen Informationen gierig in sich aufsaugen, aber durch die verschiedensten Informationen nur noch verwirrter werden, mit der Enttäuschung, dass die angepriesenen Mittelchen nicht das erhoffte und versprochene gebracht haben. Hier greift auch die Pharmazeutik und die Medizin ein, die auch ihre Mittelchen an den oder die Konsumentin bringen wollen, obwohl die meisten der Ärzte ohnehin wissen, dass viele ihrer verschriebenen Arzneien keine (langfristige) Lösung darstellen, da der tatsächlichen Ursache gar nicht auf den Grund gegangen wird oder die Ursachenfindung sogar bewusst vermieden wird. Über dieses Gefühl der medizinischen „Abzockerei" und Ohnmacht berichten immer mehr Menschen. Im Prinzip ist diese moderne „es fehlt was"-Kultur totaler Schwachsinn, denn in einer gesunden und ausgewogenen Ernährung fehlt gar nichts, da ist alles in ausreichender Menge vorhanden und die Schadstoffe kann man mit den meisten Zusatzmittelchen ohnehin nicht (sinnvoll) neutralisieren. Schadstoffe richten, wie der Name schon sagt, zuerst Schaden an und müssen dann vom Organismus ausgeschieden bzw. entsorgt werden, sofern das überhaupt möglich ist.

Eine ausschließlich (restriktiv) vegane Kost dürfte für den Menschen auf Dauer nicht zielführend sein, dies bestätigen viele Experten auf dem Gebiet. Auch Mahatma Ghandi musste eingestehen, *dass der rein veganen Kost etwas fehle, was zu einem Leistungsverfall, sowohl auf physischer als auch auf psychischer Ebene, führt*. Wir können so etwas auch bei den Gurus bemerken die eine vegetarische oder vegane Diät halten und darauf schwören, denn wir wissen auch, dass solche Personen eher zurückgezogen leben, oft ohne körperliche Anstrengung und der Verfall der geistigen Leistungsfähigkeit wäre bei ihnen äußerlich wohl kaum merkbar, aber zumindest überprüfenswert, denn nur beten, meditieren, belehren und „Kräuter essen" ist auch nicht gerade viel Action, ohne damit die Leistungen oder Verdienste solcher Menschen gering schätzen zu wollen. *In der Tat stellt bei der rein veganen Kost die Energieversorgung das größte Problem dar*, denn die pflanzliche Kost hat viel weniger Kalorien als tierische, daher müssen Veganer öfter und größere Volumen essen, um auf denselben Energiegehalt zu kommen wie omnivore. Die Energie muss dann vorwiegend über stärkehaltige Produkte wie Kartoffeln oder Bohnen aufgenommen werden. *Die Aufnahme über Transfette (Gebratenes) oder Süssigkeiten ist auch sehr problematisch, wird aber häufig unbewusst betrieben.* Ein Problem kann auch für jene entstehen die *harte bzw. anstrengende Arbeit verrichten oder Sport treiben*, weil dann, neben dem Energiegehalt, *auch ein höherer Bedarf an Proteinen notwendig ist*. Die Versorgung mit essentiellen Fettsäuren stellt hingegen normalerweise kein Problem dar, *allerdings muss dabei eine ausreichende Versorgung an Omerga-3 Fettsäuren gewährleistet sein und das Omega-3/6 Verhältnis muss passen*. Der Gesundheit zur Liebe sollten die gesättigten Fette nicht vorwiegend durch hocherhitzte Bratfette konsumiert werden.

G. Westbrock schrieb in seinem Buch "When Hallelujah Becomes: What Happened?" über die Demineralisierung, den Energieabfall, die Gedächtnisschwäche und den neurologischen Problemen bei rein veganer Kost[271].

Das ganze mag auch damit zusammenhängen, da der Mensch historisch als höchstentwickeltes allesfressendes (omnivores) Tier diese Art der Ernährung zu seiner Entwicklung benötigte, da andere (pflanzliche) Eiweißquellen wie etwa Getreideerzeugnisse, beginnend mit der Altsteinzeit bis zur Jungsteinzeit, nicht (oder nur im geringen Ausmaß) zur Verfügung standen. Auch die meisten anderen intelligenteren Tiere wie Hunde, Katzen, Delphine (frisst andere Fische) sind Fleischfresser oder Allesfresser, wie z.B. Schimpansen, bei denen der pflanzliche Anteil allerdings relativ hoch ist. *Ausnahmen dagegen sind z.B. der Elefant oder das Pferd, die fressen allerdings auch Samen und Körner die sie restlos verdauen und verwerten können.*

Um hier nicht voreilig falsche Schlüsse zu ziehen, *muss man hier ganz klar zwischen Rohkost und denaturierter Kost unterscheiden, was im Zusammenhang mit veganer oder vegetarischer Kost kaum gemacht wird, denn NUR bei einer natürlichen, frischen und unverarbeiteten Rohkost* gibt es zwischen pflanzlicher und tierischer Herkunft kaum Unterschiede hinsichtlich der physiologischen Qualität, *denn das Hauptkriterium bezüglich der Inhaltsstoffe in den Lebensmittel sind ohne Zweifel die Proteine*. Näheres dazu im Kapitel Rohkost vs. gekocht.

Was die Ernährungsphilosophie von Veganern betrifft so gibt es dazu auch die ethische Komponente: Inwieweit man durch die eigene Ernährung anderen Lebewesen Schaden zufügt. Veganer lehnen ja strikt tierische Produkte ab, damit kein Tier wegen der Essgewohnheit des Menschen sterben muss. Eine edle Einstellung, doch man kann die Sache auch etwas differenzierter betrachten:

Auch Pflanzen sind Lebewesen und Pflanzen sich z.B. durch ihre Samenkörner fort. Wenn nun Veganer verarbeitete Samenkörner essen (Getreide, Nüsse etc.), dann essen sie auch den Nachwuchs der Pflanzen, genau genommen dürfte man dann nur die Früchte ohne Samen essen, denn die dienen nur der Verteilung der Samenkörner. Diese Diskussion könnte man durchaus führen.

Tiere töten die Beute meist nur damit sie selbst überleben können, also nach dem Prinzip: „Fressen und gefressen werden". Allerdings gibt es im Tierreich auch Auseinandersetzungen bei dem der Feind nur zwecks Gewinnung oder der Verteidigung von Ressourcen und Ansprüchen getötet wird. Beim Menschen ist das nicht anders. *Müsste der omnivore Mensch allerdings seine tierische Nahrung selbst töten und zerlegen* (so wie es in der Steinzeit üblich war) dann würde der moderne Mensch, trotz seiner modernen Waffen und Hilfsmittel, *wahrscheinlich anders denken und viel weniger Fleisch von Wildtieren konsumieren als er das aktuell tut.*

Selbst Einstein fühlte sich eher zum Vegetarismus hingezogen, so schrieb er u.a. „(...) *bin ich davon überzeugt, dass eine vegetarische Lebensweise durch ihre rein physikalische Wirkung auf das menschliche Temperament zum Wohle der gesamten Menschheit beitragen würde.*"[272]

Es gibt auch Veganer die behaupten, aufgrund des niedrigen Magen pH-Wertes des Menschen als omnivore von 2-4 und eines vermeintlich niedrigeren pH-Wertes von karnivoren 1-2 sollte der Mensch lieber eine pflanzenbasierte Diät halten[273]. Umgekehrt könnte man aber genauso argumentieren, dass der niedrige pH-Wert des Menschen ihn besser zum karnivoren prädestiniert. Eine Studie aus dem Jahr 2015 zeigt folgendes[274]:

Durchschnittliche Magensäurewerte von Lebewesen:

Aasfresser: 1,3
Fakultative Aasfresser: 1,8
Fleischfresser: 1,2
Allesfresser: 2,9
Spezialisierter Fleischfresser: 3,6
Enddarm Pflanzenfresser: 4,1
Wiederkäuende Pflanzenfresser: 6,1

Interessanterweise steht der Mensch mit den Werten näher zum Aasfresser als andere Omnivoren, es wird angenommen, *dass der Hominide in seiner Entwicklung zur Abwehr von pathogenen Keimen bis heute einen relativ niedrigen pH-Wert aufweist. Allerdings verhindert eine zu starke Magensäure auch die Rekolonialisation durch nützliche Mikroben. Eine Studie zeigt auch, dass ältere Menschen einen wesentlich niedrigeren pH-Wert aufweisen, womit sie erstens tierische Nahrung nicht mehr so gut vertragen und zweites anfälliger auf Infektionskrankheiten sind. Allerdings spielt bei der Beurteilung auch das individuelle Verhalten des Immunsystems eine wesentliche Rolle.* Um das vollständige Muster zu verstehen sind detailliertere Studien über die Darmmikrobiota, Magensäure und Diät erforderlich[275].

Als Fazit kann man folgendes feststellen: Da die Säurekonzentration besonders bei omnivoren stark variabel ist und von der jeweiligen Nahrung abhängt, und zudem die wesentlichen Faktoren wie Alter, der Zustand des Immunsystem und der generelle Gesundheitszustand mitberücksichtigt werden müssen, *kann über den pH-Wert des Magens keine generelle Empfehlung zu einer bestimmten Diät gegeben werden.* Das bedeutet aber auch, dass der pH-Wert sich der Nahrung anpasst, denn schließlich muss die Magensäure auch die Verdauungsarbeit erledigen, und nicht umgekehrt, *dass der Mensch sich irgendeinem fiktiven pH-Wert der Nahrung anpassen soll.* Was man aber schon machen sollte wäre, die Nahrung dem Alter gemäß auf leichter verdaulich anzupassen, *das bedeutet für das fortgeschrittene Alter weniger tierische Produkte, bessere Zerkleinerung und Einspeichelung der Speisen im Mund, eventuell auch eine bessere externe Vorverdauung der Speisen (enzymatisch und Fermentierung).*

Was eine gesunde Ernährung leisten kann

Eine richtige (situations- und altersangepasste), gesunde Ernährung hat ein enormes Heilpotential das allgemein unterschätzt wird, denn die Ernährung beeinflusst den Stoffwechsel wesentlich und damit den ganzen Organismus, außerdem beziehen wir durch die Ernährung fast unsere gesamte Lebensenergie und all die Vitalstoffe die für das Wachstum und zur Aufrechterhaltung der Gesundheit notwendig sind, nicht umsonst gibt es den Spruch: *„Du bist was du isst".*

..... Heute weiß ich, *dass man chronische entzündliche Krankheiten durch die richtige Ernährung präventiv verhindern und auch heilen kann.* Ich bin aber ebenfalls überzeugt, dass auch Krebs durch eine gesunde Ernährung in einem hohen Masse verhindert werden kann und auch bei der Heilung von Krebs eine wesentliche Rolle spielt, das bestätigen zahlreiche medizinische Studien. Wie dies sogar Hippokrates bereits erkannte: *„Die Lebensmittel sollen eure Heilmittel sein".*

Grundsätzlich ist *jede Diät immer nur so gut und effizient, wie sie tatsächlich eingehalten wird. Für jede entzündungshemmende Ernährung gilt, dass ein*

Basenüberschuss erfolgen muss, keinesfalls ein Säureüberschuss, und dass krankmachende Ernährung weglassen wird. Vegetarische Kost wird allgemein bei chronisch-entzündlichen Krankheiten wie z.B. Rheuma, Arthrose, Autoimmunkrankheiten empfohlen, das ist unumstritten. Was aber viele immer noch nicht ganz verstanden haben ist, auch so mache Fachleute nicht, dass *nicht das Hinzugeben wichtig ist, sondern das Weglassen* (das Weglassen von Schädlichem, dann sollte automatisch das Gesunde übrig bleiben). Ganz klar, Nahrungsergänzungen, Heilbehelfe und sonstige Mittelchen sind heutzutage für viele ein sehr gutes Geschäft.

Was die Ernährung anlangt, so sollten sich all jene die zu viel an Konzentrate zu sich nehmen, darauf besinnen, dass grundsätzlich das *am gesündesten* ist, *was in der Natur frei angeboten wird.* Das heißt all jene die sich z.B. zu viel Speiseöl in den Salat geben (z.B. wegen dem Omega 3), die gerne Mehlprodukte und Teigwaren essen, die Süßigkeiten essen und alles zusätzlich zuckern, denen sei gesagt, *dass es all diese Lebensmittelkonzentrate in der freien Natur so nicht gibt, sie entstammen allesamt der Produktion des Menschen. Diese Substanzen sind in den Pflanzen und Früchten immer in der richtigen Zusammensetzung, Konzentration und Balance vorhanden, welche auch so genossen werden sollten* (idealerweise nicht weiterverarbeitet), damit kein Ungleichgewicht entsteht, die Ausgewogenheit erhalten bleibt und diese Produkte vom humanen Organismus auch richtig und optimal verwertet werden können. Salz ist klarerweise auch ein Konzentrat und kommt in der Natur auch so vor, allerdings meist nicht in der Form wie unser klassisches, konzentriertes Kochsalz (chemisch NaCl), *sondern in Form von verträglicherem und abgeschwächten Mineralsalzen.* Salz ist im engeren Sinn auch *kein* klassisches Lebensmittel, sondern als ein essentielles Gewürz zu betrachten, da es in unserer täglichen Ernährung kaum wegzudenken ist, also hat es eine gewisse Sonderstellung.

Das heißt alle aus den natürlichen Lebensmitteln extrahierten Konzentrate wie Zucker, Pulver (aus Getreide und Samen), Öle, Fette, Proteine dürften genau genommen *nur zum Würzen oder Fermentieren verwendet werden, damit sie so wenig wie möglich das Gleichgewicht stören.* Der Honig ist zwar ein Naturprodukt, aber ebenfalls als Konzentrat zu betrachten, denn er wurde bereits durch ein anderes Lebewesen, den Bienen, konzentriert, die diesen als Nahrungs- und Energiequelle in der von ihnen produzierten Form ohne Probleme verwenden können, *aber nicht der Mensch,* denn die Bienen haben bekanntlich einen anderen Stoffwechsel als der Mensch.

Ähnlich ist es mit der Milch von Weidetieren, welche bekanntlich nur als Kraftfutter für den heranwachsenden Körper verwendet werden dürfte, hier ist die Analogie zum Menschen schon etwas näher, da die Weidetiere bereits einen ähnlichen Stoffwechsel besitzen als der Mensch, mit dem wesentlichen Unterschied, dass sie aufgrund einer anderen Mikrobiom-Zusammensetzung auch Zellulose verwerten können, was in der Form für den Menschen nicht möglich ist.

Zusammenfassende Erkenntnisse und Ergänzungen

Für die nächsten Kapitel beachten sie bitte unbedingt die Hinweise des Haftungsausschlusses auf Seite 2 des Buches.

Experten empfehlen ein Verhältnis von mehr als 2:1 von pflanzlicher zu tierischen Lebensmitteln: Fleisch sollte auf eine Mindestmaß reduziert sein, um Krebsentstehung entgegen zu wirken. Die Schutzwirkung scheint mit größeren Mengen zu steigen. Je mehr Pflanzen, desto geringer das Krebsrisiko[276].

Den Energiebedarf sollte man zu 50 bis 60 % mit Kohlenhydraten, zu 25 bis 30 % mit Proteinen und zu 10 % mit Fetten abdecken[277].

Ein möglichst hoher Anteil der Nahrung sollte durch Rohkost gedeckt werden, denn lebendige Lebensmittel spenden Leben, tote Nahrungsmittel hingegen, beschleunigen das Sterben. Wenn man natürliche Rohkost wie z.B. eine Melone oder einen Apfel isst, dann denkt man im Grunde wenig darüber nach, ob eventuell Schadstoffe enthalten wären und ob das Lebensmittel irgendwie nachteilig manipuliert sein könnte, denn schließlich erwartet man vordergründig, dass es sich um ein Naturprodukt handelt, natürlich gewachsen am Baum oder auf der Erde. Diese Sorglosigkeit muss man bei der zunehmenden Umweltverschmutzung und der immer subtileren Behandlung mit Agrargiften mehr und mehr in Frage stellen. Es empfiehlt sich daher auch bei vermeintlich gesunden Lebensmittel die Herkunft, und wenn möglich, auch die Aufzucht- bzw. Wachstumsbedingungen zu überprüfen.

Oft wird der Rohkost bzw. der Vollwertkost vorgeworfen und als Nachteil ausgelegt, dass sie schwerer verdaulich sei. Dieser Vorwurf ist unbegründet, denn *sie basiert auf der These, dass Rohkost langsamer verdaut wird* bzw. die Verdauung von Rohkost längere Zeit in Anspruch nimmt. Dem muss man allerdings entgegenhalten, dass einerseits *die Geschwindigkeit der Verdauung kein Maß für die Vorteilhaftigkeit ist*, und andererseits es Studien gibt die genau das Gegenteil feststellen. *In der Regel ist es doch so, dass gerade pflanzliche (Roh-) Kost schneller verdaut wird als alles andere.* Falls eine Rohkost doch länger im Verdauungstrakt verweilt als gekochte, dann hat das ganz einfach den Grund, dass die *Dichte an wertvollen Nährstoffen bei der Rohkost höher* ist und dadurch die Verdauung auch mehr Zeit benötigt um diese Stoffe aufzunehmen, *daher ist dieser Umstand bei der Rohkost ein Vorteil* und *kein Nachteil*. Eine längere Verweildauer der Speise kann dann zum Nachteil werden, wenn industriell produzierte Fertigprodukte mit ihren ungesunden Inhaltsstoffen die Verdauung massiv erschweren, dadurch vermehrt gesundheitsschädliche Substanzen aufgenommen werden und zudem das Mikrobiom und die

Schleimhäute des gesamten Verdauungstraktes schädigen. Zudem darf man auch nicht vergessen, dass gerade die pflanzliche Kost in seiner Vielfältigkeit die Rolle der Aufnahme und des Abtransportes von Giftstoffen und pathogenen Keimen aus dem Verdauungstrakt übernimmt (Entgiftung). Des Weiteren hat eine längere Verweildauer von Rohkost im Gastro-Intestinaltrakt (man vgl. z.B. rohen Getreidebrei mit gekochtem Getreide) auch den Vorteil eines längeren Sättigungsgefühls, *bei ungesunder Nahrung wird diese längere Verweildauer, aus den vorher genannten Gründen, allerdings zum Nachteil.*

Generell kann man sagen, wenn man die Lebensmittel welche die Natur anbietet, am besten roh oder nach enzymatischer Aufbereitung ohne weitere Verarbeitung oder Veränderung, isst, dann kann man normalerweise keinen Fehler machen, denn daran hat sich unser Stoffwechsel über Millionen Jahre hinweg angepasst, es sei denn, man verwendet Toxisches, Ungenießbares oder Schadstoffbelastetes.

Da das Angebot und die Verwendung von industriell gefertigten Nahrungsmittelprodukten und -Zusatzstoffen immer mehr zunimmt (sowohl im Handel als auch in den Gastronomiebetrieben), und zusätzlich der Anteil an denaturierten Speisen weiter steigt, wird auch das Problem der sogenannten „Maillardprodukte" immer wichtiger, daher gibt es auch immer mehr Meinungen, dass die ernährungsphysiologischen Details der Nahrungsmittelbestandteile wie HCAs, PAHs, AGEs und Acrylamid priorisiert werden sollten.

Ryan Andrews bezieht dazu folgendermaßen Stellung:
„Wenn die Diät hauptsächlich auf verarbeitete Lebensmittel wie Fleisch und Alkohol basiert, dann sollte man sich keine Sorgen wegen AGEs machen, denn dann wird man wahrscheinlich eine Krankheit im Zusammenhang mit seinem gesamten Lebensstil bekommen. Wenn die Ernährung allerdings bereits auf vollwertige, unverarbeitete Lebensmittel, einschließlich vieler Pflanzen, basiert, erst dann könne man beginnen, die feineren Punkte der Zubereitungsmethoden von Speisen zu optimieren".

R. Andrews meint weiter: „Eine Diät die auf hoch verarbeitete Lebensmittel und Fleischprodukte basiert ist nicht die beste Option für die Gesundheit und kann zu einer Reihe gesundheitlicher Probleme führen, inklusive Fettleibigkeit und zu Krebs beitragen. Egal welch einen Essensstil man pflegt, *das hochverarbeitete und erhitzte Zeug neigt dazu am gefährlichsten zu sein*, einschließlich Kartoffelchips, Pommes frites, *kommerzielles* Frühstücksgetreide, gegrilltes Fleisch, Fast-Food Fleisch, Feinkost, etc. Es gibt viele Gründe dieses Zeug zu vermeiden. Bei der Zubereitung von Speisen sollte man unverarbeitete Rohstoffe verwenden, die gekocht, gedämpft, gedünstet, gekeimt, fermentiert oder pochiert werden. Zu vermeiden sind Hochtemperatur-Grillen, Braten, Frittieren, Backen und Braten".

Gut, im Großen und Ganzen werden mit dieser Aussage einmal mehr die obigen Darstellungen bestätigt. Um Karzinogene zu reduzieren sollte man nach Ryan folgendes beachten:

„Mageres Fleisch verwenden, das in einer sauren Marinade vorbereitet wurde. Niedrigere Temperaturen und feuchte Hitze verwenden und nicht überkochen (zu lange). Keine Grillkunststücke mit Flämmen oder ähnliches aufführen.

Der AGE-Gehalt der Säuglingsnahrung ist höher als der von Menschen oder Kuhmilch. HCAs und PAHs scheinen schädlicher als Acrylamid und AGEs zu sein. Tee und Herba Mate können die Bildung von AGEs hemmen. In einer Studie erhöhte die Verwendung von Mikrowelle den AGE-Gehalt im Vergleich zu herkömmlichen Kochmethoden schneller. Hohe Mengen an Methylglyoxal, ein Zwischenprodukt der Maillard-Reaktion, finden sich in handelsüblichen *Erfrischungsgetränken die einen hohen Gehalt an Fructose-Maissirup enthalten.* Mandel-Butter aus Kalifornien wird dampf-pasteurisiert, dies erhöht die Temperatur des Kerns auf etwa 71° C. Low-Carb-Backwaren mit Zuckeralkoholen (Maltitol, Xylitol) erzeugen keine Maillard-Reaktionen. *Leider ist der Kompromiss aber oft der Grund für ein Darmleiden*“.

Er erwähnt allerdings auch ein paar (unwesentliche) Vorteile: „Während hohe Temperaturen auch schädliche Verbindungen erzeugen können, können sie auch schädliche Verbindungen zerstören. Einige von den Nahrungsmitteln abgeleitete AGEs können auch nützliche antioxidative und desmutagene (mutationsbekämpfende) Eigenschaften haben“.

Eines der wichtigsten Empfehlungen die das Amerikanische Institut für Krebsforschung gibt, ist: *"Wählen Sie meistens pflanzliche Lebensmittel, beschränken Sie rotes Fleisch und vermeiden Sie verarbeitetes Fleisch"*[278].

Wenn es um die Einnahme von AGEs geht, dann wird zur Vermeidung meist die Temperatur und die Kochzeit angeführt, kaum eine Erwähnung findet allerdings der Umstand, dass alleine schon durch das sortenreine Kochen (Zutaten getrennt kochen) viel an AGEs vermieden werden kann. Was bedeutet das? Das bedeutet im Klartext, dass man kohlenhydratreiche Nahrungsmitteln (z.B. Beilagen wie Reis, Kartoffeln, Getreideprodukte, Kürbis, Lebensmittel mit einem hohen Zuckergehalt etc.) *nicht zusammen mit stark proteinhaltigen oder fetthaltigen Lebensmittel* (z.B. Fleisch, Milchprodukte, Eier, Käse, Schmalz, Öl etc.) *kochen* soll. Daher sollte man Nahrungsmittel-Gemische (Fertiggerichte) bei denen diese Nahrungsmittelarten bereits vorgemischt wurden unbedingt vermeiden, da durch das Erhitzen die erwähnten unerwünschten Reaktionen stattfinden, wenn sie nicht schon im Zuge des Herstellungsverfahrens diesen chemischen Prozess durchlaufen sind und dadurch schon mit AGEs vorbelastet sind. Wenn sie dann vom Konsumenten *nochmals erhitzt* werden, dann werden zusätzlich nochmals weitere AGEs oder andere Toxine produziert. Beispiele dafür sind Bratwürste, Nudeln, diverse Fertiggerichte, gemischte Suppen, Grillkäse u.a.m.

Die Rahmenbedingungen, welche sich aus der Umwelt und unserem Umfeld ergeben, können wir *als einzelne Person nicht verändern*, das können nur die mächtigen Entscheidungsträger, Gremien und manchmal auch Menschenmassen. *Was wir als einzelne Normalbürger schon tun können ist, uns so gut als möglich vor negativen Umwelteinflüssen zu schützen (z.B. durch Ortswechsel etc.), bzw. selbst unseren Beitrag zum Umweltschutz leisten, auch alleine schon wegen der Vorbildwirkung.*

Unsere persönliche Gesundheit müssen wir allerdings zu einem erheblichen Teil selbst in die Hand nehmen. Da unsere *Speisen und Getränke die Hauptversorgung unseres Körpers* darstellen (außer Luft, Licht und Liebe) beeinflussen diese unseren Organismus am wesentlichsten, das ist aber gerade ein Bereich, wo wir als einzelne für uns selbst am meisten zum positiven hin (aber auch zum negativen) bewirken können. Wenn wir uns die ganze Palette an Meinungen zum Thema Ernährung ansehen, so kann man durchaus feststellen, dass man überall einiges an Nützlichem entnehmen kann, aber überall auch einigen Grund zur Kritik findet. So kann man sowohl der omnivoren Ernährung, der Paleo-Diät, der Low-Carb Diät als auch der vegetarischen und veganen Küche, etwas positives, aber auch negatives, abgewinnen. Dasselbe gilt aber auch für die Medizin, Ernährungswissenschaft und Homöopathie.

Um herauszufinden was man als nützliches bzw. positives für sich selbst übernehmen kann, filtert man einfach die Dinge aus den gesamten Angebot an Informationen heraus die sich bereits hinreichend und vielfach in der Praxis bewährt haben, bzw. bei deren Anwendung ein nachhaltiger Erfolg mit einer sehr hohen Wahrscheinlichkeit zu erwarten ist. Erfolg bedeutet hier, dass das gewünschte Ergebnis auf Dauer erreicht wurde, ohne damit andere Einschränkungen oder unangenehme Nebeneffekte dauerhaft hinnehmen zu müssen. Solche Maßnahmen sind meist von verschiedenster Seite her anerkannt. Ich möchte daher hier zum Abschluss ein paar essentielle Punkte für eine nachhaltig „optimale" Ernährung anführen, so wie sie sich für mich derzeit, aus der Summe an Informationen und der praktischen Erfahrung heraus, darstellt. Bei einer sehr restriktiven (temporären) Anwendung kann man damit auch hartnäckige chronische Leiden erfolgreich bekämpfen oder sogar heilen, wie ich das bei mir selbst schon oftmals in Erfahrung bringen konnte:

- Überwiegend basische Ernährung, um Übersäuerung zu vermeiden. *Säurebildner mit Basen kompensieren.* Gilt auch für Getränke und Genussmittel (Kaffee, Alkohol).
- Einfache (oder auch andere) Kohlenhydrate auf ein Minimum reduzieren oder ganz meiden. Süßes, *Zucker*, Honig, Frucht- und Milchzucker, im Idealfall

auch Mehlprodukte, komplett *weglassen*.

- *Transfette meiden*; gesättigte Fettsäuren auf ein Minimum reduzieren, insbesondere tierische. Stattdessen mäßig mehrfach ungesättigte Fettsäuren aus kaltgepressten pflanzlichen Ölen verwenden. Die Menge angepasst an den Kohlenhydratkonsum.
- *Fleisch nur in kleineren Mengen*; bevorzugt Fisch und weißes (z.B. Geflügelfleisch), oder von wild lebenden Tieren. Fische nur aus sauberen unverschmutzten und nicht mit Schadstoffen kontaminierten Gewässer. *Die Qualität und der pH-Wert sind wichtig*. Die Haut von Hühner und Fisch entfernen.
- *Konzentrate minimieren* und nur beste Qualität verwenden: Beim Speiseöl nur kaltgepresste Bioqualität am besten Leinöl, Rapsöl, Nussöl, Olivenöl. Salz: Naturbelassenes Mineralsalz aus organischen Quellen verwenden (z.B. Himalaya Salz) ohne Zusätze (Kaliumjodid, Rieselhilfen etc.).
- Gewürze u. Kräuter am besten frisch aus dem Garten in Bio-Qualität. Oregano (soll mit Carvacrol eine antiparasitäre Wirkung haben), Melisse (regt den Hirnbotenstoff Acetylcholin an und wirkt antiseptisch), Kurkuma und Kümmel haben viele positive Eigenschaften.
- *Eier auf ein Minimum reduzieren*.
- *Erwachsene sollten Kuhmilch meiden*. Käse und andere Milchprodukte auf ein Minimum reduzieren, im Idealfall ganz weglassen (vom Alter und der Verträglichkeit abhängig). Schaf- und Ziegenprodukte sind noch die bessere Wahl.
- *Genussmittel wie Alkohol, Kaffee, Schwarztee oder Kakao meiden*.
- *Produkte mit chemischen Zusätzen oder Kohlensäure meiden* (in geringen Mengen sind natürliche Zusätze wie Zitronensäure „Ascorbinsäure" kein Problem).
- *Produkte mit Hefen meiden*.
- *Schonende Zubereitung von Speisen*, wodurch ein Maximum an Inhaltsstoffen bleibt. Im Idealfall *so viel wie möglich Rohkost*.
- *Konservenkost auf ein Minimum reduzieren* oder ganz meiden.
- *Gewürze auf ein Minimum reduzieren* oder ganz vermeiden (ausgenommen frische Kräuter oder Samen).
- Getränke: *Mineralwasser ohne Kohlensäure*, Früchte oder Kräutertee ohne Zuckerzusatz. Natürliche 100%-ige Fruchtsäfte idealerweise frisch gepresst und verdünnt. Warum verdünnt? *Es gibt in der Natur keine Saftpresse*, da werden die Früchte und das Gemüse im Ganzen gegessen, so hat das auch seine natürliche Konzentration und außerdem wird dadurch der Zuckergehalt verringert. *Kokoswasser ist hier die Ausnahme, denn das kommt in der Natur so vor*. Reis oder Sojagetränke (aber Bio ohne Gen) sind genau genommen auch leicht konzentrierte Flüssigkeiten und meist auch pasteurisiert.

Zusammenfassend kann man sagen, dass man sich für eine gesunde Ernährung grundsätzlich an dem orientieren kann, wie sich die Produkte in der Natur anbieten, so kann man nicht allzu viel falsch machen. Für jegliche Veränderung bzw. Weiterverarbeitung gilt, dass man dann *nach dem integralen, ganzheitlichen bzw. holistischen Prinzip* nur mit größtmöglicher Überlegung und Sorgfalt und unter Einbeziehung und Berücksichtigung der natürlich-biologischen Zusammenhänge vorgehen sollte.

Es bringt nichts wenn sich Fachleute (z.B. Ärzte, Pharmakologen, Lebensmittelchemiker, Ernährungswissenschaftler etc.) sich in einzelne Detailaspekte vertiefen (z.B. im Zuge einer Dissertation) ohne dabei die Problematik aus einer ganzheitlichen Perspektive zu untersuchen. Da dies bei der Komplexität der Thematik und der Vielzahl an Unbekannten auch nicht möglich ist, kann man sich dadurch behelfen, indem man sich *auf die Vorgaben der Natur konzentriert, die natürlichen Funktionsweisen, Abläufe und Gegebenheiten respektiert und nicht künstlich eingreift, indem man das natürliche Gleichgewicht stört oder Teile dieses Systems sogar zerstört* (z.B. durch Bekämpfung anderer Lebewesen oder Mikroorganismen, oft sogar im gefährlichen Ausmaß). *Das soll auch heißen im Einklang mit der Natur zu leben und die Umwelt und sich selbst nicht durch Schadstoffe oder sonstige Belastungen zu zerstören.* Es muss eigentlich nur die Sensibilität dafür gesteigert werden was man täglich und stündlich an Nahrung zu sich nimmt. Mit dem *Erlangen von zusätzlichem Wissen, gepaart mit mehr Erfahrung und der nötigen Konsequenz Veränderungen praktisch umzusetzen, ergibt sich dann automatisch eine bessere gesundheitliche Situation.*

Wenn man sich richtig verhält, das heißt die richtige Maßnahmen setzt und konsequent durchführt, *dann heilt sich der Körper von selbst, denn nur der Organismus kann sich selbst heilen*, alles andere ist nur eine Hilfestellung zur Stärkung der Selbstheilungskräfte.

Beispiele für Gesundheitsmenüs

Die Ernährung ist grundsätzlich individuell auf die jeweilige Person abzustimmen, je nachdem welchen physischen und pysischen Heruaforderungen der Oragnismus ausgesetzt ist. Zudem bedarf es der Unterscheidung, ob es sich um eine alltägliche Kost oder um eine therapeutische Kost handeln soll und welchen Ernährungsgewohnheiten der Stoffwechsel im Laufe der Zeit bisher ausgesetzt war.

Da all diese Kriterien hier nicht diskutiert werden können, wenden sie sich bitte bei näheren Fragen dazu per E-Mail direkt an den Autor.

Physikalisch-materielle Umwelteinflüsse

Der Mensch ist von der Geburt bis zu seinem Tode, sowohl positiven, als auch negativen *physikalisch-materiellen Umwelteinflüssen* ausgesetzt die auf ihn einwirken. Diese Einflüsse stellen, neben den psychisch-sozialen und der Ernährung, die dritte große Säule der Beeinflussung unserer Gesundheit dar.

Den Wirkungen positiver Einflüsse wird hier nicht extra nachgegangen, denn falls mögliche negative Einflüsse ausbleiben, dann braucht man auch keine Schritte unternehmen, um diese zu eliminieren und die positiven werden überwiegen. *Somit stehen hier in erster Linie die negativen Einflüsse im Vordergrund.*

Überall wo der Mensch materiell-physikalisch in die Umwelt eingreift ist aufgrund seines Erfindergeists Technik im Spiel. Man sagt: „Technik ist die Anstrengung, Anstrengung zu ersparen" (Zitat). Das bedeutet, je technisierter unsere Umwelt wird, umso weniger müssen wir uns physisch anstrengen, gleichzeitig steigen dadurch aber die Komplexität und die erforderliche Denkleistung.

Die Technik kann sowohl ein Fluch als auch ein Segen sein. Ein Segen ist Technik überall dort, wo sie uns Tätigkeiten abnimmt die wir selbst nicht durchführen könnten bzw. wo sie unser Leben erleichtert oder „verbessert" (z.B. Blutwäsche durch Dialysegeräte, Laboranalysegeräte, Transportfahrzeuge, Roboter, Computersteuerungen usw.). Auch durch die modernen Kommunikationstechniken haben wir Zugang zu Informationen wie nie zuvor (Internet, TV, Mobiltelefon etc.). Ein Fluch kann Technik dort sein, wo durch sie unserer Gesundheit negativ beeinträchtigt wird oder wir mit Falschinformationen (fake-news) versorgt oder gar manipuliert werden (z.B. Gefahr durch elektromagnetische Strahlung, Genmanipulation, Waffentechnik, Umweltverschmutzung durch technische Rückstände, „Gehirnwäsche" durch Propaganda usw.).

Allerdings verursacht der technische Fortschritt zunehmend eine negative Beeinträchtigung des allgemeinen Gesundheitszustands des Menschen. *Eines der immer größer werdenden Probleme ist die Versorgung mit gesunden Lebensmitteln, aber auch die zunehmende Knappheit an natürlichen Rohstoffen,* herbeigeführt durch die rücksichtlose Ausbeutung von Ressourcen, die Vernichtung des natürlichen Lebensraumes, durch Misswirtschaft, Klimaerwärmung, Umweltverschmutzung, industrielle High-Tech Nahrungsmittelherstellung und Überfischung. Durch die Überfischung der Meere wurde das biologische Gleichgewicht im Meer massiv gestört, wodurch einerseits nicht verunreinigte Meerestiere und Früchte Mangelware geworden sind, und andererseits, die Diversität an Arten massiv zurückgegangen ist, was einen voranschreitenden Rückgang an wertvoller Nahrung bedeutet.

Die Gefahren der Umweltverschmutzung

Die Umweltverschmutzung ist heutzutage sicher eine der größten Bedrohung für unsere Gesundheit. Das ist klarerweise eine vom Menschen selbst inszenierte Gefahr, welche vor allem durch Profitgier und der Rücksichtlosigkeit bei fehlender Moral, Ethik und dem Verständnis für die echten Werte, vorangetrieben wird. Das Problem ist bestimmt nicht der Luxus den sich alle wünschen, oder der Konsum an sich, sondern es scheitert an der persönlichen Einstellung jedes Einzelnen zu seiner Umwelt und seinen Co-Existenzen, unabhängig von Reichtum oder Armut. Denn egal ob mächtig oder arm, jeder kann und soll seinen Beitrag zum Schutz des gemeinsamen Lebensraums, unter Berücksichtigung seiner Möglichkeiten, leisten.

Das grundsätzliche Problem besteht darin, dass der Mensch zur Produktion für die von ihm vorangetriebene technologische Entwicklung erd- und wassergebundene Ressourcen verwendet, *welche der natürlichen Umgebung entrissen werden* und die er anschließend in einem Prozess der Anreicherung, Konzentrierung oder künstlichen Umwandlung *zu Produkten verwandelt*, die uns einerseits zwar ein „fortschrittliches" Dasein ermöglichen und in verschiedenen Bereichen sogar wesentliche Vorteile bringen, man denke dabei nur an die Herstellung von Heilbehelfen (z.B. in der Medizintechnik) oder Recyclinganlagen, *aber andererseits auch unseren Lebensraum gefährden.*

Dabei müsste der Mensch im selben Ausmaß, wie die Prozesse der Ressourcenextraktion und Umwandlung der Stoffe voranschreitet, dafür Sorge tragen, dass dadurch keine Belastung für uns und die Umwelt entsteht. Dies wäre der Grundgedanke einer nachhaltigen Umweltpolitik, nämlich insofern, dass alle produktiven Prozesse die der Mensch in Gang setzt und alle Endprodukte die daraus entstehen keinen (oder zumindest einen so gering als möglichen) schädlichen Einfluss auf die Umwelt und der Lebensqualität aller Erdbewohner haben. Dies ist aber früher nie geschehen und geschieht auch heutzutage, trotz und gerade wegen der industriellen Entwicklung, noch immer viel zu wenig. *Deshalb kämpfen wir mehr und mehr gegen Belastungen und nicht kompensierte Rückstände, die aus den genannten Prozessen entstanden sind.*

Schädlichen Einflüssen sind wir permanent ausgesetzt, egal ob im privaten, im beruflichen, im zivilen oder im militärischen Umfeld. Schädliche Substanzen werden über die Luft, das Wasser, den Nahrungsmitteln, durch Kosmetika, durch die Berührung (Erde, Pflanzen, Tiere) oder durch die Handhabung verschiedener Produkte aufgenommen. Die Schädlichkeit für den Menschen ergibt sich entweder durch die Substanz selbst bzw. den Stoff, oder durch eine erhöhte Konzentration, u/o durch seine Verbindungen die dieser Stoff mit anderen eingeht. Dies betrifft besonders Gase und Flüssigkeiten.

Sehr problematisch gestaltet sich in diesem Zusammenhang der stark ansteigende Gebrauch und die damit zunehmende Produktion, Entsorgung oder Wiederverwertung von Investitions- und Konsumgütern, was eine Unmenge verschiedener, giftiger bzw. gesundheitsschädlicher Substanzen produziert, die entweder direkt in unseren Nahrungskreislauf gelangen oder indirekt über die Luft, das Wasser oder den Boden aufgenommen werden und so in weiterer Folge unsere Gesundheit gefährden.

Dabei ist es nicht die Schädlichkeit der Grundsubstanzen in ihrer natürlichen Umgebung an sich, welche eine Bedrohung darstellen, nein, denn solche Substanzen oder Bedrohungen sind in ihrer natürlichen Umgebung i.d.R. sicher und gut aufgehoben. *Vielmehr ist es der Mensch selbst der diese erst für ihn gefährlich macht.* Was den Ressourcenabbau betrifft geschieht dies in erster Linie durch die rücksichtslose Zerstörung unserer Umwelt und der Lebensgrundlage, durch die Verteilung von Stoffen die der natürlichen Umgebung entrissen wurden (meist durch umweltschädigende Extraktion) und *welche dann zu konzentriert an Orten eingesetzt werden, wo sie für den Menschen gefährlich werden können.* Dies beinhaltet sowohl die Verwendung als auch die Deponierung dieser Stoffe. Zudem sind es auch noch die Mikroorganismen, welche durch den entarteten Lebenswandel des Menschen und seinem Unverständnis für die natürliche Ausgewogenheit und Symbiose, ihm selbst immer wieder gefährlich werden können.

Wegen der zunehmenden Umweltverschmutzung können immer weniger Flächen bedenkenlos oder gar nicht genützt werden. Das gilt auch für die Fischfanggründe. Die Folge ist erstens eine vorsätzliche und verantwortungslose Nutzung der kontaminierten Flächen, was wiederum zu einer Gefährdung der allgemeinen Gesundheit über Generationen hinweg führt und zweitens, durch die Knappheit an „sauberen" Ressourcen werden die Produkte automatisch immer teurer und wertvoller für Spekulanten.

Um all diese Probleme in den Griff zu bekommen bedarf es gewisser *globaler Mindeststandards bei der Verwendung und zur Vermeidung von Schadstoffen, die dann aber auch global eingehalten, entsprechend kontrolliert und sanktioniert werden müssen.*

Während der Lebenszeit ist der Mensch immer mehr und mehr negativen Einflüssen ausgesetzt. Die Liste möglicher schädlicher Umweltfaktoren nimmt bereits ein bedrohliches Ausmaß an und wird bedauerlicherweise immer länger. In den folgenden Kapiteln werden daher die wichtigsten Gefahrenquellen schädigender Einflüsse und Substanzen die unsere Gesundheit während der gesamten Lebenszeit bedrohen, dargestellt.

Die nachfolgende Auflistung ist keinesfalls vollständig, sondern soll nur darstellen, wie umfangreich das Gefahrenpotential ist. Sie zeigt aber doch eindrucksvoll, welchen Einflüssen, Belastungen und Gefahren wir im täglichen Leben ausgesetzt sind, ohne dass uns diese Vielfältigkeit richtig bewusst wird, denn, wenn man sich nicht eindringlich damit beschäftigt, dann drängt sich der Gedanke darüber erst gar nicht auf.

Die Umweltverschmutzer

Neben der Industrie, *insbesondere der chemischen Industrie und dem Bergbau,* gelten heute *die Transportmittel wie Schiffe, Flugzeuge und Kraftfahrzeuge zu den größten Umweltverschmutzern.*

Viele kennen vielleicht die Auseinandersetzungen die vor Jahren zwischen Piloten, Flugbegleitern und ihren Arbeitgebern ausgetragen wurden. Dabei geht es um giftige Dämpfe die aus den Turbinen der Flugzeuge austreten und die für eine Gefährdung der Gesundheit des Bordpersonals, aber auch der Passagiere sorgen. Gemeint sind dabei die Dämpfe von Ölrückständen aus den Turbinen die über die Klimaanlage in das Flugzeuginnere gelangten. Von den Medien wurde dieser Skandal erst viel später aufgegriffen und auch nicht mit der dafür nötigen Vehemenz. Die Sache wurde erst durch die Betroffenen selbst entdeckt, als sich nach mysteriösen Krankheitsgeschichten von Piloten mit Blut im Harn erhöhte Werte von Dioxinen im Blut festgestellt wurden. Dabei gab es auch immer wieder einige die ohne ersichtlichen Grund relativ früh verstorben sind. In den USA und Europa wurden einige dieser Fälle auch vor Gericht ausgefochten. Schadensersatzzahlungen gab es von Seiten der Linien dabei nie, denn der Nachweis über den Zusammenhang zwischen der Ursache und der Entstehung der Krankheit konnte nicht erbracht werden. Natürlich waren (und sind womöglich noch immer) außer den Bordpersonal auch vielfliegende Passagiere davon betroffen. Inwieweit in der Zwischenzeit bereits ausreichende Maßnahmen gegen dieses gesundheitliche Risiko bei neueren Maschinen getroffen wurden, und inwieweit dieses Risiko bei älteren im Einsatz befindlichen Maschinen noch immer besteht, ist leider ungewiss, da solche Informationen, wenn überhaupt, nur in Ausnahmefällen an die Öffentlichkeit gelangen, und falls doch, dann meistens viel zu spät. Man braucht kein Hellseher zu sein damit sich der Verdacht auftut, dass hier die großen Flugzeugproduzenten dahinterstecken. Abgesehen von diesen traurigen Tatsachen und dem verbleibenden Risiko, gibt es dann zusätzlich zu bedenken, dass, falls schädliche Dioxine aus den Turbinen austreten, diese Gifte selbstverständlich auch auf die Erde und in unser (Grund-) Wasser gelangen. Zusätzlich gibt es aber auch noch andere Rückstände die sich aus der Verbrennung ergeben. Außerdem weiß man auch nicht, wieviel an Treibstoff abgelassen wird (Treibstoff-fallout).

Wenn man sich vorstellt, dass Tausende von Flugzeugen täglich rund um den Globus unterwegs sind, genaue Statistiken dazu gibt es ja nicht, zumindest keine vertrauenswürdigen, und das mit stark steigender Frequenz, beginnend zur Zeit des ersten Weltkriegs, dann kann man sich wohl vorstellen, dass die

Gesamtmenge des giftigen Drecks von Flugzeugen der bisher global die Erde und das Wasser verschmutzt hat immens groß sein muss. Es sind ja nicht nur große Zivilflugzeuge, sondern auch der ganze Militärbetrieb und zusätzlich immer mehr Kleinflugzeuge und Helikopter. Dieser Dreck, über den in der Öffentlichkeit so gut wie kaum diskutiert wird, kommt mir immer dann in den Sinn, wenn man nach dem Winter im Frühjahr das erste Mal die Wäsche draußen aufhängt und mit dem Putzlappen und einen kräftigen Reinigungsmittel die Wäscheleine reinigen muß. *Der Putzlappen ist dann nicht mehr verwendbar, denn die Striche aus dunkelschwarzen, klebrigen Dreck geht da nicht mehr raus.*

Wer nun denkt, dass etwa der Flug- oder Kraftfahrzeugverkehr die größten Umweltverschmutzer wären, der irrt. Nein, es sind vielmehr die großen Ozeandampfer, egal ob es sich dabei um Frachtschiffe oder Passagierschiffe handelt. Laut einer Statistik erzeugt *ein einziges Frachtschiff* (z.B. ein großer Containerfrachter) *die Abgasmenge von rund 1 Million Personenkraftahrzeugen.* Wenn man dann noch bedenkt, dass gemäß einer Statistik *permanent täglich und global 2500 solcher riesigen Schiffe unterwegs sind, dann entspräche das einem Schadstoffausstoß von 2,5 Milliarden PKW`s täglich.* Damit aber nicht genug. Diese Riesenschiffe verbrennen nicht nur herkömmlichen Diesel, sondern *in einem hohen Masse auch hochgiftiges Altöl* (dioxinhaltiges Schweröl). Die Abgase werden dann meist *ungefiltert in die Umgebungsluft geblasen* und verpesten so unsere Atmosphäre. Besonders von den Emissionen betroffen sind die Menschen die nahe an den großen Häfen wohnen. An solchen Hot-Spots leiden überdurchschnittlich viele Menschen an diversen Atemwegserkrankungen oder sterben frühzeitig an Lungenkrebs. *Die Schifffahrt gilt heutzutage als der größte Luftverschmutzer weltweit*, noch weit vor der Industrie. Nur sehr wenig Menschen nehmen Notiz davon, da einerseits kaum Informationen darüber in die Öffentlichkeit gelangen, und andererseits will kaum jemand die Versorgungsschiffe, welche uns tagtäglich mit Luxusgüter versorgen, genauso wie die vielen schönen Kreuzfahrtschiffe die zunehmend für Ausflugsfahrten genutzt werden, schlecht reden.

Anorganische Umweltgifte

Gase und Dämpfe werden über die Umgebungsluft aufgenommen, feste und flüssige Stoffe über die Nahrung, aber auch über die Haut. Schädliche Strahlung (z.B. elektromagnetische Strahlung, radioaktive Strahlung, UV-B und C-Strahlung, kosmische Strahlung) wirken von außen her auf uns ein. Energiereiche Strahlung wie z.B. α-, β- oder γ-Strahlung können Medien wie Luft, Flüssigkeiten oder feste Stoffe (z.B. Nahrungsmittel) radioaktiv verseuchen und uns dadurch Schaden zufügen, indem diese Stoffe indirekt in unseren Körper gelangen.

Auf die Wirkung der Schadstoffe wird in den folgenden Kapiteln nicht detailliert eingegangen, auch nicht auf die genaue physiologische Wirkung auf den Organismus, da dies den Rahmen des Buches bei weitem sprengen würde, Informationen darüber sind relativ leicht in der einschlägigen Literatur zu finden. Wie oben schon angedeutet soll hier nur ein grober Überblick über die problematischsten Risikostoffe und Einflüsse gegeben werden denen wir permanent ausgesetzt sind, vor die wir uns bestmöglich schützen sollten und danach trachten sollten, diese in unserer Umgebung in keiner zu hohen Konzentration freizusetzen.

Fast alle Metalle und Mineralien sind in einer gewissen Konzentration schädlich für unseren Organismus, oft schon in einer sehr geringen Dosis. Das Problem beginnt überall dort, wo der Mensch solche Stoffe der natürlichen Umgebung entzieht (Bergbau, Ölförderung etc.). Der natürlichen Umgebung werden dadurch Stoffe entzogen wo diese normalerweise ungefährlich für den Menschen gebunden sind. Erst durch den Abbau und der Weiterverarbeitung entstehen Substanzen (Konzentrate) die uns gefährlich werden können und sehr oft auch werden. Nachfolgend soll nur der Vollständigkeit halber jene Stoffe aufgezählt werden die in Bezug auf die Gesundheit die größten Probleme bereiten.

Umgebungsluft

Unsere Luft besteht zu 21% aus dem Gas Sauerstoff. Wie wir wissen könnten wir ohne Sauerstoff nicht leben, da unser Organismus diesen zur „Verbrennung" (Oxydationsprozesse) benötigt. Daher hat dieses Element grundsätzlich und vordergründig ein gutes Image bei uns. Zugegeben, das ist nichts Neues, was allerdings bedenklich ist, das ist die Zunahme an radikalem Sauerstoff (Ozon).

Das Asthma ist zu einer richtigen Volkskrankheit geworden. Man braucht sich ja nur überlegen, welche gesundheitsschädlichen Stoffe sich im Medium Luft, speziell in den Ballungszentren, befinden (Ruß, Staub, Pilze, Mikroorganismen, aggressive chemische Substanzen, metallische Kleinstpartikel etc.). Einer britischen Studie zur Folge sind fast alle Sportler Asthmatiker. Das kommt auch nicht von ungefähr, denn schließlich zieht die Lunge beim Sport einige hundert Liter Luft pro Minute hinein, da kommt es dann schon sehr darauf an wie sauber die Luft ist und was alles an Schadstoffen darin enthalten ist. *Gibt es ein potentielles Gefährdungspotential, dann ist es aus finanziellen Gründen für viele sehr oft nicht möglich rasch der gesundheitsschädigenden Umgebung zu entfliehen, wie z.B. aus den Wohnräumen auszuziehen oder den Arbeitsplatz zu wechseln, obwohl man von der Gefahr weiß.*

Der Stickstoffkreislauf

Der Stickstoffkreislauf spielt in der Natur eine wesentliche Rolle und beeinflusst über das Umfeld auch den Stoffwechsel des Menschen direkt oder indirekt. Im natürlichen Stickstoffkreislauf werden Stickstoffgase durch denitrifizierende Bakterien aus Nitraten erzeugt und in die Atmosphäre abgegeben. Umgekehrt kann der Stickstoff, der von der Luft oder von den Exkrementen der Tiere wieder in den Boden oder ins Wasser gelangt, durch nitrifizierende Bakterien in Nitrate und Nitrite umgewandelt werden, wobei das Nitrat als Pflanzendünger/Nahrung dient. *Hier ergibt sich durch exzessive Düngung und Massentierhaltung eine Störung des natürlichen Gleichgewichts,* was wiederum eine negative Rückwirkung, z.B. *auf die Belastung des Grundwassers mit Nitraten,* hat. *Zusätzliche Stickoxide* zu den natürlichen Quellen werden vorwiegend durch unvollständige Verbrennung (z.B. in Verbrennungsmotoren der KFZ) aber auch in der Landwirtschaft erzeugt. Das ergibt global gesehen *eine eklatante Verzerrung der natürlichen Stickstoffbilanz,* mit all seinen negativen Auswirkungen. Nitrose Gase (Stickoxide NOx) stehen in Verdacht erbgut- und leberschädigend zu sein und spielen auch bei Alzheimer, Parkinson oder Diabetes eine Rolle.

Ozon, Treibhausgase und UV-Strahlung

Aus dem Chemieunterricht werden viele noch wissen, dass das Element Sauerstoff (O) *das aggressivste und reaktionsstärkste natürliche Element nach Fluor* ist (wegen der Elektronegativität). Es ist daher auch leicht entflammbar und in seiner Handhabung gefährlich. Dies klingt bedrohlich, und das ist tatsächlich auch so. *Ein Zuviel an Sauerstoff in der Luft würde uns genauso auslöschen wie zu wenig.* Diese Eigenschaft macht sich aber der Mensch ebenfalls zunutze, z.B. in der Medizin u.a. als Desinfektionsmittel, da es auch Mikroorganismen wie z.B. Bakterien, Pilze und Viren abtötet, ohne dabei giftige Rückstände zu hinterlassen, *denn Sauerstoff an sich ist ungiftig.* In der Technik findet es Verwendung z.B. als Oxidationsmittel, Brandbeschleuniger oder Raketentreibstoffzusatz. Dieser Aggressivität zur Folge hat Sauerstoff auch die Eigenschaft und *das Bestreben Verbindungen mit anderen Elementen einzugehen.*

Diese guten und gleichzeitig auch schlechten Eigenschaften gelten natürlich auch für jede andere Allotropie (Erscheinungsform) dieses Elements, gemeint ist hier der Zusammenschluss mehrerer Sauerstoffatome bis hin zu ganzen Ketten. *Allotrope Formen sind in ihrer Wirkung natürlich noch intensiver als die einfachen Formen. Ein sehr bekannter Vertreter dafür ist das sogenannte Ozon* (O_3, freies Radikal). Das Ozon hat eine sehr wichtige Rolle in unserem natürlichen Ökosystem. *Die wichtigste Funktion ist die eines Schutzmantels in der Stratosphäre* (Ozonschichte), indem es uns vor den schädlichen UV-C (tlws. auch vor den UV-B) Strahlen der Sonne schützt. Das ist für uns Menschen ein wesentlicher Überlebensfaktor. Leider wird durch den zunehmenden Ausstoß von sogenannten Treibhausgasen Stickoxide (NO$_x$), Kohlenoxide (CO$_x$), Schwefeloxide, Methan (SO$_x$, O$_3$, CH$_4$) und Edelgase die schützende Ozonschichte, *durch die Reaktion von O mit den Abgasen in der Luft*, abgebaut und dieser „Schutzschild" wird leider immer löchriger, was einen enormen Einfluss auf das gesamte Ökosystem hat.

Da Ozon leicht eine Verbindung mit anderen Elementen eingeht (Oxidationsstufen, Redoxsysteme), kann es aber auch radikale (schädliche) Stoffe in der Luft neutralisieren oder abbauen wie z.B. Stickoxyde, aber umgekehrt die Luftqualität genauso belasten, indem Stickoxide gebildet werden, insbesondere bei Dunkelheit *rekombiniert es mit den Stickstoff (N) zu Stickoxyden*. Durch die zusätzliche Abgabe von Stickoxyden durch Pflanzen bei Dunkelheit kann es, besonders in der Nacht, zu einer Überhöhung des normalen Stickstoffaufkommens kommen. Hier muss im Ökosystem ein Gleichgewicht vorherrschen, das nur durch eine harmonische Symbiose zwischen Mensch und Umwelt hergestellt werden kann.

Durch die zunehmend stärker werdende UV-Strahlung und die gleichzeitige Zunahme an Luftverschmutzungsgase wie (CO$_x$, NO$_x$, SO$_x$, FCKW, Methan u.a.) *wird auch die Ozonbelastung in Bodennähe, besonders am Rande der Ballungszentren, immer stärker*. Daher genießt das Ozon in der Öffentlichkeit leider ein schlechtes Image. Das ist aber nicht gerechtfertigt, denn das Ozon selbst kann nichts dafür, dass es den Menschen immer mehr Probleme bereitet, der eigentliche Verursacher ist aber der Mensch selbst, durch seine exzessive Umweltverschmutzung und die intensive Nutztierhaltung. Zusätzlich werden durch die sog. Treibhausgase die Ozonschicht, insbesondere im Bereich der Polkappen, abgebaut, wodurch wiederum die Intensität der UV-Strahlung stetig zunimmt, und auch das sorgt für zusätzliche Gefahr, *da in bestimmten Regionen auch die schädliche UV-C Strahlung bereits bis zur Erdoberfläche durchdringen kann*. Untermauert wird dies alles durch Studien, welche es im medizinischen Bereich sehr viele gibt (z.B. Häufung der Hautkrebsfälle usw.). Wie stark die zunehmende UV-Strahlung tatsächlich unser Leben beeinflusst tritt damit nicht klar hervor, denn nicht nur der Mensch wird durch die immer aggressiver werdende Strahlung negativ beeinflusst, sondern vor allem auch die Tier und Pflanzenwelt, was sich nicht nur in der Sauerstoffproduktion zeigt (welche wiederum von der Wissenschaft a priori untersucht wird; siehe die Auswirkung auf das Ökosystem der Meere, die Sauerstoffproduktion und das Schmelzen der Polkappen), sondern auch das Verhalten der Insekten, insbesondere der Bienen, müsste hier ebenfalls genauer untersucht werden, denn die sehen in einem wesentlich erweiterten Strahlenspektrum als wir Menschen und orientieren sich auch danach, nur tragen die leider keine Sonnenbrillen wie wir!

Außer dass das Ozon uns vor den gefährlichen UV-Strahlen schützt hat es aber aufgrund der besonderen Eigenschaften als Sauerstoff-Allotrop ein weitreichendes Anwendungsspektrum, was von der Geruchsneutralisierung oder als Zusatz für Reinigungsmitteln (oft bezeichnet als Aktivsauerstoff), über die Reinigung bis hin zu medizinischen Zwecken (z.B. Desinfizierung, Ozonkuren) reicht. Also das Ozon sorgt nicht nur für Kopfschmerzen, sondern ist von Natur aus sehr nützlich. Über die Gefährlichkeit und den Nutzen von Ozon (O_3) gibt es immer wieder Kontroversen. Dabei ist die Sache relativ einfach. Nämlich wie bei allen anderen Substanzen auch, macht auch hier die Menge, in dem Fall die Konzentration, das „Gift" (s. im Anhang die Links zu pro und kontra Ozon).

Was die Luftqualität anlangt hat Ozon leider zu Unrecht ein schlechtes Image. Natürlich hat sich schon längst herumgesprochen, dass eine zu hohe Konzentration an Ozon die Atemwege und Schleimhäute reizen und dadurch auch Kopfweh, Müdigkeit u.a.m. verursachen kann, also kurz gesagt, den Organismus negativ beeinflussen kann. Nun, was heißt eigentlich reizen? Was da genau biologisch im Körper abläuft ist kaum wo beschrieben und es gibt auch keine aussagekräftigen bzw. brauchbaren Studien. Aber eines ist klar, wenn das Ozon als Gas auf die feuchten Schleimhäute oder Lungenbläschen trifft und sich dort mit den vorhandenen Wasserstoffverbindungen verbindet, bilden sich Säuren, denn *Gase und Wasser bilden immer Säuren*, die *diese Gewebestellen verätzen* und so das hervorrufen, was bekanntlich als Reizung dargestellt wird. Diese Säuren müssen vom Organismus innerlich neutralisiert, auch die durch die Verätzung beschädigten Zellen müssen entsorgt und die defekten Stellen ebenfalls wiederaufgebaut werden. Das ist eben der Effekt wodurch der gesamte Körper in Mitleidenschaft gezogen wird. Zusätzlich darf man nicht außer Acht lassen, dass gerade in den UV-intensiven Monaten (vom Frühjahr bis in den Herbst hinein) mit hohen Ozon-Konzentrationen in den respiratorischen Bereichen wie Lunge, Bronchien, Nebenhöhlen zu rechnen ist, die dann zusätzlich bzw. verstärkt für Probleme sorgen können. Dies gilt natürlich auch für andere Mikroorganismen wie Bakterien, Pilze, Viren, Milben etc., aber auch durch Pollen. *Allergien können die Folge sein.*

Die Grenze, ab der eventuell gesundheitliche Probleme durch Ozon auftreten könnten, liegt nach offizieller Darstellung bei etwa 110-120 µg/m³. *Ein Wert der besonders in den Sommermonaten bei starker Sonneneinstrahlung*, verstärkt durch die Luftverschmutzung mit sogenannten Treibhausgasen (CO_x, NO_x, SO_x, Methan etc.), *fast immer überschritten wird.* Wie Beobachtungen zeigen, bringt auch tagsüber ein starker Regen (mit leichten Gewittern) interessanterweise keine rasche Verminderung an Ozon, obwohl eine geringere UV-Belastung bei gleich bleibenden Stickgasanteil herrscht. Dies liegt daran, dass *die Verdunstung von Wasser eine der stärksten Ozonquellen ist*, denn das Regenwasser hat Ozon absorbiert, aber zu Beginn des Regens *verdunstet vom Regenwasser sehr viel* aufgrund der höheren Luft und Bodentemperatur und *das Ozon wird dabei wieder freigegeben. Erst bei länger andauerndem Regen* (über 1-2 Stunden) *sinkt die Ozonkonzentration markant.* Dabei stehen Wasserstoffperoxyd (H_2O_2), Ozon (O_3), Salpetersäure HNO_3 und Ammoniak NH_3 in einer ständigen Wechselwirkung [C. Lender].

Eine weitere allotrope Form des Sauerstoffs ist das sog. Peroxyd (oder auch Superoxyd, O_2). In Verbindung mit Wasserstoff ergibt es das bekannte Wasserstoffperoxyd (H_2O_2), was z.B. in der Medizin, in einer niedrigen Konzentration (z.B. 3-5%ig), als Desinfektionsmittel eingesetzt wird. *In einer höheren Konzentration (ca. 30%) ergibt es ein ausgezeichnetes Pilzentfernungsmittel. Der Vorteil gegenüber Chlor ist seine Ungiftigkeit.* Trifft das H_2O_2 auf organisches Material wie z.B. Pilze, so reagiert es und löst den Pilz auf (schäumt richtig auf), das O_2 verdampft und als Rückstand bleiben Wasser und Reste von organischen Verbindungen. Allerdings ist das dabei entweichende Gas (O_2) sehr aggressiv. *Atemschutz, Augenschutz, Schutzhandschuhe und eine gute Durchlüftung sind bei der Anwendung erforderlich.* Wie aggressiv Sauerstoff in konzentrierter Form sein kann, merkt man hier sehr gut, aber die Anwendung ist nicht giftig, wie das z.B. bei Chlor- oder Chlorverbindungen der Fall ist.

Die Feinstaubbelastung

Auch die Feinstaubbelastung nimmt aufgrund der zunehmenden Infrastruktur weltweit zu. Hier sind es vor allem *Mikropartikel von Mineralien aber auch von Metallen und Chemikalien die für gesundheitliche Probleme sorgen.* Bei den chemisch-mineralischen Anteilen sind es vor allem zu hohe Konzentrationen an Rußpartikel (z.B. von Dieselmotoren), Schwefel, Phosphor, Asbest, Brom, Quarz, Kalk- und Zementstaub die über den Feinstaub eingeatmet werden und vornehmlich in der Lunge Schaden anrichten. Gefährliche mineralische Feinstäube wurden in der Vergangenheit ohne Rücksicht auf eine mögliche Gefährdung der Menschen die damit zu tun hatten, *besonders im Bergbau, aber z.B. auch bei der Herstellung von Baumaterialien*, im großen Stile ohne Schutzvorkehrungen in die Umgebungsluft abgegeben und von den Menschen eingeatmet. In vielen Produktionsbetrieben ist das auch heute noch der Fall, speziell dort wo Umweltstandards und Arbeitsschutzrichtlinien nicht oder weniger genau eingehalten werden. Dies betrifft aber auch die chemische Industrie die statt, oder neben den mineralischen, besonders chemische Substanzen und deren Verbindungen in Form von schädlichen Dämpfen und Gasen in die Luft abgibt, und das oft auch im Gemenge mit Feinstaub. In der Regel sind solche Stoffe sehr aggressiv und ätzend (da meist in konzentrierter Form), viele davon sind auch toxisch (mehr dazu im Kapitel Chemikalien).

In letzter Zeit ist die Diskussion wieder um das sogenannte „Geo-Engineering" (Climate Engineering) entbrannt. Das Geoengineering wäre von seinen Erfindern in den USA dazu gedacht, um dadurch die globale Erderwärmung und den Klimawandel durch die Beeinflussung der Sonneneinstrahlung (SRM[279]) und die Verminderung der CO_2 Konzentration (Luftfilterung, CCS[280]) zu reduzieren.

Erreicht sollte das durch die Ausbringung von Chemikalien in der Stratosphäre durch Flugzeuge (Chemtrails) oder Ballone werden. Ursprünglich wurde dafür Schwefeldioxid vorgeschlagen, später wurden Nanopartikel (Scheiben) aus Aluminium, Aluminiumoxid und Bariumtitanat dafür als wesentlich bessere Variante erachtet und neuerdings gibt es auch die Diskussion über Bismutiodid[281]. Im Gespräch sind auch noch andere Substanzen wie Strontium, Titandioxid, Silica Kolloidal[282], Zink, Kobalt, Wolfram mit Quecksilberoxid, metallische Salze, Polymer Fiberfasern, Malathion etc.

Dazu kommen noch die *hochgiftige Treibstoffzusätze von Jet-Antrieben* wie EDB (Äthylen-Dibromid $C_2H_4Br_2$) das dem Silberjodid ähnelt (welches man einst zur Wolkenbildung und für Wettermanipulationszwecke verwendete), Fluor-Tenside PFOS (Perfluoroktansulfonsäure) und Blei.

Aerosolimpfungsexperimente sollen auch mit diversen biologischen Gift oder Kampfstoffen durchgeführt worden sein wie (Bakterien, Enzyme, Pilze, das Mycoplasma fermentes incognito)[283].

Inwieweit und in welcher Menge diese Stoffe eingesetzt wurden und noch immer werden, darüber kann man nur spekulieren. Außer den Verschwörungstheorien (die zusätzlich annehmen, dass es sich dabei um eine absichtliche Vergiftung der Menschheit handelt, um die Mehrheit der Bevölkerung dumm und still zu halten) *gibt es mittlerweile auch unzählige Beweise, dass solche Substanzen in großen Mengen tatsächlich versprüht worden sind*, zu welchem Zweck auch immer. Wollte man weltweit großflächig ein Geoengineering über die Ausbringung von Chemikalien durchführen, dann ließe sich dies wohl (anonym) am besten durch Zusätze im Flugzeugtreibstoffen realisieren, denn die tatsächliche Zusammensetzung des Treibstoffes ist nur wenigen bekannt, lässt sich einfach manipulieren, schwer flächendeckend kontrollieren und lässt sich grenzüberschreitend einfach einsetzen.

Eine Hepa-Luftfilter Feinstaubanalyse aus den Jahren 2008 und 2009 in Phoenix, Arizona (USA) ergab, dass folgende Elemente weit über den Grenzwerten vorhanden waren (in Klammer die als toxisch geltenden Grenzwerte)[284]:

Aluminium: 39.000 ppm (toxisch ab 2 ppm)
Eisen: 17.300 (0,6)
Barium: 2.100 (2)
Zink: 1.100 (10)
Mangan: 487 (0,1)
Kupfer: 172 (2)

Blei: 56 (0,03)
Cadmium: 1,70 (0,01)
Chrom: 48 (0,1)
Nickel: 34 (0,2)
Arsen: 48 (0,02)
Antimon: 26 (0,012)

Man kann allerdings davon ausgehen, dass ein großer Teil davon auch aus dem Bergbau und den Industrieabgasen stammt, insbesondere die Elemente die sich wenig für das Geoengineering eignen (z.B. die Schwermetalle).

Metalle in Verbindung mit Lebensmitteln

Da in der heutigen Gesellschaft dem Thema Inhaltsstoffe noch immer zu wenig Augenmerk geschenkt bzw. zu oberflächlich betrachtet wird, ist es umso wichtiger, hier nochmals auf die Gefährlichkeit gewisser metallischer (Spuren-) Elemente hinzuweisen, da gerade in dem Bereich viel Informationsdefizit und Verunsicherung herrscht. Viele Metalle in Lebensmitteln sind sogenannte Spurenelemente, das heißt, die der Körper nur in ganz geringen Mengen (Spuren) benötigt, daher der Name Spurenelemente. Für den Organismus ist eine gewisse geringe Menge von einigen Metallen notwendig, *jedoch ab einer gewissen Menge (Konzentration) wirken so ziemlich alle Metalle toxisch*, das bedeutet wie bei vielen anderen Substanzen auch, die Dosis macht das Gift, jedoch mit den großen Unterschied, dass *bei fast allen Metallen schon ganz geringe Menge zur Toxizität genügt*. Das Einhalten von Limits und Dosierungen betrifft zwar fast alle Substanzen mit der unser Organismus in Berührung kommt, aber jene die dem Körper (meist durch Lebensmitteln und Getränke zugeführt) bereits in ganz geringen Mengen schaden, wie dies eben bei den Metallen der Fall ist, besonders. Dies betrifft nicht nur Schwermetalle *sondern auch Leichtmetalle.*

Obwohl, wie oben bereits erwähnt, so ziemlich alle Metalle ab einer gewissen Konzentration gesundheitsschädlich sind, *werden in der öffentlichen Diskussion nur gewisse Metalle als gesundheitsschädlich dargestellt*, in der Regel sind es solche, bei denen schon eine extrem geringe Konzentration schädlich ist. Dazu gehören besonders die sogenannten „klassischen" Schwermetalle (wegen ihres Gewichts und der Dichte) wie Blei, Quecksilber, Nickel, Cadmium, Zinn.

Aber auch Edelmetalle wie Gold, Silber, Platin, Titan, Kupfer, Zink, Chrom etc. werden oftmals entgegen dem Sicherheitsprinzip unverantwortlicher Weise als ungefährlich eingestuft, obwohl man genau weiß, dass schon geringe Mengen, *welche über die natürlichen vorkommenden Mengen in der gesunden Nahrung hinausgehen, als schädlich einzustufen sind.* Die Verharmlosung vieler dieser

Metalle kommt aber wahrscheinlich daher, dass eine ganz geringe Menge solcher Metalle, als sogenannte Spurenelemente, auch wichtige Aufgaben im Stoffwechsel erfüllen, daher „nimmt man die Mengen bei den Edelmetallen halt nicht so genau". Manche dieser Metalle werden in bestimmten Konzentrationen sogar als Heilmittel (z.B. als kolloidales Gold oder Silber) oder als Zusatz in Nahrungsergänzungsmitteln (z.B. Zink, Chrom) angeboten. *Über die dabei entstehende unnatürlich hohe Gesamttagesdosis sollte man diskutieren.*

Auch das Leichtmetall Aluminium gilt in der Zwischenzeit erwiesenermaßen auch in Fachkreisen als toxisch, *da sich Aluminium konzentriert im Gehirn ablagert*, obwohl es vor nicht allzu langer Zeit als unbedenklich galt und daher immer noch sehr häufig in Nahrungsmitteln, Medikamenten oder Verpackungen vorkommt[285]. Das Bewusstsein sämtliche metallische Elemente in Präparaten und im Nahrungsmittelbereich kritisch zu betrachten hat sich bei den meisten noch nicht durchgesetzt.

Vor diesem Hintergrund sollte man *besonderes Augenmerk auch auf andere Leichtmetalle* wie z.B. Lithium *oder gegenüber Halbmetalle* wie Antimon oder Selen in Verbindung mit einer zu hohen Konzentration in Nahrungsmitteln legen und lieber präventiv Vorsicht walten lassen, beim Halbmetall Arsen weiß ohnehin jeder dass es ein Gift ist, zumindest das hat sich herumgesprochen.

Vom Körper *aufgenommen* werden solche Metalle *hauptsächlich über den Feinstaub*, durch *kontaminierte Rohstoffe von Nahrungsmitteln und Getränke*, verstärkt wird diese Kontamination zusätzlich *durch den Kontakt der Nahrungsmitteln und Getränke mit metallischen Aufbewahrungsgefäßen, Verarbeitungsmaschinen und Verarbeitungswerkzeugen, aber auch durch den Kontakt mit anderen Stoffen die bereits kontaminiert sind* (z.B. Flüssigkeiten oder Staubpartikel), während der Herstellung des Endprodukts oder der Zubereitung von Speisen.

Durchforstet man das Internet findet man keine brauchbaren Informationen über die Gefährdung durch Schwermetalle in unseren Lebensmitteln oder Getränken, insbesondere was Nickel anlangt. Was man findet sind Grenzwerte die nicht überschritten werden dürfen, meist nur von Arsen, Blei, Quecksilber und Cadmium, als ob es keine anderen metallischen Problemstoffe gäbe. Bei einer genauen Recherche fand ich z.B. nur eine genaue Untersuchung bezüglich des Arsens im Apfelsaft durch die FDA. Das wär's dann auch schon. Sieht man sich die offiziellen Internet-sites der WHO, in dem Fall die FAO (Food and Agriculture Organisation der WHO), oder der EFSA (European Food Safety Authority der Europäischen Kommission), oder der FDA (Food and Drug Authority der USA) an, *da kommt Nickel nirgendwo vor*. Das gibt den Eindruck, als wäre Nickel ganz ok. *Aber bei den NiCd* (Nickel-Cadmium) *oder NiMh* (Nickel Metallhydrid) *Batterien*, da erkennen dann auf eine wundersame Weise wieder alle, dass *Nickel für den Organismus ein giftiges Schwermetall ist und gesondert entsorgt gehört.*

Gerade bei der Verwendung von Nirosta (Inox) Edelstahl (CrNi, Chrom-Nickel) Geschirr, Behälter und Werkzeuge sieht kaum jemand die Gefahr für die Gesundheit. Natürlich, würde man weltweit die Verwendung von Edelstahl im Nahrungsmittelbereich verbieten, dann könnte das wohl schlimmer sein als die schlimmste Finanzkrise. Im Zuge der Diskussion über Nickelallergien werden allerdings schon Schlüsseln, Bestecke, Töpfe, Schmuck, Münzen, Brillenfassungen, Kosmetika und sogar Lebensmittel diskutiert, aber *was die Verarbeitung der Lebensmittel in metallischen Behältern anbelangt, darüber traut sich kaum jemand zu sprechen, denn da dürfte man nur mehr wenige gekaufte Fertigprodukte essen*, da bliebe, bis auf das Obst und das Gemüse, beinahe nur mehr die restriktive und völlige Selbstversorgung, was für die große Mehrzahl nicht möglich ist.

Natürlich gehen aus all diesen Niro-, Kupfer-, Alukesseln, Rohren, Getränke- und Konservendosen, Tetrapack-Beschichtungen, Behältnissen und Geschirr *nur ganz geringe Mengen Metall auf die darin befindlichen Nahrungsmitteln über, aber diese Metalle wirken auch schon in ganz geringen Mengen*. Auch der *Säuregehalt der darin befindlichen Nahrungsmittel* spielt eine wesentliche Rolle. Man denke dabei nur an *fermentierte Sachen wie Sauerteig, Sauerkraut, vergorene Milch, Wein, Essig etc.*, oder an Lebensmittel die von Natur aus einen mehr oder weniger hohen Säureanteil aufweisen, wie etwa *Pflanzenöle oder andere Fette, sowie an schwache Säuren und Laugen von Obst und Gemüse. Aber auch die Temperatur, der Druck und der mechanische Abrieb beim Verarbeitungsprozess spielen hier ebenfalls eine nicht zu unterschätzende Rolle.* Bei einigen Metalldosen ist man bereits auf Teflon Beschichtungen umgestiegen, welche, sofern sie nicht zu sehr erhitzt werden, noch die bessere Varianten sind. Nicht zu vergessen sind all die Nahrungsmittel die tagtäglich mit unseren Edelstahlgeschirr und -Besteck, sowie Metallbehälter und Metallfolien in Berührung kommen, oder welche mit (Edel-)Stahlwerkzeugen verarbeitet wurden. Im Gegensatz dazu steht das asiatische Holz- und Porzellanbesteck. Ganz interessant wäre zu hinterfragen, warum eigentlich viele Asiaten mit Stäbchen essen. Nun, diese Menschen leben traditionell in einer Region in der die großen alten Hochkulturen wahrscheinlich schon sehr früh wussten, dass es nicht gut ist, wenn Metall mit der Nahrung zu sehr in Berührung kommt und dass alle Metalle schon in geringen Mengen mehr oder weniger schädlich für die Gesundheit sind. Bestärkt wird diese Aussage dadurch, dass diese Kulturen auch schon sehr früh, also noch vor den frühen europäischen Kulturen, das Metallhandwerk beherrschten und so bereits in dieser Epoche auch schon die biologischen Eigenschaften der Metalle kennenlernten.

Aufgrund der oben genannten Umstände kann man davon ausgehen, *dass wir mit einer überhöhten Metallbelastung, insbesondere durch Chrom und Nickel, leben*. Nickel gilt ohnehin schon lange als ein toxisches Schwermetall. Aber auch

Chrom ist nicht unumstritten und gerät neuerdings immer mehr in Verruf belastend zu sein, da gewisse Ernährungsexperten behaupten, dass der Organismus kein Chrom benötigt und daher jede zusätzliche Aufnahme als negativ einzustufen ist. In der Wissenschaft ist man sich diesbezüglich aufgrund mangelnder Beweislage noch uneinig. Kupferkessel werden gerne bei der Nahrungsmittelverarbeitung mit höheren Temperaturen (z.B. zum Schnapsbrennen) oder bei Wasserleitungen eingesetzt, allerdings gibt es dort wo Wasser und Sauerstoff mit Metallen zusammenkommt immer eine oberflächliche Oxidation (z.B. in entleerten Stahl- oder Kupferleitungen). Säuren und Laugen greifen prinzipiell jedes Metall, je nach Konzentration, mehr oder weniger an. Nicht einmal Edelmetalle wie Gold oder Platin widerstehen bestimmten Konzentrationen an gewissen Säuren (z.B. Auflösung von Gold durch hochkonzentrierte Schwefelsäure). Bei weniger edlen Metallen, wie z.B. Kupfer oder Edelstahl (CrNi-Stahl), genügen schon sehr schwache Säuren, um Metallionen zu lösen. *Etwas seltsam muten sich daher die empfängnisverhütenden Spiralen aus Kupfer oder das gesamte Zahngerüstmaterial aus Edelmetall an.*

Beispiel: Man kocht sich irgendein gesundes Gemüse in einem Edelstahlgeschirr. Unmittelbar nach dem Verzehr treten dann Symptome die auf eine Allergie hindeuten auf. I.d.R. wird zunächst das Essen, sprich das gekochte Gemüse verdächtigt. Es könnte sich ja um eine Intoleranz gegen das gekochte handeln. Auch hier wird zuerst die Zutatenliste ins Visier genommen. Wie man allerdings weiß sind *Nahrungsmittel-Intoleranzen nur sehr schwer eindeutig festzumachen*, dies wird jeder Ernährungscouch bestätigen. Im Internet gibt es zahlreiche gute Berichte darüber, deshalb möchte ich hier nicht näher darauf eingehen. Sehr gut möglich wäre aber auch eine Nickelallergie, was aber nur wenige in diesem Fall überlegen. Vom Edelstahlgeschirr treten immer auch Mikropartikel in die Nahrung über, abhängig vom Säure- oder Laugengrad, der Temperatur, des Druckes etc. Da Edelstahl auch ca. 10% Nickel enthält, was ja als giftiges Schwermetall gilt, wäre eine allergische Reaktion gut möglich, denn bei Allergien genügen meist nur ganz geringe Mengen des Allergens, um eine Reaktion auszulösen. Hier kann rasch ein falscher Eindruck entstehen.

Den Begriff Edelmetall muss man an dieser Stelle genau auf den Zahn fühlen. In der Wissenschaft werden Edelmetalle chemisch für ihre Korrosions- oder Säurebeständigkeit (Gold, Platin Iridium etc.) und physikalisch nach ihrem Leitwert (Gold, Silber, Kupfer etc.) oder der Reaktionsfähigkeit (Platin, Palladium etc.) klassifiziert. Ein wichtiges Merkmal zur Definitions-Abgrenzung zwischen unedlen und edlen Metallen bildet auch das sogenannte elektrochemische Standardpotential. Dabei gibt es Metalle wie z.B. Titan, Wolfram, Niob oder Zirkonium die aufgrund ihrer Passivierung der Oberfläche, je nach chemischem Milieu, noch korrosionsbeständiger sind als so manche klassische Edelmetalle.

Und dann gibt es wiederum Metalle wie z.B. Chrom, Zink, Nickel, Cadmium die zwar oft als edle Metalle (oder besser als edle Legierungsbestandteile) bezeichnet werden, die aber in Wirklichkeit auch von leichten Säuren mehr oder weniger angegriffen werden können, also nicht so korrosionsbeständig sind, wie dies oft vorgetäuscht wird. Das können sie leicht selbst feststellen, *indem sie z.B. Edelstahl mit Putzmitteln oder leichten (verdünnten) Säuren reinigen,* wieviel Metall (grauer Schlamm) sich da löst bzw. wie stark die Oberfläche angegriffen wird. Was dann letztendlich als edel oder unedel betrachtet werden kann, hängt von der Verwendungsart und von den Umgebungsbedingungen ab, aber auch welche Anforderungen an das Metall gestellt wird, somit ist *der Begriff Edelmetall ohnehin ein extrem dehnbarer, daher ist er auch im Gesundheitsbereich kein aussagekräftiger,* da gerade im metabolisch-physiologischen Kontext die Wirkung der Edelmetalle zu wenig erforscht sind.

Gefährliche Baumaterialien

Zu wenig Augenmerk wird der unmittelbaren Umgebung geschenkt. Sie zu analysieren ist mitunter der Schlüssel für ein besseres Wohlergehen. Die Problematik der potentiellen Gefahren, welche sich aus der nahen Umgebung ergeben, kann sehr stark von Informationsdefiziten begleitet sein. Problematisch sind dabei jene *Gefahren, die wir nur sehr schwer wahrnehmen können,* also die wir nicht sehen, nicht fühlen und nicht hören können, wo uns einfach die Sinne dafür fehlen. *Viele dieser Gefahren können wir erst durch ihre Wirkung spüren.* Manche dieser Gefahren können wir vielleicht riechen (z.B. Schimmelpilzgeruch, Abgase), schmecken (z.B. bestimmte Giftstoffe) oder gefühlt wahrnehmen wie z.B. psychische und physische Belastungen. Hierzu gibt es eine Analogie zu anderen Gefahren die durch Selbstverschulden entstehen, wie z.B. mögliche Fehler in der Ernährungsweise, dessen sich viele ebenfalls nicht bewusst sind und denen dann *zu wenig Aufmerksamkeit* entgegengebracht wird. Natürlich wirken hierzu noch andere Faktoren mit ein, wie z.B. *was unser Körper an Schadstoffen verträgt und wie groß die tatsächliche Belastung ist, doch wenn man die Gefahren ignoriert, dann hilft auch die ausführlichste Information über die Gefahr nichts.*

Nicht nur in den Medien die uns umgeben (Luft, Gewässer) gibt es jede Menge schädliche Einflüsse (z.B. Ruß, Staub, pathogene Mikroorganismen, aggressive chemische Substanzen, metallische Kleinstpartikel etc.), sondern auch in unseren Wohnräumen schlummern versteckte Gefahren die sich beispielsweise aus den Materialien von Einrichtungsgegenständen und Baumaterialien ergeben. Meist sind es ausdampfende oder austretende Stoffe, *wie z.B. Weichmacher von Kunststoffen, Formaldehyde, Asbest, Chemikalien, Lösungsmitteldämpfe, giftige Gase, Faserstoffe u.a.m.* Im Hausstaub können eventuell diese oder andere schädliche Substanzen ebenfalls enthalten sein. Leider ist es halt für viele aus finanziellen Gründen nicht möglich aus gesundheitsgefährdenden Wohnräumen (rasch) auszuziehen, auch wenn sie von der Gefahr wissen.

Chemikalien

Die Industrie, insbesondere die chemische Industrie, versorgt uns mit einer ganzen Reihe von Stoffen die schon in geringen Konzentrationen toxisch sind. Solche Chemikalien finden ein weites Anwendungsspektrum von Reinigungsmitteln, über Treibstoffe, in der Kunststoff-, Metall-, Holz-, Baustoff-, Textil- und Gummiindustrie bis hin zur Beschichtungs-, Klebe-, und Montagetechnik, und diese werden zudem in vielen anderen Bereichen eingesetzt. Folgende Substanzen und Verbindungen sind dabei besonders problematisch:

Fluor- und Fluorverbindungen (Fluoride, Furane etc.; *Fluor ist das aggressivste Element* noch viel reaktiver als Sauerstoff), *Benzole, Chlor- und Chlorverbindungen, Lösungsmittel, Erdölprodukte, Aldehyde und deren Derivate, Brom- und Schwefelverbindungen, Acrylate und deren Derivate, radioaktive Substanzen, HCB* (Hexachlorbenzol), *Dioxine* (Nervengift; z.B. aus dem Treibstoff-fallout), *FCKW* (Fluorchlorkohlenwasserstoffe), *Bisphenole wie BPA, BPC oder BPS* (karzinogen, erbgutschädigend etc.) u.v.a.m. Sehr viele Giftstoffe entstehen auch bei der Verbrennung von Treibstoffen, sowie bei chemischen Prozessen oder Verbrennungsprozessen in der Industrie.

Benzopyren kommt im Steinkohlenteer vor. Es entsteht u.a. bei der unvollständigen Verbrennung von organischen Stoffen und ist daher weit verbreitet. So findet man es in Auto- und Industrieabgasen und im Rauch von Zigaretten, wo es bei ca. 300 °C in der Tabakbrennzone in erheblichen Mengen gebildet wird. *Auch beim Rösten von Kaffeebohnen entsteht Benzopyren*, aber in sehr geringen Mengen (0,3 bis 0,5 µg·kg−1). In Grillprodukten die über Holzkohle zubereitet wurden, lässt sich Benzopyren ebenfalls nachweisen. Spuren von Benzopyren kommen auch im Boden, in Gemüse und Getreide vor. Benzopyren wirkt nachweislich karzinogen und erbgutschädigend, da es auch die Struktur der DNA beeinträchtigt[286].

Problematisch sind auch *Teflon-Beschichtungen* aus PTFE (Polyurethanfluorethylen) und PFOA (Perfluoroctansäure) *die bei Überhitzung ausdampfen, in die Speisen eindringen und so für Gefahr sorgen*. Viel besser für höhere Temperaturen eignen sich hingegen echte Keramikbeschichtungen wie sie neuerdings bei Bratpfannen immer mehr Verwendung finden.

Nicht unterschätzen sollte man auch die *Belastung durch die Einnahme unnötiger Arzneimittel*, da diese meistens chemische Substanzen beinhalten die schon in sehr geringen Mengen gesundheitliche Risiken mit sich bringen können, besonders wenn sie in einer zu hohen Dosis u/o über einen zu langen Zeitraum hinweg eingenommen werden. Dabei ist aber nicht nur eine falsche Einnahme bzw. Anwendung ein Problem, sondern auch eine unsachgemäße Entsorgung, wenn z.B. das Präparat, oder Reste davon, als sogenannter Sondermüll nicht an die dafür vorgesehen Stellen abgegeben werden (in dem Fall z.B. Apotheken), sondern stattdessen in den normalen Müll gelangen. Das betrifft natürlich jeden anderen Sondermüll auch. Unsachgemäß entsorgte Schadstoffe gelangen dann sehr häufig wieder über Umwegen in das Wasser, die Luft oder in den Boden und damit möglicherweise wieder als Giftstoffe in unseren Körper.

Problematische Stoffe in Kosmetika und Hygieneprodukte

Unterschätze Gefahren schlummern auch dort, wo man sie vielleicht weniger vermutet, nämlich in Kosmetika und Hygieneprodukten. *Bei äußerlich angewandten Kosmetika dringen die Substanzen über die Poren der Haut* (Schweiß- und Haarbalgdrüsen) *ein, von wo sie dann auch in den Blutkreislauf gelangen.* Verharmlost wird dieser Umstand dadurch, dass sehr oft (auch von Fachleuten) behauptet wird, das Eindringen der Wirkstoffe bliebe Großteils auf das „Verweilen" im „Gewebe" beschränkt, was für die meisten Substanzen aber nicht zutrifft, denn die gehen früher oder später mehr oder weniger doch in den Blutkreislauf über.

Viel problematischer, oder sagen wir besser gefährlicher, sieht die Sache bei jenen Hygieneartikel aus die direkt mit den Schleimhäuten in Berührung kommen, wo sie dann relativ schnell, einfach und ungeschwächt in den Blutkreislauf gelangen. Gemeint sind hier jene Produkte, die wir täglich in den Mund nehmen, nämlich die Zahnpasta oder die Mundspülung. Auch ich habe die Problematik der Inhaltsstoffe von Zahnpasten bis vor kurzem unterschätzt. Das kommt natürlich auch daher, dass man erstens annimmt, dass die Hersteller nur unbedenkliche Zutaten verwenden die auch bei einem möglichen Eindringen in den Verdauungstrakt keine gesundheitlichen Probleme verursachen, jedoch das kann man kaum glauben, wenn man sich die Zutatenliste der gängigen Pasten genau ansieht, und zweitens, von zulassungsbehördlicher Seite schon dafür gesorgt werden würde, dass die Zutaten und Dosierungen, aus medizinischer Sicht, unbedenklich wären. Oder anders ausgedrückt, *ein fast „unheimlicher" Vertrauensvorschuss den wir da den Herstellern, den Gesundheitsbehörden und der Wissenschaft entgegenbringen.* Wie wir aber alle wissen, kann überall dort wo Menschen am Werk sind Irrtum, fahrlässiges oder sogar kriminelles Handeln nicht ausgeschlossen werden. Hier sind wir aber genau bei jenem Problem angelangt, dass ich bereits beim Thema Kontrolle der Inhaltsstoffe für Lebensmittel dargelegt habe. Sicherlich gibt es eine Lebensmittelverordnung bzw.

einen Kodex mit dem sichergestellt werden soll, dass bei der Einnahme bestimmter Substanzen in einer bestimmten Dosis keine gesundheitlichen Schäden zu erwarten sind. Alles gut und schön, *aber wir kennen auch die Skandale, welche die Zulassung und Verwendung bestimmter Präparate in der Vergangenheit verursacht haben* (ohne hier bestimmte zu nennen). Außerdem bleiben mögliche Risiken gesundheitsschädlicher *Spätfolgen* bei sogenannten „geduldeten" Substanzen unbestimmt, daran ändern auch die von der Fachwissenschaft durchgeführten Studien nichts, denn *das sind nur Momentaufnahmen zum jeweiligen Stand der Forschung*, welche jederzeit geändert werden können, falls sich neue Erkenntnisse auftun (bestes Beispiel: Aluminium).

Unter geduldete Substanzen verstehe ich jene, von denen man weiß, dass sie nicht gesund sind, aber von denen man annimmt, *also glaubt zu wissen*, dass sie in einer bestimmten Menge und Dosierung keinen gesundheitlichen (Langzeit-?) Schaden anrichten. Gegen diese sehr zweifelhafte Annahme kann man zu Recht Einwand erheben. Genannt seien hier nur drei Hauptvertreter, welche diesbezüglich in Verdacht stehen, nämlich *Fluorid, Chlorid, Titandioxid und ihre Verbindungen*.

Was das Fluorid anlangt so hat man uns lange Zeit vorgegaukelt, dass das für den Zahnaufbau notwendig sei, etwa nur deswegen, weil es angeblich im Zahnschmelz in ganz geringen Mengen vorhanden ist? Auch das ist ein oft propagiertes Märchen. Der Zahnschmelz besteht zu 87% aus mineralischen Kristallfasern, einem Kalzium-Phosphor Hydroxylapatit $Ca_5(PO_4)3OH$, zu 2% aus organischen Komponenten und 11% Wasser[287]. *Es finden sich nirgendwo Hinweise darauf, dass der Zahnschmelz von Haus aus Fluoride beinhaltet. Erst durch die künstliche Zugabe von Fluoriden* (z.B. über fluoridiertes Wasser oder durch die Zahnpasta) *dringt das Fluorid in den Zahnschmelz ein und verdichtet sich mit den Hydroxylapatit,* trägt somit zur Remineralisation bei. Das ist aber ein künstlich vom Menschen herbeigeführter Vorgang und *birgt das Problem in sich, dass auch Fluoride auch überall sonst wo in den Körper gelangen*. Da inzwischen auch wissenschaftlich eindeutig nachgewiesen ist, dass Fluorid schädlich für den Organismus ist, sollte man auf keinen Fall künstlich fluoridierte Produkte verwenden. Aber gerade das passiert, wenn man Produkte oral verwendet denen Fluor zugesetzt ist.

Fluorid wird noch immer in Zahnpasten und anderswo oft in einer viel zu hohen Konzentration zugesetzt. Zu hohe Konzentrationen findet man aber sogar im Leitungswasser und im Speisesalz da es auch da oftmals künstlich zugesetzt wird. Spät aber doch hat man nun erkannt, dass ein Zuviel an Fluor dem Organismus enorm schadet, u.a. stört es das Mikrobiom und zu hohe Dosen können toxisch sein, mit gravierenden Folgen für die Nieren, die Schilddrüse etc. Dabei genügen schon ganz geringe Mengen. Wenn man weiß, dass Fluor das reaktivste Element ist, viel reaktiver als Sauerstoff, dann wird einem schnell klar, dass man es besser nirgendwo künstlich zusetzen soll, schon gar nicht in Präparate zum Einnehmen. Wenn ich mich zurückerinnere, so hat es auch einmal eine Zeit gegeben, wo *Fluor-Lutschpastillen* in der Schule ausgegeben wurden, *angeblich zum Schutz vor Zahnkaries*, so hieß es. Fluor kommt in natürlicher in Form in den Lebensmitteln nur im Verbund mit anderen Mineralien und in nur ganz, ganz geringen Mengen vor, alles was darüber hinausgeht ist als bedenklich zu betrachten.

Zum Thema *Chlor und Chloride* bräuchte ich eigentlich nichts hinzufügen, das sollte hinlänglich bekannt sein, dass sich schon ganz geringe, künstlich zugesetzte Mengen, *erheblich negativ auf die Gesundheit auswirken*, sofern diese nicht entsprechend neutralisiert werden (etwa in Verbindung mit Natrium im Salz, das aber, ab einer gewissen Dosierung hinaus, auch schädlich ist).

Das Titandioxid, ein weißes Pulver, das aufgrund seiner Farbe und der vermeintlich nachgesagten Unbedenklichkeit für die Gesundheit u.a. als Weißmacher von Präparaten verwendet wird, ist nicht unumstritten. *Bei Versuchen mit kleinsten Wassertieren hat man stark toxische Wirkungen festgestellt*. Auch bei Menschen hat man durch Studien nachgewiesen, dass Nanopartikel, welche über die Lunge aufgenommen wurden, zu erhöhten Immunreaktionen führten. Dies bestätigte u.a. auch eine Studie bei Implantat-Trägern. Des Weiteren wird angenommen, dass das Krebsrisiko infolge aufgenommener Titan-Nanopartikel erhöht ist.

Seit man bei der Obduktion von Gehirnen, welche an Parkinson bzw. Alzheimer gestorbenen sind, zu hohe Werte an Aluminium festgestellt hat, ist *nun auch Aluminium in Fachkreisen und öffentlich in Verruf geraten*, das so lange als unbedenklich galt. Die Dunkelziffer an Menschen die wegen dieser Unwissenheit womöglich zu früh gestorben sind ist sicherlich extrem hoch. Leider ist Aluminium in unserem Leben noch viel zu allgegenwärtig und sehr häufig in Verwendung wo es der Gesundheit schaden kann, man denke dabei nur an das Alu-Geschirr, die Alufolie, alubeschichtete Lebensmittel- und Getränkeverpackungen, Konservendosen oder als Zusatzstoff für Kosmetika, Medikamente, Impfstoffe u.a.m.

Was das Aluminium in den Kosmetikartikeln anlangt, so hat man den neuen Erkenntnissen über dieses Metall bereits Rechnung getragen, deshalb findet man mittlerweile immer weniger Produkte bei denen Aluminium noch als Zusatz verwendet wird. Neuerdings wird sogar bei einigen Produktwerbungen darauf hingewiesen, dass keine Aluminiumsalze zugesetzt wurden - welch ein rascher Gesinnungswandel!

Es ist schon bemerkenswert, *dass man Substanzen in Mundhygieneartikel zulässt, von denen man keine Ahnung hat ob davon gesundheitliche Risiken ausgehen*, ganz nach dem Motto: „Solange die Schädlichkeit nicht ausreichend nachgewiesen ist, gilt der Zusatz als unbedenklich". *Dabei sollte aber der Umkehrschluss gelten: „Solange die Unbedenklichkeit nicht ausreichend nachgewiesen ist, gilt der Zusatz vorsichtshalber als bedenklich", oder?* Sollten sie aber zufällig der Gruppe angehören die ihr Geld mit dem Verkauf solcher Produkte mit bedenklichen Inhaltsstoffen verdienen, werden sie jetzt wohl meinen: „Das ist mir doch egal, solange ich gutes Geld damit verdiene"…

Haben sie sich schon einmal die Inhaltsstoffe auf den Verpackungen von Zahnpasten durchgesehen? Nein? Nun, das sollten sie aber tun. Wenn sie das nicht tun, dann gehören sie zu der großen Mehrheit die das nicht tun. Warum eigentlich? Ich habe mich mit der Frage näher beschäftigt und komme zu folgendem Ergebnis: Erstens vertraut man darauf, das nichts schädliches drinnen ist (wie oben bereits angeführt), und zweitens ist der Text so klein geschrieben, dass man ihn fast nicht lesen kann und sogar mit Brille oft nur schwer zu entschlüsseln ist. Dann ist die Zutatenliste meist extrem lang, mit sehr vielen Inhaltsstoffen, viele davon sagen dem normalen Konsumenten kaum etwas bzw. kennt der Normalverbraucher gar nicht, weiß auch gar nicht was diese bewirken, oder bewirken sollen. Also alles in allem, sehr unbequem so etwas zu lesen, und schließlich ist man es auch gar nicht gewohnt das zu lesen, denn die meisten anderen tun das ja auch nicht! Man sollte sich damit aber genauer beschäftigen, denn erstens bekommen wir diese Inhaltsstoffe, *auch wenn unabsichtlich, aber doch in geringen Mengen in den Verdauungstrakt, wo diese Substanzen alles andere als unbedenklich sind, zweitens passiert das täglich und über viele Jahre hinweg und drittens steigert man durch den Verzicht bedenklicher Produkte die Chancen, dass bei Produzenten und Vertreibern vermehrt umgedacht wird*, damit in weiterer Folge unbedenklichere Bio- oder Naturprodukte auf den Markt nachrücken, so wie es hierzulande aufgrund der stärkeren Nachfrage nach Bioprodukten bereits bemerkbar ist. Nicht umsonst hat die neue „clean & green eating" Bewegung auch empfohlen, dass die *Zutatenliste so kurz als möglich gehalten werden soll*. Dies mag auch sinnvoll sein, denn eine kürzere Zutatenliste (am besten in größerer Schrift) bedeutet automatisch, dass die Wahrscheinlichkeit höher ist, dass sie überhaupt gelesen wird, und wenn ja, auch schneller gelesen werden kann, was wiederum die Entscheidung über den Kauf erleichtert. Außerdem kann man davon ausgehen, dass eine kürzere Zutatenliste mit hoher Wahrscheinlichkeit auch mit der Verwendung von natürlichen Zutaten korreliert. Dies kann man auch tatsächlich feststellen, wenn man die Artikel bezüglich ihrer Zutatenliste hin überprüft, denn umso mehr unterschiedliche Zutaten verwendet werden, umso leichter fällt es dem Produzenten problematische zu verschleiern, denn die lange Liste mit komplizierten Wörtern, das mögen viele gar nicht gerne lesen oder sie lesen es nur flüchtig. Nicht umsonst stehen problematische Zutaten normalerweise am Schluss der Liste und das meist ganz klein gedruckt, wie sie sicher schon feststellen konnten.

Interessant ist aber in dem Zusammenhang der Umstand, dass bei Produkten für Kinder die Hemmschwelle der Industrie doch größer ist keine schädlichen Substanzen in diesen zuzulassen. Es ist jedenfalls eine Überlegung wert, wenn Substanzen die in Produkten für Kinder weggelassen werden die aber bei Produkten für Erwachsene drinnen sind, man dann diese Produkte doch besser meiden soll, weil sie höchstwahrscheinlich als gesundheitlich bedenklich einzustufen sind. In dem Fall ist es eigentlich grob fahrlässig, wenn solche Substanzen bei Produkten für Erwachsene zugelassen und drinnen sind. Beispiele dafür gäbe es genug. *Das bedeutet auch, im Grunde wissen die Experten schon, dass solche Substanzen gesundheitsschädlich sein können. Das mutet geradezu an, als würde die Gesundheit einer bestimmten Altersgruppe nicht wichtig sein.*

Agrargifte

Leider haben sich durch den Einsatz von Pestiziden, Herbiziden, Fungiziden, chemischen Düngern und anderen Spritzmitteln sowohl *die Qualität* der Futtermittel, als auch die der Feldfrüchte (z.B. Gemüse, Salat, Körner etc.) und die Produkte die daraus gewonnen werden (z.B. Pflanzenöle, Mehl etc.), *erheblich verschlechtert.* Zudem werden die Böden durch die übermäßige Bewirtschaftung zu sehr ausgelaugt was auf Kosten des Mineralstoffgehalts der Agrarprodukte geht. *Hier ist zwingend eine Trendwende hin zu einer biologisch nachhaltigen Bewirtschaftung erforderlich und zwar in dem Ausmaß, dass die daraus gewonnenen Bioprodukte für jedermann leistbar werden.* Natürlich kann jeder insofern dazu beitragen das die Produktqualität erhöht wird, indem er oder sie keine qualitativ minderwertigen Produkte kauft. Leider versucht der Produzent oder der Handel oft auch eine höhere Qualität des Produkts vorzutäuschen, *daher ist neben einem intelligenten Einkaufsverhalten auch eine korrekte, ungeschönte und breitenwirksame Aufklärung des Endverbrauchers erforderlich.*

Einer der großen Umweltverschmutzer ist die industriell geführte Landwirtschaft, die viele verschiedene Giftstoffe auf die Nutzpflanzen sprüht oder in den Boden einbringt. Die Pflanze nimmt diese Giftstoffe über den Boden oder auch durch Diffusion auf. Diese Ausbringung von Schadstoffen *verseucht einerseits den Lebensraum* (Luft, Grundwasser, Wildtiere, umgebene Pflanzen) und andererseits *kommen so diese Schadstoffe in den Nahrungskreislauf und damit auch in unseren Körper.* Die Anzahl an möglichen gesundheitsschädlichen Substanzen ist enorm, im Folgenden nur eine kurze Übersicht[288]:

Mittel gegen Mikroorganismen:
Bakterizide gegen Bakterien.
Fungizide gegen Pilze (töten Schimmelpilze und Mikroorganismen).

(Sie schädigen das Mikrobiom, indem gesunde Bakterien abgetötet werden und dadurch krankheitserregende Bakterien überhand nehmen)
Viruzide gegen Viren und Viroide.
Nematizide gegen Nematoden (Fadenwürmer).

Mittel gegen Insekten und Kleintiere:
Insektizide gegen („Schad"-) Insekten. (Anm.: *Schädliche Insekten gibt es in der Natur per se nicht*)
Akarizide gegen Milben/Spinnentiere.
Molluskizide gegen Schnecken.
Ovizide gegen (Insekten-)Eier.
Avizide gegen Vögel (sind in Österreich verboten).
Rodentizide gegen Nagetiere.

Herbizide gegen Pflanzen (Unkräuter):
Arborizide gegen Gehölze.
Graminizide gegen Gräser.
Algizide gegen Algen.

Mittel zur Verhütung von Wildschäden:
Wildverbiss- und Vergrämungs-Mittel.
Schälschutz-Mittel.
Fegeschutz-Mittel.

Weitere Pflanzenschutzmittel:
Beizmittel zur Behandlung von Saat- und Pflanzgut.
Mittel zur „Bodenentseuchung".

Ein weiterer großer Problembereich in der Landwirtschaft ist die Anwendung künstlicher Düngemittel, dazu zählen Ammoniak und Stickstoffdünger. Durch den Einsatz an zu viel Düngemittel, besonders Kunstdünger, mancherorts auch durch zu viel organischen Dünger, kommt es zu einer *zu hohen Belastung an Nitrat im Grundwasser oder an Phosphaten im Oberflächenwasser.* Im Boden wandeln Bakterien die Stickstoffverbindungen in *Lachgas (N_2O) um, das ist ein 300-mal potenteres Treibhausgas als Kohlendioxid (CO_2).* Vielerorts wurden auch erhöhte Konzentrationen im Grundwasser an metallischen Rückständen wie Uran und Cadmium durch die Ausbringung von Phosphatdünger nachgewiesen[289].
Nitrate (HNO_3) wirken im Körper gesundheitsschädlich, denn sie werden durch Darmbakterien in toxisches Nitrit (Salze der salpetrigen Säure HNO_2) umgewandelt. Überall dort wo Nitrite mit Aminosäuren zusammenkommen werden Nitrosamine gebildet. Ihnen wird eine karzinogene Wirkung

zugeschrieben (im Essen finden wir diese z.B. im aufgewärmten Spinat oder in gepökelten Wurst und Fleischwaren). Sie können aber auch durch Bakterien oder im sauren Milieu (z.B. im Magen) gebildet werden. *Bei einem nachhaltig gestörten Mikrobiom wird über die Nitrifikation u.a. auch zu viel des Abfallprodukts Ammonium aus der Zersetzung von Stickstoffverbindungen mit Sauersoff freigesetzt* (Ammoniumoxidation). *Ammonium und seine Verbindungen* (z.B. NH_4NO_3, NH_4Cl) *sind giftig und müssen vom Organismus abgebaut werden.*

Pflanzenschutzmittel verseuchen Boden und Gewässer. Herbizide werden weltweit tonnenweise eingesetzt um das Unkraut zu vernichten und damit den Ertrag zu steigern. Meist werden zusätzlich auch noch Pestizide parallel verwendet. Extrem viel wird in Ländern mit großer Produktion und niedrigen Standards gespritzt, wie z.B. in den USA, in Argentinien oder Brasilien. Damit das Pflanzengut wie etwa Mais oder Soja resistent gegen das Herbizid wird, wird es genetisch manipuliert. Da jedoch das Unkraut ebenfalls immer resistenter wird, wird noch mehr gespritzt, usw. Gifte wie z.B. das Glyphosat (Roundup) werden nun schon seit 20 Jahren weltweit verwendet und haben überall die behördliche Zulassung, da die großen Chemiekonzerne (Monsanto, BASF etc.) und die Agrarindustrie nur gewinnorientiert handeln und dabei die Schädlichkeit vernachlässigen. In letzter Zeit ensteht aber immer mehr Druck gegen die Verwendung von Glyphosat, nicht zuletzt wegen horrend hoher Entschädigungszahlungen an gesundheitlich geschädigten Personen in den USA, und das gerade dort wo es am meisten eingesetzt wird. Immerhin ein kleiner Hoffnungsschimmer für die Weltgesundheit. *Doch leider muß die Gesellschaft immer erst durch Schaden klug werden,* der wirtschaftliche ist dabei unerheblich, *denn es ist ethisch und moralisch verwerflich mit der Vergiftung und Zerstörung von Mensch und Natur Geschäfte zu machen.*

So weiß man, dass z.B. Glyphosat, erbgutschädigend, krebserregend und transgenetisch wirkt[290]. Eine Studie der Universität Leipzig kommt zu einem alarmierenden Ergebnis: "Wir haben Glyphosat im Urin von Menschen, Nutztieren und wild lebenden Tieren nachgewiesen, in fast allen Proben", berichtete die Professorin Monika Krüger in der Süddeutschen Zeitung. Sie leitet das Institut für Bakteriologie und Mykologie, das die Untersuchung durchführt. Dies ist ein bedenkenswertes Ergebnis. „Es zeigt, dass Glyphosat höchstwahrscheinlich mit der Nahrung aufgenommen und dann über die Niere ausgeschieden wird. Bei allen Probanden konnte das Gift im Urin nachgewiesen werden. Ein Hinweis, dass sich der Wirkstoff entgegen den Versprechen von Produzenten in der Nahrungskette anreichert und sich nicht so rasch abbaut". Auch Anja Sobczak vom Umweltinstitut München warnt: *„Da sich die Pestizide nicht so rasch abbauen, enthält das frisch geerntete Getreide noch große Mengen des aggressiven Pflanzengifts. Eine Kontrolle des Getreides auf Giftrückstände findet so gut wie nicht statt".*

Seit Ende der neunziger Jahre hat sich die Ausbringung nach den Zahlen des BVL auf 15.000 Tonnen pro Jahr fast verdoppelt. 2012 wäre eigentlich eine routinemäßige Risikoüberprüfung des Wirkstoffs auf EU-Ebene fällig geworden, doch die wurden offensichtlich auf Anraten deutscher Behörden auf 2015 verschoben[291]. In der Zwischenzeit (2018) wurde die Zulassung zur Ausbringung von Glyphosat im EU-Raum auf weitere 5 Jahre trotz Proteste verlängert. Solche Vorgänge sind insofern bedenklich, da es bereits eine ganze Reihe an chemiefreien Schädlingsbekämpfungsmethoden des Getreides gibt, wie z.B. die Schädlingsbekämpfung durch Stickstoffbehandlung im Speicher[292].

Tatsächlich gibt es in der Nähe wo viele Agrargifte gespritzt werden extrem viele Fälle von Missbildungen (Mal-Formationen), Fehlgeburten und Krankheiten wie Krebs, Tumore, Lungen-, Nieren-, Leber-, Hauterkrankungen u.v.a.m. Dort wo das gespritzte Getreide an Kühe und Schweine verfüttert wurde steigen auch die Missbildungen von Föten und Jungtieren, sowie die Zahl qualvoll sterbender Kühe, extrem an, aber auch die Krebserkrankungen von Menschen. In der Öffentlichkeit kontrovers wird das aktuell in Argentinien, Deutschland, Österreich und England diskutiert, neuerdings auch in den USA. *Die dokumentierten Missbildungen an Tieren und Babys sind oft noch schlimmer als dies nach dem Atombombenabwurf von Hiroshima zu sehen war. Mittlerweile haben alle Experten der WHO einstimmig die Herbizide auf Basis von Glyphosat eindeutig als kanzerogen und hochgiftig eingestuft. Die Politik hat aber trotzdem noch immer nicht reagiert.* In Argentinien werden noch immer mehr als 90% des Getreides mit Glyphosat bespritzt. Dort sind die gesundheitlichen Auswirkungen in bestimmten Regionen besonders hoch. Aber auch in Deutschland sind die Auswirkungen evident. So wurden an der Uni Leipzig die missgebildeten Schweine eines dänischen Bauerns untersucht und Glyphosat als Ursache festgestellt. Ein 5 Mal höherer Wert an Glyphosat im (Soja-) Schweinefutter bedeutet ein 5 Mal mehr an Fehlgeburten bzw. nicht-lebensfähigen Jungtieren mit Missbildungen. Bei einigen Großbauern in Deutschland sterben schon 10-20% aller Kühe an diesen Folgen und auch die Personen in der Landwirtschaft sind betroffen, das zeigen mysteriöse Krankheitsfälle und Sterberaten.

Natürlich gelangen diese Herbizide auch über Umwege in unsere Nahrungskette, z.B. über das Grundwasser oder über die Aufnahme der damit gespritzten Pflanzen, oder über die Produkte von Tieren die sich von den gespritzten Pflanzen ernähren (z.B. der Honig, Fleisch), oder ganz einfach nur durch das Berühren der gespritzten Pflanzen. *Aufgrund der globalen Landwirtschaft muss man davon ausgehen, dass rund um den Globus fast alle Menschen mehr oder weniger davon betroffen sind.* Nachweise dafür finden sich bei fast allen im Blut. Das Problem dieser Gifte ist auch, *dass sie das Mikrobiom massiv stören*, indem gesunde Bakterien abgetötet werden und dadurch krankheitserregende Bakterien überhand nehmen die stark toxische Substanzen produzieren. Einer jener ist der Bakterienstamm der Clostridien, die besonders starke Gifte produzieren (auch bekannt als Lebensmittelgift), *welcher auch verstärkt in den Därmen von erkrankten Kühen gefunden wurde.*

Problematisch ist nebenbei auch der Umstand, dass man bei der Gefährlichkeit von Pflanzenschutzmittel immer nur die direkte Gefahr für den Menschen betrachtet, ohne dabei zu bedenken, dass jeder schädlicher Einfluss auf die gesamte Umwelt auch den Menschen schadet. Aus dem Grunde ist der Einsatz von Neonikotinoiden sehr beliebt und hat sich rasant verbreitet, da diese Substanz für den Menschen kaum gefährlich ist und eine lang anhaltende Wirkung besitzt. Probleme sind nur bei sehr hohen Dosen und bei Kleinkindern aufgetreten. Neonikotinoide sind schwache Nervengifte die vor allem bei Insekten fatale Folgen haben, da diese sehr sensibel darauf reagieren. *Das hat man aktuell gerade beim Massenbienensterben schmerzlich in Erfahrung bringen müssen.* Ein weiteres Problem stellt auch *die Weitergabe des Giftes in der Nahrungskette an nützliche Insekten, Vögel und kleine Säugetiere* dar, da für jene die Substanz ebenfalls schädlich ist. *Betroffen davon sind auch Nutztiere* wie Rebhühner, Fasane, Kaninchen etc. die ebenfalls relativ empfindlich darauf reagieren.

Ähnlich ist die Sache mit dem weit verbreiteten Wirkstoff Fipronil. *Fipronil ist ein Kontakt-Nervengift.* Die Anwendung ist bei lebensmittelliefernden Tieren nicht erlaubt. *Wie uns Menschen das schützen soll ist mir schleierhaft,* denn schließlich gelangt das Gift in die Nahrungskette und schlussendlich auch in unsere Nahrungsmittel (z.B. über Honig, Milch, Fleischprodukte etc.). *Die Substanz besitzt allerdings in vielen Ländern die Zulassung als Insektenschutzmittel. Eine Klage der Bienenzuchtverbände gegen die Zulassung in der EU wurde jedoch abgelehnt. Aktuell wurde die Zulassung in der EU um weitere 5 Jahre verlängert.*

Den Getreidebauern bereitet zunehmend die Belastung mit Schimmelpilzen und Schimmelpilzgiften Probleme. Die problematischsten Feld-Pilze gehören der Gattung "Fusarium" an. Die Giftstoffe, die sie produzieren, heißen daher entsprechend sinngemäß "Fusarien-Toxine". Eines dieser Fusarien-Gifte heißt "Deoxynivalenol", oder kurz "DON". Mögliche Schädigungen durch DON: Blutbild-Veränderungen und beeinträchtigte die Herz- und Nierenfunktion; außerdem kann der Stoff das Immunsystem schädigen. Wenn Getreide zu feucht lagert, können im Mehl 200 bis 300 Mikrogramm pro Kilogramm davon drinnen sein. Dazu zählt auch ein Stoff namens "Ochratoxin A". Spuren davon stecken in diversen Nahrungsmitteln: „Das sind hauptsächlich Brot, Backwaren und entsprechende Produkte, gefolgt von Kaffee und Bier. Des Weiteren sind eine ganze Reihe weiterer Lebensmittel kontaminiert" (M. Gareis, Mykotoxinforscher)[293]. Zu den Schimmelpilzgiften zählen auch die Aflatoxine. Sie sind nachweislich krebserregend und können in Pistazien, gedörrten Feigen und Erdnüssen vorkommen. Solche Importartikel werden deshalb streng kontrolliert[294].

Leider werden gerade gegen diese natürlich vorkommenden Schimmelpilze wiederum Fungizide eingesetzt die uns und die Umwelt zusätzlich belasten. Das gilt stellvertretend natürlich auch für die Ausbringung aller anderen Agrargifte. *Die erhöhte Belastung an natürlichen Schädlingen kommt ja auch nur dadurch zustande, weil das natürliche Gleichgewicht bereits massiv gestört ist. Man müsste wieder vermehrt auf biologischen Anbau setzen („Zurück zum Ursprung").*

Neben den Pflanzenschutzmittel gelangen auch *eine Reihe von schädlichen Metallen und anderen hochgiftigen industriellen Chemikalien* wie z.B. Fluor, Chlor und deren Verbindungen in das Grundwasser oder in das Meer, dadurch wird der Boden, die Tiere, die Pflanzen, vielerorts sogar das Trinkwasser, verseucht, was in weiterer Folge auch unsere Lebensmittel gefährdet. Somit kann man sich leicht vorstellen, dass nicht nur das Getreide, sondern auch das Gemüse und das Fleisch aus kontaminierten Regionen, für den Verzehr nicht geeignet sind. Außer den oben genannten Chemikalien sind es besonders auch *die Aldehyde und deren Derivate, Brom- und Schwefelverbindungen, Acrylate und deren Derivate, radioaktive Substanzen, Benzolverbindungen, Rohölprodukte* und andere Stoffe mehr.

Wenn man sich die Nachrichten anhört, dann gibt es regional und auf der ganzen Welt immer wieder irgendwelche Umweltskandale. Auch hier in Österreich gab es vor nicht allzu langer Zeit den HCB (Hexachlorbenzol)-Skandal (erhöhte HCB-Emissionen durch den Chemiestaub aus der Zementfabrik im Görtschitztal, Kärnten) und kurz darauf gleich nochmals einen weiteren, nämlich den HCBD-Skandal in derselben Region, verursacht durch den Austritt hochgiftiger Gase aus einer nahegelegenen Deponie. Bei diesem „Nachfolgeskandal" wurde man erst durch ein außerordentliches Fischsterben im nahegelegenen Fluss aufmerksam.

Es reicht offenbar nicht, dass die Agrarindustrie mit den Anbau von genmanipulierten Getreide alle krank macht, nein, die Industrie muss uns dann zusätzlich noch alle mit Chemie vergiften! *Da fragt man sich hin und wieder schon in welcher Welt wir eigentlich leben.*

Einen gewissen Einfluss kann der Konsument auf die Vergifter ausüben, *indem er oder sie Erzeugnisse aus biologischer Landwirtschaft kauft und kann sich dadurch nebenbei auch selbst seiner Gesundheit einen Gefallen tun*, da für die Produkte aus Bio-Landwirtschaft viel strengere Regeln gelten und damit die Gefahr, dass Agrargifte über diese Produkte in den Körper gelangen wesentlich geringer ist als bei herkömmlichen.

Erzeugnisse aus biologischer Landwirtschaft dürfen nicht unter der Kennzeichnung Bio in Verkehr gebracht werden, wenn in oder auf ihnen ein synthetisches Schädlingsbekämpfungsmittel, in einer Menge von mehr als 0,01 mg/kg vorhanden ist. Diese Konzentration entspricht einer Gruppe von fünfzig Personen im Vergleich zur Weltbevölkerung (5 Mrd.) oder einer Lösung von einem Zuckerwürfel in einem Schwimmbad (270.000 Liter). Ähnlich streng ist der Gesetzgeber, wenn es um die Ernährung von Säuglingen und Kleinkinder geht[295]. *Doch die Strenge nützt nichts, wenn Regeln missachtet werden.*

Der Plastikmüll

Ein unterschätztes aber wachsendes Problem stellt die immer größer werdende Menge an Kunststoff und Plastikmüll in unseren Weltmeeren dar. Laut UNO beläuft sich dieser Müll auf *geschätzt 5 Billionen Plastikteilchen* mit einem Gewicht von 270 000 Tonnen. Problematisch ist dieser Müll vor allem deswegen, da die Bewegungen des Wassers im Zusammenspiel mit den Mineralien und dem Gestein das Plastik über die Zeit hinweg in feine Mikropartikel zermahlt, ähnlich der Entstehung des feinen Meeressandes. Dieses sogenannte *Mikroplastik* ist mancherorts bereits in so hoher Konzentration vorhanden, dass Fische und viele Meerestiere daran verenden. Da die Fischereiindustrie daran leidet hat sich die Politik in manchen Regionen für eine Reduzierung des Plastikmülls stark gemacht (z.B. durch die Reduzierung von ersetzbaren Plastikmaterial), *jedoch hält sich der Wille zur Durchführung von Gegenmassnahmen und damit der Erfolg, speziell in den davon stark betroffenen Dritte-Welt-Ländern, in Grenzen.*

Erhöhte Pilzbelastung

Pilze sind in unserer Natur allgegenwärtig, sowohl im Feien als auch in geschlossenen Räumen. Gegen Pilze die in der freien Natur vorhanden sind hat das Immunsystem über Millionen von Jahren hinweg die richtigen Abwehrmaßnahmen entwickelt, um damit zurechtzukommen. *Problematisch wird es aber immer dann, wenn eine bestimmte Konzentration* (Belastung pro Luftvolumen) *überschritten wird.* Normalerweise herrscht im Freien eine höhere Konzentration und Diversität an Pilzsporen als in Wohnräumen, welche für Allergiker bereits zum Problem werden können, obwohl im Freien normalerweise ein natürliches Gleichgewicht herrscht, *oder herrschen sollte.* Übersteigt die Konzentration an gefährlichen Pilzsporen in Wohnräumen einen bestimmten Wert so kann dies, meist längerfristig, zu erheblichen gesundheitlichen Problemen führen bis hin zu schweren Erkrankungen, wenn nicht rechtzeitig etwas dagegen unternommen wird.

Atmet man die Sporen dieser Schimmelpilze ein, und das besonders in der Nacht, da erstens dieser Zeitraum normalerweise die längste Ruhephase im Wohnraum und die Sporenaussendung stärker ist als sonst, und zweitens in dieser Zeit meist weniger Durchlüftung herrscht, da die Fenster eher geschlossen sind, *dann sind gerade in dieser Phase die Atmungsorgane und Atemwege stärker betroffen als sonst, besonders die Nasen- und Nebenhöhlen, der Mund*

und Rachenraum, sowie die Luftröhre, die Bronchien und die Lunge. Die Sporen docken dort an den Schleimhäuten an. Hier setzt die Abwehrreaktion des Immunsystems ein. Weiße Blutkörperchen werden vermehrt in die betroffenen Schleimhäute, den Speichel und den Tränendrüsen geschickt, Entzündungen sind die Folge. Die ausgetrockneten Stellen des Atmungstrakts können noch einer zusätzliche Belastung durch eine Reizung, verursacht durch Gase wie Treibhausgase, Zigarettenrauch, Ozon etc., ausgesetzt sein, was die Sache dann noch verschlimmert.

Die permanente Häufung an weißen Blutkörperchen in den Speichel- Tränen und anderen Flüssigkeitsdrüsen *kann diese verstopfen*, eine Austrocknung des Mund- und Rachenraumes, des respiratorischen Bereichs, sowie der Augen, ist die Folge. Das Austrocknen könnte zwar auch eine mögliche Waffe gegen eine Mikroben Invasion sein, allerdings wäre das keine nachhaltige Lösung, *denn ausgetrocknete Zellen sterben bekanntlich ab.* Die vorher beschriebenen Symptome sind auch solche, welche beim sog. SS-Syndrom (Sjörgren Syndrom) auftreten, wobei in 40% aller Fälle auch eine Arthritis zusätzlich besteht.

Zur Pilzbelastung ein kleines Beispiel: Man kommt von der frischen Luft draußen in die geschlossenen Räumlichkeiten. Dann treten nach einer Weile die ersten Symptome, wie im Beispiel oben geschildert, auf, und die üblichen Verdächtigen werden ins Visier genommen. Allerdings könnte es sich hier um eine Allergie gegen bestimmte Schimmelpilzarten (genauer deren Sporen) handeln, insbesondere dann, wenn die Mauern feucht sind u/o eine schlechte Durchlüftung herrscht. *Da die Belastung i.e.L. von der Temperatur, der Feuchtigkeit, der Durchlüftung und der Lichteinstrahlung abhängt ist, ist die Konzentration an Sporen nicht immer gleich und kann sehr stark schwanken.* Das gefährliche und heimtückische an einer Kontaminierung mit Pilzsporen ist der Umstand, dass diese nicht nur während des ganzen Tags und über die ganze Nacht hinweg eingeatmet werden, sondern *dass sich die Sporen überall wo wir essen und Getränke abstellen bzw. vorbereiten, diese auch mit den Sporen kontaminiert werden, welche dann direkt über dieses Medium in den Körper gelangen.* Dies betrifft i.e.L. *offene Speisen in der Küche, aber auch abgestellte Speisen im Kühlschrank oder auch das Geschirr und die Behälter welche mit Getränken und Lebensmittel befüllt werden.* Kaum jemand macht sich darüber Gedanken. Natürlich, solange die Grenze der Verträglichkeit (Resistenz) nicht überschritten wird, wovon wir meistens ausgehen, gibt's da auch kein Problem. Auch andere Verursacher, wie etwa der Hausstaub oder ein Zuviel an Milbenkot, wären möglich. Auch hier könnte rasch eine Fehlannahme entstehen. Noch schwieriger wird es, wenn dazu noch Kreuzallergien bzw. Kreuzintoleranzen vorliegen, oder mehrere verschiedene Ursachen mehr oder weniger gleichzeitig beteiligt sind, was ebenfalls sehr oft der Fall ist, zumindest öfter als man glauben möchte. Wodurch gefährliche Schimmelpilze und Pilzsporen in Wohnräumen entstehen und verhindert werden können wird im Anhang ausführlich behandelt.

Strahlungsbelastung

Elektromagnetische Strahlung

Diesem Thema widmet sich ein eigener Band detailliert („Der Elektrosmog"). Daher soll hier nur das wichtigste umrissen werden:

Beim Thema Elektrosmog geht es i.e.L. um die schädliche Beeinflussung des Körpers durch die Feldstärke elektromagnetischer Wellen, genauer gesagt durch nieder- und hochfrequente elektromagnetische Strahlung, ausgesendet durch elektrische Einrichtungen und elektronische Geräte wie z.B. Sendemasten, Parabolspiegel, Handies, Mikrowellenherd, Modems, Notebook, Elektroinstallation, Trafos, Netzteile, Kabel, Hochspannungsleitungen u.a.m.

Erwiesenermaßen kann eine starke elektromagnetische Exposition DNA-Stränge aufbrechen. Forschungsberichten zur Folge kann der gepulste Elektrosmog (Niederfrequenz aus der Stromversorgung und Hochfrequenz aus der Kommunikationstechnik) auch *die Blut-Hirn-Schranke partiell öffnen* so wie es z.B. beim Fieber vorkommt, daher die Kopfschmerzen bei Fieber[296].

Von den Gesundheitsbehörden in der EU wird ein Limit von 0,5 W/m^2 als die maximal zulässige Belastung für den Menschen angegeben. Die zu starke Nähe zu Modems, Handys, bestimmten Haushaltsgeräten, Bildschirme, Mikrowellenherden, diversen elektronischen Geräten die mit höherer Frequenz u/o Leistung arbeiten (z.B. Schweißgeräte) oder nicht sachgemäß installierte E-Installationen, *sind häufige Fälle wo dieser Grenzwert überschritten wird. Jene Orte, an denen man sich viele Stunden täglich aufhält* (z.B. Arbeitsplatz, Wohnzimmer, Schlafplatz) *sollten nicht mit mehr als 3 µW/m^2 belastet sein*[297]. *Die Feldstärke kann relativ einfach mit Feldstärkemessgeräten selbst gemessen werden.*

Wie kann man sich davor schützen? Hier verweise ich nochmals auf das vorher genannte Buch, denn die gesamte Thematik würde hier den Rahmen sprengen. Nur so viel vorweg: *Das Handytelefonieren direkt am Körper ist absolut als gesundheitsschädlich einzustufen, genauso wie die unmittelbare Nähe zum Mikrowellenherd. Generell ist das Abstandhalten der beste Schutz.*

Sehr umstritten diskutiert werden Ionosphären-Experimente mittels starker elektromagnetischer Wellen. Die weltweit größte Anlage dieser Art steht in Alaska (USA), sie soll eine Leistung von ca. 5,1 GW verteilt über 180 Antennen haben[298]. Die HAARP[299] Anlage ist ein Ionosphähren-Heizer der gepulste Hochfrequenzwellen in die obersten Schichten der Atmosphäre schickt, um diese damit aufzuheizen und zu manipulieren. Über die Reflexion der Ionosphähre sollen auch VLF[300] Wellen weltüberspannend wirken können. Zu dem Projekt gibt es einige US-Patente, wie z.B. zur Wettermanipulation, Veränderung der solaren Absorptionsmuster, regionaler Veränderung der Erdatmosphäre, Ionosphäre und Magnetosphäre[301].

Es gibt Gerüchte die meinen über Resonanzbildung könnten sogar Tsunamis oder Erdbeben ausgelöst werden. Dafür wird wohl die Leistung zu gering sein. Fest steht, dass es auch für militärische Zwecke genutzt werden kann. Es gibt sogar welche die annehmen, dass es einen Zusammenhang zwischen HAARP und den Reflektor Schild der Aerosolsprühung des Geoengineerings gibt. Was durch diese Anlage tatsächlich manipuliert werden kann, darüber wird viel spekuliert, den wahren Zweck werden wohl nur die Insider wissen.

Radioaktive Strahlung

Hier geht es vor allem um *freie radioaktive Strahlung* und *radioaktive Substanzen (Abfall)* mit einer sehr langen Halbwertszeit (z.B. Cäsium 137, Plutonium 241), verursacht durch Kraftwerke, Nuklearversuche, radioaktiven Abfall etc. Ein enormes Problem stellt dabei die Kontaminierung des Bodens, der Grundwässer, der Meere und der Luft dar.

Eine Gefahr droht durch *unzureichend „entsorgter" Altlasten* (Kühlwasser, Müllfässer, Atom-U-Boote, Verbrennungsanlagen etc.) von der Anfangszeit der nuklearen Wettrüstung bis heute, insbesondere aber auch durch die viel zu zahlreichen *Wiederaufbereitungsanlagen*, wo weltweit in einem viel zu hohen Ausmaß kontinuierlich radioaktive Substanzen austreten, wie z.B. das hochgiftige Plutonium oder das Cäsium, welches eine Halbwertszeit von zig tausenden von Jahren hat. Problematische Störfälle bei denen hochradioaktives Material ausgetreten ist gab es in den letzten Jahrzehnten viele. Einige der Bekannteren solcher Fälle sind die Anlagen von Hanford, Le Hague, Tōkai, Rokkasho, Sellafield, Majak, Terapur, Wackersdorf, um hier nur einige zu nennen, oder Kontaminationen aus schwerwiegenden Fällen wie aus den atomaren Katastrophen von Tschernobyl oder Fukushima. Davon betroffen sind nicht nur die Menschen die in der unmittelbaren Gefahrenzone leben, nein, sondern *wir alle, denn aufgrund der enormen Menge und Konzentration an kontinuierlich entstehenden Abfällen über viele Jahrzehnte hinweg gelangen zu hohe Konzentrationen auch in unsere Nahrungskette*, z.B. über Meeresfische, Pflanzen die auf verseuchtem Grund wachsen, verursacht durch den radioaktiven Fallout, über das (Trink-)Wasser (z.B. durch Verseuchung des Grundwassers, des Meerwassers, der Quellen und der Flüsse, da ja alle Atomanlagen entweder an der Meeresküste oder an Flüssen angelegt sind) und über die Luft (Unfälle, Atomversuche, Verbrennungsanlagen). Alleine durch die Katastrophe von Fukushima sind ab 2013, über 2 Jahre hinweg, täglich einige hundert Tonnen radioaktiv verseuchtes Wasser in das offene Meer ausgetreten, gewisse Mengen treten bis heute noch immer aus, wie viel genau, das weiß wohl niemand so richtig.

Viele Atomkraftwerke und Wiederaufbereitungsanlagen wurden gar nicht, wie offiziell behauptet, zur Energiegewinnung errichtet, *sondern ausschließlich zur Gewinnung von militärisch nutzbarem Plutonium*, was noch immer mehr oder weniger verschwiegen wird. Daher gibt es i.d.R. auch keine klaren Angaben. Die Verstrickung und die gegenseitigen Abhängigkeiten von Politik, Militär, Wirtschaft (Kontamination, Dekontamination, Energiegewinnung) und Beschäftigung im Atomgeschäft ist dermaßen angewachsen, dass eine völlige Umkehr und ein Ausstieg aus dem atomaren Dilemma derzeit auch von Experten für unmöglich gehalten wird, daher ist es auch nicht verwunderlich, dass sich diese atomare Spirale weiter dreht und Atomanlagen noch immer gebaut werden, obwohl einige führende Wirtschaftsmächte (wie z.B. die USA, Japan, Russland) schon *immensen volkswirtschaftlichen Schaden* durch eine erhöhte radioaktive Kontamination erlitten haben, *zusätzlich zu den volksgesundheitlichen Schäden*. Katastrophale Langzeitfolgen für ganze Landstriche sieht man an den Beispielen von Hanford, Tschernobyl und Fukushima, einmal abgesehen von der Wasserverseuchung.

Einer erhöhten oder zusätzlichen radioaktiven Belastung durch Röntgenstrahlung ist man möglicherweise auch in der medizinischen Diagnostik ausgesetzt, z.B. durch Röntgenbilder oder radioaktiver Kontrastmittel, besonders da solche Hilfsmittel im Zuge von Diagnoseverfahren häufig eingesetzt werden, nicht zuletzt auch wegen immer häufiger auftretender unspezifischer Krankheiten:

Dazu im Vergleich einige gängige Belastungsfälle[302]:
Die normale durchschnittliche Belastung durch die Umgebung liegt bei etwa 0,1 – 0,2 μSv/h (je nach Region unterschiedlich und im Zeitverlauf schwankend). Das ergibt eine normale durchschnittliche Belastung pro Jahr von ca. 2,4 mSv.

Im Vergleich dazu:
Eine normale Röntgenaufnahme: 0,1 – 2 mSv je nach Art
Ein langer Interkontinentalflug: ca. 0,2 mSv*), also ca. das 20 fache der normalen Umgebungsstrahlung?!

*) Anmerkung: Zur Überprüfung des kolportierten Wertes und zur Plausibilitätsüberprüfung habe ich persönlich bei einem Interkontinentalflug eine Radioaktivitätsmessung mit einem geeichten digitalen Messgerät durchgeführt: Flug Wien – Paris – Rio de Janeiro im November 2017 (Angaben in μSv/h).

Flug Wien - Paris: Flugzeit 2 Stunden, davon ca. 2 x eine 1/2 Stunde also gesamt ca. 1 Stunde Steig- und Sinkflug mit an-/absteigender Strahlung ab ca.

3000 m (0,2) - 1,4. Die eingestellte Alarmschwelle am Gerät von 0,4 wird bei ca. 4000 m erreicht. Also ca. 1 Stunde mit einer Dosis von ca. 1,3 – 1,7 ergibt eine Belastung von ca. 1,5 µSv.

Paris Rio: Flugzeit ca. 11 Stunden, davon ca. 2 x eine 1/2 h also gesamt ca. 1 Stunde Steig- und Sinkflug mit an-/absteigender Strahlung ab ca. 3000 m (0,2) - 1,4. Über dem Festland bis Spanien ca. 3 Stunden mit einer Dosis von ca. 1,3 – 1,4 ergibt eine Belastung von ca. 4,05 µSv. Die Restzeit über den Atlantik von ca. 7 Stunden mit einer Dosis von ca. 0,8 – 1,05 ergibt eine Belastung von ca. 6,475 µSv.

Gesamtbelastung: 12,025 + Steig und Sinkflug ca. 2 * 0,8 ergibt *13,625 µSv.*

Diese Messung zeigt, dass die oben angeführte Strahlendosis von 0,2 mSv weit überhöht angegeben ist welche in der Praxis nicht annähernd erreicht wird. Hier wird, wie so oft in anderen Quellen auch, maßlos übertrieben, der Grund ist wahrscheinlich Effekthascherei, um damit mediale Aufmerksamkeit zu erregen.

Zum Vergleich:
Eine normale Röntgenaufnahme: 0,1 – 2 mSv (je nach Art).
Computer Tomographie (CT): Schädel: 2 – 4 mSv, Thorax 6 -10 mSv, Abdomen 10-20 mSv.

An den Werten einer CT kann man ganz deutlich erkennen, dass die Belastung sehr leicht unterschätzt werden kann, besonders von Medizinern (oft nichtwissend), da der Patient in der Regel keine Ahnung von der Strahlenbelastung hat und die Radiologen oft nicht darauf hinweisen. *Mit einer CT hat man bereits die Dosis für das ganze Jahr konsumiert!*

Allerdings wirkt auch die Höhenstrahlung (Gammastrahlung z.B. bei Flügen) in zu hohen Dosen zell- und erbgutschädigend. Wie hoch diese ist, das ist schwer einzuschätzen, da diese mit herkömmlichen Strahlenmessgeräten nicht gemessen werden kann (nur α und β-Strahlung).

Erhöhte UV-Belastung

Durch die Erdatmosphäre (Ozonschichte) wird die UV-C Strahlung zu 100% absorbiert, die UV-B-Strahlung zu 90%, die UV-A Strahlung inklusive das sichtbare Licht werden nicht absorbiert. Aufgrund der Wellenlänge (Intensität, Energiegehalt) ist die UV-C Strahlung am schädlichsten, gefolgt von der UV-B und A Strahlung. *Durch die Ozonschädigung in der Stratosphäre kann es sein, dass regional bereits zu viel schädliche UV-B Strahlung und vielleicht sogar UV-C Strahlung auf die Erde trifft.*

Die UV Strahlung hat gute und negative Seiten. Zum einen erzeugt sie Ozon, welches in der Stratosphäre einen Schutzmantel gegen UV-C Einstrahlung bildet, aber in Bodennähe sorgt die UV-A/B Einstrahlung für eine erhöhte Ozonbelastung. Andererseits braucht der Mensch die UV-B(A) Strahlung damit das körpereigene Vitamin D aufgebaut werden kann, genauso wie die Pflanzen jene für die Photosynthese benötigen, also ohne die UV- (A u. B) Strahlung durch die Sonne könnten wir gar nicht existieren. Hier ist eine natürliche Balance notwendig, welche aber durch die Abnahme der Ozonschicht (besonders an den Polkappen), aufgrund der vermehrten Produktion an Treibhausgasen, immer mehr hin zum Ungleichgewicht verschoben wird. So sind wir einer *immer stärker werdenden UV-Belastung* ausgesetzt, *was nicht nur messbar, sondern mittlerweile ohne Zweifel spürbar ist*. Eine zu starke Exposition an UV-Strahlung kann u.U. nicht nur Hautkrebs verursachen, sondern die Strahlung gilt auch als Histamin-Befreier.

Kosmische Strahlung

Die kosmische Strahlung, auch Höhenstrahlung genannt, ist eine hochenergetische Teilchenstrahlung aus Protonen, besteht aber auch aus Elektronen und Atomen. Unterschieden wird sie von der kosmischen Gammastrahlung, welche eine elektromagnetische Strahlung ist.

Das Erdmagnetfeld und auch die Atmosphäre schützen uns zwar vor den kosmischen Strahlungen, aber ein ganz geringer Anteil erreicht auch die Erdoberfläche. Da das Erdmagnetfeld und die Atmosphäre mehr oder weniger ausgeprägten regionalen Schwankungen unterliegen, wäre es ebenfalls interessant zu wissen, welche Beeinflussung bzw. welche Gefahr tatsächlich davon ausgeht. Besonders davon betroffen sind Reisende die häufig mit dem Flugzeug unterwegs sind. Einen Einfluss auf das Klima wird durch eine erhöhte kosmische Einstrahlung ebenfalls angenommen. Es wäre wünschenswert, wenn zukünftig mehr in dieser Richtung geforscht, aber auch mehr publiziert werden würde, denn über die Risiken für die Gesundheit auf der Erde gibt es bis dato keine verlässlichen Aussagen. Die Strahlenbelastung und die gesundheitlichen Risiken der kosmischen Einstrahlung werden derzeit auf der internationalen Raumstation ISS erforscht. Im Vergleich zur Jahresdosis auf der Erde mit ca. 2,5 µSv sind die Astronauten in der Forschungskapsel einer Dosis von 800 µSv ausgesetzt, daher wird die Einsatzzeit von Astronauten stark eingeschränkt[303].

Organische Giftstoffe

Organische Giftstoffe denen wir in unserer Umgebung ausgesetzt sind, sind in der Regel schädliche Proteine die von anderen Lebewesen (Tieren, Pflanzen, Mikroorganismen) gebildet werden und die wir von außen über die Luft, die

Nahrung oder die Haut aufnehmen. Natürlich kann es auch sein, dass wir zuerst Mikroorganismen in unseren Körper aufnehmen, die erst dann in unserem Körper die Giftstoffe freisetzen. Dabei handelt es sich meist um sogenannte pathogene (krankheitserregende) Mikroorganismen (Pilze, Viren, Bakterien, Parasiten etc.). Möglich ist auch eine Übertragung der Giftstoffe von außen direkt in den Blutkreislauf z.B. durch Stechmücken, Wanzen, Zecken etc.

Dann gibt es da noch die Antibiotika die indirekt in unseren Nahrungskreislauf gelangen. Z.B. werden heute weltweit alle domestizierten Nutzbienen (aber auch andere Nutztiere) mit Antibiotikazusatz gefüttert, sonst würden Sie aufgrund eines Befalls an Milben, Wanzen und Viren aussterben. Obwohl die Biene Schadstoffe ausfiltert, verbleibt im Honig der Bienen immer Reste von Antibiotika und Pestiziden (s. auch das Kapitel über das Bienensterben). Das bedeutet beim Kauf bzw. dem Genuss von Honig sollte man auch darüber nachdenken.

Ein weiteres Feld organischer Giftstoffe stellen die aus organischen Substanzen (meist pflanzlichen Ursprungs) hergestellten Suchtmittel wie Drogen und Dopingmittel dar: Von den klassischen Suchtmittel wie Heroin, Kokain, LSD etc. weiß man ohnehin, dass sie die Gesundheit extrem gefährden, deshalb sollen sie hier nur erwähnt sein. In den letzten Jahren hat verstärkt auch der Konsum von neu entwickelten, synthetisch hergestellten Rauschmittel, wie Ecstasy etc., zugenommen. Auch der Konsum von Doping- oder hormonalen Mittel wie etwa anabole Steroide oder neural-toxische wie Strychnin etc. gefährden mehr oder weniger, abhängig von der Dosis, die Gesundheit.

Unterschätzte und ignorierte Gefahren

Die Luft in den Flugzeugen sollte genauer untersucht werden, denn schließlich trat in der Vergangenheit immer Dioxin durch die Verbrennung von Ölrückständen in den Triebwerken über die Lüftung ein. Aber was sonst noch von den Flugzeugen an Schadstoffen abgegeben wird (z.B. Treibstoffrückstände und -Reste etc.) und damit den Boden und das Wasser verseucht, sollte man ebenfalls genauer unter die Lupe nehmen. Des Weiteren wären genaue und flächendeckend durchgeführte Untersuchungen über die Verschmutzung des Meerwassers, insbesondere was die Industrieabfälle (Chemikalien, Metalle) und den radioaktiven Müll anlangt, notwendig. Ausgestattet mit diesen Umweltdaten und den Daten an Nutztieren und Pflanzen die sich in diesem Lebensraum befinden, könnte man dann hochrechnen, wie hoch das Gefährdungspotential für die aus dem betreffenden Umfeld produzierten Lebensmitteln wäre. Das sollte auf lokaler Ebene wohl durchführbar sein.

Das Geoengineering macht auch vor dem Gewässer, insbesondere dem Meer, nicht halt, denn durch die künstliche Beeinflussung des Algenwachstums in den Meeren lässt sich die CO_2-Bildung reduzieren. Diesbezüglich wurden schon

Forschungsprojekte und Tests mittels Eisensulfat Düngungen durchgeführt[304]. Inwieweit und in welchen Umfang bereits andere Algenwachstumsbeeinflussungsmethoden unternommen worden sind, darüber kann man nur spekulieren, fest steht jedenfalls, dass jegliche derartige (künstliche) Intervention massiv negative Auswirkungen auf das Ökosystem haben.

Umso trauriger ist es, *dass wir in unserer hochtechnisierten und vernetzten Welt überhaupt nicht wissen in welchem Ausmaß wir uns selbst schon vergiftet haben und es weiterhin tun*. Doch wie es in so einem Fall leider immer ist, die einen wollen nichts unternehmen (Politik, Industrie, Entscheidungsträger) und die anderen können nichts unternehmen (die große Mehrheit). Da *ein hoher Aufwand dem kein monetärer Gewinn* gegenübersteht natürlich nicht im Interesse der großen Nahrungsmittelkonzerne und -Produzenten ist, wird es ein Umdenken dahingehend wohl nicht so schnell geben. Offenbar ist es sogar den Entscheidungsträgern egal, was bei ihnen selbst auf den Teller kommt, Hauptsache es schmeckt u/o es verkauft sich gut. Es ist halt nur bezeichnend dafür, dass es in unserer degenerierten und auf Profit abgezielten Gesellschaft *einerseits für alles Mögliche Vorschriften gibt, auch viele unnötige, nur für den Gehalt an schädlichen Metallen oder Chemikalien in Lebensmitteln eben nicht*, denn da müssten zunächst die Hersteller diese in einer Analyse erheben und in weiterer Folge das Ergebnis von *unabhängigen Prüfstellen* auf Richtigkeit überprüft werden. Wenn es solche Vorschriften tatsächlich gäbe, dann wäre bei der enormen Umweltbelastung, welche die Böden und Gewässer heutzutage vielerorts ausgesetzt sind, möglicherweise zu befürchten, dass zu häufig Grenzwerte überschritten werden würden, mit all seinen negativen Konsequenzen für die Großkonzerne und die Gesamtwirtschaft. Dass das für viele Entscheidungsträger in der Wirtschaft und Politik ein absolutes „no-go" ist, das versteht sich fast von selbst. Bezeichnend für solch eine Situation ist, dass *leider erst dann das behördliche Prüfsystem funktioniert wie es sein sollte, wenn Natur und Mensch bereits Schaden genommen haben*. Beispiele dafür gibt es genug, seien es die Unfälle in Kernkraftwerken, diverse Chemieunfälle oder die Gewässerverschmutzung.

Apropos Unfälle, außer der tagtäglichen Umweltzerstörung durch Abfallprodukte und Abgase der Industrie, Petrochemie und des Bergbaus, sind es auch die Unfälle, die im Zuge der Ressourcengewinnung, einen erheblichen Beitrag zur Umweltverschmutzung leisten. Leider wird diesem Umstand zu wenig Aufmerksamkeit geschenkt, und falls doch, dann werden solche Unfälle zu schnell wieder vergessen oder ignoriert. Hohe medienwirksame Aufmerksamkeit erreichten da nur die größeren Katastrophen wie Öltankerunfälle (z.B. Maersk), Unfälle mit Ölplattformen (z.B. Deepwater Horizon), bei Kernkraftwerken (z.B. Tschernobyl, Fukushima) und Unfälle mit Chemikalien (z.B. Bhopal in Indien). Zu den oft beiseitegeschobenen Problemfällen zählen z.B. die Entsorgung der Fässer mit radioaktiven Müll im Meer oder in diversen Endlagern, oder die ausrangierten Atom-U-Boote, aber auch die Rückwirkung der zahllosen Tests mit Atomwaffen, besonders in der Nachkriegsära, aber auch die Entsorgung von Chemikalien im großen Stil. In letzter Zeit häufen sich auch wieder Unfälle mit großen Frachtschiffen die gefährliches Gut geladen haben und riesige Gebiete mit Treibstoff und anderem giftigen Zeug verpesten.

Leider kaum beachtet, aber mit besonderem Nachdruck sei an dieser Stelle der weltweit immer häufiger und pompöser werdende Einsatz an pyrotechnischen Artikeln als Feuerwerkskörper erwähnt, was immer mehr zu einem Umweltproblem wird, sei es im Zuge von Events, Vorführungen oder sonstigen Anlässen. Die Menge an schädlichen und giftigen Substanzen die hier in die Umwelt „geblasen" werden, welche entweder direkt oder indirekt unsere Gesundheit gefährden, ist enorm. *Diese Bedrohung findet aber in der Öffentlichkeit kaum Beachtung, da niemand auf die schönen Feuerwerke verzichten oder sie kritisieren will. Nicht einmal Umweltaktivisten und schon gar nicht die Behörden schlagen hier Alarm.* Viele wissen aber auch gar nicht, welche Mengen an schädlichen Substanzen bei solchen Feuerwerken auf uns „niederprasseln". (s. dazu der Link Pyrotechnik im Anhang). In weiterer Folge sollte man sich aber auch über die Schädlichkeit der verwendeten Substanzen informieren.

Man stelle sich vor, dass flächendeckend alle Lebensmittel auf Schwermetalle, Herbizide (z.B. Glyphosate), Pestizide, Insektizide und Chemikalien untersucht werden würden und die Ergebnisse, so wie sie erhoben wurden, veröffentlicht würden, welche Überraschungen man da erleben könnte. Und man stelle sich auch vor, dass all die Rohre, Kessel, Tanks, Behälter, Pfannen, Gitter, Filter, Werkzeuge, Vorrichtungen, Geschirr aus Edelstahl verboten werden müssten, was da wohl los wäre, womöglich würde weltweit vielerorts die Getränke und Nahrungsmittelversorgung zusammenbrechen. Da die Politik ohnehin am Gängelband der Großkonzerne hängt, ist so ein Szenario aber nicht zu erwarten.

Wie weiter oben schon erwähnt wurde spielt die Kontamination von Lebensmitteln mit Metallen eine immer größere Rolle, da in unserer technisierten Zeit vermehrt Metalle im Nahrungsmittelbereich eingesetzt werden. Aber damit nicht genug, denn zu den chemischen Einflüssen die Lebensmittel durch Metalloberflächen ausgesetzt sind, müsste erhoben werden, welche Rolle andere Einflüsse wie Temperatur, Druck oder Abrieb spielen. Kritische Publikationen dazu gibt es nicht, Fehlanzeige. *Natürlich wäre es für die Forschung relativ einfach zu erheben, welche Menge an schädlichen Metallen (und auch andere Materialien) bei welchen Prozessen wohin abgegeben werden.* Auch kann man diese Erkenntnisse unter Berücksichtigung der Endproduktverteilung und anderer Faktoren, wie z.B. dem Konsumverhalten, so hochrechnen, um damit auf ein mögliches Gefährdungspotential zu schließen, doch wer macht das? Richtig, niemand! *Zu sehr ist unsere Gesellschaft der Versorgungssicherheit, dem Gewinn, der Ausbeutung, der Unterdrückung, der Konformität und dem Konservativismus verhaftet, als das diese krankmachende Struktur einer Wertewandlung oder Umwälzung unterzogen werden würde.*

Nicht zuletzt müssen hier auch die Metalle erwähnt werden die in unseren Körpern Jahrzehnte lang eingebaut wurden und noch immer werden. Besonders seien hier die Zahnfüllungen aus Amalgam (Quecksilberverbindung), aber auch Edelstahlgerüstmetalle hervorgehoben. Aus diesen Metalllegierungen lösen sich über Jahre hinweg schädliche Mengen an Stoffen wie z.B. Quecksilber oder Nickel, welche so direkt unseren Organismus gelangen und diesen belasten. *Ein Umstand den unser ignorantes Gesundheitssystem zu verantworten hat, denn die Risiken waren von je her bekannt. Aufgeklärt darüber wurde aber erst viel zu spät.* Welche Risiken von anderen Implantat-Materialien wie z.B. Titan oder anderen Metalllegierungen oder Kunststoffen ausgeht, ist weitgehend unbekannt. Da aber jeder Stoff und jedes Element in einem sauren oder basischen Milieu immer eine gewisse Menge an Atome (Material) an seine Umgebung abgibt, sollte man die Sache auch da kritisch betrachten. Es gibt eine ganze Reihe von Schadstoffen die in unseren Nahrungskreislauf gelangen können und die Wahrscheinlichkeit steigt permanent, dass so etwas auch passiert.

Zuwenig Beachtung findet in der Öffentlichkeit auch der Umstand, dass die Behältnisse (Geschirr, Besteck, Flaschen, Gläser etc.) in denen Lebensmitteln aufbewahrt und serviert werden mit Behälterreinigungsmitteln (Reinigungs-, Spülmittel i.a.) gereinigt und gewaschen bzw. abgespült wurden. Dabei können Restchemikalien auf den Behältnissen zurückbleiben, insbesondere wenn die Abspülung mit sauberem Wasser unzureichend war. Natürlich würden das keine großen Mengen sein, doch Reinigungsmittel können schon in einer ganz kleinen Menge großen Schaden in unserem Körper anrichten, besonders dann wenn die Einnahme öfters bzw. über einen längeren Zeitraum hinweg erfolgt. Daten über eine mögliches Gefährdungspotential gibt es kaum, denn erstens gehen die meisten von uns davon aus, dass die Behältnisse ordentlich gespült wurden, *wir machen uns in der Regel auch kaum Gedanken darüber, daher fehlt auch das Bewusstsein über ein mögliches Gefährdungspotential und zudem kann man Krankheitsursachen einem mit Chemikalien verschmutzten Gefäß oder Geschirr nur sehr schwer zuordnen.* Des Weiteren wird jeder Abfüller von Lebensmitteln und Getränken oder jede Servicekraft, die z.B. Geschirr in der Maschine oder mit der Hand spült, von sich aus kaum darauf hinweisen, dass sich womöglich noch Reste von Reinigungsmitteln auf dem Geschirr oder am Glas befinden. Auch für die Behörden wäre es gar nicht möglich eine lückenlose Kontrolle durchzuführen, auch wenn sie das wollten. Die Dunkelziffer an möglich zu hohen Rückständen könnte allerdings wesentlich größer sein als wir uns das vielleicht vorstellen.

Vorsicht, Aufmerksamkeit und Prävention ist jedenfalls ratsam, besonders für all jene die oft auswärts das Essen von Großküchen z.B. in Kantinen, Restaurants usw. einnehmen. Jedoch sind wir alle von einer gewissen Unsicherheit betroffen, *denn wir wissen nicht, wie rückstandsfrei die Nahrungsmittelverpackungen, Konservengläser, Getränkeflaschen etc. im Handel tatsächlich sind.* Das soll aber auch nicht heißen, dass es im eigenen Haushalt nicht zu einem überhöhten Rückstand an Spül- und Reinigungsmitteln auf Lebensmittel-Behältnissen oder dem Besteck kommen kann. Ich denke das Grundproblem ist, dass ganz einfach das Bewusstsein über mögliche Verunreinigungen von Nahrungsmitteln und Speisen mit Reinigungsmittelrückständen fehlt, weil die Menge an Rückständen wahrscheinlich zu gering ist, um sofort gravierende Effekte auf das Befinden festzustellen, solche latente Bedrohungen wirken sich meist schleichend erst über einen längeren Zeitraum hinweg aus, und zum anderen würden die meisten von uns ein mögliches Unwohlsein wahrscheinlich einem anderen Grund zuordnen, z.B. zu viel schädliche Keime im Nahrungsmitteln oder ganz andere Gründe.

Abgesehen von den oben geschilderten Gefahren dürfen wir auch nicht die Langzeitwirkungen vergessen, welche sich aus der Zugabe von Antibiotika, Hormone und anderer Zusatzmittel, z.B. in der Nutztierhaltung, ergeben, welche über die tierischen Nahrungsmitteln ebenfalls in unseren Körper gelangen und unserer Gesundheit schaden können.

Zu dem vorher erwähnten Gefahrenpotentialen kommt noch die Zerstörung der Landschaft und seine Folgen hinzu, welche gravierende und negative Einflüsse auf das gesamte Ökosystems nach sich ziehen auf die der einzelne leider wenig Einfluss nehmen kann. Neben den oben genannten Aktivitäten ist es vor allem der Mineralienabbau der wegen der Landschaftszerstörung und der Verschmutzung von Luft und Wasser, für Besorgnis sorgt. Hier sind es besonders die Länder Kanada, Australien, Brasilien, Russland und weite Teile Afrikas die rücksichtslos Raubbau betreiben. In Kanada sind schon ganze Landstriche dauerhaft unbenutzbar zerstört.

Auch die Gefahren die sich durch den Gebrauch von Giftstoffen und Chemikalien (Quecksilber, Cyanid, Säuren etc.) zur Edelmetallgewinnung ergeben, insbesondere in den Entwicklungsländern, wird sträflich unterschätzt. Denn es sind die schlummernden Gefahren denen wir uns kaum bewusst werden. Ein Beispiel dafür ist *das Asbest*, welches z.B. *in älteren Welleneternitdächern noch immer in großen Mengen sehr präsent verbaut ist, dieses schädliche Mineral wird durch die Witterung herausgelöst und gelangt so auch in den Feinstaub den wir einatmen.* Was wir sonst noch einatmen lasse ich hier einmal dahingestellt, denn die Liste ließe sich noch lange fortführen.

Leider erfindet der Mensch immer wieder zusätzlich neue umweltschädigende Methoden, als ob wir nicht schon genug davon hätten. Ein gutes Beispiel dafür ist die umstrittene Gewinnung von Erdgas und Rohöl aus Gestein unter Mithilfe von

Chemikalien, was als sogenanntes *Fracking* Einzug gefunden hat. Diese Methode wird derzeit heftig kontroversiell diskutiert. Hierzu gibt es die Befürworter (Gas- und Erdölunternehmen) die meinen die Risiken seien beherrschbar, die Umweltschützer hingegen meinen die Risiken seien unabsehbar. Eingesetzt wird dabei Wasser, Quarzsand, Keramikkügelchen und *bis zu 30 Chemikalien. Da die Chemikalien von den Unternehmen öffentlich nicht genannt werden, kann man davon ausgehen, dass giftige Substanzen dabei sind.* Zu dem Ergebnis kommt auch ein Gutachten des UBA[305] aus dem Jahr 2012, bei dem die Auswertung der Daten von 3 Fracking-Bohrungen folgendes ergab: 6 Zubereitungen wurden als giftig, 6 als umweltgefährlich, 25 als gesundheitsschädlich, 14 als reizend und 12 als ätzend eingestuft[306]. Es wurden auch Studien in den USA veröffentlicht, die angeben, dass keine schädlichen Substanzen zum Einsatz kommen, *ohne aber die Substanzen zu nennen.* In einem Bericht an den US-Kongress wurden die Namen von rund *750 Chemikalien genannt.* Einige von ihnen sollen giftig oder krebserregend sein. Wie viele und welche genau eingesetzt werden, das bleibt vorläufig ein Geheimnis der Gasunternehmen.

Gentechnisch veränderte Pflanzen

Gentechnische Veränderungen an Lebensmitteln sind insofern bedenklich, als *dadurch die natürliche Zusammensetzung der Lebensmittel verändert wird*, was wiederum unseren Stoffwechsel, der diese biologische Zusammensetzung so nicht gewohnt ist, negativ beeinflusst. Das heißt, *hier wird etwas verändert, an das sich unser Stoffwechsel über Millionen von Jahren angepasst hat, das kann so nicht gut sein.* Dr. W. Davies beschreibt in seinem Buch „Die Weizenwampe" das Problem der genetischen Veränderungen am Getreide sehr ausführlich. Jedoch ist bei weitem nicht nur das Getreide davon betroffen, sondern beinahe schon alle Nutzpflanzen, deren Samen und Früchte.

Das Trinkwasser

Auch das Trinkwasser ist in bestimmten Gebieten nicht ohne weiteres von problematischen Stoffen freizusprechen. *Dies gilt besonders für Chemikalien wie Chlor- oder Nitrat, für Agrargifte, aber auch für mögliche Gefahren die von winzigen Schmutz- oder Metallpartikeln ausgehen.*

In einer regionalen Zeitung las ich einen Kurzartikel: Eine stolze Stellungnahme einer sehr bekannten Landespolitikerin die verkündete, dass bereits 9 Gemeinden in meiner Region pestizidfrei seien, also dass in jenen Gemeinden keine Pestizide mehr in der Landwirtschaft verwendet werden, damit das Grundwasser nicht zu stark belastet werde. Diese Stellungnahme war eigentlich ein Hohn. Eine ziemliche Unverfrorenheit was gewisse Politiker und die

Agrarlobby da aufführen, denn meiner Meinung nach, dürfte die gesamte Landwirtschaft schon lange keine Pestizide mehr verwenden, egal welche, die sind so realitätsfremd, dass sie sich sogar selbst und ihre Nachfahren aus Profitgier vergiften. Ich denke der besagte Fall ist keine Ausnahme, das dürfte wo anders auch nicht viel besser sein, wohl ein überregionales Problem.

Vor kurzer Zeit habe ich mein Brunnenwasser auf mögliche Schadstoffe analysieren lassen. Leider wird bei den herkömmlichen (billigeren) Analysen das Wasser nur chemisch auf Metallbelastung und den wichtigsten Kationen und Anionen hin untersucht, welche auch auf jeder Mineralwasserflasche zu finden sind. Dazu gesellt sich noch die Analyse der Nitrit- und Nitratbelastung und Ammonium, welche der Landwirtschaft zugeschrieben werden könnten. Dann gibt's da noch die Untersuchung auf Geruch, Trübung, Färbung, das jeder ganz einfach für sich selbst auch erledigen kann. Auch der Härtegrad lässt sich selbst leicht bestimmen. Will man aber etwas mehr wissen, dann wird die Sache schon beträchtlich schwieriger und natürlich teurer.

Die bakteriologische Analyse ist zwar nicht uninteressant erübrigt sich aber im Allgemeinen, denn wird das Brunnenwasser auch in der Küche verwendet bzw. der Verdacht auf Kontamination besteht, dann kann man es abkochen und ist damit keimfrei, somit wäre das Problem schnell beseitigt. Für das Leitungswasser gelten jedoch andere Kriterien, denn das ist ja auch als Trinkwasser vorgesehen. Hierzu ist die Behörde bzw. die öffentliche Hand zuständig und verantwortlich, dass den Enderbraucher durch den Genuss kein gesundheitlicher Schaden erwächst. Sehr bedenklich ist daher, wenn man z.B. auf der Seite von „InLabo.de" liest, dass 19% aller erhaltenen Proben erhöhte Konzentrationen von Metallionen und Stickstoffverbindungen aufweisen, auch wenn nicht alle Proben der öffentlichen Versorgung (Leitungswasser) zuzuschreiben sind. Dieses Institut bietet auch eine Analyse über 38 Werte inklusive radioaktiver Substanzen an. Will man allerdings das Wasser *auch auf Pestizide analysieren lassen, was natürlich heutzutage am interessantesten ist*[307]*, dann findet man erstens wenig Institute die das Durchführen, und wenn ja, dann ist es eine Spezialanalyse die nur auf Pestizide abgestimmt ist und kostet auch entsprechend viel. Leider sind Analysen zu gefährlichen Giftstoffen meist sehr teure Einzeltests, aber gerade die wären für den Konsument interessant.* Nur so wie es jetzt läuft können die Umweltverschmutzer sicher sein, genauso die Politik und Wirtschaft die das zulässt, dass kaum wirksame Reklamationen an die Öffentlichkeit gelangen. *Diesen Umständen zur Folge gibt es auch keine aussagekräftigen Studien die zeigen, wie sich auf Dauer spezifisch kontaminiertes Wasser schädlich auf die Gesundheit auswirkt.* Interessant wäre in diesem Zusammenhang auch die Analysen von hochgiftigen Industriechemikalien wie PAK, PFTs, HCB, LHKW, Dioxine wie PCDD, PCDF, Benzol etc. sowie von Herbiziden (besonders Glyphosat), Insektiziden (z.B. Pyriproxifen), Fungiziden und Rodentiziden in einer einzigen kostengünstigen (oder Gratis-) Analyse. *Eigentlich wäre das eine gesellschaftliche Bringschuld der öffentlichen Hand*, aber es liegt natürlich auf der Hand, warum das nicht so gehandhabt wird, denn die wären dann auch für eventuelle Missstände verantwortlich und derartige Probleme will man als öffentlicher Versorger lieber nicht haben.

Das Leitungswasser sollte auf alle möglichen Risiken hin untersucht werden, auch wenn es nicht zum Trinken, sondern ausschließlich zum Kochen verwendet wird, was die meisten ja machen. Besonders wenn man an unspezifischen Symptomen leidet, dann sollte man das Wasser und seine Inhaltsstoffe als eine der möglichen Ursachen in Erwägung ziehen bzw. *als Verursacher ausschließen.*

Natürlich wird hierzulande das Leitungswasser in den meisten Fällen in Ordnung sein, schließlich nimmt man an, dass sich die offiziellen Versorgungsstellen darum kümmern und die Qualität überwachen. Nun, so ganz sicher kann man sich da nie sein, denn mögliche Fahrlässigkeiten kann man nie ganz ausschließen. Hier gilt der Spruch: „Vorsicht ist die Mutter der Porzellankiste". Sehr wichtig ist eine Analyse auch bei jene die Eigenwasser bzw. einen Hausbrunnen haben.

Das Trinkwasser sollte nicht nur auf die gängigen Substanzen untersucht werden, welche auch auf den Mineralwasserflaschen angegeben sind, sondern auch auf jene, von denen eine erhöhte Gefahr ausgehen könnte. Oft bleiben diese gefährlicheren Substanzen bei herkömmlichen Wasseranalysen, und manchmal auch bei den teuren, unberücksichtigt. Werte von Substanzen wie z.B. Chlor, Nitrat, Nitrit, Schwermetalle (besonders Blei, Quecksilber, Arsen, Nickel, Cadmium), Agrargifte wie z.B. Pestizide, Herbizide, Insektizide, bei Verdacht oder in bestimmten Risikogebieten auch bestimmte Chemikalien wie z.B. HCB, Dioxine, Lösungsmittel etc. oder die radioaktive Kontamination, *wären wichtig zu erheben.*

Vor nicht allzu langer Zeit ist man endlich drauf gekommen, dass auch Leichtmetalle wie Aluminium schädlich sein können. Aluminium hat man bisher immer für unbedenklich gehalten. Warum das jetzt nicht mehr so ist, wurde in einem anderen Kapitel oben bereits beschrieben. Da Aluminiumsulfat (früher) auch *als Flockungsmittel bei der Trinkwasseraufbereitung* eingesetzt wurde, wäre es ratsam, wenn das Wasser nicht nur auf Schwermetalle, sondern auch auf potentielle andere Metalle wie Aluminium untersucht werden würde. Schließlich hat es in England schon einmal einen Unfall mit schwerwiegenden Folgen diesbezüglich gegeben (Mehr dazu in einem Link im Anhang).

U. u. wäre eine Untersuchung auf Keimbelastung (z.B. Bakterien) auch sinnvoll. Zu berücksichtigen sind auch mögliche Verunreinigungen durch Leitungsrohre wie z.B. durch Grünspan (sehr giftig) bei oxidierten Kupferrohren, durch Blei bei alten Bleirohren oder sonstige Verunreinigungen durch Schmutz, Reinigungsmittel, Schmiermittel, Rost etc.

Und auch wenn das Wasser weder zu trinken noch zum Kochen verwendet wird, z.B. bei Verwendung als Nutz- od. Brauchwasser, so könnte trotzdem über die Reinigung, z.B. *durch das Geschirrwaschen*, die Körperpflege etc., Substanzen in den Körper gelangen, was nicht immer überlegt oder ignoriert wird.

Wenn man nicht die Zeit oder das Geld hat eine Analyse durchzuführen, oder durchführen zu lassen, dann kann man, was eine mögliche Gesundheitsgefährdung betrifft, die Sache auch so lösen, indem man eine Zeit lang auch mit gekauftem Mineralwasser kocht, somit kann man Schadstoffe im Leitungswasser als mögliche Verursacher gesundheitlicher Probleme ausschließen, abgesehen davon müssten bei so einer Analyse ohnehin alle in Frage kommenden Schadstoffe berücksichtigt werden, *geschieht das nicht, ist der Wert dieser Analyse ohnehin gering.*

Es gibt auch Theorien die das Trinkwasser von seiner „energetischen" Seite her betrachten. Gemeint ist mit dem Begriff energetisch der Informationsgehalt des Wassers, der in den Zellen für positive oder negative Wirkung sorgen soll. Dazu soll eine bestimmte Kristallstruktur im Wasser, welche in Form vielfältiger Verknüpfungsmöglichkeiten durch die Wasserstoffbrücken aufgebaut ist, den Informationsgehalt angeben, sozusagen als inneres Gedächtnis des Wassers. Ob man dem etwas abgewinnen kann sei dahingestellt und soll jeder für sich selbst beantworten, denn wissenschaftlich abgesichert sind solche Theorien nicht, obwohl dies da und dort behauptet wird. Natürlich kann man davon ausgehen, dass im atomaren Bereich Partikel-Strukturen, durch Ladungen, Spin, Anordnung, Energiegehalt usw., Träger eines gewisses Informationsmusters sein können, nur können wir uns derzeit kein Bild davon machen, welche physiologischen Auswirkungen derartige Informationen (welche auch binärer Art sind) in Summe auf den Organismus haben, *da uns dieser Mikrokosmos auch mit allen modernen Hilfsmitteln nahezu unzugänglich ist.* Außerdem müssen solche universellen Regeln nicht nur für das Wasser gelten, sondern für jeden anderen Stoff auch der in eine Zelle gelangen kann, denn alles Leben ist schließlich auf Zellen aufgebaut. „Energetisiertes" oder „levitiertes" Wasser wird dann – meist im esoterischen Kreisen – als sogenanntes „lebendiges" Wasser bezeichnet. *Information hin oder her, nur mit Energie hat das nichts zu tun, denn die stoffliche Energie ist physikalisch ohnehin vorgegeben, errechenbar und messbar.* Zum anderen spricht auch etwas dafür, *denn so groß ist der Unterschied zwischen lebendiger und toter Materie nicht*, desweiteren *enthält jedes Trinkwasser (ausgenommen steriles) eine geringe Anzahl an Keimen, die auch Lebewesen sind, somit ist das normale Trinkwasser tatsächlich mit Leben erfüllt.*

Das Insektensterben

Dass das Insektensterben in großen Teilen der Welt voranschreitet weiß man schon länger. Neuere Studien bestätigen jetzt auch diesen Trend. *Eine deutsche Studie zeigt, dass in den letzten 27 Jahren die Gesamtmasse der Insekten weltweit um 75% abgenommen hat, in den Sommermonaten sollen es sogar 80% sein.* In weiterer Folge sind davon auch die insektenfressenden Vögel betroffen, *auch bei denen wurde ein signifikanter Rückgang festgestellt.* So ist in Österreich in bestimmten Regionen bereits ein Drittel der Population verschwunden. Als wesentlicher Auslöser dafür werden die Landwirtschaft und der Klimawandel genannt[308]. Nun weiß man auch, dass *die industriell geführte Landwirtschaft,* neben den oben genannten Umweltverschmutzern, *auch ein Mitverursacher des weltweiten Insektensterbens ist.*

Das Bienensterben steht wahrscheinlich deshalb im Rampenlicht der Öffentlichkeit, *weil die Bienen hauptsächlich für die Blütenbestäubung sorgen und somit extrem wichtig für die Ernteerträge der Fruchtproduktion sind. Zudem liefern die Bienen auch andere natürliche Rohstoffe die ebenfalls sehr begehrt sind,* wie z.B. den Honig, das Propolis, den Bienenwachs oder die Blütenpollen.

Wie so oft geht auch hier die öffentliche Diskussion in die falsche Richtung. Dabei geht es ja nicht nur darum, den Bienen neue Lebensräume zu erschließen, für sie ein Refugium zu schaffen, bzw. sie entsprechend nach zu züchten. Nein, es geht doch wohl darum, das wirkliche Problem zu lösen. So scheut man sich in der Öffentlichkeit das eigentliche Problem zu nennen, *nämlich die Agrargifte sind das Problem, aber das Thema ist leider nicht gerade populär, denn da geht es um unsere Nahrungsversorgung,* obwohl die Mitschuld an der Misere tragen auch wir Konsumenten, in Komplizenschaft sozusagen, nämlich in Form eines Kniefalls an den Großteil der Landwirtschaft und der Agrarpolitik, *die uns ja ohne Rücksicht auf Verluste mit allen Mitteln versorgen soll,* und das leider auch mit gentechnisch veränderten und mit chemischen verseuchten Grundnahrungsmitteln. Die breite Masse an Konsumenten macht hier nicht Gebrauch von der Macht die sie tatsächlich hätten, aber das ist ein Thema, das würde hier den Rahmen sprengen.

Anstatt die Forschung in Hinblick auf biologische Hilfsmitteln zu fokussieren setzt man nach wie vor auf Chemie, das ist schließlich billiger, *außerdem wird ja immer wieder beteuert, man fände heutzutage ohne Spritzmittel ohnehin nicht mehr das Auslangen, ob das wirklich so ist, das sollte man im Interesse unseres Wohlbefindens nochmals gründlich hinterfragen.*

An diesem Punkt angelangt, wird jetzt ein neuer Star hochgelobt, nämlich die Hummel, denn sie ist angeblich fleißiger als die Biene und resistenter gegen Spritzmittel, und wird daher auch schon zielgerichtet in der Landwirtschaft eingesetzt. *Natürlich ist das vielen sehr sympathisch, denn wer mit dem Dreck der Menschheit besser zu Recht kommt, hat dessen Sympathie.* Außerdem hat sie einen sehr begrenzten Aktivitätsbereich, was zusätzlich nützlich ist. Daher ist es auch nicht verwunderlich, das schon neue „Superhummeln" für die

Landwirtschaft gezüchtet werden, dann bräuchten wir die Bienen ohnehin nicht mehr, oder? *Vielleicht sollten wir auch eine neue Menschenrasse züchten die alle Gifte und Spritzmitteln verträgt, wie wär`s damit?* Nur zeigt sich jetzt schon, dass auch die Hummel nicht alles verträgt.

Jetzt versuchen viele die Bienen dadurch zu retten, wie es auch bei unseren Entwicklungshilfeaktionen gemacht wird, nämlich durch Spendengelder. Dass das sicher keine Dauerlösung ist wäre wohl auch klar. Aber es geht ja gar nicht nur um den direkten Schutz der Bienen, z.B. um ihnen neue Bereiche mit ausreichend Futterquellen zu erschließen oder Arten in geschützten Bereichen zu züchten, sondern es geht vielmehr darum, dass wir Menschen uns selbst nicht durch den Einsatz von Chemikalien, Pestiziden etc. Schaden zufügen, indem wir das Grundwasser und über die Nahrungskette unsere pflanzlichen und tierischen Lebensmittel vergiften, *was immer mehr zu unerklärlichen Krankheitsfällen führt*. Man danke dabei nur an das kontaminierte Getreide oder Fleisch, an pestizidhaltigen Honig etc.

Die Landwirtschaft beteuert immer wieder, dass wir, oder besser gesagt sie, ohne Spritzmittel nicht mehr auskommt, das ist blanker Unsinn, *denn in Wirklichkeit ist das nur blindes rücksichtsloses Gewinnstreben* das uns und unsere Kinder nachhaltig schadet. *Erst einmal zur Methode geworden, ist das schwierig wieder rückgängig zu machen, denn der Markt, die Produkte und das ganze Konsumverhalten wird darauf abgestimmt.* Genauso verhält es sich mit dem neuerdings in Mode gekommenen Handel mit Umweltzertifikaten, den Handel mit wildlebenden Tieren und Pflanzen oder Teilen davon und den Spekulationen mit diesen „Gütern".

Lärmbelastung

Ausgenommen von den Arealen rund um Flughäfen oder der Nähe von zu stark befahrenden Straßen und Bahnstrecken *findet die Lärmbelastung zu wenig Beachtung in der Öffentlichkeit, obwohl neueste Studien darauf hinweisen, dass störender Lärm eine psychische Belastung darstellt und daher auf Dauer gesundheitsschädlich ist*. Gegen die Lärmbelastungen auf stark frequentierten Straßen (z.B. Autobahnen, Hauptdurchzugsstrecken) und Bahnverbindungen wurde vielerorts schon einiges unternommen (z.B. Lärmschutzwände, Unterführungen, Tunnels, Schutzwälle etc.), bei Flughäfen ist die Sache bedeutend schwieriger, denn die kann man nicht einfach von der Umgebung abschotten. Immer problematischer wird hingegen der Individualverkehr, besonders der Fluglärm durch kleinere (Freizeit-) Sportflugzeuge, der hat vielerorts enorm zugenommen. Flugzeuge die meistens immer die gleichen Flugrouten und Areale in geringer Höhe über dem Boden, immer frequentierter, abfliegen. Die Fortbewegung durch kleine Flugzeuge wird immer beliebter und für viele leistbarer, deshalb werden immer mehr so kleine Flugzeuge gebaut und gekauft. Reklamationen von Betroffenen die direkt unter stark frequentierten Luftverkehrsstraßen wohnen werden meist ignoriert. Was für mich schwer verständlich ist, das ist der Umstand, *dass es für diese Art von Flugzeugen keine ähnlichen Lärmbeschränkungen bzw. Emissionsobergrenzen gibt wie dies bei Straßenverkehrsfahrzeuge vorgeschrieben ist!* In manchen Ballungszentren ist die Belastung bei Schönwetter vielerorts schon weit über der Verträglichkeit.

Systemische Einflüsse

Krankes Gesundheitssystem

Was wir allgemein als Gesundheitssystem bezeichnen ist in Wirklichkeit ein Krankheitssystem, denn im Vordergrund steht dabei i.e.L. die Behandlung einer Krankheit oder eines Gebrechens am Körper und nicht die Gesundheit an sich, wie zum Beispiel der Erhalt der Gesundheit, also der Prävention. *Gesundheit wird im Alltag leider so lange als selbstverständlich angesehen bis eben eine Krankheit eintritt,* daher konzentriert sich das sogenannte Gesundheitssystem auf die Krankheit, nach dem Motto: So lange man nicht krank ist man gesund und braucht sich um wenig oder gar nichts kümmern. Das heißt, interveniert wird erst dann, wenn sich Beschwerden oder Krankheiten einstellen, *erst dann wird die Gesundheit wichtig, was natürlich der falsche Ansatz ist.* Kollath drückte das so aus: *„Das beste Mittel gegen Krankheit ist Gesundheit"*[309].

Prävention

Es gibt zwar sehr wohl die sogenannte Alternativmedizin oder Präventionsmedizin die sich mit der Vermeidung von Krankheiten beschäftigt, jedoch werden die Konsultationen in solchen Einrichtungen meist nicht von den staatlichen Kassen bezahlt, müssen also vom Patienten privat oder über Zusatzversicherungen bezahlt werden und können daher von der Mehrzahl der Menschen nicht in Anspruch genommen werden, da solche alternative Versorgungsleistungen sehr teuer sind. *Um alternative Wege zu beschreiten benötigt man in unserer Gesellschaft offenbar mehr Geld als andere. Somit beschränkt sich die Gesundheits-Prävention für die große Mehrheit auf Maßnahmen wie Impfungen, ein paar gute Ratschläge vom Hausarzt und die üblichen Vorsorgeuntersuchungen* (z.B. Mammographie, EKG etc.), welche zwar einerseits gut und nützlich sind, aber andererseits *nur der (Früh-) Erkennung von Krankheiten dienen und nicht der Verhinderung von Krankheiten, also nicht auf die Gesunderhaltung abzielt.*

Für eine effektive Prävention muss das gesamte private und berufliche Umfeld des Betroffenen, sein Lebensstil inklusive sein Ernährungsverhalten miteinbezogen werden, was normalerweise nur über den Betroffenen selbst funktionieren kann, denn nur er oder sie kennt die dafür wichtigen (persönlichen) Informationen die für mögliche notwendige Gegensteuerungsmaßnahmen notwendig sind (optimale Prävention). Die Gesellschaft muss allerdings die dafür notwendigen Rahmenbedingungen zur Verfügung stellen, um den Betroffenen dabei bestmöglich zu unterstützen, was aber kaum wo der Fall ist. Denn dafür müssten flächendeckend ausreichend Institutionen geschaffen werden, die alle Menschen in regelmäßigen Abständen gratis in Anspruch nehmen können, wo die geistig-psychische Verfassung ermittelt wird, private und berufliche Probleme besprochen werden, der Lebensstil und das private Umfeld (Ernährung, Aktivitäten, mögliche Gefahren etc.) beleuchtet wird, sowie der gesamte körperlich-physische Zustand ermittelt wird. *Erst danach kann, falls notwendig, ein Plan zur Prävention erstellt werden.* Solche Vorsorgemaßnahmen sollten allerdings nicht vom Betroffenen selbst, sondern von den Institutionen (von einem Gesundheitssystem) initiiert werden. Eine optimale Präventionsmedizin für alle ist natürlich kostenintensiv, das leitet automatisch zum nächsten Thema über, nämlich dem ökonomischen Aspekt im Gesundheitssystem. Mehr dazu im folgenden Kapitel.

Auch was die natürliche Umwelt und unser soziales Umfeld betrifft sollte viel mehr Prävention stattfinden. *Hier gilt es die Produkte und das Umfeld um uns herum auf etwaiges Schädlichkeitspotential hin zu analysieren*, damit man nicht immer erst dann eingreifen muss, wenn schon beträchtlicher oder nicht mehr wiedergutzumachender Schaden entstanden ist. Das Motto soll in dem Fall *nicht* lauten: „Aus Schaden wird man klug", sondern *vielmehr sollte man ohne Schaden klug werden*, sowie rechtzeitige und ausreichende Kontrolle ist das Maß aller Dinge. Dabei müssen aber alle möglichen, vermuteten und bekannten Risiken, *ohne etwas zu ignorieren*, miteibezogen werden.

Die negativen Eigenschaften der Menschen werden sich in absehbarer Zukunft wohl nicht so schnell ändern, doch schreitet eine gewisse Bewusstseinsveränderung im Zuge von mehr Bildung und Aufklärung voran, der Mensch entwickelt sich auch geistig und sozial weiter. Umso wichtiger ist es, dass gerade was unsere Lebensgrundlage, also was die Umwelt betrifft, mehr gegenseitige Rücksicht angebracht ist, wenn wir unsere Lebensqualität nicht noch mehr verschlechtern wollen, *denn bei der Vergiftung unserer Umwelt und den Lebensmitteln da hört sich der Spaß auf*. Leider werden aber gerade hier aus politischen (schließlich will man keine Aufruhr) und aus ökonomischen Gründen (der Gewinn steht über alles) die notwendigen Rahmenbedingungen und Richtlinien nicht gesetzt. Und wenn hier Missbrauch oder Fahrlässigkeiten entstehen, dann kommt das oft entweder gar nicht an die Öffentlichkeit oder es wird nicht richtig beurteilt, und auch nicht angemessen verurteilt.

Der ökonomische Aspekt

Für die Pharma- und Nahrungsmittelindustrie steht ohne Zweifel die ökonomische Perspektive, also das Gewinnstreben, im Vordergrund. Man hat den Eindruck, dass ihnen der Gewinn wichtiger sei als die Gesundheit der Menschen. Dies betrifft mehr oder weniger weltweit alle großen Unternehmen, denn schließlich will jeder konkurrenzfähig bleiben. Auch in der Lebensmittelbranche besteht der Verdacht, dass durch rücksichtsloses Gewinnstreben und einem mangelndem Verantwortungsbewusstsein, von einem beträchtlichen Teil der Produzenten und Vertreiber, durch fehlende oder falsche Informationen bezüglich ungesunder Inhaltsstoffe oder Behandlungsmethoden, bewusst ein Gesundheitsrisiko für den Endverbraucher in Kauf genommen wird. *Dabei können sich natürlich die Gesundheitsbehörden nicht aus der Verantwortung ziehen, denn schließlich sind es sie, die für die Erteilung von Genehmigungen zuständig sind.*

Im Zusammenspiel zwischen der Medizin und der Pharmaindustrie erhebt sich immer wieder der Verdacht, dass die medizinische Versorgung und das „Gesundheits"-System (Gesundheitspolitik) von den großen Pharmakonzernen diktiert werden. Solche Aussagen hört man zeitweise sogar aus Fachkreisen und von Verantwortlichen des Systems (Politiker, Anwälte etc.). So werden gesundheitliche Einrichtungen und Institutionen, Spitäler, Ambulanzen, Heilpraktiker, Ärzte, Arztpraxen und Apotheken oft großzügig durch die Konzerne unterstützt, die dann ihrerseits Produkte dieser Konzerne den Endverbraucher (Patienten) anbieten, diese auch bevorzugt verwenden und oftmals auch Werbung dafür machen. Impfstudien werden - wie auch alle anderen Medikamentenstudien - größtenteils von der Pharmaindustrie finanziert[310]. All das ist an und für sich nichts gesetzeswidriges, aber es entsteht dadurch eine sehr zweifelhafte Optik. Nämlich auch deshalb, da die Zulassung von Arzneimitteln und Heilbehelfen von bestimmten fachkundigen Personen abhängt die meist für renommierte Institutionen arbeiten und die für die Zulassung notwendigen Langzeitstudien durchführen, die aber andererseits auch diese Produkte verwenden und verschreiben, und somit das letzte Glied im Vertriebsweg darstellen. Zudem gibt es auch immer welche die den Verdacht äußern, dass auf Personen von Zulassungsbehörden und Ärztekammern Einfluss von Seiten der Pharmakonzerne genommen wird.

Dann gibt es das Problem, dass Rezepte oftmals unnötig verschrieben werden, oder der Patient das Medikament zwar besorgt aber nicht anwendet, da er oder sie es in Wirklichkeit gar nicht wollte oder gar nicht braucht. Das gleiche gilt für physikalische oder sonstige Therapien. Auch teure Diagnosen (z.B. MRT, CT etc.) werden oftmals durchgeführt wo die Sinnhaftigkeit in Frage steht oder nur der Vollständigkeit halber gemacht werden. *Für den Pateinten entsteht so oftmals eine erhöhte Belastung* (z.B. durch Röntgenstrahlen, Kontrastmitteln oder Arzneien mit ungesunden Zusätzen). *Es gibt auch Fälle wo vorschnell operiert wird, obwohl es auch alternative Therapiemöglichkeiten gegeben hätte.* Manchmal werden auch Behandlungen durchgeführt die mehr schaden als nutzen, und wenn sie zumindest nicht schaden, dann einen hohen Verschleiß an teuren Ressourcen mit sich bringen, was letztendlich dem System unnötige Kosten verursacht und für die alle Steuerzahler aufkommen müssen. Dieses Geld fehlt aber dann dem System bei wichtigen und notwenigen Anschaffungen (z.B. Geräte, Einrichtungen, Personal etc.).

Aus eigener Erfahrung kann ich sagen, dass die medizinische Versorgung durch die Kassenärzte und Kassen-Fachärzte in den letzten Jahrzehnten immer schlechter geworden ist, obwohl sich gleichzeitig die medizinischen Möglichkeiten (technisch-wissenschaftlich) erhöht haben. Ausgenommen davon sind die Kliniken oder Privatordinationen. Bei der ärztlich-vorklinischen Kassenbetreuung hat man oft das Gefühl, dass hier eine Art Fließband Abfertigung herrscht und dem Patienten nicht die notwendige Aufmerksamkeit und Zeit gewidmet wird die für eine ausreichende Diagnosestellung oder Therapie notwendig wäre. Wie kommt das?

Nun, die Sache liegt auf der Hand, denn einerseits müssen die Kassen sparen da die Ausgaben für das System (inklusive der Verwaltung) enorm sind und teilweise zu viel an Verschwendung und Ineffizienz herrscht, auf der anderen Seite wiederum geben sie diesen Druck an die behandelnden Vertragsärzte weiter, die wiederum eine qualitativ gute Leistung, aber zu sehr niedrigen Tarifen, erbringen sollen. Das hat den Umstand zur Folge, dass die Ärzte zu wenig Zeit für den Patienten aufbringen, damit sie eine größere Zahl an Patienten „durchschleusen" können, um die niedrigen Tarife zu kompensieren. Gleichzeitig aber wandern viele Ärzte in besser bezahlte Institute ab oder ordinieren nur als Wahlarzt (für Privatpatienten die alles selbst zahlen). Dieser Ärztemangel an Kassenärzten erzeugt einen höheren Andrang und längere Wartezeiten. All das bedingt, dass die Kassenärzte nicht mehr genau und intensiv genug auf die Bedürfnisse der Patienten eingehen, manchmal auch gestresst, genervt und überfordert sind. Auch der Patient hat oftmals nicht die Zeit das notwendige vorzubringen und der Arzt selbst sieht sich oftmals Dinge gar nicht richtig an, oder liesl sich wichtige Dinge nicht richtig durch und überlegt vielleicht auch nicht immer intensiv genug in so einer Situation, so wird dann oft vorschnell irgendein Medikament auf Rezept verschrieben u/o eine Überweisung erteilt und fertig, damit gleich der nächste drankommt. So gibt es mittlerweile immer mehr Ärzte bei denen mehrere Patienten gleichzeitig nebeneinander, also simultan, drankommen. Bei Zahnärzten ist das schon länger gängige Praxis. Das ist das, was ich eingangs als Fließband Abfertigung bezeichnet habe. Natürlich kann man nicht alles verallgemeinern, so gibt es auch hier wie in jeder anderen Berufssparte auch, Gutes, Schlechtes und Ausnahmen.

Der rechtliche Aspekt

Die Zahl bedenklicher Substanzen in Nahrungsmitteln und Kosmetika die mit hoher wahrscheinlich als problematisch für die Gesundheit einzuschätzen sind ist sehr hoch. So gibt es eine Reihe von Substanzen, die bislang zwar als tolerabel oder ungefährlich eingeschätzt wurden, bei denen aber Risiken bestehen können. Das Problem dabei ist, *dass Substanzen bei denen keine gesundheitsschädigende Wirkung nachgewiesen werden kann*, sei es nur weil es dazu keine entsprechenden Langzeitstudien gibt bzw. konkrete Beweise fehlen, *gelten in unserer gewinnorientierten Konsumgesellschaft meistens, oder automatisch, als unbedenklich. Das bedeutet, dass der Gegenbeweis, nämlich die Unbedenklichkeit, gar nicht erst nachgewiesen werden muss. Das bedeutet aber gleichzeitig, dass man bei der Anwendung nicht sicher sein kann, ob nun tatsächlich eine Gefahr für die Gesundheit ausgeht oder nicht.*

Anstatt hier auf Nummer Sicher zu gehen, setzt man dabei oft die Gesundheit vieler Menschen aufs Spiel und das Ganze wird dazu noch von den dafür verantwortlichen Stellen (Behörden) abgesegnet. Das geht halt so lange bis einmal konkrete Beweise, z.B. aus Schadensfällen oder im Klagsfall, auftauchen. Aus Schaden kann man also auch klug werden. Interessanterweise werden solche Fälle kaum skandalisiert, obwohl es hier um unser wertvollstes Gut, nämlich um unsere Gesundheit, geht.

Beispiele dafür gibt es genug. Findet man dann irgendwann einmal heraus, dass eine Substanz schädlich ist die allgemein aber immer als unschädlich galt, da angeblich kein Nachweis der Unschädlichkeit vorlag, dann geht man dann von Seiten der Verantwortlichen einfach zur Tagesordnung über ohne die Verletzung des Vorsichtsprinzips einzugestehen, so nach dem Motto, da kann man im Nachhinein ohnehin nichts mehr machen. Man ändert oder verschärft halt erst dann oft (im Nachhinein) irgendwelche Richtlinien, wenn die Last an Anschuldigungen und Reklamationen, die einen Wirkstoff oder Heilbehelf betreffen, zu groß wird und diesen etwaige gesundheitliche Schadensfälle *unbestreitbar zuzuordnen* sind. So eine Vorgangsweise kann man schlicht und einfach unverantwortlich nennen. Leider ändert das aber am System nichts, das ist ein sozialmedizinisches und sozialpolitisches Grundproblem. Geschädigte werden in so einem Fall hierzulande kaum gebührend entschädigt, denn erstens ist die Verschuldensfrage meist schwer nachzuweisen. *Sachverständiger und Gerichte sind hier meist überfordert und urteilen meist zugunsten des*

Beschuldigten. Zweitens wird schuldhaftes oder fahrlässiges Handeln von Personen im öffentlichen Dienst oft nur intern bestraft, indem sie suspendiert oder versetzt werden, aber strafrechtlich sehr häufig keine Konsequenzen fürchten müssen (*„ärztlicher Kunstfehler"*), unterstützt oft durch entsprechende Gutachten, Studien und Aussagen von Kollegen und drittens sind zugesprochene Schadensersatzleistungen hierzulande viel zu gering, im krassen Gegensatz zu jenen in den USA, wo aber die Mehrzahl an Präparate und Heilbehelfe auch ihre Erstzulassung erhalten haben.

Informationsdefizit und Falschinformation

Gesundheit und Krankheit hat immer auch etwas mit der richtigen Information, mit guter Ausbildung und den finanziellen Möglichkeiten zu tun. Das sind Rahmenbedingungen, welche die Öffentlichkeit, sprich die Politik, schaffen muss. Leider ist die Realpolitik heutzutage keine solche, sondern es geht i.e.L. um Macht, Kontrolle, Einfluss, Klientelpolitik, Vetternwirtschaft und Egoismus und weniger darum wie man ein effizientes und effektives Gesundheitssystem für alle schafft.

Erkenntnis ist der beste Weg zur Besserung. Wir dürfen uns nicht verstecken, sondern müssen öffentlich zu Problemen Stellung nehmen und auch jene Dinge ansprechen die vielleicht andere nicht gerne hören wollen, sonst laufen wir Gefahr, dass wir immer nur aus Schaden klug werden und immer erst dann die richtigen Schritte setzen oder die notwendigen Maßnahmen ergreifen, wenn schon beträchtlicher Schaden entstanden ist, der dann uns *allen* am Kopf fällt. Auch hat das was mit öffentlicher Information und Diskussion zu tun, *also mit einem Dialog*, aber keinem Monolog von oben nach unten herab.

In der heutigen Zeit, *mit der Fülle an divergierenden Informationen, wird sehr oft mehr Verwirrung und Unsicherheit geschaffen, aber ohne dabei brauchbare Ergebnisse zu erzielen, daher sind gerade eigene Erfahrungswerte die wertvollsten die man haben kann.* Frei nach dem Motto: „Probieren geht über Studieren", was so viel bedeutet, dass *praktisch gewonnenen Erkenntnisse einen höheren Stellenwert besitzen als theoretische Annahmen*, wo die praktische Beweisführung noch aussteht.

Diese Überlegung sollten man sich gründlich vor Augen führen, wenn einem wieder einmal irgendein neues „hervorragendes" Mittel angepriesen wird, das dies oder jenes bewirken soll. Dabei hat Mutter Natur bereits für alles probate Mittel anzubieten. Man könnte meinen, die würden nicht so stark oder gezielt wirken wie die künstlich modifizierten. Fehlanzeige! Denn, *erstens gibt es sehr stark wirkende natürlich vorkommende Stoffe* (auch eine Sache der Konzentration), *zweitens wirken die ebenfalls gezielt*, und *drittens bedient sich der Mensch ohnehin nur aus der Drogerie „Natur"*, indem er die Stoffe aus der

Natur gewinnt (extrahiert) und dann mit anderen Substanzen mischt u/o sie modifiziert bzw. weiter konzentriert. *Dass solche Mittelchen dann nicht mehr den natürlichen und unproblematischen Effekt haben liegt auf der Hand.* Bei der Anwendung solcher Mittelchen sind i.d.R. unerwünschte (schädliche) Lateraleffekte (Nebenwirkungen) immer zu erwarten.

Hier fehlt ganz schlicht und einfach das dafür nötige integrale Gesamtwissen über alle mikrobiologischen Zusammenhänge die kein Mensch oder Computer auf der Erde besitzt. Was übrig bleibt sind jene die ihre Erfahrung zur Heilung Nutzen. Heilung aus der Empirie heraus, oder anders ausgedrückt, das Setzen von *Maßnahmen bei denen man aus* (weitergegebener, übernommener oder eigener) *Erfahrung weiß, welche Maßnahmen in welchen Fällen helfen oder heilen,* so wie das Heilpraktiker auch anbieten.

Im Laufe der Zeit ergeben sich aber immer wieder neue Erfahrungswerte und man gewinnt ständig neue Informationen hinzu. Vieles muss aus einer neuen Perspektive her betrachtet werden, *da die dazugewonnenen Erkenntnisse die bestehenden ersetzen oder ein „up-date" erforderlich machen.* Dabei ist es ja nicht so, dass sich etwa die Natur verändert hätte, obwohl sich diese auch in einem ständigen, für uns oft wenig merkbaren (da wir uns mit unserer Umgebung auch mitverändern) Wandel befindet, nein, vielmehr ist es einfach *das enorme Informationsdefizit, mit dem jeder von uns leben muss, egal ob gut ausgebildet oder nicht,* und ob uns das passt oder nicht. Mit Informationsdefizit sind natürlich alle komplexen Vorgänge und Strukturen gemeint die auch in der Wissenschaft *wegen ihrer Mannigfaltigkeit und den gegenseitigen Abhängigkeiten und Beeinflussungsmöglichkeiten* in ihrer Gesamtheit nicht annähernd verstanden bzw. überblickt werden können. So werden auch in Zukunft in jedem naturwissenschaftlichen Bereich immer offene Fragen bleiben. *Momentane Zustände können sich in unerwarteter Weise sofort ändern und neue Fragen aufwerfen, so bleibt die Gegenwart unsicher und die Zukunft unbestimmt.* Streng genommen, kann daher über nichts hundertprozentig eine endgültige Aussage getroffen werden und schon gar nichts sicher prognostiziert werden, *wir alle leben also in einer permanenten Ungewissheit!*

Diese kleine philosophische Ausschweifung soll uns nur vor Augen führen, dass unsere gegenwärtigen Erkenntnisse nie „in Stein gemeißelt" sein werden, oder anders ausgedrückt, nichts für immer Gültigkeit haben muss. Umso verwunderlicher erscheint es, dass immer wieder neue Präparate oder Behandlungsmöglichkeiten angeboten werden die bestimmte Krankheiten oder gesundheitliche Defizite endgültig und auf Dauer eliminieren können, oft sogar als sensationelle Heilmittel angepriesen werden. Natürlich gibt es auch viele Fortschritte in der Medizin - aber auch Rückschritte, das darf man auch nicht vergessen. Man denke dabei nur an die Problematik bei der „Bekämpfung" bestimmter Bakterien durch Antibiotika (z.B. Resistenzen, Nebenwirkungen etc.), von Viren oder der Krebsbekämpfung rede ich hier gar nicht. *Wenn man genau überlegt, dann basiert der Fortschritt in der Medizin hauptsächlich auf den technischen Fortschritt, ohne diesen stünde die Medizin ziemlich „nackt" da. Man denke dabei nur an die Laboranalysen, die moderne Operationstechnik, die bildgebende Diagnostik, die Dialysegeräte, technische Heilbehelfe und vieles andere mehr.*

Auch wenn die Lebenserwartung allgemein gestiegen ist, so ist diese *nicht nur* wegen der besseren medizinischen Versorgung gestiegen, sondern auch aufgrund der sich verbesserten hygienischen Bedingungen und einer Reihe anderer Faktoren wie z.B. *wegen vermehrter Bildungs- und Aufklärungsmaßnahmen*, damit ist auch die Zunahme an Erkenntnissen in allen Bevölkerungsschichten gestiegen. Abgesehen von den Fällen wo medizinische Präparate unbedingt verabreicht werden müssen (z.B. bei medizinischen Notfällen wie Infektionen etc.) verursachen die künstlich hergestellten Präparate oder Ergänzungsmittel oft mehr Schaden als Nutzen. Dies ist auch soweit nicht verwunderlich, denn, *so lange wir Menschen die Zusammenhänge im Mikrokosmos nicht verstehen, werden wir den Makrokosmos nicht beherrschen* und da sind wir noch sehr, sehr weit davon entfernt! Auch eine Erklärung über die Statistik hilft hier nichts, denn, *ein längeres Leben bedeutet nicht unbedingt ein unbeschwertes Leben!* Wer will schon länger im gesundheitlichen Leid und mit mehr oder weniger gravierenden Beschwerden dahinsiechen?

Oft ist es so, dass aufgrund der Fülle an möglichen Ursachen gesundheitlicher Probleme und weil mögliche potentielle Ursachen und Gefahren im Umfeld des Betroffenen diesem entweder oft gar nicht bekannt sind, oder z.B. mit dem Arzt nicht alles kommuniziert wurde, oder werden kann, bzw. der Arzt i.d.R. das private und berufliche Umfeld des Betroffenen und auch seine Lebensgewohnheiten nicht ausreichend kennt, *bereits zu Beginn der Ursachenfindung ein mehr oder weniger hohes Informationsdefizit herrscht.* Das ist auch in der Technik so, denn auch da fehlen bei versteckten oder komplexen Fehlern meist die nötigen Informationen, um sofort eine *richtige* Diagnose stellen zu können damit die *richtigen* Massnahmen getroffen werden können.

Nun ist aber ein Informationsdefizit der größte Feind jeder Ursachenfindung. Denn wie kann man eine exakte und einwandfreie Diagnose stellen, wenn wichtige und relevante Informationen fehlen? Natürlich, *wenn man Glück hat, oder aus dem richtigen Bauchgefühl heraus, oder aus Erfahrungswerten heraus,* kann auch (manchmal sogar schnell) die wahre Ursache herausgefunden werden. *Wenn das nicht gelingt, dann kommt aber oft eine Spirale des Scheiterns.*

Das ganze läuft dann so ab:

Informationsdefizit → Fehldiagnose → falsche Maßnahme(n) bzw. falsche

Korrektur der Maßnahme(n) → Verschlechterung der Situation → Resignation oder Überreaktion (Übersteuerung) aufgrund der Verschlechterung.

Hier ist man dann *in einem Versuchsstadium angelangt*, wo alles Mögliche ausprobiert wird, das kann dann entweder noch schlechtere Auswirkungen haben, oft auch begleitet mit Verzweiflung bzw. Resignation, oder *man erhält durch die Versuche ganz neue Erkenntnisse*, die dann doch noch irgendwann zu einer Lösung (zur wahren Ursache) führen.

Bei solchen Szenarien steht natürlich *die Informationsgewinnung an erster Stelle*, diese muss aber nicht nur der Helfende oder Heiler (z.B. der Arzt) durchführen, sondern der Betroffene bzw. der Patient ist hier mit gefordert. In Anbetracht der Schwierigkeiten bei der Ursachenfindung in unspezifischen Fällen, wie das u.a. bei Auto-Immunkrankheiten wie z.B. Arthritis (die von Seiten der Schulmedizin immer noch als unheilbar gilt) oder auch bei anderen unspezifischer Entzündungen, der Fall ist, *werden dann meist nur die Symptome behandelt*, wobei durch die Behandlung oft nur die Schmerzen gelindert werden, *ohne dass damit die Ursache selbst beseitigt wird. Die Folge ist eine erfolglose Behandlung mit mehr oder weniger schädlichen Nebenwirkungen, und eine Krankheit, die bestenfalls nur "unterdrückt", aber nicht beseitigt wird.*

Ein weiteres Problem bei der Ursachenfindung, respektive der Informationsgewinnung, liegt natürlich auch darin, dass bei den sog. Routineuntersuchungen von Blut und Harn, diese *Befunde oft nicht alle notwendigen bzw. relevanten Parameter enthalten*, da womöglich welche gar nicht angefordert werden. Dies kann auch daran liegen, dass Kassen nur gewisse Befunde mit gewissen standardisierten Werten zahlen, in welchen dann oft *potentiell berücksichtigungswürdige Werte fehlen*, wobei aufgrund einer dafür nötigen Kostenübernahme durch den Patienten, diese erst gar nicht angefordert werden. *So werden normalerweise auch bei einem großen (routinemäßigen) Blutbild das Blut nicht auf die gängigsten Schadstoffe, wie bestimmte Metalle, Pflanzenschutzmittel oder Chemikalien hin untersucht.* Außerdem wäre es sinnvoll das Blut auch noch auf die Werte lebenswichtiger Vitamine und Mineralstoffe hin zu untersuchen. *Dies zu tun wäre im Sinne einer effektiven Präventivmedizin*, um damit eventuelle Mängel schon frühzeitig zu erkennen, bevor ein Schaden entsteht, anstatt sich z.B. nur den Wert eines bestimmten Vitamins (z.B. Vitamin D) anzusehen.

Im Zuge solcher Untersuchungen passiert es dann häufig, dass *leichte Überschreitungen von Werten nicht mit einem entsprechenden Nachdruck nachgegangen wird*, sondern meist nur dann, *wenn Werte deutlich oder extrem über oder unter dem Normalniveau liegen.* Hierbei fragt man sich manchmal, wozu es überhaupt einen vorgegebenen Referenzbereich von Normalwerten gibt, wenn diese dann mehr oder weniger ignoriert werden. Wenn man die vorher genannten Dinge (die Prävention) ernster nehmen würde, könnte man nicht nur den Betroffenen einiges Leid ersparen, sondern auch der Allgemeinheit einen großen Dienst erweisen, denn wenn man Krankheiten erst am Röntgenbild oder mit dem Ultraschall erkennt, dann ist meistens auch schon ein mehr oder weniger großer Schaden angerichtet.

Was die Ausschließung möglicher Ursachen anlangt, so zieht der Arzt meistens die Schlüsse aus den vorliegenden Diagnosen und einem persönlichen Gespräch. Das ist aber nicht immer ausreichend, denn der Arzt kennt den Patienten meistens nur vom Vorsprechen in der Praxis oder in der Ambulanz, aber er kennt meistens nicht das private Umfeld und die genauen Gegebenheiten die der Patient privat und beruflich vorfindet, denn erstens wird der Arzt auch nicht alles relevante nachfragen, denn schließlich ist er ja kein Hellseher, der über alle Details des Lebenswandels des Patienten glaubt Bescheid zu wissen und somit genau weiß was er nachfragen muss, und zweitens *ist auch die Information durch den Patienten meistens unvollständig*, somit entsteht hier oft schon *eine Grauzone der Ungewissheit*, es sei denn, die Ursache ist klar erkennbar, kann eindeutig definiert werden und das Problem kann zur Zufriedenheit des Patienten möglichst rasch und dauerhaft gelöst werden.

Jedoch um diese Art von Fällen, wo die Ursache eindeutig erkennbar ist, geht es hier nicht, sondern um jene, wo keine eindeutige Aussage von vornherein gemacht werden kann. In so einem Fall ist auch der Betroffene gefordert, *sich selbst intensiv mit seiner Krankheit bzw. mit seinen Problemen auseinanderzusetzen und nicht sein Schicksal ausschließlich in die Hand anderer Person zu legen*, denn erstens ist die Sachlage meist sehr komplex, und zweitens gibt es meist ein *wechselseitiges Informationsdefizit* in wesentlichen Fragen und auf verschiedenen Ebenen. So weiß z.B. der Arzt in den meisten Fällen *nicht Bescheid über die realen Ernährungsgewohnheiten* seines Patienten *oder über die (Umwelt-) Einflüsse denen er oder sie ausgesetzt ist*, andererseits kennt bzw. *versteht der Betroffene wiederum in den meisten Fällen die medizinisch-biologischen Zusammenhänge zu wenig oder gar nicht*. Da aber bestimmt niemand gerne ohne eine Perspektive auf Heilung leiden will, macht es gerade deshalb Sinn, wenn der Betroffene selbst zur Findung der Ursache, in seinem eigenen Interesse, beiträgt, nicht zuletzt auch, *weil nur der Betroffene selbst seine eigenen Lebensumstände am besten kennt*. So wird ein Arzt dem Patienten wohl nur dann den konkreten Ratschlag geben mögliche Ursachen im privaten oder beruflichen Umfeld nachzugehen, *wenn sich für ihn ein konkreter Verdacht ergibt, oder wenn der Patient ihn darauf hinweist*. Passiert beides nicht, was sehr oft der Fall ist, *dann liegt es allein am Betroffenen selbst, die nötigen Informationen herauszufinden* und den Willen dafür aufzubringen, dies zu veranlassen bzw. selbst durchzuführen.

Da wären einmal externe Umgebungsumstände zu analysieren, nämlich die

Luft (Allergene, Viren, Staub, Gase etc.), das Wasser (Chemikalien, Bakterien, Dioxine etc.) oder andere Einflüsse wie z.B. elektromagnetische Felder, Radioaktivität, Lärm, besondere klimatische Bedingungen, psychische und physische Belastungen etc. Dazu gesellen sich noch Faktoren die vorwiegend im beruflichen Umfeld beeinflussend hinzukommen (z.B. giftige Dämpfe, Hitze, Kälte, große Höhe, Schichtarbeit, Untertagearbeit, psychische Belastung durch Druck, Mobbing u.a.m.). Macht das der Betroffene nicht selbst oder gibt den Auftrag dazu, dann fehlen möglicherweise schon wertvolle Informationen die zur Feststellung möglicher Ursachen nötig sind.

Faktoren, welche ursachenrelevant sein können müssen allgemein in Hinblick auf quantitative (Dosen und Grenzwerte schädlicher Inhaltsstoffe) *und qualitative Kriterien* (Art der Bedrohung) *bewertet werden.* Dazu gesellt sich *die eigene individuelle Reaktion auf die gegebenen Umstände* in Verbindung mit möglichen Intoleranzen. Hierzu seien z.B. Unverträglichkeiten von Nahrungsmittelbestandteilen durch z.B. Histamin, Laktoprotein, Gluten, Salicylate, Hormone etc. genannt oder unerwünschte Reaktionen auf Medikamente oder sonstiger Nahrungszusätze, aber auch Allergien die sich individuell immunsystembedingt ergeben. *Wie ich selbst unangenehmerweise feststellen musste, muss nicht jeder Allergietest notwendigerweise die richtigen Ergebnisse liefern.*

Nicht zu vergessen kommen dann noch Faktoren individueller Lebensumstände, wie psychische (z.B. Abhängigkeiten, Depression etc.) und physische (z.B. Stress, Überlastung) Belastungen und Einflüsse, hinzu. Natürlich gibt es für alle Bereiche Spezialisten, *doch all diese Diagnosen zeitlich abgestimmt durchzuführen und in ihrer Gesamtheit zu analysieren, und dann auch noch richtig zu interpretieren, ist ein Kunststück, das die ärztliche Hilfestellung oft überfordert.*

Da jeder seine eigenen Lebensumstände und die individuelle Reaktion seines Körpers selbst am besten kennt, gibt es den Spruch: „Jeder ist sich selbst sein bester Arzt". Das soll natürlich nicht heißen, das ein medizinischer Laie medizinische Zusammenhänge besser versteht als ein Arzt, oder dass man etwa Eigenbehandlungen nach Belieben an sich selbst durchführen soll ohne die möglichen Risiken zu beachten, sondern *dass jeder seinen eigenen Körper in seinem individuellen Verhalten im Normalfall besser kennt als ein Außenstehender*, das liegt in der Natur der Sache. Natürlich kann es in unserer auf Profit, Leistung, Prestige und Erfolg orientierten Welt auch vorkommen, dass einem Arzt womöglich nicht alle Einzelheiten einer Krankheitsgeschichte wichtig sind, genauso wie betroffene Patienten auch nicht immer ihre Probleme so kommunizieren, wie sie wirklich sind.

Standards Limits und Dosierungen

Ein weiteres Problemfeld tut sich allgemein mit der Festlegung von Standards (z.B. Verfahren), *Limits* (Grenzwerte) *und Dosierungen*, sowohl im medizinischen als auch im Umweltbereich (z.B. Emissionswerte), auf, nämlich *wer gibt diese vor, wie hoch sind diese anzusetzen und wer ist verantwortlich, wenn jemanden Schaden aus Falschangaben erwächst?* Natürlich werden diese *in Fachkreisen nach dem letzten Stand wissenschaftlicher Erkenntnisse festgelegt*, das heißt aber auch nicht automatisch, dass diese immer zum Wohle der Betroffenen sind. Wir wissen alle das Grenzwerte schon des Öfteren nur aufgrund besonderer Ereignisse oder sonstiger Gründe (z.B. um Panik oder Rechtsstreitigkeiten zu vermeiden) von Seiten der Verantwortlichen (meist Behörden) oft weit über das vorher gesetzte Ausmaß der Zumutbarkeit hinaus erhöht wurden. Beispiele dafür gibt es genug.

Natürlich könnte man all das auch aus der juristischen Perspektive sehen, doch die Justiz erlässt die Gesetze nicht, sondern die Politik und was da raus kommt, das erleben wir tagtäglich.

Limits und Grenzwerte sind nützlich, denn sonst wäre dem Missbrauch viel mehr Tür und Tor geöffnet, jedoch ergibt sich hier bereits ein weiteres großes Problemfeld, nämlich *wie die Einhaltung der Limits und Vorschriften kontrolliert werden sollen*. Zusätzlich gibt es noch das Problem, dass es Präparate am Markt gibt, welche ohne ärztliche Verschreibung, also rezeptfrei, zugänglich sind, die aber mehr oder weniger im Verruf stehen gesundheitsschädigend zu sein, oder bei denen eine gesundheitsschädigende Wirkung bei längerer Einnahmedauer u/o Überdosierung bereits nachgewiesen wurde (z.B. bestimmte Hormonpräparate, Potenzmittel, Psychopharmaka etc.). Das liegt allerdings auch in der Verantwortung des Konsumenten wie er oder sie mit diesen Möglichkeiten die der Markt bietet umgeht. *Information, Aufklärung und eine selbstkritische Auseinandersetzung mit dem Thema ist hier gefragt.* Die letztgenannten Problemfelder würden alleine schon einige Bücher füllen, daher sollen sie in den folgenden Kapiteln nur kurz angerissen werden.

Produktkennzeichnung und Deklaration

Ein weiteres Problemfeld ist die Deklaration bei Pharmazeutika, Nahrungsmitteln, Kosmetika und Gesundheitsprodukten. *Was soll oder muss auf der Produktbeschreibung, den Verpackungen bzw. den Gebrauchsinformationen stehen, und wie kann, soll oder muss die Richtigkeit überprüft, bzw. wie kann diese garantiert werden?*

Hier ein paar Beispiele dazu: Was die Lebensmittel anlangt so gibt es zwar entsprechende Gesetze wie z.B. die LMKV (Lebensmittel-Kennzeichnungsverordnung), doch was muss auf den Produktverpackungen angegeben werden? Da wären einmal *die Zutaten, die Herkunft, die Nährwerte,* eine Aufklärung über mögliche Allergien und Unverträglichkeiten, Warnhinweise bzgl. einer Oberflächenbehandlung, sowie Hinweise zur Haltbarkeit, Verwendung und Aufbewahrung, um hier nur einige der wichtigsten zu nennen. Allerdings sind diese Hinweise allesamt ziemlich „zahnlos".

Die wirkliche Gefahr lauert aber ganz wo anders, nämlich dort wo es darum geht *was in dem Produkt genau drinnen ist*. Was ich damit sagen will ist folgendes: *Kein Mensch weiß, ob das Produkt oder deren Zutaten und Rohstoffe mit irgendwelchen giftigen oder schädlichen Substanzen behaftet ist*. Das ist das eigentliche Gefahrenpotential. Dazu gibt es nirgendwo konkrete Aussagen oder eine Aufklärung. *Wir wissen nicht was in unseren täglichen Lebensmitteln tatsächlich drinnen ist, auch nicht bei Rohkost-Naturprodukten* wie z.B. Früchten. Ich meine hier in erster Linie schädliche chemische Substanzen und Verbindungen die z.B. bei Spritzmitteln eingesetzt werden, aber auch andere wie Dioxine, Lösungsmittel, Bleichmittel etc., oder auch zu hohe Konzentrationen von schädigenden Metallen, bis hin zu radioaktiven Substanzen. Jeder kennt sicher das Problem der gewachsten bzw. „behandelten" Schalen von Clementinen oder Zitronen, bei denen höhere Konzentrationen des schädlichen Behandlungsmittels *auch im inneren der Frucht* immer wieder nachgewiesen werden. Auf der Verpackung steht da immer nur: „Die Schale ist zum Verzehr nicht geeignet" (Anm: Aber das innere der Frucht schon). Dieses Thema ist aus der öffentlichen Diskussion wieder verschwunden. Es ist aber nicht anzunehmen, dass die Oberflächenbehandlung von Obst und Gemüse in der Zwischenzeit weniger oder unschädlicher geworden ist. Neuerdings ist wieder das Waschen von Früchten mit Speisesoda diskutiert worden, um damit restlos Spritzmittel zu entfernen, *dabei sollte es nicht um das Waschen gehen, sondern um die Vermeidung von Spritzmittel.*

Nicht einmal beim Mineralwasser, um hier nur ein Beispiel zu nennen, das einer genauen chemischen und bakteriologischen Analyse unterzogen wird, weiß man was genau was drin ist, denn erstens wird das Produkt ohnehin *nur auf die wichtigsten Inhaltsstoffe untersucht die i.d.R. keine Probleme verursachen* und eine akzeptable Konzentration aufweisen wie sie ursprünglich auch bei der Erschließung der Quelle gegeben waren, andernfalls würde man das Produkt gar nicht auf den Markt bringen dürfen, und zweitens ist so eine Analyse *immer auch nur eine Momentaufnahme*. Ob da bei gewissen Chargen möglicherweise doch schädliche Metalle oder andere Chemikalien drin sind, und falls ja, in welcher Konzentration, das können wir als Konsumenten ohnehin nicht herausfinden, möglicherweise nicht einmal der Produzent selbst. Auch wird kaum jemand zu Hause eine Analyse auf alle möglichen Schadstoffe durchführen, dass nicht einmal das Prüfungsamt macht.

Resignierend könnten wir jetzt zur Kenntnis nehmen, ja so genau weiß man das eben nie was da so auf den Teller oder in das Trinkglas gelangt. Praktisch ist die Sache auch so, dass wir als Konsumenten nie genau wissen, welche Inhaltsstoffe in welcher Menge wir tatsächlich mit all dem Zeug, das wir täglich runterschlucken, zu uns nehmen. Auch wenn wir nur eine Substanz isoliert (z.B. nur das Mineralwasser) zu uns nehmen, dann können wir das auch nur über sehr kurzen und begrenzten Zeitraum tun.

Aber Moment einmal, da sollte es doch jemanden geben, der genau Bescheid wissen muss, wie es um das Produkt tatsächlich steht, bzw. im Verdachtsfall eine Ahnung davon haben sollte, nämlich der Produzent selbst - *sollte man zumindest meinen*. *Fehlanzeige*, denn das ist auch nicht immer der Fall, denn erstens wird der Produzent nicht gezwungen das Produkt auf alle spezifischen und möglichen Schadstoffe und Risiken hin zu analysieren, da es u.a. auch *über die gesetzlich vorgeschriebenen Mindestanforderungen hinaus keine Vorgaben gibt auf welche Substanzen das Produkt zusätzlich geprüft werden sollte*, und *wie schädlich diese einzustufen wären*, und zweitens *nicht alle Risiken und Gefahren die von der Substanz ausgehen könnten überall gleichermaßen bekannt sind*, und drittens, auch wenn der Produzent mögliche Risiken kennt von denen die große Mehrheit nichts wüsste, dann wäre die Versuchung für den Produzenten groß, *diese Risiken aus ökonomischen Gründen nicht öffentlich bekannt zu geben. Bei zugekauften Zutaten oder Produkten kommt zusätzlich noch der Unsicherheitsfaktor durch den Lieferanten hinzu. Da es sich bei Lebensmitteln aber immer um Produkte handelt die sich im ständigen biologischen Wandel befinden und von der Qualität des Bodens, des Wassers, der Luft abhängig sind, und all diese spezifischen Parameter normalerweise nicht im ausreichenden Ausmaß bekannt sind, bleibt die wahre Qualität des Produkts auch für den Produzenten unbekannt. Nicht einmal beim biologischen Anbau und der biologischen Aufzucht sind alle Risiken und Einflüsse kalkulierbar.* Es wird wohl auch niemand geben der den Boden, das Wasser und die Luft auf alle möglichen Schadstoffe hin permanent untersucht, sowie auch die Verarbeitung und Lagerung permanent kontrolliert und bei Gefährdungspotentialen diese sofort öffentlich bekannt gibt und gegensteuert. *Nur das müsste man heutzutage tatsächlich tun.*

Therapie

Bei der Aussage „heilen" muss man immer bedenken, *dass sich nur der Organismus selbst heilen kann* und *nicht* der Arzt, die Arznei oder der Heilbehelf. Letztgenannte können dem Organismus nur bei der Heilung helfen. Zudem gibt es eine zweite Weisheit die besagt, *dass Krankheit immer die Folge eines Ungleichgewichts ist*, welcher Art auch immer.

Diese simple Erkenntnis machen sich all jene zu Nutze die in der Alternativmedizin tätig sind, *denn der Heilungsvorgang wird von der „Zentrale" (dem Gehirn)* aus *angestoßen und gesteuert.* Beispielhaft dafür stehen Meditation, Psychotherapie, Hypnose, Akkupunktur, Reiki, Yoga, Tai Jutsu, Ayurveda, aber auch gewisse Kampfsportarten die geistige Konzentration bedürfen wie etwa Karate u.a.m. *Auch Schulmediziner nutzen diesen Umstand neuerdings vermehrt.* So gibt es bereits Orthopäden die versuchen durch gewisse Therapien gezielt über das Gehirn die Heilung anzustoßen bzw. voranzutreiben. Natürlich hat man sich bereits im Altertum (Chinesen, Ägypter etc.) damit intensiv beschäftigt, *es ist also eigentlich nichts Neues.*

Wenn man die Kenntnisse aus dem Tier- und Pflanzenreich, die natürlichen Gegebenheiten und Vorgänge, das persönliche Interesse und die oben angeführten Weisheiten zusammenfügt, dann kann man auch gewisse Erkenntnisse auf die Medizin übertragen, nämlich welche Bereiche in Hinblick auf Therapie und Heilung wichtig und welche weniger wichtig sind. Man kann dazu natürlich verschiedene Meinungen vertreten, je nachdem aus welcher Perspektive man die Sache betrachtet. Ich kann hier auch nur meinen Standpunkt darlegen: Dem zur Folge hätten all jene Bereiche einen höheren Stellenwert bei denen sich der Patient selbst nicht helfen kann oder wo besondere Maßnahmen (z.B. künstliche Eingriffe) erforderlich bzw. unumgänglich sind, z.B. wo Spezialwissen, -Werkzeuge oder -Geräte (z.B. Dialyse, Augenarzt, Gynäkologen, Zahnärzte) erforderlich sind. Das wären z.B. *die Disziplinen der Chirurgie und Orthopädie, aber auch all jene Fachbereiche die Operationen und Eingriffe durchführen oder bestimmte physische Defekte therapieren können,* besonders bei Verletzungen, angeborener Schäden bzw. Erbkrankheiten. Oder auch *einen Arzt für bestimmte Notfälle* (z.B. akute und bedrohliche Infekte, Vergiftungen etc.), oder z.B. *der Bereich der Virologie/ Bakteriologie und Mikrobiologie* bzw. die in diesem Bereich Forschung betreiben, oder *die Radiologie zur Diagnoseerstellung oder auch die Psychiatrie,* denn geistige Probleme kann man selbst kaum heilen.

Darüber hinaus sind auch bestimmte Spezialmediziner und Therapeuten für situationsbedingte Leiden, *die nicht durch unser Zutun entstanden sind* ganz nützlich, wie z.B. *Physiotherapeuten für die Rehabilitation, Logopäden u.a.* Alle anderen Bereiche könnten durchaus von einem sehr gut ausgebildeten Arzt oder Ärztin abgedeckt werden, *welcher(e) im Idealfall die ganzheitliche alternative Medizin und Homöopathie mit einschließt.*

All jene denen es nur um Geld bzw. um möglichst viele Patienten geht, oder *bei denen man das Gefühl hat, dass sie nur sinnlose Medikamente verschreiben oder Injektionen verabreichen können bzw. wollen, oder den Patienten nur als Versuchs- oder Lehrobjekt betrachten, die könnte man wohl einsparen.*

Wenn man die Sache nüchtern betrachtet, *dann sollten wir Menschen eigentlich keinen Arzt für die meisten zivilisatorischen Wehwehchen unseres Alltags (meist chronische Entzündungen) brauchen,* welche sehr häufig nur durch ungesunde Ernährung und einen ungesunden Lebenswandel entstanden sind, und wenn schädliche Umweltbedingungen dahinterstecken, dann kann der Arzt sehr oft auch nicht helfen, wenn die dafür nötigen Informationen fehlen. Bei einer gesunden Lebensführung und Ernährung würden sich womöglich sehr viele die Auseinandersetzung mit folgenden Fachärzten sparen können, nämlich Kardiologen, Angiologen, Dermatologen, Endokrinologen, Internisten, Nephrologen, Diätologen, Urologen und Neurologen.

Dies soll kein Plädoyer gegen die medizinische Versorgung sein, sondern soll nur aufzeigen *wie sehr wir unsere Gesundheit in die Hand der Medizin legen und dadurch mehr geneigt sind unsere Gesundheit fahrlässig aufs Spiel zu setzen.*

Besonders davon betroffen sind jene Bereiche, wo die Schulmedizin keine wirkliche Heilung anbieten kann, bzw. die schulmedizinisch als unheilbar gelten. Besonders davon betroffen sind *chronisch-entzündliche Vorgänge oder regelmäßig wiederkehrende unspezifischen Krankheitsbilder*, auch Krebs und bestimmte Wucherungen solange sich diese noch in einem frühen Stadium befinden. Obwohl im Falle von früherkannten Krebs die Schulmedizin die Chemotherapie oder Bestrahlungen als wirksame Waffe zur Heilung zur Verfügung hat, ist dabei die Nachhaltigkeit oft nicht gegeben.

Entzündungen

Eine Entzündung ist eigentlich keine Krankheit per se so wie sie allgemein in der Medizin definiert wird, sondern *eine Reaktion vom Organismus bei der immer ein Grund (Ursache) dahinsteckt der zu diesem Zustand geführt hat. Die Ursache ist dabei die eigentliche Krankheit und nicht die Entzündung, denn die Entzündungsreaktion ist nur der jeweilige Vorgang oder das Symptom das durch den Grund* (die eigentliche Krankheit) *ausgelöst wird*, und das ist wesentlich. Wird bei chronischen Entzündungen diese alleine bekämpft, was schulmedizinisch meist der Fall ist, und der Grund nicht eruiert der dahinsteckt, *dann ist die Behandlung langfristig nicht nur nutzlos sondern auch kontraproduktiv.*

Die Entzündung wird grob so umschrieben, nämlich hervorgerufen durch eine Reaktion des Organismus, indem die lokal vorhandenen Immunzellen aktiviert und Veränderungen an Gefäßen vorgenommen werden (Rötung, Schwellungen) und die Temperatur an dem Betroffenen Gewebe erhöht wird, sowie das Einwandern und die Aktivierung weiterer Immunzellen (Leukozyten, „weißer Blutzellen") durch die Ausschüttung von Botenstoffen veranlasst wird.

Schädigende Einflüsse wie ungesunde Ernährung, Gifte, pathogene Mikroorganismen, Nährstoff- und Sauerstoffmangel, Radioaktivität u.v.a.m. können zum Zelltod führen, die Folge sind Entzündungsreaktionen des umliegenden Gewebes. Durch die Entzündungsreaktion werden Fresszellen (Makrophagen) angelockt die entzündliche Botenstoffe wie den Tumornekrosefaktor (TNF) ausschütten. Dadurch entsteht im Bereich der

Nekrose (das Absterben von Zellen durch pathologische Einflüsse) auch eine Apoptose (kontrolliert und programmiert eingeleiteter Zelltod ohne eine Entzündungen auszulösen). Viele toxische Substanzen wie z.B. Chemotherapeutika wirken jedoch direkt auf die Mitochondrien und können so die Typ-II-Apoptose induzieren.

Grundsätzlich kann man unterscheiden zwischen *kurzfristigen Entzündungserscheinungen die temporär auftreten* (z.B. Erkältung) aber keine Nachhaltigkeit besitzen. Dagegen kann man jene *Entzündungssymptome die dauerhaft bestehen bzw. die in regelmäßigen Abständen wiederkehren zu den chronischen Entzündungen einordnen.* Meist handelt es sich dabei um hartnäckige Erscheinungen die kaum verschwinden wollen und sich meist kontinuierlich verschlechtern und bei medikamentöser Behandlung meist nur ein temporärer Erfolg gegeben ist. *Wenn dabei die Grundursache unentdeckt bleibt* kann man dabei auch von einem *unspezifischen (nicht klar zuzuordnenden) Krankheitsbild* sprechen. Nicht selten kommen dabei mehrere oder sogar viele Ursachen in Frage, oder es können auch mehr als nur eine gleichzeitig wirken.

Unspezifische Krankheitsbilder

Chronisch-entzündliche bzw. *unspezifische Krankheitsbilder* nenne ich auch gerne *Zivilisationskrankheiten, da diese zum überwiegenden Teil durch ungesunde Lebensgewohnheiten* (ungesunder Lifestyle) *und schädliche Umweltbedingungen verursacht wurden,* und *bei denen zumeist auch die Grundursache(n) nicht bekannt ist (sind). Der Begriff „unspezifisch" steht hierbei für Symptome die entweder keiner bestimmten Krankheit oder Ursache zugeordnet werden können* und/oder *wo mehrere Krankheiten oder Ursachen in Frage kommen,* und/oder *wo die biologischen Vorgänge die zum Auftreten der Symptome geführt haben nicht (restlos) bekannt sind.* Ein Beispiel dafür wäre ein Vergiftungszustand bei dem die auslösende Substanz nicht genau, nicht direkt oder gar nicht (mehr) dem Krankheitsbild zurechenbar ist. Die Verursachung durch mikrobielle Infektionen soll hier ausgeklammert bleiben, denn diese lassen sich normalerweise eindeutig als Ursache feststellen, und das Immunsystem muss deswegen auch nicht geschwächt sein. Bei Pilzinfektionen oder übermäßigen Pilzwachstum (Mykosen) sieht die Sache schon etwas anders aus, denn hier gibt es meist eine oder mehrere (unbekannte) Grundursache(n), möglich wäre auch eine Immunschwäche, die wiederum eine andere Ursache haben kann (z.B. eine Vergiftung). Nachfolgend nur einige bekannte Beispiele (Auswahl) die sehr häufig einen unspezifischen Charakter haben, bei denen die Grundursachen oft schwer zu eruieren sind:

Konzentrationsschwierigkeiten, Kopfschmerzen, Migräne, Müdigkeit (Fatigue Syndrom), Übelkeit, Erbrechen, Unwohlsein, Schwindel, Rheuma, Arthritis,

Arthrosen, Gicht, Nebenhöhlenentzündungen, Reizdarm, Enteritis, Gastritis, Morbus Crohn, Blasenentzündung, Nervenentzündungen, Augenentzündungen, Venenentzündungen, Karies, Zahnfleischschwund, Mykosen (Candidose, Psoriasis etc.), Allergien, Nahrungsmittelunverträglichkeiten, SS-Syndrom, Lupus, Reflux, Sinusitis, Rhinitis, Juckreiz, Hautauschläge, Dermatitis, Cellulite, Autoimmundefekte, Immunschwäche u.v.a.m.

Was auch in Fachkreisen sehr häufig falsch interpretiert wird ist die Tatsache, dass (chronische) Entzündungen zwar meist eigene Krankheitsdefinitionen haben, aber sehr oft *eine oder mehrere unbekannte (Grund-) Ursachen als Auslöser dahinterstecken. Vielmehr sind Entzündungen Symptome (eine Reaktion) des Organismus auf eine oder mehrere auslösende Ursache(n) oder Krankheit(en)*, das heißt jede Entzündung liegt immer einer bestimmten Ursache zu Grunde, welche *die eigentliche Krankheit* (das eigentliche Problem) ist, *auch wenn die Ursache nicht immer als Krankheit definiert wird.*

So wird z.B. eine Blasenentzündung zwar als eine bestimmte Krankheit definiert, aber tatsächlich steckt z.B. eine Unterkühlung des Gewebes, oder eine Infektion mit Keimen, oder ein Mineralstoffmangel des Gewebes, oder eine Übersäuerung (Hyperurikämie), oder eine Vergiftung mit gesundheitsschädlichen Stoffen, oder eine überhöhte Strahlendosis, oder eine Verletzung durch mechanische Reize, oder eine Autoimmunreaktion oder einer andere Ursache dahinter, welche die entzündliche Reaktion hervorruft. Die Blasenentzündung ist dann im eigentlichen Sinne keine Krankheit per se, sondern vielmehr nur das Symptom *(die Erscheinungsform) eines Problems* oder einer Krankheit die dahintersteckt.

Rheumatische Erkrankungen

Was das Rheuma, oder besser gesagt die rheumatische Arthritis, betrifft, so zeigten Studien in Finnland und Großbritannien, *dass die Gene nur zu 60 Prozent für den Ausbruch der Krankheit verantwortlich gemacht werden können.* Das heißt, die erbliche Veranlagung ist nur eine Seite der Medaille, die zweite Seite sind die Kardinaleinflüsse denen der Mensch zu Lebenszeiten ausgesetzt ist, und dazu zählen i.e.L. die Ernährung, der Lebensstil, Hormone, Stress, Umweltgifte, Infektionen. Auch das Rauchen und übermäßiger Alkoholkonsum erhöht das Entzündungsrisiko erheblich.

Auf entzündliche Gelenksprozesse wird man oft erst aufmerksam wenn hartnäckige wiederkehrende Schmerzzustände der Gelenke auftreten oder nachdem eine Verletzung, wie z.B. ein Sehneneinriss oder –abriss, aufgetreten ist. Oft haben entzündliche Auto-Immunprozesse das Bindegewebe und die Sehnen im betroffenen Bereich schon vorher geschwächt, bevor es dann z.B. durch eine Überanstrengung zu einem Ab- oder Einriss gekommen ist. Einen

Abriss kann man operativ wieder zusammennähen (Beim Einriss wird meist nicht operiert), allerdings ist bei beiden Fällen eine völlige und nachhaltige Gesundung nicht garantiert. Es ist aber durchaus möglich, wenn ein Seheneinriss diagnostiziert wurde, dass dieser nach einer Ernährungsumstellung auf eine entzündugshemmende Diät ohne weiteres Zutun von selbst ausheilt.

Neuerdings gibt es sogar Orthopäden die mit Hilfe von alternativen Methoden es geschafft haben, dass die Bänder auch bei völligem Abriss und ohne Operation wieder normal zusammengeheilt sind, und das auch nachhaltig. *Das zeigt, dass es i.e.L. auf das Heilungsvermögen des Körpers ankommt*, denn der eigentliche Heilungsvorgang kann nur durch das Gehirn des betroffenen angestoßen werden. Wenn aber die Ursache die für die Degeneration des betroffenen Körperteils verantwortlich war und in weiterer Folge z.B. den Ab- oder Einriss verursacht hat *nicht behoben wurde*, und ein latentes Grundproblem vorliegt, dann besteht weiterhin die Gefahr, dass erneut eine solche oder ähnliche Verletzung auftritt.

In der Stammzellenforschung testet man eine vielversprechende Methode bei der entsprechend aufbereitete Stammzellen in das betroffene Gelenk injiziert werden. Bei Ziegen mit künstlich herbeigeführter schwerer Gelenksarthrose wurden damit bereits sensationelle Erfolge verbucht, indem das angegriffene Gelenk durch den Körper vollständig wiederhergestellt wurde. Die Zulassung für den therapeutischen Einsatz am Menschen wird allerdings noch etwas dauern.

Auch wenn das vorher erwähnte so funktionieren würde, so ist das ein künstlicher Eingriff von außen, damit läuft man aber Gefahr, dass die wahre Ursache zur Entstehung der Gelenksentzündung deshalb nicht eruiert wird, somit ist die Unsicherheit weiterhin gegeben, dass eine solche oder ähnliche Entzündung jederzeit irgendwo wieder auftreten kann. Da es am Beispiel der rheumatoiden Arthritis um eine Autoimmunkrankheit handelt, wäre daher auch mit so einem Eingriff ein möglicher Autoimmundefekt nicht gelöst, sondern nur ein Symptom das daraus entstanden ist, dessen muss man sich auch bewusst sein.

Eicosanoide werden aus der mehrfach ungesättigten Fettsäure Arachidonsäure gebildet welche maßgeblich an Gelenksentzündungen beteiligt sind. Arachidonsäure wird dem Körper ausschließlich durch Nahrungsmittel tierischer Herkunft zugeführt. Die Eicosanoidbildung ist ein oxydativer Prozeß, der durch nicht steroidale Antirheumatika, diverse Enzyme (Metalloproteine) und Antioxidantien gehemmt werden kann. Neben Omega-3 Fettsäuren, Vitamin C und E spielen die Supplemente Selen, Kupfer, Zink und Eisen als Cofaktoren pro - und antioxydativ - wirksamer Enzyme eine wichtige Rolle.

Zahlreiche Studien zeigen, *dass Fasten* (Nulldiät mit einer tägl. Zufuhr von 2 - 3 Litern Flüssigkeit in Form von elektrolytreichen Getränken z.B. Gemüsesäfte, Molke oder Mineralwasser) *bei Patienten mit chronischer Arthritis, bereits nach zwei Tagen eine Besserung der Arthriden bewirkt.* Der Nahrungsentzug führt zu einem Abfall der Eicosanoidbiosynthese auf ein Drittel des Ausgangswertes, *wobei möglicherweise die fehlende Arachidonsäurezufuhr aus der Nahrung die Ursache ist. Die Aufnahme der üblichen Nahrung verursacht erneut Rezidive*[311].

Bereits Kollath stellte damals schon fest, dass *systemische Erkrankungen die sich medizinisch nicht heilen lassen* (z.B. Rheuma, Autoimmunkrankheiten) *auf eine Erkrankung der Bakterien im Darm zurückführen lassen* (die Dysbakterie als eine degenerierte, entartete Form von normalen Bakterienarten). Das beweist den direkten Zusammenhang zwischen Ernährung und entzündlichen Krankheiten und *erklärt auch die Wirksamkeit des Fastens*. Besonders bemerkte er, dass bei allen Krebsfällen ohne eine dauerhafte Restaurierung des Mikrobioms kein nachhaltiger Erfolg zu erwarten ist. *Besonders negativ wirke sich dabei der Einsatz von Medikamenten, insbesondere Antibiotika aus*[312]. Diese Erkenntnisse werden u.a. auch dadurch erhärtet, *da sich 80% aller Immunzellen im Darm befinden*. Wenn man bedenkt, dass der Mensch ca. 2 Kg an Bakterien im Darm hat, so zeigt das ebenfalls eindrucksvoll die Wichtigkeit des Mikrobioms.

Im Falle von entzündlichen Gelenksveränderungen ist es meist so, dass aufgrund des Schmerzes das betroffene Gelenk zu wenig bis gar nicht bewegt wird. Das ist aber extrem kontraproduktiv, denn die knochenschützenden und „schmierenden" Gelenksknorpel werden nur durch *die Gelenksflüssigkeit versorgt, diese wiederum wird aber nur durch die Bewegung in die Knorpel hineingepresst. Daher ist es für entzündete Gelenke notwendig diese ausreichend zu bewegen*, was auch von Orthopäden wieder stärker betont wird.

Werden auf Dauer Bewegungen unterlassen, so kann eine Versteifung des betroffenen Bewegungsapparates drohen (Unmöglichkeit bestimmte Bewegungen durchzuführen), weil sich der Gelenksapparat an die jeweiligen Anforderungen anpasst. Um hier aber Verletzungen durch Überbeanspruchung vorzubeugen, werden von Seiten der Orthopädie physiotherapeutische Maßnahmen empfohlen (z.B. gezielte Bewegungstherapie, Massage, Reizstromtherapie, spezielle Gymnastik etc.). Man weiß aber auch, dass bei entzündlichen Veränderungen an Gelenken immer *eine Beeinträchtigung der Blutgefäße und damit eine Veränderung der Zirkulation miteinher geht*.

Alle oben beschriebenen Methoden helfen allerdings nicht, wenn eine permanent stark einwirkende Grundursache nicht beseitigt wird, in so einem Fall wird auch die Aktivierung des Heilvorgangs über das Gehirn, sofern das möglich ist, wahrscheinlich keinen nachhaltigen Erfolg bringen.

Die Myers-Methode zur Lösung von Autoimmunkrankheiten

Dr. Myers assoziiert eine gestörte Darmgesundheit mit folgenden möglichen Erkrankungen: ADS, ADSH[313], Allergien, Asthma, Angstzustände, Autoimmunkrankheiten, chronische Müdigkeit, chronische Nebenhöhlenentzündung,

Depression, Fibromyalgie, Hautauschläge, Akne, Ekzeme, Hefepilzwucherungen, Kopfschmerzen, neuralgische Probleme, Schlaflosigkeit. Als mögliche Folgen von Autoimmunkrankheiten werden folgende Beschwerden genannt: Kurzatmigkeit, Gelenksschmerzen, zeitweiser Gedächtnisverlust, schlechte Merkfähigkeit, Lupus Erhytematodes, rheumatoide Arthritis, Colitis ulcurosa, Morbus Crohn.

Dabei soll *der genetische Anteil nur 25%* ausmachen. *Auch bei Myers werden Milch und Milchprodukte als stark entzündungsfördernd eingestuft.*

Nach Myers erfolgt die Heilung des „Leaky-Gut Syndrom" nur über den Darm, *also von der Darmgesundheit zur Gesamtgesundheit.* Ihr Programm *„funktional medicine"* soll dabei individuell auf den Patienten abgestimmt werden (Lebensstil privat/beruflich, persönliche Umweltfaktoren usw.). Die sogenannte Myers Methode baut auf einem 4-R-Programm auf. *Dabei soll auf glutenhaltige Getreide, Hefe und gewisse Hülsenfrüchte verzichtet werden. Das Microbiom soll restauriert werden. Die Aufnahme von Toxinen soll reduziert werden. Im letzten Schritt sollen mögliche Infektionen ausheilen und Stress abgebaut werden.* Im Folgenden die wichtigsten Punkte des 4 R-Programms[314]:

- *Remove*: Verzicht auf entzündungsauslösende und reizende Produkte wie Alkohol, Koffein, Drogen. Verzicht auf schädliche Lebensmittel: *Gluten, Milchprodukte, Mais, Soja, Eier, Zucker.*
  Toxine vermeiden: Schwermetalle, Mykotoxine, Chemikalien, Putzmittel, Toxine in Kosmetika etc.
  Untersuchungen: Stuhlanalyse auf Parasiten, Dysbakterien, Hefepilze, IgG-Bluttests.
- *Replace:* Aufnahme von Verdauungsenzymen, Säuren, Gallensäuren.
- *Reinoculate:* Restauration des Mikrobioms mit Probiotika.
- *Repair:* Durch Nahrungsmittel mit essentiellen Nährstoffen wie Omega 3, Vitamine, Präbiotika, Zink etc.

Allergien und Intoleranzen

Intoleranzen und Allergien treten in der heutigen Zeit immer häufiger auf, dieser Umstand wird von verschiedensten Ärzten weltweit bestätigt. Geschuldet ist dieser Umstand wahrscheinlich den *geänderten modernen Lebensumständen, der Ernährung und den Umweltbedingungen* (zunehmende Umweltvergiftung).

Allergien und Unverträglichkeiten gehen meist einher mit Kopfweh, Unwohlsein, Müdigkeit, Rhinitis, Nebenhöhlenentzündung (Sinusitis), grippeartige Symptome wie z.B. leicht überhöhte Temperatur, Kälteempfindlichkeit oder trockenes Fieber, Übelkeit, Erbrechen, etc. Mit solchen Symptomen ist es manchmal auch schwer einen normalen Alltag aufrecht zu erhalten, besonders wenn das mehrmals kurz hintereinander und öfters auftritt.

Leider liefern die Haut-Allergietests oft auch nicht die richtigen Ergebnisse. Dieser Umstand ist evident und wird von Seiten der Ärzte auch nicht bestritten. Gerade von Gastroenterologen wird berichtet, dass der Darm anders reagiert als die Haut und deshalb *Hauttests oft keine zuverlässigen Ergebnisse liefern*, insbesondere was Nahrungsmittelallergien anlangt. Dasselbe gilt auch für die Schleimhäute im HNO-Bereich und die Aufnahme über *die olefaktischen Sensoren, die sensibler reagieren können als die Haut*. Bei mir selbst war das z.B. bei drei Tests der Fall die von unterschiedlichen Institutionen durchgeführt worden sind. Der Grund dafür kann darin liegen, wenn die Allergene z.B. von den Schleimhäuten in Nebenhöhlen aufgenommen werden, der Organismus stärker und schneller reagiert als wenn diese durch winzige Ritzstellen auf die Haut aufgetropft werden, wie das bei Hauttests üblich ist. Oft heißt es dann von Seiten der HNO[315] Ärzte: „Durchaus möglich", und das war`s dann schon wieder.

Sehr leicht möglich ist der Umstand, dass gerade dann eine allergische Reaktion auftritt (z.B. durch Pollen), wenn man gerade etwas isst, was man nicht verträgt, das heißt da kommen dann 2 oder mehrere Faktoren zusammen die dann ganz leicht zu einer Fehlinterpretation führen können. So kann man gerade in der beschriebenen Situation vermuten, dass man mit Sicherheit allergisch gegen bestimmte Pollen ist, obwohl in Wirklichkeit der Körper bestimmte Nahrungsmitteln nicht verträgt, was eigentlich die Hauptursache für das gesundheitliche Problem wäre, was wiederum dazu führt, *dass dann auch die Sensibilität* (Abwehrreaktion) *gegenüber andere Problemstoffe* (Allergene) *steigt*. Oftmals kann dann gar nicht mehr genau eruiert werden, welche Allergene oder Problemstoffe überhaupt die Allergie auslösen. Man muss hier *genau differenzieren, alle Möglichkeiten abwägen und berücksichtigen*. Eines ist jedoch sicher, sofern es sich um keine künstlichen Schadstoffe handelt, dann liegt das Hauptproblem in den meisten Fällen nicht an den natürlich vorhandenen allergenen Stoffen (angenommen wird hier ein funktionierendes Ökosystem), sondern meistens liegt die wahre Ursache, wie oben bereits erwähnt, im Zutun des Menschen selbst, z.B. durch eine ungesunde Ernährung oder ein ungesunder Lebenswandel, oder immer häufiger ungesunde Umgebungsfaktoren (z.B. Umweltverschmutzung) mit denen wir unseren Organismus zusätzlich belasten. Ausgenommen davon sind mögliche erbliche Vorbelastungen, die können allerdings auch die Folge von Fehlern der Vorfahren u/o den damaligen Umweltbelastungen sein.

In der Regel kommen alle allergenen Stoffe aus dem Bereich der Proteine, der Mikroorganismen oder schädlicher Substanzen (z.B. Chemikalien, Metalle etc.). Ausgelöst können Allergien z.B. werden durch Blütenpollen, Pilzsporen, Staub, Milbenkot, Tierhaare, Metalle, Lösungsmittel, Inhaltsstoffe von Kosmetika, Zahn-Amalgamfüllungen, oder das Eindringen von Zahn-Zink-Oxyd-Füllungen in Kieferhöhle u.a.m. *Unverträglichkeiten und Intoleranzen hingegen betreffen meist die Inhaltsstoffe von Nahrungsmitteln* wie z.B. Hefe, Gluten, Milchproteine oder Milchzucker etc. *Allergien und Unverträglichkeiten können sehr leicht wechselwirken*, auch entstehen oft Kreuzallergien, das macht die genaue Analyse schwieriger.

Erfahrungsgemäß stellen Antihistamin-Präparate dauerhaft auch keine gute Lösung dar, denn erstens müssen sie *präventiv genommen werden* (einige Tage vor der vermeintlichen Exposition), was zeitlich nicht immer leicht einzuschätzen ist, zweitens haben sie *unangenehme Nebenwirkungen* (z.B. Müdigkeit), und drittens müssten sie immer wieder über einen längeren Zeitraum hinweg eingenommen werden, was, wie bei jedem anderen Präparat auch, *den Stoffwechsel mehr oder minder beeinträchtigt und daher wohl auch nicht gut für den Organismus ist. Zudem bekämpfen Medikamente ja nicht die Ursache, sondern nur die Symptome, was wiederum kontraproduktiv für die Ursachenfindung ist.*

Immer mehr greifen daher auf teure langwierige *Blutserum-Immuntherapie-Behandlungen* zurück, die oft dauerhaft eine Lösung gegen spezifische Symptome bringen. *Vereinfacht gesagt, lernt der Körper dabei das Problem zu ignorieren, da es kein wirkliches ist* (z.B. gegenüber Bienengift). Sollte es sich bei der Allergie im Grunde allerdings um ein anderes Problem handeln (z.B. ungesunde Ernährung) und die Allergie ist nur ein zusätzlich auftretendes Symptom, dann kann so eine Behandlung möglicherweise nicht den nachhaltigen Effekt bewirken, *es könnten dann u.U. stattdessen andere Symptome auftauchen.*

Allergien kann man sehr effizient auch durch eine Umstellung der Ernährung oder durch Fasten, und unter Berücksichtigung anderer Faktoren, vermindern oder sogar eliminieren, allerdings nur um den Preis einer restriktiven Einhaltung der Maßnahmen und den Verzicht auf viele schmackhafte Speisen, *also durch eine gewisse Ernährungsdisziplin*, da bereits gewisse geringfügige Missachtungen im Zuge von diätischen Maßnahmen sofort wieder einen Rückfall auslösen können. *Allerdings wirken sich diätische Massnahmen erst nach einer längeren Anwendungszeit aus* (ein halbes bis mehrere Jahre), aber dafür dann nachhaltig. Geduld und Ausdauer ist dabei erforderlich. Mehr dazu weiter unten im Kapitel Ursachenfindung.

Medizinische Versorgung

Wie oben schon erwähnt können immer mehr Ärzte immer weniger Zeit für den Patienten aufbringen, oder manche wollen das vielleicht auch gar nicht, sei es aus ökonomischen Gründen oder aus Gründen der Überlastung. *Dies hat auch zu einer Zweiklassen Versorgung geführt*, nämlich jene, die sich eine private individuelle Versorgung leisten können und jene, die auf die öffentlich zur Verfügung gestellten Leistungen durch die Kassensysteme angewiesen sind.

Verschärft wird die Situation dann oft zusätzlich, wenn man auf bestimmte Untersuchungstermine „ewig" warten muss, da es entweder an Infrastruktur fehlt oder schlicht und einfach der Andrang zu groß ist. Manche behaupten sogar, dass solche Engpässe von den Betreibern absichtlich herbeigeführt werden, damit der Patient die Behandlung selbst bezahlt und er oder sie dadurch schneller einen Termin bekommt. Zudem gibt es auch Stimmen die behaupten, dass manche Ärzte oder Institute bestimmte Leistungen so interpretieren, damit diese nicht als Kassenleistung anerkannt werden, um dadurch über den Patienten zu einer wesentlich höheren Privatzahlung für dieselbe Leistung zu kommen.

Es gibt zwar den sogenannten hippokratischen Eid und gesetzliche Rahmenbedingungen, trotzdem steht eine heikle Frage immer im Raum, nämlich wie weit können oder dürfen Ärzte bei der Behandlung gehen, ohne dem Patienten damit (wissentlich) zu schaden? Natürlich wird niemanden den Ärzten irgendeine schlechte Absicht oder einen Vorsatz unterstellen, denn dann hätten sie mit Sicherheit den Beruf verfehlt, *aber Unwissenheit, Nachlässigkeit oder Ignoranz können, wie bei jeden anderen Beruf, auch in der Medizin zu Fehlern führen, allerdings steht in dem Fall jedoch die Gesundheit des Betroffenen am Spiel.* Gerade im Rahmen der Ursachenfindung stellt sich das heikle Thema, wieviel Fachkräfte wie Heilpraktiker oder Ärzte an Patienten „ausprobieren" („versuchen") dürfen, oder inwieweit eine Verschreibung von Medikamenten oder die Durchführung bestimmter Therapien *wissentlich* keine nachhaltige Lösung bringt, sondern nur schadet.

Schulmedizin und Wissenschaft

Auch wenn die Erkenntnisse, und *vor allem die technischen Möglichkeiten* in der Medizin, *nach unserem Ermessen* signifikant voranschreiten und vieles möglich ist was vor kurzer Zeit noch unmöglich erschien, so lassen sich die biologischen Vorgänge und Zusammenhänge des Lebens in ihrer Gesamtheit und Komplexität wohl noch lange nicht restlos erklären, da einerseits zu viele Faktoren eine Rolle spielen, welche darüber hinaus sich zusätzlich noch evolutiv in einer steten Veränderung befinden, und andererseits sich diese Veränderungen alle auf atomarer und subatomarer Ebene abspielen, welche wir in Echtzeit wohl nie gänzlich erfassen können, vielleicht immer nur kleine Ausschnitte daraus.

Wissenschaft (Medizin, Pharmakologie, Biologie etc.) manipuliert nur auf molekularer- und Zellebene aber *nicht auf atomarer und schon gar nicht auf subatomarer Ebene, aber genau da entscheiden sich die Vorgänge.* Da wir den Mikrokosmos nicht verstehen *sind wir auf unsere eigene Beobachtung und auf Versuche angewiesen* (empirisch, aber auch durch aussagekräftige epidemiologische Untersuchungen), daher kommen, wenn es um die Heilung geht, *die sogenannten Heilpraktiker der Lösung immer am nächsten* und nicht die Schulmedizin, die sich *zu wenig* mit der praktischen Beobachtung im jeweiligen Individualfall auseinandersetzt und daraus Schlüsse zieht. Es nützt nichts nur medizinisches, ernährungswissenschaftliches oder biochemisches Spezialwissen zu haben, vielmehr ist es wichtig das Wissen der einzelnen Disziplinen zu kombinieren, entsprechend anzuwenden und durch praktische Erkenntnisse hinreichend nachzuweisen oder zu belegen, und umgekehrt genauso, *ansonsten hat weder das eine noch das andere einen praktischen Nutzen.*

Natürlich gibt es permanent neue Erkenntnisse in der Wissenschaft, doch *verstrickt sich die Wissenschaft zu sehr in Detailaspekte ohne dabei viel mehr die ganzheitliche (holistisch) Perspektive zu berücksichtigen, wodurch dann die Gesamtübersicht verlorengeht und wiederum keine eindeutigen Aussagen getroffen werden können.* Holistisch vermag die Wissenschaft vieles nicht zu erklären, denn da gibt es meist *zu viele Unbekannte die einen Erklärungsnotstand herbeiführen*, welcher erst durch die Empirie und durch praktische Versuche gefüllt werden muss, *was aber meist mit sehr langen Forschungszeiträumen verbunden ist*, die immer weniger in unserer schnelllebigen Zeit zur Verfügung stehen, *vor allem jene nicht die wirklich Sinn machen* (Interessenskonflikte, z.B. Gesundheit vs. Geschäft/Politik). Das bedingt auch, dass viele Zusammenhänge, gerade in der Biologie, ungewiss bleiben bzw. nicht hinreichend erklärt werden können.

Das hängt natürlich auch damit zusammen, *dass Forscher Detailbereiche immer komplizierter (unverständlicher) ausarbeiten*, um einerseits einen höheren wissenschaftlichen Anspruch zu erheben, auch in Hinblick der eigenen Karriere wegen oder um eine lukrative Anstellung bei einem Großunternehmen (z.B. bei Pharmaunternehmen) zu bekommen. *Doch es gibt leider niemanden der die detaillierten Erkenntnisse*, welche oft kaum einen praktischen Nutzen haben, *zu einem Ganzen zusammenfügt*, woraus sich dann möglicherweise ein konkreter Nutzen ableiten ließe. Im Zuge der intensiveren Forschung und Forschungsmöglichkeiten erhöht sich aber auch gleichzeitig die Anzahl an *sinnlosen*, teilweise absurden und manchmal auch problematischen *Forschungsarbeiten* und deren Ergebnisse.

Vorsicht ist auch bei sogenannten statistisch- epidemiologischen Studien geboten *die oft nicht hinreichend alle Kriterien berücksichtigen. Jedoch die Regeln, wann etwas hinreichend erwiesen ist, stellen die Ersteller bzw. Verantwortlichen selber auf,* „hier macht sich der Bock selbst zum Gärtner", und man argumentiert dies mit dem letzten Stand der Erkenntnisse.

So bleibt der holistische Ansatz, welchen wir gerade im Gesundheitsbereich dringend benötigen, wohl sehr fern. Wenn wir allgemein den Gesundheitszustand der Menschen ansehen so ist kein Optimismus am Platz da es trotz des medizinischen „Fortschritts" und den Leistungen, welche im manchen Bereichen ohne Zweifel da sind (z.B. Chirurgie, Radiologie, Stammzellenforschung etc.), *welcher aber zum Großteil auf den technischen Fortschritt beruht,* es wichtige Bereiche gibt, *wo der angebliche Fortschritt eigentlich gar keiner ist*, wie z.B. in weiten Bereichen der Pharmazeutik (vgl. problematische Medikamente wie z.B. entzündungshemmende etc.) oder in der allgemeinmedizinischen Breitenversorgung. *Forschungsgelder werden meist nur zur Bekämpfung von Krankheiten angeboten (sog. Krankheitsforschung)* anstatt mehr in Prävention zu investieren, *wo leider oft zu sehr die Gewinnorientierung, die Schaffung von Arbeitsplätzen und Infrastruktur im Vordergrund steht und weniger der gesundheitliche Nutzen.*

Wir Menschen neigen dazu den jeweiligen Zustand immer besser darzustellen als er tatsächlich ist, bzw. diesen künstlich zu beschönigen. Diesen Umstand merkt man auch in der Wissenschaft die aufgrund der vergangenen Errungenschaften *zu sehr abgehoben und naturfremd reagiert.* Man glaubt alles künstlich erschaffen und beeinflussen zu können, *dabei wird jeder kleinste zusätzliche Erkenntnisgewinn so dargestellt als sei dies der große Durchbruch*, also der große „Wurf", nur weil vielleicht wieder ein paar Wichtigmacher ihre Doktorarbeit schreiben mussten, denn *der Doktortitel hebt die Glaubwürdigkeit der Aussagen in der Gesellschaft enorm*, auch wenn dabei oftmals nur Geschäftemacherei und die Suche nach Erfolg und Anerkennung dahintersteckt. Das zeigt auch wie *Wissenschaftshörig die Gesellschaft geworden ist* und *die Medien tragen hierzu auch ihren Teil bei.* Das betrifft i.e.L. jene die im politisch geschützten Bereich des „öffentlich-rechtlichen" Wissensmonopols agieren.

In den Medien werden neue Erkenntnisse sehr häufig so dargestellt als wüssten wir Menschen schon alles und hätten alles im Griff. *In Wirklichkeit lernen wir allerdings ständig neu dazu und vieles was heute allgemein Gültigkeit besitzt, kann morgen bereits widerrufen sein.* Viele Neuerungen und vermeintliche Errungenschaften haben sich später sogar als gefährlich herausgestellt (insbesondere im Gesundheitsbereich). *Tatsächlich handelt es sich immer nur um den letzten Stand der Erkenntnisse*, egal auf welchem Wissensniveau wir uns befinden. Natürlich gäbe es ohne Forschung auch keinen Fortschritt, doch darf man dabei gleichzeitig nicht vergessen, wie wenig wir tatsächlich noch immer wissen und *wieviel an Ungewissheit vor uns liegt.* Die *echte Wissenschaft verfolgt immer jene Art des Erkenntnisgewinns bei der die Erkenntnisse immer hinreichend nachgewiesen werden müssen*, jedoch hat man bei der zunehmenden Zahl an wissenschaftlichen Arbeiten manchmal das Gefühl, dass es mit den Nachweisen nicht mehr so genau genommen wird. *Zuviel wird einfach aus irgenwelchen Quellen übernommen (kopiert) und leitet dann einen wissenschaftlichen Anspruch daraus ab, ohne daß die Erkenntnisse (Annahmen, Theorien) auch durch eine hinreichende Forschungsarbeit praktisch nachgewiesen wurden.*

Die Wissenschaft muss immer alles genau erklären, dafür ist sie ja schließlich da, allerdings gibt es für viele Dinge keine Erklärung, da werden dann leider zu oft Dinge angenommen, oder sogar erfunden, ohne ausreichende Beweise dafür zu liefern oder zumindest logisch, schlüssig und nachvollziehbar die Sache erklären zu können. Jedoch *von einer exakten Wissenschaft erwarten wir mehr, nämlich eine vollständige und lückenlose Erklärung die sie insbesondere im Gesundheitsbereich sehr häufig nicht liefern kann.*

In dem Zusammenhang drängt sich erneut der ökonomische Aspekt auf: *Die Ernährungsphysiologie ist durch die Wissenschaft deshalb noch zu wenig erforscht, da es keinen Gewinn abwirft wenn sich die Menschen richtig ernähren würden und dadurch alle gesund wären.* Beispiele dafür gibt es genug, wo aus Geschäftsinteresse, Geltungssucht oder Konkurrenzdenken theoretisches Wissen, aber auch praktische Erfahrung, nicht ausreichend (öffentlich) kommuniziert oder diskutiert wird bzw. anderen vorenthalten wird, und so verhindert, das bessere Erkenntnisse zum Wohle einer breiteren Masse zur Verfügung stehen. Diesen Umstand haben wir wahrscheinlich auch das stupide Kopieren oder das Festhalten an längst überholten wissenschaftlichen Erkenntnissen zu verdanken, Erkenntnisse die keiner genauen Prüfung mehr standhalten, bzw. da und dort schon durch neue Erkenntnisse widerlegt worden sind.

Im Altertum hatte man die Geräte und Instrumente nicht die uns in der heutigen Zeit zur Verfügung stehen, *und doch wusste man über vieles schon Bescheid auf das man heute immer noch zurückgreift.* Wie kommt das? Ganz einfach, man hat logische Schlüsse aus den Beobachtungen und Versuchen gezogen und dazu braucht man nicht unbedingt Wissenschaftler sein. *Dazu genügt der logische Verstand und eine gewisse Portion Analysefähigkeit. Es kommt daher nicht von ungefähr, dass alte Heilverfahren und Methoden heutzutage wieder eine Renaissance erleben, sehr oft auch in der Alternativmedizin.* Dies ist soweit auch nicht erstaunlich, *denn die menschliche Anatomie und der Metabolismus hat sich über all die lange Zeit nicht so dramatisch verändert,* das heißt mit anderen Worten, was vor einigen tausend Jahren eine positive Wirkung auf unseren Körper ausübte, das wird wohl heutzutage auch noch so sein, dies gilt umgekehrt natürlich auch für negativ wirkende Maßnahmen.

Abgesehen von einigen Leistungen in der Mikrobiologie (Gentechnik etc.), stellt uns die Natur oft vor sichtbare Tatsachen, ohne dass wir die genauen Hintergründe und Ursachen kennen. So bleibt uns derzeit, *trotz der modernen Forschungs- und Entwicklungsmethoden,* nur *die Möglichkeit die Schlüsse empirisch und statistisch zu erheben, um daraus unsere Erkenntnisse abzuleiten* bzw. unsere Schlussfolgerungen zu ziehen, *wie es auch in der Vergangenheit üblich war. Eine gute Ausstattung mit Grundwissen und eine logisch schlüssige*

Denkweise, gepaart mit viel Erfahrung und Beobachtung, reichen oft aus, um Ursachen für Krankheiten herauszufinden.

Wenn hier von medizinischen Erkenntnissen die Rede ist, dann ist damit i.e.L. die klassische theoretische Schulmedizin gemeint. *Die Alternativ- oder Präventivmedizin ist schon einen Schritt weiter*, denn *sie konzentriert sich mehr auf praktische natürliche Heilverfahren die i.d.R. auch besser, und vor allem nachhaltiger, wirken.*

An dem Punkt sind wir wieder bei den unspezifischen Erkrankungen angelangt, aus schulmedizinischer Sicht heißt es dazu: *"Die Ursachen dafür sind unklar"*. Oft lässt sich aber, wie oben beschrieben, ein sehr wahrscheinliches Szenarium relativ einfach, schlüssig und logisch nachvollziehbar bilden. In solchen wie in anderen Fällen auch, konzentriert sich die Schulmedizin leider offenbar zu sehr auf die biologischen Vorgange im Körper und beschäftigt sich zu sehr mit der Bekämpfung der Symptome und vernachlässigt dabei, *schädliche Einflüsse die von außen herangetragen werden* als mögliche Ursache vermehrt mit einzubeziehen, möglicherweise auch deshalb, da so etwas natürlich viel schwieriger ist, denn da muss man auch das gesamte private und berufliche Umfeld des Betroffenen mit in die Analyse zur Ursachenfindung einbeziehen. Natürlich gäbe es dafür auch eine Präventivmedizin.

Allerdings dominiert die öffentliche Präventivmedizin die Vorsorgepolitik der jeweiligen Regierungen die sich vorwiegend mit *Impfungen und Standardvorsorgeuntersuchungen* beschäftigt, *welche sich wiederum nur auf die Früherkennung von Krankheiten konzentriert* (Mammographien, Prostatascreening, Colonoskopie, Piopsien, Standardblutbild, Krebsabstrich etc.), *anstatt die wirklichen und wichtigen Vorsorgebereiche mit einzubeziehen wie die Ernährung, die beruflichen und privaten Lebensbedingungen des Betroffenen (Umwelteinflüsse, Bewegung, Psyche etc.).* Hier beschäftigt man sich wiederum zu sehr mit bestimmten Mainstream-Einzelaspekten, was mehr den Eindruck von Aktionismus hat als wirkliche Vorsorge. Klarerweise müsste für eine effektive Vorsorge tiefer in die Privatsphäre des Einzelnen eingedrungen werden, was in der Praxis alleine dem Hausarzt überlassen wird, der aber, aus den bereits oben genannten Gründen, im praktischen Arztalltag mit dieser Aufgabe überfordert wird. *Zudem müßten noch andere wichtige Probleme gelöst werden die sich schädigend auf die Volksgesundheit auswirken*: Das betrifft vor allem *die Versorgung mit schädlicher Industrienahrung, der Einsatz von Agrargiften in der modernen Landwirtschaft, sowie mögliche andere schädliche Umwelteinflüsse* aus dem Bereich Verkehr, Industrie und Gewerbe. Die Lösung all dieser Problembreiche ist aber in der Tagespolitik eher unpopulär da dies große Bereiche der Volkswirtschaft empfindlich treffen würde, womit so ein Vorhaben zu einen „Kampf gegen Windmühlen" wird. Somit bleibt die breitenwirksame Präventivmedizin auf der Strecke liegen. *Dadurch wird aber immer mehr eine*

Alternativmedizin forciert, welche zumindest versucht, das gesamte Umfeld zu beleuchten und die Gesamtheit aller möglichen Einflussfaktoren miteinzubeziehen.

Die Erfolge und der Fortschritt in der technischen Medizin sind unbestreitbar, auch was *die Eindämmung von Infektionsrisiken* anlangt, *doch bei chronischen und entzündlichen Vorgängen bis hin zum Krebs versagt die Schulmedizin,* denn da geht es um die mikrobiologischen Vorgänge die zu komplex sind, um sie nur ansatzweise zu verstehen. Es kommen zwar immer wieder neue Medikamente auf den Markt die nachweislich eine gewisse Wirkung haben, die sind jedoch alle mit mehr oder weniger starken unerwünschten Nebenwirkungen behaftet, *was wiederum eine massive Einschränkung der Lebensqualität bedeutet. Die meisten von ihnen können auch nur eine beschränkte Zeit eingenommen werden, da sie im Grunde gesundheitsschädlich sind.* Außerdem ist die Nachhaltigkeit einer medikamentösen Behandlung nicht gesichert, denn ohne entsprechende Begleitmaßnahmen (z.B. Ernährungsumstellung, Änderung des Lebensstils) hat die beste Behandlung keine Chance, *denn heilen kann nur der Organismus selbst, nicht das Medikament und auch keine sonstige Maßnahme,* dem muss man sich sehr wohl bewusst sein. Erhärtet werden diese Aussagen durch neueste Erkenntnisse in Studien zur Chemotherapie. So wurde festgestellt dass die Chemotherapie eher zu einem Tumorwachstum beiträgt und damit krebsverursachend wirkt als diese für diese Therapie nützlich wäre[316], was eine paradoxe und traurige Erkenntnis ist, aber gleichzeitig auch die Ohnmacht der Schulmedizin bei der Bewältigung dieser Aufgabe aufzeigt.

Was die wissenschaftliche Forschung im Gesundheitsbereich anlangt hat Jon Barron das relativ drastisch ausgedrückt:

"Most current research is a waste of time and money. It is magic bullet nonsense..."[317] (Die meisten aktuellen Forschungen sind eine Verschwendung von Zeit und Geld. Sie sind blanker Unsinn).

Doch auch in der Schulmedizin hat man in den letzten Jahrzehnt dazugelernt und erkannt, *wenn man den natürlichen biologischen Vorgängen mehr Beachtung schenkt und diese in die Therapie miteinbezieht und dadurch die Prävention auf eine natürliche Art und Weise unterstützt, dann werden auch nachhaltigere (also bessere) Ergebnisse erzielt,* daher beschäftigen sich immer mehr Ärzte (zusätzlich) mit alternativ-, präventiv- oder komplementärmedizinischen Aspekten, besonders wenn es darum geht unsymptomatische und chronisch entzündliche Krankheiten bis hin zum Krebs zu verhindern oder zu heilen.

Gefahren durch Medikamente und Heilmaßnahmen

Gefahren durch falsch oder unnötig angewandte Heil- oder Präventivmaßnahmen, aber auch durch Nahrungsergänzungsmittel bestehen überall dort, *wo durch Falschanwendung, falsche Indikation, Missbrauch, Überdosierung, mögliche Unverträglichkeiten und Allergien gegen Wirkstoffe, durch mögliche unerwünschte gegenseitige Beeinflussung von Medikamenten und Heilmaßnahmen oder mögliche schädliche Inhaltsstoffe, gesundheitlicher Schaden entstehen kann.* Das kann durch Impfungen, Injektionen, Medikamente, homöopathische Heilmittel, Nahrungsergänzungsmittel aber auch durch physikalische oder alternative Maßnahmen sein. Wenn es um mögliche Gefahren und Nebenwirkungen geht, dann sind bei der Anwendung von Medikamenten und Heilmaßnahmen immer nur *die bekannten (erkannten)* möglichen unerwünschten Wirkungen oder Risiken erfasst, *also die statistisch epidemiologisch erhobenen, die tatsächliche Anzahl und die spezifischen Arten bleibt jedoch ungewiss.*

Zudem gibt es Produkte die in der Medizin schon sehr lange flächendeckend eingesetzt werden, von denen man aber ohnehin weiß, dass sie mehr oder weniger gesundheitsschädlich sind. Die Rede ist hier von *Zahnfüllungen wie Amalgam, von Metallimplantaten, oder schädlichen Silikonfüllungen in der plastischen Chirurgie,* um hier nur ein paar Beispiele zu nennen.

Bei der Anwendung kann man auch noch zwischen einem Eigen- oder Fremdverschulden unterscheiden. Bei einem Eigenverschulden wird die Gefahr durch den Betroffenen selbst ausgelöst, ein Fremdverschulden kann hingegen z.B. durch den Arzt, Therapeuten, Heilpraktiker, durch eine Klinik, Ambulanz oder ein anderes Institut, durch den Produzenten oder Vertreiber eines Heilmittels, Heilbehelfs oder Ergänzungsmittels, oder durch eine pflegende Person hervorgerufen werden.

Auch Unfälle und Operationen können negative Konsequenzen für die Gesundheit nach sich ziehen, nämlich dann, wenn sich nach behandelten oder unbehandelten (unerkannten) Verletzungen oder Unfallfolgen, oder möglicherweise auch durch operative Eingriffe, oder sogar durch eine Falschbehandlung, *mögliche gesundheitliche Folgeschäden bzw. Langzeitfolgen ergeben. Das schließt auch mögliche Folgen ein die sich durch eine Nichtbehandlung nicht ergeben hätten.* Auch Unfälle können entweder selbst- oder fremdinduziert sein. Mögliche Szenarien zur Verschuldensfrage fremdinduzierter Unfälle hier zu konstruieren wäre allerdings zu hypothetisch. Angeführt sollen sie hier schon sein, denn *mitunter können Unfälle der Auslöser für mögliche gesundheitliche Spätfolgen oder Komplikationen sein, die sonst nicht aufgetreten wären.*

Man kann jetzt vielleicht meinen, diese Gefahren sind alle bekannt und nichts Neues. Das mag schon sein, das Problem ist nur, dass *einige dieser Gefahrenquellen zu häufig ignoriert oder verharmlost werden.* So sind es gerade *(vorschnelle) Fehldiagnosen die leicht vorkommen können.* Die Dunkelziffer wird vermutlich sehr hoch sein. Auch falsche oder unsachgemäß durchgeführte Eigenmaßnahmen oder Selbstbehandlungen bergen ein nicht unbeträchtliches Risiko in sich.

Impfstoffe

So wichtig Impfungen bzw. Impfstoffe auch sein mögen, um gefährliche Epidemien zu verhindern, bleibt doch die Unsicherheit, dass einerseits Langzeitrisiken, durch *schädliche Begleitinhaltsstoffe* die *zu wenig* erforscht sind bzw. *berücksichtigt* werden, bestehen, und andererseits *bestehen besonders bei Kleinkindern durch die Verwendung bestimmter Kombinationsimpfstoffe erhöhte gesundheitliche Risiken.* So gibt es unter Fachleuten auch ernstzunehmende Kritiken. Einige davon sind seien hier kurz angeführt:

Auf der Homepage des „Zentrum für Gesundheit" wird so argumentiert: „Historisch gesehen, sind Impfungen einer der größten Irrtümer der heutigen Schulmedizin, sie schaden mehr als sie nützen. *Niemand kann den Nutzen einer Impfung wissenschaftlich beweisen.* Jede Impfung ist ein massiver Eingriff in das Immunsystem". Auch Pasteur hatte in seinen 10.000 Seiten umfassendem "Privatwerk", dass seit 1964 zugänglich ist, schon erkannt, dass impfen nicht funktioniert. Viele Ärzte und Wissenschaftler wissen über dieses Thema Bescheid und warnen daher vor Impfungen. Der Mikrobiologe Dr. Stefan Lanka meint dazu: "So genannte gentechnisch hergestellte Impfungen und Organismen werden vorgeblich mittels aktivierter Erbsubstanz, die in der Natur so nie vorkommt, hergestellt. Die große Tragik liege darin, dass die aktivierte Erbsubstanz nicht nur die Körperzellen erreicht, sondern auch in den Ei- und Samenzellen und in der Nachkommenschaft starke Missbildungen induziert, wie wir sie nach starker radioaktiver Bestrahlung sehen können. Gentechnische Impfstoffe führen zu einer irreversiblen Verseuchung der eigenen Erbsubstanz, d.h. der Eizellen und Samenfäden der Kinder und aller daraus hervorgehender zukünftiger Generationen". Dr. med. G. Buchwald beweist seit 40 Jahren zweifelsfrei die Nutzlosigkeit und die Schädlichkeit der Impfungen.

In Impfstoffen werden zudem eine ganze Reihe gesundheitsschädlicher Substanzen verwendet: Aluminiumhydroxyd, Antibiotika, abgeschwächte und tote Erreger, *artfremde Eiweiße* und *Gifte wie Formaldehyd*, das sogar bei der Möbelherstellung verboten ist, *Squalen, MSG, Konserviermittel* und beinahe überall soll auch *Thiomersal* (eine Quecksilberverbindung) Verwendung finden[318,319].

Für die Betroffenen die geimpft worden sind gibt es (noch) keine verlässlichen Aussagen darüber, inwieweit die Standardimpfungen mit bedenklichen Inhaltsstoffen unsere Gesundheit bereits gefährdet haben. *Die Beipackzettel der Impfstoffe bekommt der geimpfte ja normalerweise ohnehin nie zu Gesicht, die Ärzte geben diesbezüglich nur Auskunft, wenn sie danach gefragt werden,* und wenn, dann werden sie wohl sagen, dass es sich um *behördliche zugelassene Pharmazeutika* handelt, *deren Unbedenklichkeit (?) nachgewiesen wurde* (Anm.: Fragt sich nur wie?). Apotheker werden wohl das gleiche sagen und die Pharmaindustrie hält sich da ohnehin sehr bedeckt bezüglich der Fakten. Wie die geschilderten Fälle an Kleinkindern aufzeigten, dürfen mögliche schädliche Auswirkungen auf die Gesundheit nicht unterschätzt werden. Aluminium wurde uns in Impfstoffen, als vermeintlich unbedenklich, immer zugeführt und gefährdet so auch heute noch unsere Gesundheit, *das ist leider ein trauriger Fakt. Das Problem mit dem Thiomersal ist noch trauriger, denn bei dem mußte man wissen, dass es schädlich ist*, denn schließlich ist es eine Quecksilberverbindung, das grenzt schon beinahe schon an Vorsatz oder Fahrlässigkeit. *Das ist meiner Meinung nach auch das Grundproblem mit dem sich die Impfbefürworter heutzutage konfrontiert sehen*, aber da sind sie selbst schuld daran, diese Probleme sind hausgemacht. *Man kann nur hoffen, daß das eine Lehre war und ein für alle Mal die schädlichen Substanzen endlich aus den häufig verwendeten pharmazeutischen Produkten verschwinden. Und wenn man sich nicht 100%ig sicher ist, dann sollen solche Substanzen auch nicht hinzugegeben werden dürfen.*

Die sogenannte „Token Studie"[320] zeigt zwar einen Zusammenhang zwischen unerklärlichen Todesfällen von 1-2 Jährigen und ihren Impfkalender, doch die Studie kommt zu keinem brauchbaren Endergebnis. Wegen der *Finanzierung der Studie durch zwei der bedeutendsten Impfstoffhersteller (?!)* ist die Seriosität der Studie allerdings anzuzweifeln[321].

Anwendung von Medikamenten

Grundsätzlich sind alle Medikamente mehr oder weniger schlecht, *denn sie sind spezifisch und funktionell wirksame chemische Konzentrate und stören so das natürliche Gleichgewicht im Stoffwechsel und produzieren daher immer merkbare oder unauffällige Nebenwirkungen.* Gedacht sind Medikamente daher *nur zur kurzfristigen Anwendung*, im Ausnahmefall auch länger, *um damit bei bestimmten Krankheiten eine spezifische Wirkung zu erzielen.* Wenn diese nicht ausdrücklich ärztlich verordnet sind, dann ist es in jeden Fall besser auf Medikamente jeglicher Art zu verzichten.

Bei unspezifischen Symptomen werden heutzutage oft Schmerzmittel oder entzündungshemmende Präparate verschrieben die erfahrungsgemäß häufig mehr schaden als nützen. Früher war es noch schlimmer, da wurde fast bei jeder Entzündung Antibiotika verschrieben, also ein Kampf gegen die Symptome, mit allen Mitteln, ohne „Rücksicht auf Verluste" und *ohne die wahre Ursache anzutasten* (ausgenommen schwere Infektionen).

Es gibt eine ganze Reihe von Pharmazeutika die gesundheitsschädliche Stoffe beinhalten oder deren Anwendung als sogenanntes „Heil- oder Vorsorgemittel" oft gar nicht notwendig ist, oder ohnehin keinen nachhaltigen Nutzen hat, dazu gehören, wie schon erwähnt, auch *die meisten entzündungshemmenden Präparate oder Schmerzmittel*, trotzdem bekommen solche Pharmazeutika immer wieder ohne Probleme die Zulassung von den großen Zulassungsbehörden in den USA (FDA, CBC), und in Folge meistens dann auch von den europäischen Behörden.

Gemäß meiner Erfahrung mit Entzündungshemmern haben solche Medikamente immer nur in den ersten paar Tagen eine Linderung (der Schmerzen) gebracht, also eine kurzfristige Besserung, danach war sowohl die Entzündung als auch der Schmerz genauso wieder da wie vorher, und während der Dauer der Einnahme waren verschiedenste, mehr oder minder starke, unangenehme Nebenwirkungen vorhanden, ungeachtet der Marke gab es nie eine nachhaltige nützliche Wirkung. Erst als ich die Sache selbst in die Hand nahm, die Grundursache herausfand und eliminierte, war die chronische Entzündung auf Dauer verschwunden. Das war nicht nur bei einer, sondern mehreren verschiedenen, hartnäckig wiederkehrenden bzw. langandauernden Entzündungen so.

Ein großes Problem dabei ist, dass kritische Auskünfte über Präparate von den meisten klinischen und praktischen Ärzten kaum zu hören sind, weil damit erstens ein riesen Geschäft für die Pharmaindustrie verbunden ist die Einfluss auf die Verschreiber nehmen, zweitens behördliche Zulassungen vorliegen die von den Ärzten nicht in Frage gestellt werden, und drittens sowohl die Ärzte wie auch involvierte Verantwortliche sich kaum mit den Auswirkungen auf die Volksgesundheit beschäftigen. *Eine Ausnahme bilden hierbei Alternativmediziner, Heilpraktiker* oder neuerdings immer mehr schon unkonventionelle Schulmediziner die die Anwendung natürlicher oder homöopathischer Mittel gegenüber konventionellen bevorzugen.

Ausnahmen gibt es immer und überall, so auch hier, z.B. wenn es aus dringenden oder lebensrettenden Gründen keine andere Alternativmöglichkeit gibt außer ein Mittel zu verabreichen, das problematische Inhaltsstoffe enthält. Aus der Praxis weiß man aber auch, daß immer wieder auch Medikamente *in nicht dringenden Fällen* verschrieben werden die ebenfalls problematische Inhaltsstoffe enthalten. Doch wo werden hier die Grenzen gezogen? *Die Verantwortung das Risiko/Nutzen Verhältnis zu Gunsten des Patienten abzuschätzen übernimmt im Normalfall nur der behandelnde Arzt*, meist ohne dem Wissen des Betroffenen, vielleicht auch mit dem Gedanken den Patienten nicht zu verunsichern weil dieser die Thematik ohnehin nicht versteht (womöglich weil es keine, oder nur eine unzureichende, Aufklärung gab), *damit wird aber der Betroffene automatisch in seiner freien Entscheidung über sich selbst entmündigt.* Hierzu könnte man auch noch eine ethnische Debatte führen, *inwieweit eine fremde Person überhaupt in das Leben eines anderen eingreifen darf*, wenn nicht sichergestellt ist, dass den Betroffenen damit geholfen wird und er/sie dadurch sogar gesundheitlichen Schaden erleidet.

Kritisch zu betrachten ist auch die Verwendung von Hormonpräparaten und jene die hormonähnliche Nebenwirkungen haben wie z.B. anabole Steroide (Muskelaufbau), Minoxidil (Testosteronblocker als Haarwuchsmittel), die Antibabypille, hormonale Psychopharmaka oder andere mit ähnlicher Wirkung.

Wenn man sich gesund ernährt und auch einen gesunden Lebenswandel führt dann bräuchte man das meiste Zeug dieser Art gar nicht und zudem gäbe auch weniger gesundheitliche Beschwerden die durch ungeeignete Behandlungen entstehen (Resistenzen, Nebenwirkungen etc.). Besonders in Kliniken kommt es durch die (übertriebene) Gabe von Antibiotika oft zu *gefährlichen Resistenzbildungen*. Zudem bekämpfen Antibiotika nicht nur die invasiven krankheitserregenden Keime, sondern auch die nützlichen im Mikrobiom, daher auch der Name Antibiotika. *Medikamente sollten nur in Notfällen, und wenn es dringend erforderlich ist, eingesetzt werden*. Das liegt allerdings im Ermessen des Arztes und seinem verantwortungsvollen Umgang mit stark eingreifenden Medikamenten. *Der ganze Rest ist obsolet, kostet nur Geld und schadet der Gesundheit.*

Missbrauch von Medikamenten

Grenzbereiche beim Missbrauch von Präparaten ergeben sich durch von außen herangetragene Einflüsse wie z.B. *durch ungerechtfertigte Verschreibung, oder durch Selbstverschulden* wie z.B. durch eine wissentlich missbräuchliche Einnahme. Ohne Zweifel spielen hier Antibiotika, Hormonpräparate, entzündungshemmende Arzneimittel, Psychopharmaka, sowie problematische Nahrungsergänzungsmittel eine dominante Rolle.

Medikamentenmissbrauch wurde in der Vergangenheit im stärkeren Ausmaß betrieben, wird aber fallweise noch immer praktiziert. So wurden speziell die Antibiotika sehr leicht verschrieben, ohne dabei die schädlichen Folgen zu berücksichtigen. Auch wenn in manchen Fällen die Verordnung von Antibiotika unumgänglich ist, und sogar Leben retten kann, so wusste man schon immer, dass sie schädliche Nebenwirkungen haben. So beeinträchtigen sie das Mikrobiom extrem negativ und bei längerer Einnahme bestehen allerlei andere Risiken für die Gesundheit. So belasten die meisten davon die Leber und Nieren. Nicht umsonst heißen sie Antibiotika. Obwohl die Antibiotika heutzutage schon wesentlich verträglicher sind als früher hat der Missbrauch stark abgenommen, da bei entzündlichen Verläufen, entgegen früher, keine Antibiotika mehr verschrieben werden.

Stattdessen werden heutzutage bei aller Art von entzündlichen Symptomen entzündungshemmende Medikamente eingesetzt, wie z.B. Cortison etc., *die nicht minder schädlich sind und zudem bei chronischen Verläufen auch keine nachhaltige Lösung darstellen.* Von möglichen schädlichen Langzeitfolgen bei längerer Einnahme einmal abgesehen, denn hierzu gibt es ohnehin keine verlässlichen Angaben. Viele solcher Präparate beinhalten daneben auch noch schmerzlindernde Wirkstoffe die meist zusätzlich unerwünschte Nebenwirkungen haben.

Zulassung und Verwendung von Präparaten

Da gibt es zum einen die Ungewissheit *nach welchen Kriterien Arzneimittel überhaupt zugelassen werden dürfen* und zum anderen, *ob diese Kriterien der Sicherheit Genüge tun.* Ein wesentliches Kriterium für die Zulassung ist, welche *Informationen über das neue Produkt* vorliegen, bzw. vorliegen müssen. Dann gibt es noch das heikle Thema, *welchen Einfluss große Pharmaunternehmen auf diese Zulassungen haben können* bzw. in welcher Weise die behördlichen Entscheidungsträger dabei in ihrer Entscheidung beeinflusst werden könnten, und nicht zuletzt, auf welcher Datengrundlage die Entscheidungen getroffen werden. *Das ist insofern heikel, da ein kleiner Kreis an Forschern, Fachleuten und politischen Entscheidungsträgern so die Gesundheit von Tausenden, oder sogar Millionen von Menschen, beeinflussen können.* So hat es in der Vergangenheit immer Fälle gegeben bei denen sich Medikamente oder Heilbehelfe nachträglich als extrem gesundheitsschädigend herausgestellt haben. Ich will hier keine Fälle im Einzelnen nennen, aber die Palette reicht von schädigenden Psychopharmaka bis hin zu schädlichen Brustimplantaten.

Als Entscheidungsgrundlage dafür dienen oft *Studien die von den Produzenten selbst in Auftrag gegeben werden*, denn Langzeitstudien sind sehr teuer und die Behörden haben oft nicht die finanzielle Ausstattung, um unabhängig kostenintensive Studien finanzieren zu können, dadurch verschafft sich aber der Produzent einen gehörigen Vorteil, denn die Ergebnisse solcher Studien können sehr leicht in die eine oder andere Richtung tendieren, dann nämlich, wenn die Erstellung nicht unabhängig, wertfrei und nach rein faktenbasierten Kriterien erfolgt. Aber auch die Entscheidungen anderer Behörden, sowie ökonomische oder sogar strategische Überlegungen können die Entscheidungen zur Vergabe von Genehmigungen mit beeinflussen. *Der schulmedizinische Wissensstand wird im Normalfall ebenfalls berücksichtigt.* Oft *werden aber erst Verbote oder Beschränkungen* (z.B. die Herabsetzung der Dosen oder der Verbot einzelner Inhaltsstoffe) *erteilt, wenn die Gefährlichkeit aufgrund von Vorfällen offenkundig zu Tage getreten ist, bzw. bereits Schaden entstanden ist.* Zusammenfassend kann man sagen, dass all die vorher genannten Beteiligten die gesellschaftliche Verantwortung über mögliche gesundheitliche Risiken, welche sich aus der Anwendung von medizinischen Produkten und den Verzehr öffentlich angebotener Heilmittel ergeben, übernehmen müssen, *das ist sozusagen eine öffentliche Bringschuld* und kann nicht nur auf den Anbieter, und schon gar nicht auf den Konsumenten, abgewälzt werden. *In dieser Angelegenheit überschneiden sich der ökonomische, der rechtliche und der gesundheitsrelevante Aspekt.*

Nach neuesten epidemiologischen Untersuchungen bei Kindern *gelten Antibiotika und Impfungen als eine der häufigsten Auslöser verschiedenster Autoimmunkrankheiten.* Demnach häufen sich die Fälle bei denen gesunde Kinder nach Impfungen oder nach einer Antibiotika Verabreichung schwere Störungen, Autoimmunkrankheiten oder andere gesundheitliche Probleme auftreten wie z.B. Asthma, Diabetes, Dermatitis, Autismus, HDS, Osteoporose, Allergien etc.[322]. Ich wage allerdings hier die Behauptung, *daß Fehlernährung und schädliche Umwelteinflüsse* ebenfalls mit einer dieser großen Verursacher verschiedenster Autoimmunkrankheiten sind.

Schmerzmittel und entzündungshemmende Medikamente

Die natürliche Aufgabe von Schmerz ist es zu signalisieren, dass etwas an einer bestimmten Stelle nicht in Ordnung ist. Fällt dieses Signal durch die Einnahme von Schmerzmittel weg, so wiegt man sich in der falschen Sicherheit, dass alles in Ordnung ist. Problematisch kann das sein, wenn zusätzlich auch an anderer Stelle Schmerzen auftreten würden, für die man diese Schmerzmittel nicht eingenommen hat, welche man mit dem Mittel aber dadurch ebenfalls unterdrückt. Somit sind diese auf Dauer keine Lösung, von den problematischen Nebenwirkungen einmal abgesehen.

Schmerzmittel und entzündungshemmende Wirkstoffe werden gerne lokal injiziert, damit soll der Wirkungsbereich eingeschränkt und zielgerechter werden, um damit die Effizienz zu steigern und die Nebenwirkungen gering zu halten. *Doch der Wirkstoff breitet sich im ganzen Körper aus*, wodurch unerwünschte Nebenwirkungen (meist etwas verzögert) trotzdem auftreten und *auch die Effizienz nimmt durch den Gewöhnungseffekt und die Entsorgungsbemühung des Stoffwechsels sehr rasch ab.*

Schmerzmittel und entzündungshemmende Medikamente enden oft in Abhängigkeit, da sie einerseits zu wenig bewirken (heilen muss ja der Organismus selbst und nicht das Medikament) und wenn ja, dann wirken sie oft nur für einen sehr beschränkten Zeitraum, da dann meist ein Gewöhnungseffekt eintritt, das heißt der Wirkstoff wird schneller neutralisiert und abgebaut, denn schließlich handelt es sich um einen störenden (und mehr oder weniger schädlichen) Fremdstoff. Bei längerer Einnahme verursachen zudem die meisten unangenehme Begleiterscheinungen und Nebenwirkungen (Lateraleffekte), welche die Gesundheit oft zusätzlich anderweitig mehr oder weniger negativ beeinflussen. *So kommt es, dass das gleiche oder ein ähnliches Medikament mit gewissen Unterbrechungen immer wieder verschrieben bzw. eingenommen wird*, obwohl man genau weiß, das speziell Entzündungshemmer oder Schmerzmittel nicht auf Dauer sondern nur temporär (kurzfristig) eingenommen werden dürften, womit auch schon eines der großen Probleme genannt ist mit dem die Einnahme der meisten Pharmazeutika verknüpft ist.

Antihistaminika (wie z.B. Cetirizin), Antiinflammatorika (wie z.B. Diclofenac-Natrium), Cox-Suppressoren (wie z.B. Meloxicam) etc. unterdrücken zwar sehr gut die Wirkung entzündlicher Prozesse oder die Symptome systemischer Probleme, *die Ursache beseitigen sie aber nicht*, daher machen solche Arzneimittel bei chronischen Leiden nur wenig Sinn, *denn sie müssen bei wiederholten Beschwerden immer wieder eingenommen und ihre Wirkung kann dadurch verringert werden*. Sie erleichtern bestenfalls das Überstehen bestimmter Situationen im Alltag, aber um den Preis, dass negative Nebenwirkungen mit möglichen Spätfolgen in Kauf genommen werden. Wie sinnvoll das ist, das muss jeder für sich selbst entscheiden.

Es gibt auch eine Reihe von homöopathischen Präparaten, welche wegen ihrer schmerzstillenden und entzündungshemmenden Eigenschaften entweder äußerlich oder innerlich Anwendung finden. Die Wirkstoffe sind oft identisch jener wie sie auch in Arzneimitteln eingesetzt werden, dies ist nicht weiter verwunderlich, denn schließlich handelt es sich dabei meist um (giftige) pflanzliche Wirkstoffe die natürlich vorkommen und welche die pharmazeutische Industrie aus den natürlichen Ressourcen gewinnt. Homöopathische Mittel haben meist den Vorteil, dass sie verträglicher sind als künstlich hergestellte Wirkstoffe die so in der Natur nicht vorkommen. Daher sind sie meist auch für einen längeren Anwendungszeitraum geeignet. Dass sie weniger Effektiv seien als gleichwertige künstliche Wirkstoffe, kann ich von meiner Warte aus nicht bestätigen.

So wird der Beinwell (symphytum offizinale) schon seit der Antike als homöopathisches Heilmittel äußerlich zur Heilung von Wunden und bei Entzündungen eingesetzt, findet aber auch bei Juckreiz, Prellungen, Verletzungen, Wunden, krampfadrigen Geschwüren, Schrunden, Reizungen etc. Anwendung.

Der Wirkstoff Capsaicin, welcher speziell in allen scharfen Pflanzenfrüchten wie z.B. Chili-Schoten vorkommt, gilt als schmerzstillend und gefäßerweiternd. Er fördert somit die Durchblutung in z.B. entzündlichen Arealen. Ich denke die meisten von uns kennen die „brennenden" (wärmenden) Salben. Zur Entzündungshemmung und Schmerzlinderung werden z.B. auch die Heuhechelwurzel (Ononis spinoza), die Löwenzahnwurzel (Taraxacum officinalis) oder das Echinacea (aus Prupursonnenhutkraut) eingesetzt.

All die vorhin genannten homöopathischen Mittel können, wie jedes andere Heilmittel auch, bestenfalls nur unterstützend wirken. Man darf sich von ihnen keine „Wunder" erwarten, was ich selbst durch meine eigene Erfahrung bestätigen kann. Sinnvoll angewandt können sie aber durchaus gute unterstützende Dienste leisten. Eine Wirkstoffgruppe die von Natur aus entzündungshemmende Eigenschaften besitzt wird sehr häufig, sowohl in homöopathischen Heilmitteln als auch in Medikamenten, verwendet, nämlich die Salizylate.

Salizylate

Salicylate sind eigentlich natürliche Insektenschutzmittel der Pflanzen (Antinährstoffe), also ein pflanzengeneriertes natürliches Insektizid, ein „Bio"-Gift sozusagen, das vor Fraß Schädlingen schützen soll.

Salicylate gelten in der Medizin und in der Homöopathie als entzündungshemmend, daher wird Salizylat, seine Derivate und Verbindungen, sowohl in der Medizin (z.B. Acetylsalicylsäure im Aspirin) als auch in der Homöopathie (z.B. Weidenrinde, Salix alba) gerne als entzündungshemmender Wirkstoff eingesetzt. Es ist daher auch nicht verwunderlich, dass eine ganze Reihe anderer pflanzlicher und tierischer Gifte ebenfalls entzündungshemmende Eigenschaften besitzen.

Allerdings sind salizylathaltige Substanzen auch in medizinischen Kreisen schon etwas in Verruf geraten, da sie, wie jede andere konzentrierte Heilmittelsubstanz auch, neben der erwünschten Wirkung, bei zu häufiger Anwendung, die Gesundheit negativ beeinträchtigen. *Dies ist auch nicht verwunderlich, denn wie soll ein Insektizid die Gesundheit herbeiführen? Ähnlich verhält es sich mit Arzneimitteln aus Schlangengiften.* All diese natürlichen Gifte können möglicherweise eine temporäre unterstützende Heilwirkung bei diversen Krankheiten haben, *auf die Ursachen die dahinterstecken haben sie aber keinen Einfluss.* Zusätzlich kommen bei längerer Anwendung u/o hoher Dosierung unerwünschte (schädliche) Nebenwirkungen dazu.

Meine Erfahrungen bei der Verwendung von salizylathaltigen Salben (z.B. aus der Weidenrinde, salix alba) haben gezeigt, dass die Anwendung nicht nur wirkungslos, sondern oftmalig angewendet, auch kontraproduktiv war.

Was die Ernährung anlangt, so wird meiner bisherigen Erfahrungen nach der negative Effekt des natürlichen Salizylat-Gehalts auf die Gesundheit in den pflanzlichen Lebensmitteln überschätzt. Wenn man diese Werte als Grundlage für eine Diät nehmen würde, dann dürfte man eine ganze Reihe von gesunden Lebensmitteln wie z.B. Tomaten, Ananas, Aubergine u.v.a.m. nicht mehr essen. Meine persönliche Erfahrung hat mir auch gezeigt, dass der Verzehr solcher Produkte keinen Einfluss auf die Gesundheit hat. Ausgenommen davon seien z.B. bestimmte Gewürze, denn je nachdem wie stark sie konzentriert sind haben sie einen höheren Salizylat-Gehalt als in natürlicher Form.

Für jene die gegenüber Salizylate empfindlich sind seien folgende Hinweise womöglich nützlich:

Keine unreifen Früchte oder Gemüse essen. Unter den Schalen befindet sich der höchste Gehalt. Auch das feinschneiden (z.B. Salat) kann den Gehalt erhöhen. Auch in machen Kosmetikartikel stecken Salizylate. Die meisten Gewürze wie Curry, Ingwer, Paprika, Pfeffer, Salbei, Basilikum, Oregano etc. haben einen hohen Salizylat Gehalt, ebenso Honig, Schwarztee, Senf, Endivien, Gurken, Mandeln, Früchte wie Orangen, Zwetschgen, Ananas, Datteln.

Ursachenfindung und Diagnose

Die Hauptursachen warum ein Lebewesen krank wird kann man vereinfacht und zusammenfassend so beschreiben: *Die seelische Balance und das Gleichgewicht von Luft, Flüssigkeit und Nahrung ist gestört.* Sehr wichtig ist in dem Zusammenhang, *dass für eine dauerhaft stabile Gesundheit Säuren und Basen sich in einer ausgewogenen Balance befinden müssen.* Ungleichgewicht und Übersäuerung können heutzutage durch widrige Einflüsse sehr leicht entstehen. Das heißt wir *atmen oft falsch, die Luft ist mit Schadstoffen verschmutzt, wir beachten nicht um lebendige, schadstofffreie Flüssigkeiten und Nahrung aufzunehmen, wir essen und trinken zum falschen Zeitpunkt und in der falschen Zusammenstellung das Falsche, achten nicht auf das seelische Gleichgewicht und sind mehr oder weniger verschiedenartigem physischen und psychischen Stress* (z.B. Zeitdruck, Angst, Lärm, Überanstrengung, Mobbing usw.) *ausgesetzt.*

Ohne das Herausfinden von Krankheitsursachen, also der Ursachenfindung, ist keine nachhaltige Heilung möglich. Ausgenommen die Ursache fällt von selbst weg und der Körper kann sich dann selbstständig heilen. Umso wichtiger ist es bei der Findung der Ursachen *konsequent und effizient* vorzugehen. Das betrifft vor allem unsymptomatische, chronische Beschwerden, da hier die Ursachen oftmals schwer zu eruieren sind. *Bei der Findung der Ursachen kann man selbst am meisten beitragen, da man sich selbst logischerweise auch am besten kennt.* In jedem Fall gilt es aber *die Ursache als solche überhaupt zu erkennen* und *zu akzeptieren,* damit man diese auch verhindern kann. Dazu gehören im Wesentlichen *die Vermeidung eigener Fehler* (Ernährung, Lebensweise etc.) und *schädlicher Umwelteinflüsse. Oft ist eine langfristige Ernährungsumstellung u/o eine Änderung der Verhaltensweisen unumgänglich.* Eine positive Wirkung macht sich, gerade bei hartnäckigen und chronischen Beschwerden, erst nach Monaten oder Jahren bemerkbar. In Ausnahmefällen aber auch schon nach Tagen oder Wochen, insbesondere dann, wenn die Massnahmen umfassend und sehr effektiv eingesetzt sind.

Dass die Ursachenfindung nicht immer so einfach ist, sieht man gut am Beispiel von Zysten *wo es zwischen der Diagnose und der Grundursache häufig einen großen Unterschied gibt*. Analogien dazu finden sich auch bei Myomen oder Polypen. Medizinisch ist die Zyste (Knoten) ein abgeschlossener Gewebehohlraum der mit einem Medium, meistens einer Körperflüssigkeit, gefüllt ist. Die Ursachen für dessen Entstehung können sehr mannigfaltig sein, genauso wie die verschiedensten Erscheinungsformen. Ein sehr komplexes Thema, daher findet man, außer den sich immer „wiederkäuenden" schulmedizinischen Statements, nur wenig konkrete bzw. nützliche Informationen dazu. In der Medizin werden Zysten, solange diese keine bösartigen (tumorartigen) Symptome zeigen, meist als harmlos und normal dargestellt, dies auch deshalb, da so ziemlich ein jeder von uns da oder dort ein oder mehrere Zysten hat oder schon einmal gehabt hat. Bezüglich einer harmlosen Zyste in meiner Leber meinte einmal ein Arzt zu mir: „Machen sie sich darüber keine Sorgen, wir Menschen sind halt anatomisch nicht perfekt". Besonders bei Frauen ist die Häufigkeit an Zysten besonders hoch (Schilddrüse, Brust, Eierstöcke, Uterus, Leber etc.). Vielleicht aber auch nur deshalb, da Frauen Vorsorgeuntersuchungen häufiger in Anspruch nehmen als Männer, gut, aber das soll hier nicht das Thema sein.

Der Vorfall in Fukushima hat gezeigt, dass in den mit erhöhter radioaktiver Strahlung kontaminierten Gebieten die Zahl an Schilddrüsenzysten stark erhöht ist, und das auch bei Kindern. *Alleine dieses Beispiel zeigt, dass der Organismus u.a. die Zyste dazu verwendet, um unerwünschte oder gefährliche Substanzen auszulagern* und *diese Gifte* (schädlichen Substanzen, bzw. geschädigte oder abgestorbene Zellen) *veranlassen die Zellen in den betroffenen Stellen der Organe dazu, sich als Zyste auszubilden, daher auch die höhere Konzentration an Schadstoffen im Bereich der Zyste* (in Analogie zu den Lymphknoten). Man könnte das in etwa mit einer lokalen „Mülldeponie" bzw. mit einer Abfallbehandlungsanlage vergleichen. Es hat sich oft gezeigt, dass nach einer Ernährungsumstellung und einigen Entschlackungsmaßnahmen Zysten verschwinden können. Daran erkennt man auch die Gefahren verschiedenster Umweltschadstoffe, denn wenn das schädigende Potential dem Körper zu viel wird, dann ergeben sich halt gesundheitliche Probleme. *In Analogie zum Müll und den Umweltgiften wäre das so, als ob wir in unserem eigenen Abfall ersticken würden.*

Künstliche Eingriffe von außen bergen immer das Problem in sich, dass die wahre Ursache zur Entstehung von Entzündungen oder sonstiger systemischer Defekte dadurch nicht eruiert wird, somit die Unsicherheit verbleibt, dass Symptome die nicht klar einer bestimmten Ursache zuzuordnen sind (un/asymptomatisch) *jederzeit irgendwo wieder auftauchen könnten oder auch den Erfolg des künstlichen Eingriffs zunichte machen*, das heißt sie lösen das eigentliche Problem nicht, bzw. beseitigen die wahre(n) Ursache(n) nicht die zu solchen Veränderungen führten.

Prinzipiell steht das Finden der Ursache an erster Stelle, bevor überhaupt eine Therapie gesetzt werden kann. Normalerweise bedient man sich hier *der Methode der schrittweisen Ausschließung*, die weiter unten näher erläutert wird. Kann die Ursache nicht identifiziert werden, z.B. wenn die Ursache in der Vergangenheit liegt und das Problem sich über Jahre hinweg (schleichend) aufgebaut hat, dann kann man auch versuchen die wahrscheinlichsten Ursachen mit präventiven Maßnahmen zu begegnen, um damit mögliche Ursachen gegenseitig auszuschließen, um so die tatsächliche(n) Ursache(n) herauszufinden.

Falschdiagnosen durch voreilige Schlüsse

Bei unspezifischen chronischen Erkrankungen heißt es aus schulmedizinischer Sicht sehr oft: *"Die Ursache dafür ist unklar"*. Oft lässt sich aber ein wahrscheinliches Szenarium ganz einfach, schlüssig und logisch darstellen, *wenn man alle relevanten Faktoren miteinbeziehen würde*. Aber genau das ist das Problem an dem unser heutiges Gesundheitssystem, oder sagen wir besser Krankensystem, scheitert, nämlich an einer *integralen Begleitung* die alle persönlichen Aspekte und auch den privaten Lebenswandel mitberücksichtigt, denn wenn der Arzt nicht weiß, wie man sich privat verhält, das heißt was man isst und trinkt und unter welchen Bedingungen man lebt und die mögliche Gefahren für die Gesundheit im unmittelbaren Lebensumfeld mit berücksichtigt, sowohl im privaten wie auch im beruflichen Bereich, dann kann bei unspezifischen Krankheiten auch keine sinnvolle Diagnose erstellt werden, *in dem Fall gehört dann eine Portion Glück dazu, um (rasch) die richtige Ursache zu finden.*

Nun wissen wir natürlich, wie wir die gängigen Pflanzenteile aufbereiten müssen (z.B. Kartoffel, Bohnen) oder welche Menge wir verzehren können (z.B. bei Nüssen), um dadurch eine erhöhte Konzentration an Giftstoffe zu vermeiden, oder das wir bestimmte Pflanzenteile gar nicht essen dürfen. Wenn jemand aber auch die gängigen und gesunden pflanzlichen Lebensmittel nicht mehr verträgt und es sich dabei um *keinen* vererbten Defekt handelt, dann sollten schon die Alarmglocken läuten, denn das ist zumeist ein „hausgemachtes" Problem, das meist aus einer *ungesunden Ernährung* oder *Lebensweise* u/o den *schlechten Umwelteinflüssen* resultiert, *wobei der Körper dann oft bereits auf allesmögliche hyperreagiert (Überreizung)*, auch gegenüber Sachen die normal jeder verträgt, bzw. vertragen sollte. *Ein Zeichen, dass sich der Organismus bzw. das Immunsystem gegen etwas wehrt, das richtet sich dann aber eigentlich nicht gegen die natürliche Substanz an sich, sondern jede Art von Fremdeinwirkung wird bereits als Bedrohung betrachtet* (meist sind es bestimmte Proteine). Gerade in so einer Situation werden dann sehr oft die falschen Schlüsse gezogen, woraus sich eine klassische „Fehldiagnose" ergibt. *Fehldiagnosen sind schnell gestellt* und *Verdächtigungen werden oft vorschnell erhoben.*

Auf schmackhafte Genussmittel will man halt nicht gerne verzichten, und *so gibt man eben gerne den gesunden Stoffen die Schuld, weil die auch schon unverträglich sind.* In der Folge werden dann leider sehr häufig nur *auf Verdacht die an und für sich gesunden Lebensmittel,* welche wertvolle essentielle Inhaltsstoffe beinhalten (z.B. wertvolle Gemüse- oder Obstsorten), *einfach weggelassen, womit das Immunsystem und der ganze Organismus noch mehr geschwächt werden. Durch falsche Maßnahmen wird so oftmals das Problem zusätzlich verschärft,* das heißt, eine zusätzliche Verschlechterung des Gesundheitszustands und eine erhöhte Sensibilität ist die Folge. *Ein Teufelskreis.* Sehr häufig wird man dann durch die falsche Fährte dermaßen irregeführt, dass Resignation, Ohnmacht und Verwirrung die Folge ist, *weil eben gar nichts mehr hilft u/o man sich durch eine Fehlbehandlung noch mehr schadet und damit zusätzlich auch wertvolle Zeit verloren hat.*

Dem zu entrinnen vermag man nur indem man einen *„Reset"* macht, das heißt, die wahren Ursachen (z.B. bestimmte ungesunde Speisen oder Getränke die über Jahrzehnte lang hinweg genossen wurden, schädliche Genussmittel wie Alkohol, Zigaretten, vielleicht auch Medikamentenmissbrauch) ermittelt und weglässt, das Mikrobiom wieder aufbaut, eventuelle schädliche Umwelteinflüsse beseitigt und die gesunden Lebensmittel schrittweise wieder in den Ernährungsplan einbaut. Dazu ein Beispiel:

Zurück vom Joggen an einem heißen Sonnentag, vielleicht noch ein paar Übungen, dann ausspannen, aber jetzt kommt der Hunger und man isst etwas. Alsbald darauf stellen sich Symptome wie Kopfweh, Sinusitis und vielleicht auch Übelkeit oder andere allergieähnliche Beschwerden ein. Natürlich denkt man dabei sofort, war da etwas mit dem Essen nicht in Ordnung? Dann wird auch gleich die Zutatenliste überdacht. Prinzipiell werden in so einem Fall zuerst meist die Speisen oder Getränke damit in Zusammenhang gebracht, oder vielleicht hat man etwa einen Virus erwischt, oder vielleicht zu viel Pollen eingesogen falls man mit einer Allergie schon Bekanntschaft machte. Die wenigsten denken in so einem Fall aber daran, dass erstens mit dem Sport extrem viel Luft eingeatmet wird (etwa 300 Liter/Minute) und zweitens bei einem heißen Sonnentag es sehr leicht vorkommen kann, dass man einer *erhöhten Ozonbelastung, über dem verträglichen Ausmaß hinaus, ausgesetzt war,* dass kann sich dann wie oben beschrieben auswirken. *Dazu kommt noch, dass der Körper nach einer überhöhten Anstrengung in der Regel übersäuert ist.* Eine überhöhte Ozonbelastung in Verbindung mit einer Übersäuerung kann dann, wenn nicht durch eine gesunde basische Kost und viel Flüssigkeit gegengesteuert wird, zu

Entzündungserscheinungen führen. Dazu muss man wissen, dass die höchsten Ozonkonzentrationen nicht direkt in den Ballungszentren selbst auftreten, sondern meist in deren Peripherie (Stadtrand, Nähe zur Autobahn oder den Ballungszentren), das kann auch in einer bewaldeten bzw. naturbelassenen Umgebung sein, wo man das so nicht vermuten würde. Im Internet findet man ebenfalls sehr nützliche Hinweise darüber. *Das wäre so ein Beispiel für eine typische Fehleinschätzung (Fehldiagnose).*

Was bei der Interpretation von Blut und Harndiagnosen immer wieder auffällt, ich spreche da auch aus eigener Erfahrung, ist die Tatsache, dass sich Ärzte (meist sind es Allgemeinmediziner, z.B. der Hausarzt, die solche Befunde zuerst sehen) an die allgemeinen Referenzbereiche halten und meistens erst dann einen Grund zur Besorgnis sehen, bzw. bestimmten Auffälligkeiten nachgegangen wird, wenn Limits von Diagnoseparametern *erheblich über oder unterschritten werden.* Natürlich steckt da auch ein bisschen der Beruhigungsgedanke dahinter, damit sich der Patient in Sicherheit wiegt und sich keine Sorgen macht. Das hat einerseits den Vorteil, dass womöglich Beschwerden die durch die psychische Belastung der Besorgnis entstehen könnten, verhindert werden, birgt aber auch das Risiko in sich, dass durch das ignorieren von *Werten die zwar im Referenzbereich liegen, aber alles andere als gut sind,* das Herausfinden der tatsächlichen Ursache wesentlich erschweren können und vielleicht sogar den Prozess der Ursachenfindung auf eine falsche Fährte führt, was wiederum ein viel schlimmeres Übel wäre, *da man sich dadurch vermeintlich in Sicherheit wiegt.* Dass eine falsche Interpretation von Harnsäurewerten im Zusammenhang mit einer vermeintlichen Übersäuerung des Körpers auch bei Fachkräften für erhebliche Diagnoseprobleme sorgen kann, das wurde bereits im Kapitel „Übersäuerung und Irrtümer bezüglich dem Säuregehalt" ausführlich dargestellt. Das Ganze ist natürlich sehr abhängig von der individuellen Einschätzung und der Interpretation des Arztes im Zusammenwirken mit dem Patienten.

Was die meisten von uns, und auch viele Fachleute, oft nicht überlegen ist, *unter welchen körperlichen Konditionen eine Blut- oder Harnprobe abgegeben wird. Die aktuellen körperlichen Bedingungen werden bei solchen Analysen in der Regel kaum oder gar nicht hinterfragt.* Hier meine ich nicht die Uhrzeit der Abgabe der Harnprobe morgens nüchtern, nein, sondern in welchen psychischen und physischen Zustand sich der Körper bzw. der Organismus befand, bevor die Proben abgenommen wurden. *Körperliche bzw. psychische Zustände die vom Normalzustand (erheblich) abweichen, könnten nämlich auch den Befund (erheblich) verfälschen, da die Referenzwerte vom körperlichen Idealzustand ausgehen!* Besondere Umstände wie z.B. Schwangerschaft, Allergien, die Einnahme bestimmter Medikamente, Drogenkonsum etc. werden normalerweise durch den Arzt nachgefragt oder von sich aus durch den Patienten mitgeteilt.

Andere Umstände wiederum die nicht so gravierend erscheinen wie z.B. Stress, Müdigkeit, Unwohlsein, Verkühlung, grippeartige Symptome, Schnupfen, überdurchschnittliche psychische oder physische Belastung, oder schädliche Umwelteinflüsse die ignoriert werden, *fallen da sehr häufig „unter dem Tisch", was die Aussagekraft des Befundes wiederum erheblich einschränkt* und *in Folge dessen dann die Wahrscheinlichkeit sehr groß ist, dass daraus die falschen Schlüsse gezogen werden.*

Ein gutes Beispiel wie auch Ärzte bei der Ursachenfindung kläglich versagen können erzählt die Geschichte vom Arzt Hiromi Shinya. Nachzulesen als Leseprobe auf der Amazon-Seite des Autors, hier eine kurze Zusammenfassung[323]:

Es erzählt die fast tragische Geschichte eines Arztes, der eigentlich als Chirurg begann, dann mit seiner Familie von Japan in die USA auswanderte und letztlich in der Enzymforschung als Pionier der Gastroskopie und Koloskopie landete. Als Arzt konnte er weder seiner Frau, sie starb früh an Krebs, noch über einen sehr langen Zeitraum hinweg seiner eigenen Tochter bei ihren Krankheiten helfen. Bei seiner Tochter und auch bei anderen gelang ihm *spät aber doch* der Durchbruch *bei der Findung von Ursachen von chronischen Krankheiten im Zuge der Enzymforschung.* Es waren dies die essentiellen Basisenzyme die immer ausreichend im Körper vorhanden sein müssen, was bei sehr vielen Menschen nicht der Fall ist und was letztlich sehr oft für ernsthafte Krankheiten sorgt.

Ausschließungsprinzip

Bei der Suche nach der Ursache geht die Medizin an und für sich genauso vor wie die Technik bei der Fehlersuche, *nämlich nach dem Ausschließungsprinzip, das heißt nach dem Prinzip der stufenweisen Ausschließung möglicher Ursachen.* Das bedeutet, es werden, beginnend mit den wahrscheinlichsten Ursachen, in Form von spezifischen und konkreten Untersuchungen, *Stufe für Stufe mögliche Ursachen ausgeschlossen,* bis die wahre Ursache gefunden wurde, falls diese überhaupt gefunden wird oder werden kann.

Geht man von einer gesunden Lebensweise aus (genügend Schlaf, keine besonderen psychischen und physischen Belastungen, genügend Bewegung, gesunde Ernährung etc.), dann können mögliche Ursachen eingegrenzt werden, indem man mögliche Risikofaktoren, wie oben erwähnt, Schritt für Schritt ausschließt, dann bleibt am Ende im Idealfall nur mehr eine oder höchstens ein paar übrig die als die Ursache festzumachen sind. Ich habe aber auch bemerkt, da kann ich nur von meiner eigenen Erfahrung sprechen, dass es meist nur eine oder vielleicht auch zwei Hauptursachen gibt, *und vermeintlich andere Ursachen oft nur als belastende Umstände verstärkend hinzuwirken.*

Um die Ursache für eine Lebensmittelunverträglichkeit oder Allergie herauszufinden empfiehlt das Schweizer Institut für Allergieforschung ebenfalls nach der Ausschließungsmethode vorzugehen. Das bedeutet in der Praxis für die Ernährung folgendes: Man beschränkt sich zu Beginn auf die (meist nur wenigen) Lebensmitteln, die normalerweise bedenkenlos für jedermann verträglich sind. Meist ist das nur Salat, Obst und Gemüse, aber auch hier kann es u.U. bereits Einschränkungen geben. Wird diese Kost problemlos vertragen, dann erweitert man das Spektrum der zu konsumierenden Lebensmittel schrittweise, bis entsprechende Symptome auftreten. Dabei sollten aber logischerweise zuerst jene probiert werden, bei denen kein Verdacht auf eine Unverträglichkeit besteht.

Nach der Ausschließungsmethode vorzugehen, das bedeutet aber auch sich Prioritäten setzen, denn es bringt nichts, wenn man zwar das Immunsystem stärkt und alles Erdenkliche probiert, aber ohne die wahre Ursache, warum es überhaupt so weit kommen konnte, zu kennen. So würde auch die beste Behandlung auf Dauer nicht den erhofften Erfolg bringen, sondern meist trägt dies noch mehr zur Verwirrung bei, *da bestimmte Heilungsmaßnahmen nicht wirken, obwohl sie normalerweise doch wirken würden, wenn man vorher die Ursache beseitigen würde*. Da man aber die wahre Ursache nicht kennt und es einige mögliche gäbe, bleibt anfangs nichts anderes übrig, als alle möglichen Ursachen in Betracht zu ziehen und gleichzeitig auszuschließen, auch wenn das in einer Momentaufnahme *oft ein erheblicher Aufwand* ist. Erfolgversprechende Behandlungs- und Therapiemaßnahmen kann man zusätzlich dazu parallel anwenden.

Prinzipiell ist dabei ein großes Blutbild und ein Harntest immer nützlich. Der Arzt gibt darüber Auskunft. Für rheumatische Arthritis sind in diesem Zusammenhang u.a. folgende Werte interessant:

ANA screen und Rheumafaktoren (CENP, CRP, JO1 Sklerodermie SM, SCL 70 Polymiositis, RNP, SLE systemischer Lupus Erythematodes), APA Wert (Antiphospholipid Antikörper), Jörgren Syndrom (SS), DNS Antikörper, Lymphozyten, Eosinofile, Neutrofile, Basofile, Leukozyten, Homozystein, Hämaglobulin, Hämatokrit, Leberwerte, Alpha 1 u. 2 Globulin, Gamma- und Betaglobulin, TSH-Wert, TNF, Triglyzerid- und Colesterolwert, Zuckerwerte, Borriolose, HIV, Urinwerte (Säure, pH, Kreatinin, Protein, Nitrit etc.). Empfohlen werden u.a. auch eine Darmuntersuchung, ein Allergietest und diverse Unverträglichkeitstests.

Solche Tests sind allerdings *immer nur Momentaufnahmen* des jeweiligen Zustands und können daher auch fälschlicherweise Werte anzeigen, die sonst so nicht auftreten. Man sollte sich also auch überlegen *in welchen gesundheitlichen Zustand man sich befindet*, wenn man solche Tests durchführen lässt. Leider ist *unsere ärztliche Versorgungsleistung immer auf bestimmte Termine aufgebaut, wo auf solche zeitlich bedingten Zustände schwer oder gar keine Rücksicht genommen werden kann, dazu kommt noch, dass man selbst auch nicht immer Zeit hat Untersuchungen im richtigen Moment durchführen zu lassen*. So etwas geschieht vorzugsweise nur bei einem stationären Aufenthalt in einem Spital oder Ambulatorium. Daher können dann sehr leicht Werte auftreten, welche schnell zu Fehlinterpretationen führen können, insbesondere dann, wenn man die Untersuchung zu einem Zeitpunkt durchführen lässt, wenn man sich einigermaßen gut fühlt und die Werte normal sind, *anstatt die Analyse dann zu machen, wenn die zu untersuchenden Symptome auftreten.*

Wenn Ursachen nicht klar erkennbar sind, könnten folgende Maßnahmen zu deren Findung und Ausschließung beitragen: Hier sind nur einige Beispiele dafür angeführt, die Liste wäre noch ausbaufähig. Sie stellt auch keine Empfehlung im eigentlichen Sinne dar und ist auch kein Ersatz für eine fachkundige (ärztliche) Beratung, sondern soll nur Möglichkeiten aufzeigen:

Auf Medikamente verzichten (sofern nicht ausdrücklich notwendig).
Gluten freie Ernährung.
Übersäuerung vermeiden und gegensteuern.
Zuckerkonsum minimieren oder im Idealfall auf null reduzieren.
Auf Sucht- und Genussmittel verzichten (Tabak, Alkohol, Schokolade etc.) und Nahrungsmittel mit künstlichen Zusatzstoffen, insbesondere Konservierungsmittel, meiden.
Nahrungsmittel und Getränke meiden die Hefen beinhalten.
Auf Milchprodukte (zumindest eine Zeit lang) verzichten.
Auf Fleischprodukte (zumindest eine Zeit lang) verzichten.
Eventuell auf alle tierischen Produkte (zumindest eine Zeit lang) verzichten.
Heilungsunterstützende Maßnahmen anwenden (Beschreibung im Anhang).
Starke elektromagnetische Strahlenbelastung meiden (Es empfiehlt sich vorher die potentiellen Quellen, z.B. durch messen, zu eruieren).
Mögliche Pilzbelastung und mögliche andere Allergene im Wohnraum eruieren und gegensteuern.
Kontakt mit Staub und Schwermetallen vermeiden, besonders den Kontakt zusammen mit Lebensmitteln (z.B. durch das Kochen mit Keramik-, Glas- oder emaillierten Geschirr; Verwendung von Holz- oder Kunststoffwerkzeugen und -Gefäße etc.).
Lebensmittel beim Einkauf in Bezug auf mögliche Schadstoffhaltigkeit hin auswählen (z.B. qualitativ hochwertige Produkte, wie kontrollierte Bioprodukte mit Herkunftsnachweis, bevorzugt kaufen; auf mögliche Verunreinigungen achten).
Das Leitungswasser auf Schadstoffe analysieren lassen. Im Verdachtsfall nicht zum Trinken, und eventuell eine Zeit lang auch nicht zum Kochen verwenden.

Probierphase

Bei unspezifischen Krankheiten mit Entzündungssymptomen gestaltet sich, meiner eigenen Erfahrung nach, die Sache oft so: Werden zu Beginn der Behandlung entzündungshemmende Medikamente genommen und wirkten diese anfangs gut, so lässt die Wirkung dann aber immer sehr rasch nach, bis überhaupt keine Wirkung mehr feststellbar ist, weil sich der Körper offenbar daran gewöhnt hat und den Wirkstoff rascher abbaut. Die Entzündung taucht dann (immer) wieder auf, solange die wahre Ursache nicht beseitigt wurde.

In diesem Stadium angelangt, wird dann oft alles Erdenkliche probiert. Das ist dann die Zeit in der man sich selbst vermehrt um mehr Informationen bemüht, bzw. auch alternative Heilungsmaßnahmen überlegt. An dieser Stelle entsteht dann oft die Versuchung Nahrungsergänzungsmittel oder sonstige homöopathische Arzneimittel auszuprobieren. Ein riesiges Geschäft für die Hersteller und Vertreiber solcher Mittel, die diesen Bedarf dann noch zusätzlich schüren, indem sie ihre angebotenen Produkte als die reinen Wundermittel darstellen und damit werben, dass das Problem durch die Anwendung des Produkts rasch gelöst werden könnte, da dadurch fehlendes ausgeglichen, schlechtes abgeführt oder irgend ein anderer heilender Effekt eintreten würde. Dabei sollte man bedenken, dass nicht das, was man zusätzlich einnimmt im Vordergrund stehen sollte, sondern vielmehr, was man an Schädlichem weglässt, das gilt besonders für die Ernährung, aber auch für etwaige andere gesundheitsschädigende Verhaltensweisen, oft in Verbindung mit widrigen Lebensumständen in einem schädlichen Umfeld. Ausgenommen von all dem vorher genannten sind natürlich Maßnahmen, die der Arzt aufgrund einer gegebenen Wichtigkeit verordnet (z.B. bei Gefahr in Verzug, ernsten Krankheiten oder Unfällen). Bis man zu guter letzt dann die Einsicht gewinnt, daß all diese Ergänzungsmittel nicht das gebracht haben, was man sich davon versprochen hat.

Dokumentation von Maßnahmen und deren Auswirkung

Auch ich habe lange Zeit nicht daran gedacht Maßnahmen und Wirkungen zu dokumentieren und chronologisch zu erfassen. Aber gerade *eine genaue Dokumentation kann besonders hilfreich bei der Eingrenzung und Ausschließung möglicher Ursachen sein* und damit einen erheblichen Beitrag zur Findung der wahren Ursache(n), insbesondere bei unspezifischen Entzündungssymptomen und dubiosen Krankheitserscheinungen, leisten.

Besonders wenn mehrere Maßnahmen parallel eingesetzt werden verliert man leicht *den Überblick, den man bei der Ursachenfindung aber unbedingt benötigt*, denn es geht ja nicht nur darum mögliche Ursachen auszuschließen, sondern auch *um wirkungslose Maßnahmen rasch zu erkennen und ebenfalls abzusetzen.* Es empfiehlt sich jedenfalls immer alle Maßnahmen penibel genau zu dokumentieren, *damit man nachträglich auch weiß, welche Maßnahme was und wann verursacht hat*, sonst tappt man wieder im Dunkeln.

Zu den Dingen die notiert werden sollten gehören die Veränderungen im Ernährungsverhalten, genauso wie die homöopathischen und medizinischen Anwendungen, erlebte physische und psychische Besonderheiten, sowie die Änderungen und deren Auswirkungen auf den Körper, eine Art *Gesundheitstagebuch* sozusagen.

Bei den eingenommenen homöopathischen oder medizinischen Mitteln sollte notiert werden, *was wieviel und wann eingenommen wurde, und mögliche Reaktionen darauf*, um Verwechslungen oder Falschdiagnosen auszuschließen. Das *kann auch helfen, die richtige Dosis zu finden*, bzw. eventuelle Kreuzreaktionen festzustellen. *Auch bei einer ärztlichen Konsultation kann eine gut dokumentierte Historie als Information für den Arzt sehr nützlich sein.*

Bei der Anwendung neuer Maßnahmen habe ich mir auch eine Art Tagebuch, oder sagen wir besser Behandlungsbuch, zugelegt, indem ich die Maßnahmen und die Auswirkungen, sofern sie beobachtbar waren, chronologisch erfasst habe. Die Praxis hat gezeigt, dass man das meiste nicht notwendigerweise notieren muss, da man bei vielen Dingen ein Gefühl (auch zeitlich) dafür entwickelt. Erstaunlich ist in diesem Zusammenhang auch zu bemerken, wenn man den eigenen Körper eingehend beobachtet, kann man auch sehr feine Unterschiede und kleinste Reaktionen wahrnehmen die für einen Außenstehenden nicht zu erkennen und daher auch schwer zu beschreiben sind. Dazu passt der Spruch: „Jeder kennt seinen Körper selbst am besten" oder „Jeder ist sich selbst sein besserer Arzt". Diese Sprüche sind natürlich nur sinnbildlich zu verstehen, aber ich denke jeder versteht worauf es hier ankommt.

Unterstützung des Organismus

Eigeninitiative

Da in unserer Gesellschaft der einzelne sehr häufig zu sehr der Wissenschaft und der Medizin hörig ausgeliefert ist, *verliert der einzelne den Willen und das Erkennen der Notwendigkeit zur Selbstbeobachtung.* Das heißt, *die meisten legen ihre Gesundheit nur in die Hand der Medizin und hoffen/vertrauen darauf, dass diese ihnen alle Krankheiten abnimmt.*

Da in der heutigen Zeit das Angebot an Hintergrundinformation auch im Gesundheitsbereich durch unsere modernen Medien sehr groß ist, kann sich jeder selbst auch nicht mehr gänzlich aus der Pflicht nehmen, auch wenn in veröffentlichten Stellungnahmen oftmals Widersprüchlichkeit und Falschinformation Platz greift, was dann für zusätzliche Verwirrung sorgt, *so kann und soll sich der Endverbraucher in seiner Eigenverantwortung auch selbst ein Bild machen und seine eigenen Schlüsse ziehen*, soweit er noch in Besitz aller geistigen Kräfte ist. Hierzu gibt es durchaus auch eine gewisse Holschuld *im eigenen Interesse* und der eigenen Gesundheit sich fehlende Informationen anzueignen.

Es hilft allerdings nichts, *wenn der Betroffene Hinweise, die ein gewisses Gefährdungspotential andeuten, aus Gleichgültigkeit ignoriert und daher nicht beachtet*, wodurch sich lang- oder kurzfristig ein gesundheitlicher Schaden für ihn oder sie ergeben könnte. *In so einem Fall kann man auch von einem gewissen Selbstverschulden sprechen.* Dies trifft eher auf jüngere Menschen mit weniger Lebenserfahrung zu die dem modernen Life-Style und dem jeweiligen Zeitgeist auch in Sachen Ernährung gerecht werden möchten, ohne dabei mögliche zukünftige gesundheitliche Risiken abzuschätzen. Vom Suchtmittelgebrauch rede ich hier gar nicht. Natürlich ist das auch oft auch *eine Sache der Erziehung, einer mangelnden Aufklärung, einer ungenügenden Ausbildung* oder eben nur *das Anlernen schlechter Gewohnheiten*, zum Beispiel aus einer Armutssituation oder einem Abhängigkeitsverhältnis heraus. Speziell bei jüngeren Erwachsenen ist es *das jeweilige Milieu* in dem sie sich befinden, *die Gesellschaftskultur* von der man umgeben und *der jeweiligen Propaganda* der man ausgesetzt ist, die das Verhalten entweder positiv oder negativ beeinflusst. Bei älteren Erwachsenen kann man in so einer Situation schon eher von einem Selbstverschulden sprechen und dies nicht mehr nur auf Unwissenheit oder gar auf eine mangelnde Erfahrung zurückführen.

Natürlich ist es in unserer heutigen Konsumgesellschaft schwer all den köstlichen Verlockungen der Nahrungsmittelindustrie zu widerstehen. Um diese Verlockungswirkung zu erreichen werden die Produkte durch die Produzenten entsprechend optisch (z.B. durch Farbstoffe), in ihrer Konsistenz (z.B. durch Emulgatoren, Stabilisatoren, Konservierungsmittel, Hilfsmittel etc.) und in ihrem Geschmack (z.B. durch Geschmacksverstärker, Aromastoffe, Zuckerzusatz etc.) präpariert. Da gerade die Fette als Geschmacksträger fungieren werden Nahrungsmittel oft mit einem viel zu hohen Fettanteil hergestellt. *Diese ungesunde Industrienahrung begleitet uns von Beginn an durchs Leben und bestimmt somit unseren Lebenswandel entscheidend mit.* Aber gerade hier kann und muss der einzelne *durch sein Konsumverhalten entgegensteuern und so Einfluss auf die Produzenten und den Handel zu nehmen*, um dadurch die Produkte gesünder werden zu lassen.

Maßnahmen zur Stärkung Gesundheit und des Immunsystems

Die wesentlichsten Eckpunkte, um den Körper gesund zu erhalten, sind hier kurz zusammengefasst: Dazu gehören u.a. *die Vermeidung von schädigenden Einflüssen durch die Umwelt* (psychisch und physisch, Umweltgifte etc.), *gesunde Ernährung, ausreichend Bewegung, ausreichend Schlaf und Ruhe, nicht übermäßig Stress, seelische Ausgeglichenheit und Zufriedenheit.*

Obwohl in der Arbeitswelt heutzutage viele Streßresistenz einfordern, so gibt es diese in der Natur *nirgendwo ein Lebewesen* oder einen Organismus *der stressresistent ist*. *Der Begriff Stressresistenz entspringt nur einer Idealvorstellung die so nicht existiert*, denn jeder Organismus leidet mehr oder weniger daran, wenn Stress auf ihn ausgeübt wird. *Allerdings ist ohne einen gewissen Stress kein Fortschritt in der Entwicklung möglich, die Frage lautet daher, wie wir mit Stress und den Herausforderungen umgehen und wieviel davon zumutbar ist.* Erst wenn der Stress und die Anforderungen für unseren Körper zu groß werden, dann können sich daraus negative gesundheitliche Konsequenzen ergeben.

Genauso wichtig ist es aber auch eigene schädigende Einflüsse, also *eigene Fehler, zu erkennen und zu vermeiden*. Das können z.B. Ernährungsfehler, Medikamentenmissbrauch, schädigende körperliche Belastungen oder zu wenig Bewegung sein.

Neben der Beseitigung von Krankheitsursache(n) ist die Prävention der zweite wichtige Faktor, um die Anfälligkeit zu minimieren. Neben den oben bereits erwähnten Regeln kann durch bestimmte Maßnahmen die körperliche Vitalität und die Abwehrkräfte (das Immunsystem) gestärkt und möglichen entzündlichen Prozessen entgegengewirkt werden. *Die wichtigsten Maßnahmen dafür wären die innere Reinigung, Entgiftung und Entschlackung.* Das heißt konkret, *mögliche schädigende Risikofaktoren vom Körper zu entfernen* (auszuleiten oder abzubauen) und mögliche *schädigende äußere Einflüsse und Bedingungen fernzuhalten*.

Einen weiteren Ansatz eine Heilung ohne Medikamente zu bewirken liefert die Alternativmedizin, nämlich *indem die Selbstheilungskräfte durch äußeres Zutun aktiviert werden*. Selbstheilungskräfte die nur vom zentralen Nervensystem, respektive vom Gehirn als „Steuerungszentrale", ausgehen können, da wir ja wissen, dass keine Begleitmaßnahmen (Therapien, Medikamente etc.) den Körper heilen können, sondern der eigene Körper selbst dies tun muss. Das hört sich theoretisch zwar ganz einfach an, in der Praxis ist das aber ein schwieriges Unterfangen. Es gibt verschiedenste alternative Methoden um die Selbstheilungskräfte anzuregen. Da wären zum einen die *psychischen Interventionen*, z.B. durch Autosuggestion, Meditation, Hypnose etc., und zum anderen *die physischen*, z.B. durch Akkupunktur, diverse Massagetechniken, Bestrahlung, Schockwellentherapie, Kinesiologie, Reiki etc.

Die BHS (Blut-Hirnschranke) ist eines der Hindernisse, um eine Heilung mittels Wirkstoffe einzuleiten. Die BHS können, zum Schutz des Gehirns, nicht sehr viele Substanzen überwinden (z.B. bestimmte Hormone). Leider zählen zu denen, die diese Barriere überwinden können, auch eine Reihe schädlicher Substanzen wie z.B. bestimmte Metallionen und Kationen von Aluminium,

Quecksilber etc. Ein interessanter Ansatz diese Möglichkeit der Heilung auszunützen wird derzeit in der *Nanomedizin* verfolgt: Nanopartikel aus Polyacrylate zeigten in präklinischen Studien bzgl. der BHS-Durchgängigkeit ebenfalls günstige Eigenschaften. Ein Trick ist dennoch nötig. *Erst nach Funktionalisierung der Oberfläche* lassen sich körpereigene Mechanismen zum Transport zweckentfremden, um damit Substanzen mittels Nanopartikel gezielt im Gehirn zu platzieren. Generell eignen sich dafür alle Liganden, für die Pumpen oder Transporter vorhanden sind. Teilchen, die mit Polyethylenglycolen beschichtet waren, zirkulierten lang genug im Blutplasma. Die Nanopartikel selbst werden dabei mit Arzneistoffen beladen die den Heilungsprozess vom Gehirn aus initiieren sollen (Mehr dazu über den Link im Anhang).

Bis wir es tatsächlich schaffen, um punktgenau einen Selbstheilungsprozess einzuleiten, wird wohl noch einige Zeit vergehen, bis dahin müssen wir uns damit begnügen, durch geeignete Unterstützungsmaßnahmen auf eine Initiierung der Selbstheilung des Körpers zu hoffen. Bei all diesen Überlegungen kommen wir aber nicht darum herum, dass *nur durch einen geeigneten (gesunden) Lebensstil der allgemeine Gesundheitszustand aufrechterhalten werden kann* (vgl. Präventivmedizin), da wir sonst, wie oben schon erwähnt, Gefahr laufen, dass vermehrt Beschwerden aus dem Nichts auftauchen, insbesondere im zunehmenden Alter, und in der Folge immer wieder aufs neue versuchen müssen eine Heilung herbeizuführen.

Eigene Erfahrungen mit chronisch entzündlichen Vorgängen

Als ich nicht einmal 20 war litt ich an einer Blasenentzündung die in regelmäßigen Abständen immer wiederkehrte und dann auch chronisch wurde. Der Urologe verschrieb mir damals immer stärkere Antibiotika und nachdem bei den stärksten bereits stärkere Unverträglichkeiten auftraten verschrieb er dann unterschiedliche. Heutzutage würde er es wahrscheinlich mit entzündungshemmenden Medikamenten versuchen. Da die Nebenwirkungen bei den stärksten Präparaten besorgniserregend waren (rote Punkte am ganzen Körper) habe ich die Einnahme im eigenen Ermessen, aber zum Missfallen des Arztes, abgesetzt. Nach der Therapie war wieder kurze Zeit eine Ruhe, aber die Symptome traten in immer kürzeren Abständen immer wieder und akuter auf. Da wusste ich, dass ich die Ursache leider selbst herausfinden muss, denn nur die Symptome bekämpfen war auf Dauer keine Lösung. Ich habe damals alle relevanten Informationen über die Problematik in mich hineingesaugt.

Zufällig stieß ich dann auf ein Prospekt in der die Hirse, welche wegen ihrer besonderen Zusammensetzung (z.B. hoher Siliziumanteil) und den hohen Nutzen für den Organismus, insbesondere für das Bindegewebe, beschrieben wurde. Daraufhin kaufte ich mir ein Paket und machte mir jeden Tag eine Speise davon.

Schon nach den ersten Tagen zeigte sich eine spürbare Verbesserung des Gesundheitszustands. Die Hirse wurde sodann fix in meinen Speiseplan eingebaut. Seit der ersten Einnahme hatte ich dann nie wieder Probleme mit der Blase! Wahrscheinlich war es u.a. ein Problem eines Mineralstoffmangels und womöglich eine pH-Wert Verschiebung in den sauren Bereich, der für diese Entzündungsneigung sorgte. Für all jene die z.B. an einer „nervösen oder gereizten" Blase („Blasenschwäche") leiden kann ich daher einen guten Tipp zur Verbesserung bzw. zur Normalisierung geben:

1. Den Bereich vom Bauch bis zum Knie ausreichend warm halten (dicke lange Strümpfe oder für Männer eine lange Unterhose insbesondere im Winter bzw. bei Kälte) idealerweise auch dicke Socken anziehen. Meist liegt nämlich auch eine nervlich bedingte Überempfindlichkeit gegenüber Kälte vor.
2. Den Körper ausreichend mit Mineralstoffe versorgen, z.B. durch Hirse wie oben erwähnt.
3. Eine Übersäuerung des Körpers vermeiden, z.B. durch überwiegend basische Ernährung (Obst, Gemüse etc.).

Das war auch die Zeit in der durch meinen allgemein ungesunden Lebenswandel (zu viel Alkohol, ungesunde Ernährung, zu wenig Schlaf etc.) eine Reihe gesundheitlicher Probleme entstanden die man auch Zivilisationskrankheiten nennen kann, nämlich Akne, Furunkeln, Hautausschläge, Karies, Darmentzündungen, Katarre, gestörtes Mikrobiom, Fußpilz, Haarausfall, Zahnprobleme, Entzündungen da und dort, höhere Anfälligkeit auf Infektionskrankheiten etc. Nachdem die Probleme immer stärker in Erscheinung traten und häufiger wurden, hatte ich mich zu einer radikalen Umkehr, nämlich weg von den schlechten Gewohnheiten und hin zu einer gesünderen Lebensführung, entschlossen. Grob gesagt weniger Alkohol, eine radikale Ernährungsumstellung mit Vollkorn und Gemüse unter Weglassung von Genussmitteln und Produkten mit künstlichen Zusatzstoffen, bis hin zu einer vegetarischen Kost über einen längeren Zeitraum hinweg. Zudem hatte ich damals bereits Fasten- und Entschlackungskuren probiert. *All die vorher genannten Probleme hatte ich damit ohne ärztliches Zutun relativ schnell (innerhalb von 1-2 Jahre) auf Dauer eliminieren können.* Mein körperliches Wohlbefinden blieb dann für mehr als zwei Jahrzehnte ohne Beschwerden erhalten, und konnte trotzdem wieder ab und zu etwas Ungesundes zu mir nehmen, ohne dadurch irgendwelche Probleme zu bekommen.

Erst im etwas gehobenen Alter Mitte 40 tauchten dann vermehrt unsymptomatische Beschwerden auf. Das waren z.B. eine Allergie gegen Pollen und Pilzsporen sowie Sinusitis die nach einer Kieferhöhlenoperation in bestimmten Abständen auftauchte, die oftmals mit Kopfweh und Übelkeit verbunden war. Seitens der Medizin hat man für diese Probleme nie eine Ursache herausgefunden. Später kam noch eine Arthritis in der Schulter hinzu. Auch dabei haben alle beteiligten Ärzte nur immer die Symptome versucht zu bekämpfen, und auch das ohne Erfolg.

Die Behandlung der Schulterarthritis mit entzündungshemmenden Injektionen oder Medikamenten brachte immer nur kurzfristig für ein bis zwei Tage eine Verbesserung und das unter Inkaufnahme ungesunder Nebenwirkungen. Die Anwendung von homöopathischen Entzündungshemmern wie z.B. Weidenrinde oder salizylat- bzw. capsaicinhältige Cremes, Beinwell, oder welche mit den Wirkstoff der Nebennierenrinde, linderten fast unmerklich die Entzündungen. Diese dürften bei systemischen Ursachen (z.B. chronische Arthritis) also keine Wirkung haben. Die Einnahme von vermeintlich immunsystemstärkenden Mitteln wie z.B. Echinacea oder Zinnkraut oder von Mitteln die den Knorpelaufbau unterstützen sollten, brachte ebenfalls keinen merkbaren Effekt. Auch der Versuch durch psychische (geistige) Konzentration den Heilungsprozess auszulösen, man weiß ja, dass der Anstoß zur Heilung vom Gehirn ausgeht, brachte keinen Erfolg. Allerdings darf man sich ohnehin nicht zu viel Hoffnung auf Erfolg machen solange die wahre(n) Ursache(n) nicht beseitigt ist (sind). Die Schilderungen zeigen aber ganz klar auf, dass die Schulmedizin in Fällen von chronischen bzw. unsymptomatischen (systemischen) Krankheiten versagt, da im normalen medizinischen Alltag die wahren Ursachen dafür kaum herausgefunden werden und der Patient dabei meistens auf sich alleine gestellt ist. Erst meine intensiven Bemühungen zur Findung der Ursache gepaart mit einigen Selbstversuchen brachten den nachhaltigen Erfolg, und so konnte ich die genannten Beschwerden *selbst ohne medizinische Unterstützung oder der Einnahme von Medikamenten auf Dauer eliminieren*, sogar im Fall der Pollenallergie, welche sich über Jahre dahinzog und sich in Vergleich zu anderen gesundheitlichen Problemen als am hartnäckigsten erwiesen hat.

Auch wenn erst einmal die Haupursache ausfindig gemacht wurde ist trotzdem folgendes zu überlegen: Durch eine jahrelange nicht erfolgte Vermeidung der Hauptbelastung bzw. des Störeinflusses (weil man diese oft lange Zeit ignoriert hat oder andere Ursachen annahm) *ergeben sich dann zusätzlich, aufgrund einer Störung des Immunsystems* (Autoimmundefekt), *auch noch andere negative (Abwehr-)Reaktionen* des Organismus, es erfolgt eine Übersensibilisierung gegenüber andere (vermeintlich) schädliche Einflüsse, die aber im Normalfall verkraftbar gewesen wären. In dem Fall steigt auch die allgemeine Anfälligkeit auf diverse entzündliche Vorgänge.

Was Veränderungen an Gelenken betrifft, so wird medizinisch, aufgrund eines vorliegenden Knorpelschwunds, bestimmter Entzündungsvorgänge u/o der Abnützung an Knochen, *oftmals relativ schnell ein irreversibler Schaden angenommen*. Dazu muss ich allerdings aufgrund meiner eigenen Erfahrung einwerfen, dass im Zuge des Fastens (idealerweise in Begleitung mit einer Stuhlableitung) von 1 bis 2 Tagen, überhaupt keinen Schmerz mehr feststellbar war und das betroffene Gelenk genauso bewegt und belastet werden konnte wie das gesunde. Was für eine wundersame Heilung in der kurzen Zeit! – Und noch dazu, wenn man bedenkt, dass es sich hierbei, medizinisch gesehen, um einen permanenten irreversiblen Schaden gehandelt haben soll. Auch hier zeigt sich wieder eindeutig die medizinische Ohnmacht in solchen Fällen. Leider kann man natürlich nicht dauernd Fasten, sonst wäre das die perfekte Lösung für alle jene die an diversen (unsymptomatischen) Entzündungen leiden. *Dass das Fasten bei allen entzündlichen Vorgängen hilft, das ist sogar medizinisch wissenschaftlich erwiesen*. Das spricht auch für das *starke Regenerationsvermögen des Organismus*, der wie es scheint, durchaus in der Lage ist, eine schnelle und effektive Heilung herbeizuführen, wenn erst einmal die negativen Einflüsse (z.B. durch die Nahrung, dem Umfeld oder dem Lebenswandel) wegfallen und der Organismus durch die damit verbundene Entgiftung der Zellen und des ganzen Körpers (Ableiten von belastenden Stoffen) entlastet wird, auch wenn daneben andere belastende Einflüsse noch immer vorhanden sind. Das Beispiel mit dem Gelenk zeigt deutlich, dass jenes nicht immer und unbedingt irreversibel geschädigt sein muss, auch wenn das vermeintlich durch eine Diagnose so konstatiert wurde, sondern ein Revers durchaus im Bereich des Möglichen sein kann.

Später musste ich zudem noch feststellen, was die Anfälligkeit für entzündliche Vorgänge angeht, dass der Konsum von Zucker, (rotem) Fleisch, zu stark industriell verarbeitete Nahrungsmitteln, Hefeprodukte, künstliche Enzyme und bestimmte negative Umwelteinflüsse wie z.B. eine zu starke Belastung durch Ozon, Umweltgifte, schädliche Einflüsse über die Luft (z.B. Staub, Pilzsporen, Milben etc.), zusätzlich einen mehr oder weniger stark belastenden Einfluss ausüben, oder sogar einen ursächlichen. Zu wenig Schlaf hat sich ebenfalls als erschwerend herausgestellt, was nicht weiter verwunderlich ist, denn soweit man weiß vermindert zu wenig Schlaf die Abwehrkräfte aufgrund einer verringerten Zellregeneration. Hier spielt das Alter natürlich auch eine entscheidende Rolle.

Bei all meinen Bemühungen zeigte sich, dass durch eine radikale Umstellung der Ernährung hin zu einer gesunden, damit andere negative Einflüsse, wie z.B. umweltbedingte, stark eingedämmt werden konnten und die Einnahme von Medikamenten obsolet machten. Für mich zeigte sich einmal mehr, *welchen hohen Stellenwert die Ernährung für den Menschen einnimmt.*

Die Geschichte mit dem Antischuppenshampoo und den Haarwuchsmittel

Diese zwei Geschichten zeigen auf, wie sinnlos und schädigend bestimmte Präparate sein können, die aber trotzdem millionenfach verkauft werden.

Als ich ein Teenager war hatte ich dichtes Haar aber starke Kopfschuppen. Das war ziemlich unangenehm und störend. Denn abgesehen, dass es blöd aussieht, juckte es auch ziemlich stark. Öfter waschen oder weniger waschen brachte nichts, auch die normalen Shampoos nicht. Also besorgte ich mir ein Anti-Schuppen Shampoo aus der Apotheke. Das hatte als Wirkstoff Selensulfid. Der Apotheker empfahl mir dieses Mittel, da es nach seinen Angaben auch wirklich hilft. Mit der gepriesenen Wirkung gegen Schuppen hatte er rechtbehalten, denn die waren sofort nach der ersten Anwendung weg.

Doch schon bei der ersten Anwendung ist mir aufgefallen, dass beim Ausspülen extrem viele Haare ausfielen. Da die Schuppen allerdings erfolgreich bekämpft wurden, verwendete ich das Shampoo weiter. Als mir dann aber büschelweise die Haare ausfielen, war ich ziemlich besorgt und ich stoppte sofort die Anwendung. Leider hatte ich aber innerhalb nur weniger Anwendungen so viele Haare verloren, von dem sich mein Haarwuchs später nicht mehr ganz erholen konnte.

Nach diesem Schock kehrte ich erbost in die Apotheke zurück wo ich das Mittel gekauft hatte, und reklamierte dort vehement. In der Apotheke erklärte man mir, mit dem Shampoo sei alles in Ordnung, man verstehe nicht warum das bei mir so passiert ist, denn es gäbe keinerlei Hinweise auf ein Problem mit dem Wirkstoff.

Natürlich wusste ich auch damals, dass eine Klage ohnehin nichts brächte. Wäre mir dies in den USA und nicht in Österreich passiert, so hätte ich mir damals sicher einen Patzen Geld bei Gericht erstreiten können. *Erst zwei Jahrzehnte später las ich in einem Buch, dass es bei einer Überdosis Selen aufgrund der Vergiftungswirkung normalerweise zu einem Haarausfall kommt*[324]. Ich würde also jeden raten auf Selenzusätze zu verzichten. Da fragt man sich natürlich schon wie solche rezeptfreie Heilbehelfe ihre Zulassung bekommen, wo doch die Vergiftungswirkung eindeutig wissenschaftlich untermauert ist.

Zum Thema Selen fällt mir noch eine kleine Episode ein die noch gar nicht so lange her ist. Traditionellerweise gilt das sogenannte Kürbiskernöl aus der Steiermark als sehr gesund und *soll sich angeblich sehr gut auf die Prostata auswirken, da es einen hohen Selengehalt aufweist*. Angeblich sollen Männer in dieser Region wo das Kernöl erzeugt wird weniger an Prostataerkrankungen leiden. Aufgrund dieser weit verbreiteten Meinung kaufte ich mir ebenfalls eine Flasche von diesem Öl, obwohl mir das geschmacklich und aufgrund der dunklen Farbe und schmierigen Konsistenz gar nicht so sympathisch ist, außerdem ist es ein relativ teures Öl. Schon nach den ersten paar Tagen der Verwendung im Salat (relativ geringe Menge) traten bei mir Beschwerden im Bereich der Prostata auf, daraufhin nahm ich es nicht mehr, die Beschwerden waren weg und daraufhin schenkte ich das Öl der Nachbarin. Ein weiteres Indiz dafür, dass zu viel Selen mehr schadet als nützt, nicht umsonst weiß man das Selen (ein Halbmetall) auch eine hormonartige Wirkung besitzt.

Einen weiteren Beweis für die Problematik unerwünschter (schädlicher) Nebeneffekte von Arzneimitteln hat mir ein Präparat mit dem Wirkstoff namens Minoxidil (ein Derivat der Diamino-Pyrimidin-Oxydverbindungen) geliefert, welches als einzig medizinisch wirksames Haarwuchsmittel zur nachweislichen Regenerierung des Haarwuchses angeboten wurde. Der Wirkstoff ist ein Barbiturat, das ursprünglich als blutdrucksenkendes Arzneimittel entwickelt wurde. Erst später hat man bei Tierversuchen zufällig entdeckt, dass es äußerlich aufgetragen auch den Haarwuchs förderte. Bald darauf kam auch schon ein Präparat zur Anwendung gegen Haarausfall auf den Markt. Angeboten wird es in einer 2%-igen Konzentration nicht rezeptpflichtig, wird aber in der Praxis des Öfteren sogar als 5%-ige Lösung ohne Rezept ausgegeben. Als mögliche Nebenwirkungen werden meist nur Jucken, Hautreizungen oder Hautentzündungen angegeben. In der beigepackten Produktinformation steht bei Überdosierung allerdings schon etwas über mögliche Ödeme und Herz-Kreislaufbeschwerden.

Bei der eigenen Anwendung musste ich aber feststellen, dass der Wirkstoff auch eine hormonähnliche Wirkung hat, welche sich an der Prostata und der Schilddrüse bemerkbar machte. Außerdem lässt während der Anwendung deutlich das Sexualverlangen nach. Also Nebenwirkungen, die so nirgendwo beschrieben wurden. Der genaue Wirkungsmechanismus wird in den offiziellen Angaben des Vertreibers als unbekannt dargestellt, wenn man genauer recherchiert erfährt man allerdings, dass die Funktionsweise des Wirkstoffs darauf beruht, dass das Hormon Testosteron in der Kopfhaut unwirksam wird, welches ja erwiesener Maßen zum Haarausfall beiträgt. Deshalb haben die Frauen auch weniger Probleme mit dem Haarausfall als Männer. Die äußerliche Anwendung wäre soweit ganz ok, wenn da nicht das bereits angesprochene Problem bestünde, dass nämlich der Wirkstoff nicht nur im Gewebe verbleibt, wie manche „Fachleute" (Apotheker) behaupten, sondern auch in den Blutkreislauf gelangt, und in weiterer Folge auf bestimmte Organe hormonellen Einfluss ausübt. Dass ein (vermeintlich) testosteronhemmendes Präparat im Blutkreislauf von Männern nicht unbedingt eine positive Wirkung haben kann, das kann man sich auch ohne fachliche Ausbildung leicht vorstellen. Was die Wirkung für das Haarwachstum anlangt, so ist diese sehr gering und steht in keiner Relation zu den Nebenwirkungen.

Die beiden vorher geschilderten Fälle zeigen auch, dass oft nicht einmal Fachleute genau über die Wirkungsweise von bestimmten Präparaten Bescheid wissen, z.B. dass Wirkstoffe die nur äußerlich auf die Haut aufgetragen werden immer auch in in den Blutkreislauf gelangen, wo sie entsprechend nachweisbar sind, ihre spezifische Wirkung entfalten und nicht nur im Gewebe der Haut verbleiben, wie manche fälschlicherweise annehmen und was z.B. in beiden der vorher genannten Fällen, im Zuge einer „fachkundigen" Beratung, mehrmals so dargelegt wurde.

Empfohlene Ernährung bei unspezifischen entzündlichen Krankheiten

Grundsätzlich ist *jede Diät immer nur so gut und effizient wie sie tatsächlich eingehalten wird*. Ein normaler Gesundheitszustand mit einer ausreichenden Resistenz *erlaubt auch kurzfristige Fehler in der Ernährung*, die der Organismus ohne nachhaltigen Schaden zu erleiden kompensieren kann. *Werden diese Fehler aber zu häufig, zu intensiv oder dauerhaft, dann kann es zu ernährungsbedingt induzierten Krankheiten kommen*. Egal ob eine Krankheit ernährungsbedingt oder durch andere Einflüsse verursacht wurde, so ist eine spezifische Diät einer der wirksamsten Mittel um gegenzusteuern. *Wurde die Krankheit ernährungsbedingt ausgelöst, so kann diese ohnehin nur durch eine adäquate Diät geheilt werden. Sind andere negative Einflüsse mit im Spiel, dann müssen auch diese gestoppt oder adäquat verringert werden*. Ist beides der Fall, was sehr häufig vorkommt, dann müssen eben beide Probleme gelöst werden.

Bei entzündlichen unspezifischen Krankheiten spielt in den meisten Fällen auch *eine fehlerhafte Ernährung eine entscheidende* Rolle. Daher ist es logisch noch genauer darauf einzugehen. *Bei jeder Krankheit ist die natürliche Balance in eine Richtung hin verschoben*. Will man diese Balance wiedererlangen so muss man in die andere Richtung gegensteuern. *Gegensteuern in der Ernährung heißt aber, die gewohnte ungesunde Ernährung verlassen und durch bestimmte (entgegenwirkende) Restriktionen die Balance wieder herzustellen*. Restriktion heißt in dem Fall auf ungesundes (meist aber schmackhaftes) Essen (Nahrungsmittel und Getränke) zu verzichten, die eben zu diesem Ungleichgewicht (oder zu dieser Vergiftung) geführt haben, damit ist die Fehlerquelle einmal beseitigt. Das alleine ist aber noch nicht genug, denn um den Körper bei der Wiedererlangung der Gesundheit (Balance) zu unterstützen, ist es notwendig, abweichend von einer normalen Ernährung, den Speiseplan so zu gestalten, damit der Heilungsprozess initiiert wird und so gut als möglich unterstützt wird (zur Erinnerung: „Die Nahrungsmittel sollen eure Heilmittel sein"). Das heißt, *für jedes spezifische Problem gibt es auch eine spezifische Ernährung* um gegenzusteuern. Bei entzündlich-unspezifischen Krankheiten ist dies eine entzündungshemmende Diät. Der Begriff Diät steht hier für eine bestimmte gesunde *aber eingeschränkte* Ernährung (Kost). Diese Kost ist dann so lange einzuhalten, bis die Balance wiederhergestellt bzw. die Krankheit geheilt ist. Erst dann kann wieder auf eine normale (hoffentlich gesunde) Ernährung umgestellt werden. Für jede entzündungshemmende Diät gelten folgende Regeln:

- *Die Ernährung muss basenüberschüssig sein.* (Entzündungen sind oft eine Folge von Übersäuerung; viel Gemüse, Salat, Obst, am besten roh). *Keinesfalls darf ein Säureüberschuss die Ernährung bestimmen*, das heißt Nahrungsmittel mit niedrigem pH-Wert sind am besten wegzulassen (z.B. Eier etc.) oder durch mehr Basen *über*-zu kompensieren (z.B. mit Spinat). *Eine (temporär) rein vegane Diät drängt sich hier auf.*
- *Sämtliche ungesunde Faktoren in der Ernährung* (Getränke und Speisen) *müssen weglassen werden!* (Die Faktoren sind vielfältig und wurden oben bereits genannt). In der Praxis wird man hier auf vieles verzichten müssen (Disziplin) was der Handel anbietet (z.B. Fertiggerichte, Industrienahrung). *Im Prinzip gilt es die Regeln einer gesunden Ernährung einzuhalten* (Qualität vor Quantität).
- *Fehler durch ungesunde Verarbeitung oder Zubereitung sind zu vermeiden* (AGEs etc. siehe oben). *Rohkost sollte überwiegen.* Denaturiert sollten nur bestimmte Nahrungsmittel werden (z.B. Fleisch, Bohnen, Kartoffeln etc.)
- *Kein Zucker, keine Genussmittel* (z.B. Kaffee, Alkohol)
- *Konzentrate auf ein Minimum reduzieren* (z.B. Speiseöle, Zucker, alle Fette, Gewürze, süße Säfte etc.) oder weglassen.
- *Keine Milchprodukte und kein rotes Fleisch.* Umso weniger Fleisch umso besser. Bestimmte Milchprodukte wie präbiotisches Joghurt sind hier die Ausnahme.
- *Stärke* (Getreide, Mais, Kartoffel etc.) und *Proteine abhängig von Alter und Energieaufwand* zuführen *und auf ein notwendiges Maß beschränken.*
- Idealerweise auf zu *stark verarbeitete*, denaturierte, *konzentrierte und hefehaltige Nahrungsmittel* verzichten (z.B. bestimmte Weizen- und Roggenmehlprodukte, Kompotte, Bier, Wein).
- Nahrungsmittel *die künstliche Zusätze beinhalten meiden.*

Bei medikamentöser Intervention z.B. durch Entzündungshemmer, Schmerzmittel, Antibiotika, Mykotika etc., egal ob injiziert oder oral verabreicht, darf man nicht außer Acht lassen, dass die unerwünschten Nebenwirkungen (manchmal sogar die erwünschte Wirkung) solcher Medikamente *immer durch den Organismus (Stoffwechsel) und die Ernährung* (z.B. durch Pro- und Präbiotika, eingeschränkte Diät etc.) *ausgeglichen werden muss*, daher können medikamentöse Behandlungen manchmal mehr schaden als nützen. Möglich sind auch Rückschläge durch unwirksame medizinische Behandlungen, die ebenfalls kompensiert werden müssen, abgesehen vom Zeitaufwand und den sonstigen Umständen die damit verbunden sind.

Entgiftungsmöglichkeiten und Vorbeugung

Um zu verstehen wie wir unsere Gesundheit aufrechterhalten und bei Krankheit eine Heilung herbeiführen können, brauchen wir nicht für alles ein medizinisch-theoretisches Detailwissen, aber wir müssen zumindest über grob über biologische Vorgänge unseres Organismus Bescheid wissen, aber was wir vor allem berücksichtigen müssen ist, *was unser Körper und wir als Menschen für das ordnungsgemäße Funktionieren benötigen und welchen schädigenden Umwelteinflüssen wir ausgesetzt sind.* Solche Kenntnisse sind über tausende von Jahren hinweg aus den Erfahrungen gewachsen und traditionell an die nachfolgenden Generationen weitergegeben worden. Der technologische Fortschritt hat uns zwar viele Vorteile und Bequemlichkeiten im Alltagsleben gebracht, allerdings auch Nachteile. So suggeriert uns die enorme Anstrengung im medizinisch-biologischen Forschungsbereich mit all den Studien die sich in Detailaspekte verstricken, dass die moderne Wissenschaft bereits über alle biologischen Zusammenhänge Bescheid weiß, was bei weitem nicht zutrifft. Im Gegenteil, *die Wissenschaft kann nur von der Natur lernen, und nicht umgekehrt.* Deshalb sind die praktischen Erfahrungen und das Wissen, das wir aus den natürlichen Abläufen erhalten, so wertvoll, und sind über jedes rein theoretische Wissen zu stellen.

Entgiftungsmassnahmen bedürfen einer gewissen medizinischen Vorsicht und Verantwortung gegenüber den eigenen Körper, welcher individuell einzigartig ist. Diesbezügliche Ratschläge bedürfen daher eines Haftungsausschlusses, da der Ratgeber niemals die Haftung über mögliche unerwünschte Nebenwirkungen übernehmen kann. Die geeignetsten und verträglicheren Anwendungen sind i.d.R. natürliche Massnahmen die auf natürliche Substanzen basieren. Ich selbst habe im Laufe jahrelanger Nachforschungen und jahrzehntelanger Selbstversuche unter Verwendung alter überlieferter Therapiemassnahmen für mich hochwirkungsvolle Entgiftungsmöglichkeiten entdeckt. Darunter auch die Möglichkeit im Zuge einer allgemeinen Entgiftungsmassnahme über den Verdauungstrakt auch gleichzeitig die Leber mit zu entgiften, was in ihrer Wirkung höchst effizient ist und unter Beachtung des eigenen Gesundheitszustands und der Anwendungshinweise (z.B. durch einen Arzt od. Apotheker) gefahrlos angewendet werden kann. Für weitere Informationen können sie sich per E-Mail direkt an mich wenden.

Schlussbemerkung

Der Mensch oder Menschenmassen müssen leider immer aus Schaden klug werden. Auch im Gesundheitsbereich werden schädliche Einflüsse meist erst dann als solche öffentlich und offiziell anerkannt, wenn über eine gewisse (meist *über eine längere) Zeitspanne hinweg Schäden eingetreten sind und von renommierten Fachleuten oder Institutionen nachgewiesen und veröffentlicht wurden* (siehe Aluminium).

Das Verhalten und die Meinungen von Menschen und Gruppen pendeln immer von einem Extrem zum anderen. Das bedeutet, bei der Beurteilung von Lebensmittel, Methoden und Substanzen gibt es diejenigen die evident Bedenkliches von vornherein verharmlosen, ignorieren, zudecken oder gar nicht für wahrhaben wollen, auch wenn sie die Kritikpunkte kennen. Dann gibt es wiederum die anderen, die aus allem gleich ein Horrorszenario konstruieren müssen und dabei alles in einem Topf werfen (Oftmals Verschwörungstheoretiker). Nun, *beide extreme sind schlecht und erzeugen nur Unsicherheit*, die andere für Propagandazwecke oder zur Implementierung von Falschinformationen ausnützen.

In unserer Gesellschaft wird zu viel Augenmerkt darauf gelegt, welche Mittelchen und Maßnahmen die Gesundheit fördern sollen, das spielt den Pharma- und Ergänzungsmittelproduzenten und deren Vertreibern in die Hände, anstatt sich darauf zu konzentrieren, was wirklich krank macht, *also was weggelassen werden soll. Das bedeutet, dass nicht das Hinzugeben wichtig ist, sondern das Weglassen von Schädlichem.*

Da unsere Lebensqualität unmittelbar von der Art und Weise abhängig ist wie wir die natürlichen Ressourcen abbauen und verwerten, muss *der Schutz der gesamten Umwelt oberste Priorität haben*. Daher ist eine sinnvolle, gut überlegte und nachhaltige Umweltpolitik, im globalen Kontext, unbedingt erforderlich. Die negativen globalen Auswirkungen merken wir derzeit am Klimawandel, am Treibhauseffekt und an der Verschmutzung der natürlichen Ressourcen mit Giftstoffen und Müll. Dazu ein wichtiger Grundsatz:

Alle primär gesundheitsschädlichen Substanzen darf der Mensch der Natur nicht entreißen und selbst einsetzen. Der Umgang mit schädlichen Substanzen soll alleine der Natur vorbehalten sein (Konzentrierung und Verbindung mit anderen Stoffen).

Wenn es darum geht auf unsere eigene Gesundheit und unsere Umwelt zu achten, liegt es *in der Verantwortung jedes einzelnen* dies zu tun. Diese Verantwortung darf, und kann nicht auf andere abgewälzt werden. Vielen fehlt es leider an der Moral, an Ethik und dem Verständnis für die echten Werte.

Das Problem ist bestimmt nicht der Luxus den sich alle wünschen, oder der Konsum an sich, sondern es scheitert an der persönlichen Einstellung des Einzelnen zu sich, zu seiner Umwelt und zu seinen Co-Existenzen, unabhängig von Reichtum oder Armut.

Um seine Gesundheit zu wahren oder eine Krankheit zu heilen muss man so viel als möglich „lebendige", vorwiegend pflanzliche Kost zu sich nehmen (unverfälschte, naturbelassene Rohkost so frisch als möglich). Der Wille zum Leben und zur Heilung muss vorhanden sein, die Gedanken sollen möglichst frei von Kummer und Sorgen sein. Das Gehirn soll geistig gefordert und der Körper physisch angemessen (Sport, Arbeit etc.) belastet werden, gefolgt von ausreichend Schlaf. Wichtig ist immer einer sinnvollen Aufgabe nachzugehen die einem erfüllt. Das sexual und Liebesleben sowie die Gefühlswelt sollte möglichst intakt sein.

Eines ist natürlich glasklar, *heilen kann nur der Körper selbst*, nicht der Arzt, nicht der Therapeut und auch nicht das Medikament. Das heißt, wir alle können unseren Organismus im Heilungsprozess unterstützen, oder aber auch schaden. Sämtliche *Heilungsmaßnahmen können daher immer nur unterstützende Maßnahmen sein. Der Anstoß zur Heilung muss letztendlich vom Gehirn ausgehen, daher ist die psychische Komponente besonders wichtig.*

Es wird oft argumentiert, dass bestimmte Lebensmittel zu wenig von einer Substanz für den Tagesbedarf liefern (z.B. wegen der Bodenbeschaffenheit). Die Frage ist relativ einfach zu beantworten, dann muss man eben so viel davon essen bis der Tagesbedarf gedeckt ist, damit ist auch die Balance nicht gestört. *Wenn wir uns vielseitig und vollwertig ernähren, und auf das ganze schädliche Zeug verzichten das im Handel und als Fertiggerichte angeboten wird, dann brauchen wir auch keine künstlichen Zusatzstoffe als Ergänzung zur Ernährung,* denn die Natur hat für alles vorgesorgt, da fehlt nichts. Nur wenn die natürliche Balance nicht mehr stimmt, wir alles denaturieren wollen und mit Schadstoffen vergiften, ja dann brauchen wir uns nicht wundern, wenn Mangel- und Hypererscheinungen die Regel werden.

Wenn die Lebensmittel nicht mehr den physiologischen Wert haben, den sie haben sollten, oder zu stark mit Schadstoffen belastet sind, ja dann muss sich die Landwirtschaft und die Industrie, im Einvernehmen mit der Wirtschaft (denn da geht's ja auch um Konkurrenz, Gewinn und Marktpreise) etwas einfallen lassen, wie die Sache zu lösen ist. Das wäre eigentlich die Aufgabe der Politik. In der heutigen Zeit sind solche Angelegenheiten wahrscheinlich nur auf einer überregionalen Ebene zu lösen, aber sicher nicht in einer lobbygerechten, gewinnorientierten Form der Zusammenarbeit wie dies z.B. mit dem TTIP-Freihandelsabkommen geschehen soll.

Da auch unsere Lebensqualität auf Erden unmittelbar von der Art und Weise abhängig ist, wie wir mit den natürlichen Ressourcen umgehen, muss der Schutz der gesamten Umwelt oberste Priorität haben. *Jedenfalls muss das Endergebnis eine ökologisch sinnvolle und schadstoffarme Umwelt- und Landwirtschaftspolitik sein, und das möglichst nachhaltig.* Das heißt eine sinnvolle, gut überlegte und nachhaltige Umweltpolitik muss im globalen Zusammenwirken erreicht werden, denn eines sollten alle Umweltschädiger schön langsam verstehen: *Mit der*

Verschmutzung unserer Umwelt und unseres Lebensraumes setzen wir das wertvollste aufs Spiel das wir besitzen, nämlich unsere Gesundheit.

Anhang

Aminosäuregehalt diverser Nahrungsmitteln

Aminosäuren in mg je 100 Gramm

	Weizen roh	Kamut (Khorosan) roh	Roggen roh	Hafer roh	Hirse roh	Quinoa roh	Weizen Vollkorn gegart	Graubrot-Weizenbrot mit Schrotanteilen	Graubrot-Roggenbrot mit Schrotanteilen	Reis Vollkorn gegart	Kartoffeln geschält frisch gegart	Bohne weiß frisch gegart	Kuhmilch Trinkmilch pasteurisiert vollfett	Rind Braten-fleisch (mittelfett) frisch gegart	Hühnerei frisch gegart	Karotten frisch	Kopfsalat frisch
Isoleucin	457	740	333	538	462	718	161	351	240	114	81	507	188	1436	758	39	81
Leucin	786	1220	594	807	1151	930	277	612	402	208	113	768	310	2236	1042	41	82
Lysin	317	470	351	397	226	860	112	233	226	92	113	670	234	2406	708	39	63
Methionin	176	340	126	152	207	188	62	131	88	44	30	91	76	690	373	10	15
Zystein	235		162	234	128	195	83	199	113	29	19	82	26	303	274	11	9
Phenylalanin	540	980	414	585	384	530	190	409	268	121	85	498	152	1131	721	28	56
Tyrosin	352	440	180	397	226	423	124	229	148	109	59	344	152	940	510	19	35

Serin	Prolin	Glycin	Glutaminsäure	Asparaginsäure	Alanin	Essentielle Amino-säuren (Summe)	Histidin	Arginin	Valin	Tryptophan	Threonin
598	1337	540	3553	575	411	4599	223	528	528	117	340
	1590		4840				480	790	740	100	530
396	1035	405	2331	612	414	3627	162	441	459	90	315
643	842	561	2569	994	585	5145	199	713	643	129	351
640	915	256	1919	531	1122	4260	167	305	512	148	344
630	510	790	2050	1120	600	6700	368	1103	633	165	590
211	471	190	1249	202	145	1621	79	186	186	41	120
441	960	318	2628	420	312	3402	169	340	384	86	259
279	625	300	1592	457	280	2472	135	273	296	62	221
119	121	109	472	230	146	1178	39	141	163	24	94
75	70	66	324	302	75	834	30	104	104	28	68
453	326	281	1504	861	227	4771	253	543	543	82	390
172	310	69	670	244	109	1709	79	109	205	43	135
993	1131	1216	4419	2624	1712	14970	940	1795	1574	303	1216
883	460	385	1492	1156	684	7246	249	796	1007	174	634
32	27	27	191	115	49	323	15	40	41	9	31
44	65	50	153	138	54	546	20	60	63	14	48

Kategorie																	
Nicht-essentielle Aminosäuren (Summe)	7014		5193	6194	5383	5700	2468	5079	3533	1197	912	3652	1574	12095	5060	441	504
Anteil pflanzliches Eiweiß	11730		9000	11690	9840	12400	4130	8609	6146	2424	1961	9057	0	0	0	980	1250
Harnsäure	90		70	102	85	66	35	60	56	34	15	77	0	148	5	15	10
Purin-N	30		23	34	28	22	12	20	19	11	5	26	0	49	2	5	3

Tab. 6 Aminosäure Gehalt diverser Nahrungsmitteln

Alternative Nahrungsergänzungsmittel und homöopathische Wirkstoffe

Im Nachfolgenden stelle ich kurz Nahrungsergänzungsmitteln vor die ich selbst verwendet habe, und meine jeweiligen Erfahrungen damit. Wenn das jemand mit seinen eigenen Erfahrungen vergleicht, so sind das jeweilige Alter, der Gesundheitszustand, der Lebenswandel und etwaige besondere Umstände zusätzlich zu berücksichtigen. Die genannten Erfahrungen beziehen sich auf das gehobene Alter über 45 und einen gesunden Lebenswandel, daher müssten die Zusatzmaßnahmen schon sehr effektiv sein, um eine (positive) Veränderung festzustellen. Wenn man die Grundursache von gesundheitlichen Beschwerden nicht beseitigt, dann helfen auch keine zusätzlichen Maßnahmen.

Noni-Saft: Früchte der Pflanze morinda citrifolia (cordifolia). Ich habe keine Wirkung feststellen können.

MSM (methyl–sulfonyl–methan): Laut den offiziellen Angaben darf die maximale tägliche Dosis nicht überschritten werden. Der menschliche Körper soll ca. aus

2% dieser Schwefelverbindung bestehen, das zeigt die enorme Wichtigkeit für den Organismus. Die Lebensmittel in natürlicher roher Form enthalten normalerweise ausreichend davon. Ich habe bei mir keine Wirkung feststellen können. *Neuerdings gibt es sehr kritische Stimmen bezüglich der Verwendung von Schwefelprodukten[325].*

Capsaicin (Eine Substanz die in scharfem Paprika oder Chili vorkommt):
Kommt aufgrund seiner durchblutungsfördernden Eigenschaften auch gerne bei Entzündungen zum Einsatz. So findet diese Substanz gerne in Rheumasalben in Kombination mit Salizylaten Verwendung. Was die Wirkung anlangt stehe ich dem eher skeptisch gegenüber, denn bei mir hat es außen auf die Haut aufgetragen, außer dem Brennen, keine Änderungen des Zustands gebracht, bei einer Anwendung sogar eine Verschlechterung.

Homöopathische Kräuter die bei rheumatischen Entzündungen aufgrund ihrer Inhaltsstoffe empfohlen werden. Hier kurz die Wirkung und ihre wichtigsten Inhaltsstoffe:
Weidenrinde (Salix alba): Salicinglykoside wirken entzündungshemmend. Tannine, Harze.
Heuhechelwurzel (Ononis spinoza): Saponine, Ononin, Harze, Onocerin zur Giftausscheidung.
Löwenzahnwurzel (Taraxacum officialis): Carotenoide, Phytosterin, Cholin, Tannine, Taraxin, Taraxicin. Wirkt galltreibend und entgiftend.
Die genannten Pflanzenteile in Form eines Tees mehrmalig eingenommen haben bei mir keine merklichen Veränderungen herbeigeführt.

Alfalfa -Sprossen (Kleesorte): Enthält viele wichtige Enzyme und Aminosäuren, und hat einen hohen Vitamin C Gehalt. Es ist allgemein bekannt, dass Sprossen eine sehr wertvolle Quelle an essentiellen Nährstoffen sind.

Flohsamen (Psyllium): Die Wirkung wird wie folgt beschrieben: Unterstützende und Regulierende Wirkung auf die Darmfunktion, der Insulinabgabe, der Fettverdauung, wirkt gegen Durchfall, Verstopfung und soll antikarzerogene Wirkung haben. Ich habe bei mir keine Wirkung feststellen können.

Lupinen Protein (Süßlupinensamenpulver): Aus 43% pflanzlichem Protein, ist guten- und laktosefrei und mit allen acht essentiellen Aminosäuren ausgestattet: Isoleucin, Leucin, Lysin, Methionin, Zystein, Phenylalanin, Tyrosin, Threonin, Tryptophan, Valin. Ich habe bei mir keine Wirkung feststellen können.

Antiradikale:

Traubenkernmehl entölt: Enthält die Antioxidantien OPC (Oligomere Proanthocyanide). Hat ein hohes antioxidatives Potential (wie Resveratrol in Trauben), soll Collagen reparierende Wirkung besitzen und ist Gluten- und Laktose frei.
Astaxanthin (Kapseln): Enthält Distelöl, Extrakt aus haematococcus pluvialis. Sind angeblich eines der wirksamsten Antioxidantien und ein Leistungsförderer. Ich habe bei beiden Produkten für mich keine gesundheits- oder leistungsverändernde Wirkung feststellen können.

Chlorella Mikroalgenpulver: Ist reich an Vitamin B12, Eisen und Folsäure. Soll zur Stärkung des Immunsystems beitragen und bei der Entgiftung förderlich sein. Ich habe keinen besonderen Effekt bei mir bemerkt und denke, wenn man eine ordentliche Portion Spinat isst erreicht man denselben Effekt und braucht zumindest weniger Angst haben, dass Schadstoffe aus verschmutztem Gewässer dabei sind.

Lapacho-Rinde: Der Tee soll eine pilzhemmende Wirkung haben. Ich habe bei mir keine Wirkung feststellen können.

Grapefruitkern-Extrakt: Soll u.a. unkontrolliertes Pilz- und Bakterienwachstum verhindern bzw. allgemein eine fungizide Wirkung haben und antiparasitär wirken. Ist Gluten- und Laktose frei. Im Zuge der Einnahme habe ich für mich keine Auswirkungen auf mein Wohlbefinden feststellen können. Auch bei einer Zunahme des Candida konnte der Extrakt diese nicht eindämmen.

Gerstengras (als Pulver): Soll nachgewiesenermaßen helfen ein darmbakterienfreundliches Milieu zu schaffen und eine entgiftende Wirkung haben (z.B. Toxine und Entzündungen bei colitis ulcera entgegenwirken). Es soll gut für die Darmschleimhaut sein und bei der Regulierung des Wasserhaushalts im Darm helfen. Das Chlorophyll soll antikarzinogene Wirkung haben. Wegen des geringen Zuckergehalts soll es auch bei Candida bestens geeignet sein. Gerstengras ist sicher eine sehr gesunde Nahrungsergänzung, ich habe allerdings im Zuge der Einnahme des Pulvers für mich keine besondere Wirkung feststellen können. Wahrscheinlich ist das frische Gras besser (ähnlich den Sprossen)[326].

Echinacea (aus Prupursonnenhutkraut): Wird als Immunsystem stärkend beschrieben. Dem Beipackzettel ist jedoch zu entnehmen, dass, wegen der immunstimulierenden Aktivität das Arzneimittel, bei fortschreitenden Systemerkrankungen wie bei Immundefiziten und Autoimmunkrankheiten nicht eingesetzt werden soll. Zu beachten sind hier auch mögliche Risiken bei längerer

Einnahme.

Zinnkraut: Enthält einen hohen Anteil an Kieselsäure und wichtigen Aminosäuren. Ich habe bei mir keine Wirkung feststellen können.

Curcuma: Soll reinigend (Galle, Leber, Bauchspeicheldrüse) entschlackend und antikarzerogen wirken. Ich habe bei mir keine Wirkung feststellen können.

Gelenk Depot-Tabletten: Bestehend aus Vitamin C, Zink, Mangan, Glukosaminsulfat und Chondroitinsulfat das zum Knorpel-, Sehnen- und Kochen Aufbau beitragen soll. Zusätzlich enthalten: Die Vitamine E, B6, B12, Folsäure sowie die Spurenelemente Zink, Mangan, Kupfer, Selen. Ich habe bei mir keine Wirkung feststellen können.

Magnesium-Brausetabletten ohne Zuckerzusatz. Ich habe bei mir keine Wirkung feststellen können.

Roter Weinlaub und Kastanie für die Durchblutung: Ein Faktor der auch bei Arthritis eine Rolle spielt. Die Wirkstoffe aus der Kastanie (Aesculus hippocastanum) und die des roten Weinlaubs werden zur Verbesserung der Durchblutung, gegen Krampfadern und zur Beseitigung von unerwünschten Ablagerungen in den Venen werden empfohlen. Die besagte Wirkung konnte ich nicht feststellen, dafür aber unerwünschte Nebenwirkungen in Form von Schlaflosigkeit, höheren Puls, ähnlich der Wirkung von Kaffee.

Wodurch Schimmelpilze und Pilzsporen in Wohnräumen entstehen

Höhere Konzentrationen gefährlicher Schimmelpilze können in unseren Wohnräumen und Gebäuden relativ leicht auftreten. *Die tatsächliche Gefahr wird meist unterschätzt. Die Gründe dafür sind oft Baumängel.* Diese resultieren i.d.R. aus einer ungenügenden oder fehlenden Feuchtigkeitsabschottung nach unten oder seitlich, d.h. die Feuchtigkeit dringt in das Mauerwerk ein und kann so nach oben steigen. Dies betrifft i.e.L. ältere Gebäude und die unteren Geschoße. Es können aber auch obere Geschoße davon betroffen sein, insbesondere dann, wenn Wasserleitungen undicht oder Dachziegel gebrochen sind, oder wenn z.B. eine *defekte Abdichtung eines Daches* vorliegt, wodurch dann in weiterer Folge das Wasser über das Mauerwerk nach unten sickern kann. Mögliche Ursachen können auch *Wasserschäden* durch ein Gebrechen an der Wasserinstallation, oder bei Überflutungen durch Eigenverschulden, oder durch ein *Einsickern von Wasser aufgrund von Witterungsverhältnissen an Außenmauern* (z.B. bei zu geringem Dachvorsprung, meist wetterseitig) sein. Feuchte Mauern können aber auch bei sog. *Wärme-/Kältebrücken*, die z.B. bei Isolierungen oder Fenster entstehen, bei der die überschüssige Luftfeuchtigkeit an diesem Übergang kondensiert. *Problematisch ist das vor allem bei Innenisolierungen* wo sich der Schimmelpilz hinter der Isolierplatte unbehelligt ausbreiten kann. Hier bietet auch die Dampfsperre keinen 100%-igen Schutz, denn bei überschüssiger Luftfeuchtigkeit muss das Wasser ohnehin irgendwo kondensieren. Beschleunigt wird die Kondensation auch durch eine *ungenügende Entlüftung*. Bei einer Außenisolierung (an der Fassade) sieht die Sache schon besser aus, jedoch bildet sich auch hier, wenn zu viel Feuchtigkeit vorhanden ist, möglicherweise Schimmel. Dieser kann aber i.d.R. kaum in den Wohnraum vordringen, allerdings unmöglich ist es nicht, denn Pilzsporen sind mikroskopisch klein und können, auch für uns nicht sichtbare Ritzen und Löcher, durchdringen, deshalb ist es nicht ganz von der Hand zu weisen wenn behauptet wird, Pilzsporen könnten sogar Wände durchdringen.

Hinzu kommen oft auch *Nachlässigkeiten bei der Benützung der Räumlichkeiten*. Eine Person dunstet am Tag ca. 2-3 Liter Wasser aus, dazu kommt *der Küchendampf*, der Geschirrspüler, die Reinigung, das Bad und die Dusche. All das sorgt für reichlich Feuchtigkeit in der Luft. Wird dann zu wenig gelüftet entsteht ein Feuchtigkeitsüberschuss, der eben an Wärme-/Kältebrücken wie Fenstern, Außenwänden, Decken oder an den vorher besagten Übergängen kondensiert. Schimmelpilz bildet sich auch gerne hinter Möbel und an den Ecken, denn hier sind ein paar wichtige Dinge erfüllt die das Pilzwachstum beschleunigen, *nämlich Feuchtigkeit* (wegen fehlender Durchlüftung), keine extreme Kälte, *Dunkelheit* (die meisten Pilze sind UV-empfindlich) *und organisches Material*, das in Form von Feuchtigkeit, Mikroben, Mineralien etc. ohnehin überall vorhanden ist. Falls normale Malerfarbe, Karton oder Tapetenpapier an den Wänden vorhanden ist, dann ist das für den Pilz noch besser.

Pilzsporen breiten sich schnell und überall im Wohnraum aus. *Dadurch gelangen sie auch in den Kühlschrank wo Lebensmittel dadurch kontaminiert werden* und sich die Pilze vermehren. Besonders davon betroffen sind *offene Speisen*, aber auch Gemüse wie z.B. Kraut, Karotten oder angeschnittene Gemüseflächen etc. Andere Lebensmittel sind davon wieder weniger betroffen wie z.B. die Kartoffeln, die haben von Natur aus genug Schutzsubstanzen. Wenn Speisen in Wohnräumen mit erhöhter Schimmelpilzbelastung längere Zeit offen stehengelassen werden ist das insofern problematisch, da die Keimung der Sporen und das Wachstum auf diesen Lebensmitteln *optisch nicht sofort sichtbar ist, aber sofort eine Menge toxischer Stoffe entstehen, die dann direkt mit den Speisen eingenommen werden*.

Besonders gute Bedingungen für das Pilzwachstum können in Nassräumen entstehen, insbesondere dann, wenn zu wenig gelüftet wird bzw. *die Trocknung zu lange dauert*. Hiervon sind besonders die Fliesenfugen und eventuell auch organische Fugenfüller die nicht pilzhemmend sind (z.B. normales Silikon) betroffen. Problematisch können auch *ausgewaschene Fugen* sein, wodurch dann Nässe in das Mauerwerk eindringen kann.

Als potentielle Wachstumsmedien für Pilze werden Zimmerpflanzen unterschätzt. Meist bilden sich an der Oberfläche der Erde relativ schnell Pilzkolonien, die oft so aussehen wie ein weißes Fadengeflecht, insbesondere dann, wenn zu viel gegossen wird. Hydrokulturen eigenen sich da besser. *Vernachlässigt wird gerne auch der Biomüll*, welcher nicht allzu lange in den Wohnräumen verweilen sollte. Auch die Kleidung kann betroffen sein, speziell dann, wenn zu wenig gelüftet wird und die betroffenen Kleidungsstücke selten bis gar nicht benützt bzw. gewaschen werden. *Nicht zu vergessen die Teppiche*. Gerade ältere Teppiche die nicht ausreichend oft gereinigt werden gelten als Sammelbecken für Pilzsporen, die dann immer wieder aufgewirbelt werden und sich verteilen wenn sich jemand darüber hinwegbewegt. Apropos Teppich, an der Stelle möchte ich noch hinzufügen, dass der Hausstaub, außer Pilzsporen, ebenfalls noch jede Menge anderer winziger unangenehmer „Mitbewohner" in sich trägt wie z.B. *die Hausstaubmilbe, deren Kot auch ein potentieller Auslöser für Allergien sein kann.*

Aminosäurengehalt von Muttermilch vs. Kuhmilch

Anzahl der Aminosäuren in g / Liter		
Protein	Mensch	Kuhmilch
αS1-Casein	170	199
αS2-Casein	27	207
β-Casein	211	209
κ-Casein	162	169

Tab. 7 Aminosäuren Menschen- vs. Kuhmilch

Typische maximale Vitaminverluste (im Vergleich zur Rohkost)

Vitamine					
in %	gefrohren	getrocknet	gekocht	gekocht + entwässert	wiedererhitzt
Vitamin A	5	50	25	35	10
Retinol Aktivitäts-Equivalent	5	50	25	35	10
Alpha Carotene	5	50	25	35	10

Beta Carotene	5	50	25	35	10
Beta Cryptoxanthin	5	50	25	35	10
Lycopene	5	50	25	35	10
Lutein + Zeaxanthin	5	50	25	35	10
Vitamin C	30	80	50	75	50
Thiamin	5	30	55	70	40
Riboflavin	0	10	25	45	5
Niacin	0	10	40	55	5
Vitamin B6	0	10	50	65	45
Folat	5	50	70	75	30
Nahrungs Folat	5	50	70	75	30
Folsäure	5	50	70	75	30
Vitamin B12	0	0	45	50	45
Mineralien					
Kalzium	5	0	20	25	0
Eisen	0	0	35	40	0
Magnesium	0	0	25	40	0
Phosphor	0	0	25	35	0
Kalium	10	0	30	70	0
Natrium	0	0	25	55	0
Zink	0	0	25	25	0
Kupfer	10	0	40	45	0

Tab. 8 Vitaminverlustfaktor basierend auf den Daten der USDA (2003)

Quellennachweise

Cutler-Methode: www.symptome.ch/vbboard/amalgam-entgiftung/41117-cutler-protokoll-anleitung-deutsch
Eleonore Blaurock-Busch, eine Studie zum DMSA:
https://microtrace.de/fileadmin/uploads/pdf/de/Die_DMSA-Chelattherapie
Lyn Patrick, Giftigkeit von Quecksilber: www.altmedrev.com/publications/7/6/456
Titandioxyd: https://de.wikipedia.org/wiki/Titan(IV)-oxid#cite_note-50
Chia Samen: www.chia-samen.info/nebenwirkungen

Umweltverschmutzung:
Ölunfälle: https://de.wikipedia.org/wiki/Liste_bedeutender_Kernkraftwerksunfälle
https://de.wikipedia.org/wiki/Liste_von_Unfällen_in_kerntechnischen_Anlagen
Chemieunfälle: https://de.wikipedia.org/wiki/Liste_von_Chemiekatastrophen
Bergbauunfälle: https://de.wikipedia.org/wiki/Liste_von_Unglücken_im_Bergbau
Pyrotechnik: https://de.wikipedia.org/wiki/Pyrotechnischer_Satz
Pro Ozon: http://www.higher-solutions-for-your-health.com/ozon.html
Kontra Ozon: http://www.apotheken-umschau.de/Umwelt/Wie-Ozon-der-Gesundheit-schadet
Constantin Lender über Ozon, google E-Books
Elektrosmog: http://www.ralf-woelfle.de/elektrosmog
W. Auer, 2013 auf Standard.at

Entzündungen, Arthritis, Rheuma, Gicht:
www.zentrum-der-gesundheit.de/arthritis

www.zentrum-der-gesundheit.de/entzuendungshemmende-ernaehrung
www.zentrum-der-gesundheit.de/gicht
www.zentrum-der-gesundheit.de/entsaeuerungskur-rheuma
Psoriasis Arthritis: www.rheuma-online.de/a-z/p/psoriasisarthritis

Schimmelpilze und Candida:
www.zentrum-der-gesundheit.de/candida-infektion
Selbst-Candida-Test: www.zentrum-der-gesundheit.de/candida-albicans
Dr. Spindelberger über Candida: http://derstandard.at/Candida-einerseits-Die-Pilzbelastung-ist-
aeusserst-relevant
Candida: www.hefepilzinfektion.com/hefepilz/warum-der-hefepilz-candida-albicans-so-schaedlich-ist
www.zentrum-der-gesundheit.de/parasitenbefall
www.freenet.de/lifestyle/krank-durch-schimmelpilze

Nahrungsergänzung und Ernährung:
Dr. W. Davies, Weizenwampe, Untertitel: "Warum Weizen dick und krank macht", 2011 englische,
2013 deutsche Version.
Gluten-Unverträglichkeit: www.urgeschmack.de/gluten
Ernährung: www.pharmazeutische-zeitung.de
www.zentrum-der-gesundheit.de/zucker
www.zentrum-der-gesundheit.de/uebersaeuerung (Beinhaltet auch einen Beitrag über Cellulitis etc.)
www.zentrum-der-gesundheit.de/basische-ernaehrung-2 (Beinhaltet auch den Zusammenhang
zwischen Übersäuerung, Arthritis, Infektionen und Allergien etc.)
www.vita-kb.de/basische-saure-lebensmittel
www.dr-barbara-hendel.de/bewusstes-leben/ernaehrung/tabellen/saeure-basen-tabelle
www.zentrum-der-gesundheit.de/natron
www.zentrum-der-gesundheit.de/alfalfa-gegen-autoimmunerkrankungen
www.bfr.bund.de/cm/343/allergie-durch-lupineneiweiss-in-lebensmitteln
www.zentrum-der-gesundheit.de/lupinel
http://home.arcor.de/lilaveda/nahrungsergaenzung
www.saeure-basen-forum.de/pdf/IPEV-Nahrungsmitteltabelle
Bé Mäder, Vitalstoffe, FONA Verlag, 2000
Vitamin D3 Versorgung bei Osteoarthritis: www.vitamin-d3-experte.com/vitamin-d-rheuma
https://de.wikipedia.org/wiki/Veganismus
Acrylamid: Europäische Behörde für Lebensmittelsicherheit (EFSA)

Entgiftung:
www.kokosöl-kenner.de/kokosoel-und-gesundheit/entgiften-mit-kokosoel
http://dierohkostfamilie.com/erfahrungsbericht-meiner-leber-und-gallenblasenreinigung
Methode nach Hulda/Clark: http://gesund.co.at/leber-entgiften-heilpflanzen

Histamin, Salicylate:
www.pharmawiki.ch/wiki/index.php?wiki=Histaminintoleranz
www.news-medical.net/news/German
www.ncbi.nlm.nih.gov/pubmed
www.histaminintoleranz.ch/histaminose_begleiterkrankungen
www.hautzone.ch/allergologie/salicylintolerance
www.histaminintoleranz.ch/download/SIGHI-Lebensmittelliste_HIT
www.histaminintoleranz.ch/einleitung
www.histaminintoleranz.ch/therapie_histaminpotential

www.daosin.at/histamingehalt-lebensmittelliste
Homann et al. 2010 b, S. 196

Quellennachweise zu Aluminium und den Produkten Zeolith und Bentonit:
www.lebensmittellexikon.de/a0003180
webmineral.com/data/Montmorillonite
https://de.wikipedia.org/wiki/Kaolin#Lebensmittel
www.chemtrails-info.de/chemtrails/aluminium-folgen
www.zentrum-der-gesundheit.de/aluminium-ausleiten
www.zentrum-der-gesundheit.de/aluminium-in-lebensmitteln
Aluminiumsulfat im Trinkwasser: https://de.wikipedia.org/wiki

Quellen zum Thema organisches Germanium:
https://de.wikipedia.org/wiki/Germanium#Germanium_in_Nahrungserg.Ergänzungsmitteln
www.amazon.de/Organisches-Germanium-Hoffnung-viele-Kranke

Sonstiges:
BHS: www.pharmazeutische-zeitung.de/index
Handbuch der Gesundheit, MSD Manual, Mosaik Verlag, 1999
Mathias M. Werner, "Noni" als E-Book
Nekrose: https://de.wikipedia.org/wiki/Nekrose
Doku-Film "Fleisch" vom 6.7.15, 20.15 im TV-Kanal ORF-III, mit Kommentaren von Claus Leitzmann
Doku-Film „bitterer Honig" vom 21.6.2015 im TV-Kanal ORF2 bezüglich des Bienensterbens
Doku-Film "Was macht unsere Kinder krank" vom 31.5.15, 23.30 im TV-Kanal ORF2

---

[1] Erbfaktor und Belastungen sind von Geburt auf vorprogrammiert, ist man diesbezüglich benachteiligt, so muss man damit lernen zu leben und versuchen das Beste daraus machen.

[2] Swami Avadhut

[3] May-Ropers, Nie wieder sauer, 2015

[4] vgl. https://jonbarron.org/article/food-raw-versus-cooked

[5] May-Ropers, Nie wieder sauer, 2015

[6] http://www.fastingconnection.com/articles-on-fasting/116-diets/124-sequential-eating-and-food-combining, Dr. Gian-Cursio Dr. Stanley S. Bass

[7] https://www.gesundheits-fakten.de/apfel-in-der-ernaehrung-inhaltstoffe-kalorien-und-vitamine/

[8] http://www.omni-biotic.com/at/darm-gesundheit/reges-leben-im-darm/?gclid=CjwKCAjwtdbLBRALEiwAm8pA5fruMC1NE_p0Y_TT-Slbe6lzej1nI9C4Lk6nGnBsr-xlRfq6fEfvlBoChpYQAvD_BwE

[9] https://de.wikipedia.org/wiki/Diffuses_neuroendokrines_System

[10] https://www.lecturio.de/magazin/physiologie-verdauung/

[11] https://www.zentrum-der-gesundheit.de/glutamat-ia.html#ixzz4oLt0ydow

[12] https://www.zentrum-der-gesundheit.de/glutamat-ia.html#ixzz4oLt0ydow

[13] http://flexikon.doccheck.com/de/Geschmackssinn#cite_note-1

[14] May-Ropers, Nie wieder sauer, 2015

[15] https://www.boundless.com/physiology/textbooks/boundless-anatomy-and-physiology-textbook/digestive-system-23/the-stomach-221/digestive-properties-of-the-stomach-1083-6965/

[16] https://de.wikipedia.org/wiki/Verdauung#Mund

[17] http://www.chemie.de/lexikon/Amylase.html#_note-0/

[18] https://www.boundless.com/physiology/textbooks/boundless-anatomy-and-physiology-textbook/digestive-system-23/the-stomach-221/digestive-properties-of-the-stomach-1083-6965/

[19] https://www.boundless.com/physiology/textbooks/boundless-anatomy-and-physiology-textbook/digestive-system-23/the-stomach-221/digestive-properties-of-the-stomach-1083-6965/

[20] https://en.wikibooks.org/wiki/Human_Physiology/The_gastrointestinal_system#Stomach

[21] https://www.boundless.com/physiology/textbooks/boundless-anatomy-and-physiology-textbook/digestive-system-23/the-stomach-221/digestive-properties-of-the-stomach-1083-6965/

[22] https://www.lecturio.de/magazin/physiologie-verdauung/

[23] https://opentextbc.ca/anatomyandphysiology/chapter/23-4-the-stomach/

[24] https://en.wikibooks.org/wiki/Human_Physiology/The_gastrointestinal_system#Stomach

[25] http://www.toplife.at/gesundheit/artikel181.html

[26] A. Bethe,G.v. Bergmann,G. Embden,A. Ellinger Verdauung und Verdauungsapparat, 1927, https://books.google.at/books?id=Gg-gBgAAQBAJ&pg=PA400&lpg=PA400&dq=magenf%C3%BCllung&source=bl&ots=FIaFn0nXA0&sig=QC2qIRA1VzZ4ioc2eCwYgWhZN7k&hl=de&sa=X&ved=0ahUKEwiwyaHUvpjWAhVB7hoKHYFjBSMQ6AEIYDAN#v=onepage&q=magenf%C3%BCllung&f=false

[27] erzählt durch *Beaumont*

[28] Dr. Stanley Bass Ideal Health through Sequential Eating

[29] http://www.fastingconnection.com/articles-on-fasting/116-diets/124-sequential-eating-and-food-combining

[30] http://www.fastingconnection.com/articles-on-fasting/116-diets/124-sequential-eating-and-food-combining

[31] http://www.drbass.com/sequential.html

[32] von A. Bethe,G.v. Bergmann,G. Embden,A. Ellinger in Handbuch der normalen und pathologischen Physiologie: 1927, https://books.google.at/books?id=Gg-gBgAAQBAJ&pg=PA400&lpg=PA400&dq=magenf%C3%BCllung&source=bl&ots=FIaFn0nXA0&sig=QC2qIRA1VzZ4ioc2eCwYgWhZN7k&hl=de&sa=X&ved=0ahUKEwiwyaHUvpjWAhVB7hoKHYFjBSMQ6AEIYDAN#v=onepage&q=magenf%C3%BCllung&f=false

[33] http://www.wissen.de/medizin/magenperistaltik

[34] http://tv.doccheck.com/de/movie/72655/normale-magenperistaltik *(Videoquelle: gastrolab.net)*

[35] https://www.gesundheit.de/lexika/medizin-lexikon/magenmotilitaet

[36] http://humanbiology.wzw.tum.de/fileadmin/Bilder/tutorials/tutorial.pdf

[37] https://www.boundless.com/physiology/textbooks/boundless-anatomy-and-physiology-textbook/digestive-system-23/the-stomach-221/digestive-properties-of-the-stomach-1083-6965/

[38] https://www.zentrum-der-gesundheit.de/gesunde-verdauung-ia.html#ixzz4qo6DS2i7

[39] Spektrum Akademischer Verlag, Heidelberg, 2001, http://www.spektrum.de/lexika/showpopup.php?lexikon_id=12&art_id=5520&nummer=699

[40] https://www.zentrum-der-gesundheit.de/gesunde-verdauung-ia.html#ixzz4qo63qAF9

[41] Quelle: http://gesundpedia.de/Pylorus

[42] Quelle: http://gesundpedia.de/Pylorus

[43] https://en.wikibooks.org/wiki/Human_Physiology/The_gastrointestinal_system#Stomach

[44] https://www.lecturio.de/magazin/physiologie-verdauung/

[45] http://www.keimling.at/roh-und-naturkost/naehrstoffe/naehrstoffe_enzyme

[46] http://www.flacherbauch.com/enzyme-und-verdauung.html

[47] Dr. DicQie Fuller „The Healing Power of Enzymes" („Die heilende Kraft von Enzymen"), https://www.zentrum-der-gesundheit.de/was-bewirken-enzyme-ia.html#ixzz4nmCGKX00

[48] http://www.paradisi.de/Health_und_Ernaehrung/Medikamente/Enzyme/Artikel/22221.php#Papain

[49] http://www.unani.com/influence_of_food.htm

[50] Copyright: Nourishing Traditions: The Cookbook that Challenges Politically Correct Nutrition and the Diet Dictocrats, by Sally Fallon with Mary G. Enig, PhD. ©1999. All Rights Reserved.

[51] http://sz-magazin.sueddeutsche.de/texte/anzeigen/38987/Besser-gehts-nicht

[52] http://chemie-in-lebensmitteln.katalyse.de/backenzyme-aus-pilzen-und-bakterien/

[53] https://de.wikipedia.org/wiki/

[54] https://de.wikipedia.org/wiki/Fettverdauung#cite_note-lph-1

[55] https://en.wikipedia.org/wiki/Lingual_lipase

[56] http://www.flacherbauch.com/enzyme-und-verdauung.html

[57] https://microbewiki.kenyon.edu/index.php/Small_Intestine#References

[58] https://de.wikipedia.org/wiki/Darmflora

[59] https://microbewiki.kenyon.edu/index.php/Small_Intestine#References

[60] https://de.wikipedia.org/wiki/Darmflora#cite_note-Wolin-Fermentation-14

[61] Prof. Emeran Mayer

[62] Joël Doré (INSA) H. Chung, S. J. Pamp 2012

[63] http://www.ecologos.org/denature.htm

[64] Joël Doré (INSA) H. Chung, S. J. Pamp 2012

[65] David Rotter, http://www.vitaminb12.de/darmbakterien/

[66] https://www.zentrum-der-gesundheit.de/darmbakterien.html#ixzz4nmtuFWCL

[67] (red, 24.9.2014) - derstandard.at/2000022716375/Kann-die-Darmflora-das-Gehirn-krank-machen

[68] Elizabeth R Volkmann et al., Systemic sclerosis is associated with specific alterations in gastrointestinal microbiota in two independent cohorts, BMJ Open Gastro 2017.

[69] http://www.vibrancyuk.com/B12.html

[70] http://www.tauer-reich.de/Darmfunktion1.html

[71] Catel in: Prof. Dr. med. Werner Kollath, Leben, Wachstum und Gesundheit, Haug Verlag, 1971

[72] Sascha Karberg, http://www.tagesspiegel.de

[73] Wighard Strehlow, Der Aderlass nach Hildegard von Bingen, https://books.google.at/books?id=t1BrAgAAQBAJ&pg=PT80&lpg=PT80&dq=Kriegsschauplatz+darm&source=bl&ots=eWIMqFXZyO&sig=CNo2hmqh2N80qd5Q4BGStpcw1lY&hl=de&sa=X&ved=0ahUKEwiR7crkz7nVAhVGrRQKHW6vD9EQ6AEIKjAB#v=onepage&q=Kriegsschauplatz%20darm&f=false

[74] GRAS = general recommended as safe

[75] https://www.centrosan.com/Wissen/Naehrstoff-Lexikon/Weitere_Naehrstoffe/Hefen.php

[76] https://de.wikipedia.org/wiki/Saccharomyces_boulardii

[77] http://www.linguee.de/englisch-deutsch/uebersetzung/saccharomyces+cerevisiae+yeast.html

[78] D-A-CH: Deutschland, Österreich, Schweiz

[79] Deutsche Gesellschaft für Ernährung

[80] Österreichische Gesellschaft für Ernährung

[81] Schweizerische Gesellschaft für Ernährung

[82] http://www.agrana.com/ueber-agrana/unseregeschaeftssegmente/staerke/wissenswertes-ueber-staerke/

[83] https://www.peak.ag/de/classic/peak-blog/resistente-starke-kohlenhydrat-der-zukunft

[84] http://www.daserste.de/information/wissen-kultur/w-wie-wissen/essen-192.html

[85] Prof. Dr. med. Werner Kollath, Der Vollwert der Nahrung, Band II, Haug Verlag, 1983 (S. 111)

[86] Prof. Dr. med. Werner Kollath, Der Vollwert der Nahrung, Band II, Haug Verlag, 1983 (S. 113)

[87] Prof. Dr. med. Werner Kollath, Leben, Wachstum und Gesundheit, Haug Verlag, 1971 (S. 70)

[88] http://www.flacherbauch.com/enzyme-und-verdauung.html

[89] http://www.urgeschmack.de/getreide-einweichen-ankeimen-mahlen-fermentieren/

[90] https://www.tools-of-life.at/wissen/ern%C3%A4hrung/lebensmittel-als-gift/

[91] http://www.bmj.com/content/319/7204/236

[92] http://www.urgeschmack.de/gluten/

[93] https://de.wikipedia.org/wiki/Lektine

[94] https://www.urgeschmack.de/ernaehrung-und-multiple-sklerose/

[95] http://www.urgeschmack.de/lektine/

[96] https://de.wikipedia.org/wiki/Lektine

[97] http://www.urgeschmack.de/lektine/

[98] https://de.wikipedia.org/wiki/Blutgruppendi%C3%A4t

[99] Amy Myers, Rotraud Roechsler, die Autoimmun-Lösung

[100] http://www.urgeschmack.de/lektine/

[101] https://de.wikipedia.org/wiki/Histamin

[102] https://de.wikipedia.org/wiki/Tyramin

[103] Prof. Dr. med. Werner Kollath, Der Vollwert der Nahrung, Haug Verlag, 1983

[104] Prof. Dr. med. Werner Kollath, Der Vollwert der Nahrung, Haug Verlag, 1983 (S. 216-217)

[105] http://flexikon.doccheck.com/de/Darmgesundheit (Autoren: Dr. med. Norbert Ostendorf, Dr. Frank Antwerpes)

[106] David Rotter, http://www.vitaminb12.de/darmbakterien/

[107] Prof. Dr. med. Werner Kollath, Der Vollwert der Nahrung, Haug Verlag, 1983 (S. 212)

[108] https://de.wikipedia.org/wiki/Cobalamine

[109] Be Mäder, Vitalstoffe, 2000

[110] Vitamin B12 Tabelle nach Amon-Dirscherl, Heupke, Stepp-Kuhnau-Schröder, Winkelmann; ältere Tabellen, Jahr unbekannt.

[111] https://www.gesundheits-fakten.de/apfel-in-der-ernaehrung-inhaltstoffe-kalorien-und-vitamine/

[112] https://vebu.de/fitness-gesundheit/naehrstoffe/vitamin-b12-in-lebensmitteln-und-vegane-ernaehrung/

[113] Dr. Virginia Vetrano D.C. hmD DSc. zitiert in https://books.google.at/books?id=3SnSr2TO-eEC&pg=PT62&dq=Dr.+Howell+stomach&hl=de&sa=X&ved=0ahUKEwivqNjNy5jWAhVOkRQKHb6DC_wQ6AEIJzAA#v=onepage&q=Dr.%20Howell%20stomach&f=false

[114] Mariebs "Menschliche Anatomie und Physiologie"

[115] Halstead et al. Stellte den Bericht von 1960 http://veganhealth.org/b12/int

[116] http://www.vibrancyuk.com/B12.html. (letzten Sätze von Dr. John Potter PhD, von Fred Hutchinson Cancer Center, Seattle. Dr. Douglas Graham)

[117] Dr. Victor Herbert berichtete im American Journal of Clinical Nutrition (1998, Band 48)

[118] http://www.vibrancyuk.com/B12.html (by Dr Gina Shaw, DSc, MA., Dip NH, AIYS Dip. Irid.)

[119] https://www.zentrum-der-gesundheit.de/beta-carotin-ia.html

[120] https://www.zentrum-der-gesundheit.de/vitamin-k-ia.html

[121] by Jeanine Barone, February, 28, 2017

[122] https://www.zentrum-der-gesundheit.de/naehrstoffverluste-beim-kochen-ia.html#ixzz4o4DE9trs

[123] Siehe dazu die Tabelle "Typische maximale Vitaminverluste" im Anhang http://nutritiondata.self.com/topics/processing

[124] http://www.vibrancyuk.com/B12.html

[125] https://www.zentrum-der-gesundheit.de/antioxidantien-ia.html

[126] https://de.wikipedia.org/wiki/Anthocyane

[127] https://www.zentrum-der-gesundheit.de/diindolylmethan-dim-ia.html

[128] https://de.wikipedia.org/wiki/Phytosterine

[129] https://www.zentrum-der-gesundheit.de/

[130] https://bessergesundleben.de/graviola-8-unbekannte-vorzuege/

[131] https://de.wikipedia.org/wiki/Carotinoide#Physiologie_beim_Menschen

[132] https://de.wikipedia.org/wiki/Anthocyane#Eigenschaften

[133] https://www.fitundgesund.at/essen-nach-den-regenbogenfarben-artikel-1748

[134] https://opentextbc.ca/anatomyandphysiology/chapter/23-4-the-stomach/

[135] https://de.wikipedia.org/wiki/Casein

[136] https://de.wikipedia.org/wiki/Milch#Zusammensetzung

[137] https://de.wikipedia.org/wiki/Casein

[138] http://www.drbass.com/cursio.html

[139] (physiologische Chemie Olof Hammersten 1951)

[140] https://de.wikipedia.org/wiki/Casein

[141] http://www.drbass.com/cursio.html

[142] May-Ropers, Nie wieder sauer, 2015

143 Bé Mäder, Vitalstoffe, 2000

144 http://www.foodfibel.de/blog/weizen-gluten/

145 https://gesund.co.at/alte-getreidesorten-29392/

146 http://www.daserste.de/information/wissen-kultur/w-wie-wissen/essen-192.html

147 http://www.uni-mainz.de/presse/74731.php

148 http://www.histamin-pir.at/2017/01/07/warum-dinkel-besser-als-weizen-ist-und-was-es-zu-beachten-gibt/

149 http://www.orgentec.com/de/produkte/alegria/Autoimmundiagnostik/Gastroenterologiediagnostik/Anti-DGP.html

150 https://de.wikipedia.org/wiki/Gliadin

151 https://de.wikipedia.org/wiki/Casein

152 http://blog.foodlinx.de/exorphine-warum-brot-und-milch-gluecklich-machen/

153 http://www.bmj.com/content/319/7204/236

154 http://blog.foodlinx.de/exorphine-warum-brot-und-milch-gluecklich-machen/

155 https://de.wikipedia.org/wiki/Aflatoxine

156 https://de.wikipedia.org/wiki/Ochratoxine

157 https://de.wikipedia.org/wiki/Citrinin

158 https://de.wikipedia.org/wiki/Patulin

159 https://de.wikipedia.org/wiki/Mutterkorn

160 H.-D. Belitz, W. Grosch, Lehrbuch der Lebensmittelchemie

161 https://verdauung.wordpress.com/2014/07/06/verdauung-blutzucker-und-weizen/

162 https://www.peak.ag/de/classic/peak-blog/resistente-starke-kohlenhydrat-der-zukunft

163 http://www.foodfibel.de/blog/weizen-gluten

164 https://de.wikipedia.org/wiki/Phytins%C3%A4ure

165 https://de.wikipedia.org/wiki/Phytase

166 http://www.urgeschmack.de/phytinsaeure/

167 https://de.wikipedia.org/wiki/Oxalate#Physiologische_Effekte

168 https://de.wikipedia.org/wiki/Lektine#Wirkung_in_der_Ern.C3.A4hrung

169 https://de.wikipedia.org/wiki/Saponine#Eigenschaften

170 https://de.wikipedia.org/wiki/Enzymhemmung

171 https://www.tools-of-life.at/wissen/ern%C3%A4hrung/lebensmittel-als-gift/

172 http://www.urgeschmack.de/gluten/

173 Bundesfachgruppenvorstand Arbeitsverwaltung

174 https://de.wikipedia.org/wiki/Arachidons%C3%A4ure#Metabolisierung

175 May-Ropers, Nie wieder sauer, 2015

176 May-Ropers, Nie wieder sauer, 2015

177 Ray Schilling, Autor: "Healing Gone Wrong, Healing Done Right", https://www.ncbi.nlm.nih.gov/pmc...

178 https://de.wikipedia.org/wiki/Fructose

179 https://de.wikipedia.org/wiki/Cholesterin#LDL-Cholesterinspiegel

180 https://de.wikipedia.org/wiki/Cholesterin

181 https://de.wikipedia.org/wiki/Cholesterin#Biosynthese

182 https://articles.mercola.com/sites/articles/archive/2002/04/3/evolution.aspx

183 https://articles.mercola.com/omega-3.aspx

184 https://de.wikipedia.org/wiki/Omega-3-Fetts%C3%A4uren

185 https://de.wikipedia.org/wiki/Docosahexaens%C3%A4ure

186 Barcel-Coblijn & Murphy, 2013

187 https://en.wikipedia.org/wiki/Eicosapentaenoic_acid#Sources

188 https://www.centrosan.com/Wissen/Naehrstoff-Lexikon/Fettsaeuren/Omega-3-Fettsaeuren.php

189 http://www.ernaehrung-fuer-gesundheit.de/Fette/AA.html

190 https://www.urgeschmack.de/ist-arachidonsaure-ungesund/

[191] http://www.medizinfo.de/rheuma/arthritis/eikosapentaensaeure.shtml

[192] http://www.allesroh.at/journal/krebs/6zu3.pdf

[193] https://de.wikipedia.org/wiki/Linols%C3%A4ure

[194] http://www.marienhospital-stuttgart.de/fileadmin/user_upload/dateien/therapien/ernaehrungsberatung/rheuma_ernaehrung.pdf

[195] http://www.allesroh.at/journal/krebs/6zu3.pdf

[196] https://de.wikipedia.org/wiki/Linols%C3%A4ure

[197] Bé Mäder, Vitalstoffe, 2000 und Internet

[198] http://www.ecologos.org/denature.htm

[199] https://de.wikipedia.org/wiki/Steinzeit

[200] https://www.welt.de/wissenschaft/article13558930/Kochen-als-entscheidender-Faktor-fuer-Evolutionsschub.html

[201] http://www.zeit.de/news-012011/19/SPERRFRIST-iptc-bdt-20110119-232-28251958xml

[202] http://www.steinzeitwissen.de/waffen-der-steinzeit

[203] https://de.wikipedia.org/wiki/Homo_heidelbergensis

[204] https://www.welt.de/wissenschaft/article13558930/Kochen-als-entscheidender-Faktor-fuer-Evolutionsschub.html

[205] https://de.wikipedia.org/wiki/Cro-Magnon-Mensch

[206] https://de.wikipedia.org/wiki/Neolithische_Revolution

[207] Helmuth Renner, vom Menschen zum Bösewicht, Versuch einer Spurensuche in der Menschheitsgeschichte, 2006

[208] Aussendung in einer Regionalzeitung

[209] http://www.ecologos.org/denature.htm

[210] http://www.chemie.de/lexikon/Denaturierung_%28Biochemie%29.html

[211] http://www.chemie.de/lexikon/Denaturierung_%28Biochemie%29.html

[212] https://de.wikipedia.org/wiki/Protein

[213] http://www.chemgapedia.de/vsengine/vlu/vsc/de/ch/8/bc/vlu/faltung/stabilitaet.vlu/Page/vsc/de/ch/8/bc/faltung/denat_temperatur.vscml.html

[214] Catel in: Prof. Dr. med. Werner Kollath, Leben, Wachstum und Gesundheit, Haug Verlag, 1971, (S. 70ff)

[215] By Ryan Andrews, http://www.precisionnutrition.com/all-about-cooking-carcinogens

[216] http://www.ecologos.org/denature.htm

[217] By Ryan Andrews, http://www.precisionnutrition.com/all-about-cooking-carcinogens

[218] http://www.spektrum.de/lexikon/physik/waerme/15373

[219] vgl. https://de.wikipedia.org/wiki/Temperatur#Temperatur.2C_W.C3.A4rme_und_thermische_Energie

[220] By Ryan Andrews, http://www.precisionnutrition.com/all-about-cooking-carcinogens

[221] Projektleiter: Prof. Dr. C. Kunz/Prof. Dr. R.G. Bretze, Mitarbeiter: MSc. J. Ehl http://www.uni-giessen.de/fbz/fsp/meu_alt/projektgruppe-a-stoffwechsel-und-ernahrung/a6-glycotoxine-in-lebensmitteln

[222] https://de.wikipedia.org/wiki/Maillard-Reaktion#Medizinische_Aspekte

[223] By Ryan Andrews, http://www.precisionnutrition.com/all-about-cooking-carcinogens

[224] By Ryan Andrews, http://www.precisionnutrition.com/all-about-cooking-carcinogens

[225] By Ryan Andrews, http://www.precisionnutrition.com/all-about-cooking-carcinogens

[226] Kapiszewska M. A vegetable to meat consumption ratio as a relevant factor determining cancer preventive diet. Local. Mediterranean Food, Plants and Nutraceuticals. Forum Nutr. 2006, p. 59, 130-153

[227] By Ryan Andrews, http://www.precisionnutrition.com/all-about-cooking-carcinogens

[228] By Ryan Andrews, http://www.precisionnutrition.com/all-about-cooking-carcinogens

[229] By Ryan Andrews, http://www.precisionnutrition.com/all-about-cooking-carcinogens

230 http://www.rohkostforum.net/vbglossar.php?do=showentry&id=3

231 By Ryan Andrews, http://www.precisionnutrition.com/all-about-cooking-carcinogens

232 By Ryan Andrews, http://www.precisionnutrition.com/all-about-cooking-carcinogens

233 By Ryan Andrews, http://www.precisionnutrition.com/all-about-cooking-carcinogens

234 Sources: Uribarri J, et al. Advanced glycation end products in foods and a practical guide to their reduction in the diet. J Am Diet Assoc 2010;110:911-916; Goldberg T. Advanced glycoxidation end products in commonly consumed foods. J Am Diet Assoc 2004;104:1287-1291. http://assets.precisionnutrition.com/wp-content/uploads/2010/08/AGEs-by-food-type.jpg

235 https://www.ncbi.nlm.nih.gov/pubmed/15281050

236 Professor Helen Vlassara, AGE-Forscherin aus dem Berg Sinai School of Medicine

237 by Jeanine Barone, February 28, 2017. http://www.berkeleywellness.com/healthy-eating/food-safety/article/abcs-ages-advanced-glycation-end-products)

238 http://care.diabetesjournals.org/content/25/10/1898

239 http://www.sciencedirect.com/science/article/pii/S2090506815000512

240 Quelle: EFSA

241 By Ryan Andrews, http://www.precisionnutrition.com/all-about-cooking-carcinogens

242 By Ryan Andrews, http://www.precisionnutrition.com/all-about-cooking-carcinogens

243 By Ryan Andrews, http://www.precisionnutrition.com/all-about-cooking-carcinogens

244 Dr. Paul Kouchakoff, M.D., Nobel Prize Nominee "The Influence of Food Cooking on the Blood Formula of Man of the Institute of Clinical Chemistry, 1930, https://www.conscious-cook.com/dr-paul-kouchakoff-the-influence-of-food-cooking-on-the-blood-formula-of-man/

246 https://de.wikipedia.org/wiki/Osborne-Fraktionen

247 https://de.wikipedia.org/wiki/Globuline

248 https://de.wikipedia.org/wiki/Gliadin

249 http://www.naehrwertrechner.de/naehrwerte-details. Die Werte entsprechen in etwa denen der USDA (United States Department of Agriculture) Agricultural Research Service, National Nutrient Database for Standard Reference Release 28

250 https://de.wikipedia.org/wiki/Histidin

251 https://www.welt.de/gesundheit/article3276919/So-schaedlich-ist-Glutamat-im-Essen-wirklich.html

252 http://symptomat.de/Glutamins%C3%A4ure

253 http://www.chemie.de/lexikon/Gluten.html

254 https://de.wikipedia.org/wiki/Einkorn

255 Newsletter auf der Online Seite von "The Baseline of Health Foundation" 2009, von Jon Barron. https://jonbarron.org/article/food-raw-versus-cooked

256 http://pubs.acs.org/doi/full/10.1021/jf072304b?prevSearch=Pellegrini+cooking&searchHistoryKey=&

257 Newsletter auf der Online Seite von "The Baseline of Health Foundation" 2009, von Jon Barron. https://jonbarron.org/article/food-raw-versus-cooked

258 https://www.uni-giessen.de/fbz/fb09/institute/ernaehrungswissenschaft/prof/nutr-ecol/forsch/forsch-epid/gi-rohkost-studie

259 https://de.wikipedia.org/wiki/Rohkost

260 http://www.aicr.org/press/press-releases/2017/new-report-whole-grains-link-to-lower-colorectal-cancer-risk-for-first-time.html

261 Prof. Dr. med. Werner Kollath, Der Vollwert der Nahrung, Band II, Haug Verlag, 1983

262 Prof. Dr. med. Werner Kollath, Der Vollwert der Nahrung, Haug Verlag, 1983, (S.268)

263 vgl. May-Ropers, Nie wieder sauer, 2015

264 sagt einer der Teams, Adam Klosin von EMBO und Pompeu Fabra University, Spanien., ergänzt Co-Forscher Tanya Vavouri vom Josef-Carreras-Leukämie-Forschungsinstitut in Spanien

265 https://en.wikipedia.org/wiki/Dutch_famine_of_1944%E2%80%9345

266 https://www.sciencealert.com/scientists-have-observed-epigenetic-memories-passed-down-for-14-

generations

[267] Erstellt von R. Ehlers am Freitag 7. Dezember 2012, GfE- Gesellschaft für richtiges Essen und Lebensgestaltung e.V.

[268] (siehe dazu: http://artgerecht-essen.de/kohlenhydrate-und-zuckerstoffwechsel.html)

[269] http://www.drbass.com/generations.html

[270] http://www.spiegel.de/gesundheit/ernaehrung/kann-der-koerper-uebersaeuern-mythos-oder-medizin-a-1095119

[271] By Greg Westbrook: "When Hallelujah Becomes: What Happened ?"

[272] https://itinerariesoftaste.sanpellegrino.com/de/how-we-were/warum-einstein-relativer-vegetarier-war

[273] https://www.ncbi.nlm.nih.gov/pmc/articles/PMC4519257/figure/pone.0134116.g001/

[274] https://www.ncbi.nlm.nih.gov/pmc/articles/PMC4519257/figure/pone.0134116.g001/

[275] https://www.ncbi.nlm.nih.gov/pmc/articles/PMC4519257/

[276] By Ryan Andrews, http://www.precisionnutrition.com/all-about-cooking-carcinogens

[277] http://www.eesom.com/ernaehrung-stoffwechsel/ernaehrung/nahrungsbestandteile/eiweisse/

[278] By Ryan Andrews, http://www.precisionnutrition.com/all-about-cooking-carcinogens

[279] Solar Radiation Management

[280] carbon dioxide capture and storage

[281] https://de.wikipedia.org/wiki/Geoengineering

[282] http://www.chemtrails-info.de/chemtrails/patente-fuer-chemtrails.htm

[283] http://www.chemtrails-info.de/chemtrails/chemikalien.htm

[284] http://www.chemtrails-info.de/chemtrails/chemikalien.htm

[285] http://www.homeopathy.at/aluminium-klar-als-wichtiges-toxin-fuer-neurologische-und immunologische-krankheiten-deklariert

[286] https://de.wikipedia.org/wiki/Benzo(a)pyren

[287] https://link.springer.com/article/10.1007%2FBF01113595

[288] https://de.wikipedia.org/wiki/Pestizid#Unterteilung

[289] https://de.wikipedia.org/wiki/D%C3%BCnger

[290] http://www.umweltinstitut.org/themen/landwirtschaft/pestizide/glyphosat/vorerntespritzung-von-getreide.html

[291] http://www.sueddeutsche.de/gesundheit/herbizide-in-der-landwirtschaft-gift-im-getreide-1.1406344

[292] http://noe.orf.at/news/stories/2504724/

[293] Manfred Gareis, Vorsitzender der Gesellschaft für Mykotoxinforschung in Deutschland

[294] http://www.stern.de/gesundheit/ernaehrung/gesunde-ernaehrung/schadstoffe-und-rueckstaende-gift-im-essen-3084258.html

[295] https://www.ages.at/themen/rueckstaende-kontaminanten/pflanzenschutzmittel-rueckstaende/pestizide-in-lebensmitteln/

[296] vgl. W. Auer

[297] Dr. Retzek

[298] https://en.wikipedia.org/wiki/High_Frequency_Active_Auroral_Research_Program

[299] High Frequency Active Auroral Research Programm

[300] Very Low Frrequency

[301] https://www.zeitenschrift.com/news/haarp-die-geheimen-wettermacher#.WfUF42i0P4Y

[302] vgl. http://www.radiologie-merzig.de/index.php?id=1811

[303] http://www.ingenieur.de/Branchen/Luft-Raumfahrt/Wieviel-kosmische-Strahlung-bekommen-Astronauten-ab

[304] https://de.wikipedia.org/wiki/EisenEx

[305] Umweltbundesamt in Deutschland

[306] http://www.geo.de/natur/oekologie/2906-rtkl-erdgasfoerderung-fracking-das-sollten-sie-wissen

[307] s. www.wasserschnelltest.de/wasseranalyse/pestizide-pflanzenschutzmittel-trinkwasser

[308] Beitrag im TV Programm ORF 2 am 25.10.17

[309] Catel in: Prof. Dr. med. Werner Kollath, Leben, Wachstum und Gesundheit, Haug Verlag, 1971

[310] https://de.wikipedia.org/wiki/Impfung#Unerw.C3.BCnschte_Wirkungen

[311] http://www.vibrancyuk.com/B12.html

[312] Catel in: Prof. Dr. med. Werner Kollath, Leben, Wachstum und Gesundheit, Haug Verlag, 1971, (S. 70 ff)

[313] Attention Deficit/Hyperactivity Disorder

[314] Dr. Amy Myers, Die Autoimmun-Lösung: Ein gesundes Immunsystem beginnt im Darm, 2016

[315] Hals Nasen und Ohren Bereich, Oto-Rhino-Laryngologie

[316] Washington State University; Peter Nelson, Koautor der Studie vom Fred Hutchinson Cancer Research Center in Seattle; Dr. Raghu Kalluri, Autor einer Studie, 2016, in der Zeitschrift Cancer Cell

[317] Jon Barron in: The State of Cancer Research, 21 Aug 2017,

[318] https://www.zentrum-der-gesundheit.de/schaedliche-impfungen-ia.html

[319] TV – Natural News.com

[320] http://www.rki.de/DE/Content/Gesundheitsmonitoring/Studien/Weitere_Studien/TOKEN_Studie/Studyreport.pdf?__blob=publicationFile

[321] https://www.impfen-nein-danke.de/wussten-sie-das/wie-gef%C3%A4hrlich-sind-baby-impfungen-wirklich/

[322] Quelle: Doku "Was macht unsere Kinder krank"

[323] https://www.amazon.de/gp/product/3442218330/ref=s9u_simh_gw_i1?ie=UTF8&pd_rd_i=3442218330&pd_rd_r=JX16R9KBS8W3NKDMAMM0&pd_rd_w=0adWn&pd_rd_wg=LAChs&pf_rd_m=A3JWKAKR8XB7XF&pf_rd_s=&pf_rd_r=9970QRER21BC1JTTPAWX&pf_rd_t=36701&pf_rd_p=c210947d-c955-4398-98aa-d1dc27e614f1&pf_rd_i=desktop

[324] Bé Mäder, Vitalstoffe, 2000

[325] Video von Dr. Morse auf youtube: https://www.youtube.com/watch?v=0vTaiFc8I5A&fbclid=IwAR0NiXsktAl9SegvgbQRvZSAoKAG53Brj

[326] http://www.ivlproducts.com/Health-Library/Health-Concerns/Weight-Management/The-Impact-Of-Processed-Foods-On-Our-Health/